LINCHUANG JIBING HULI XIN JINZHAN

临床疾病护理

新进展

高华翠　等◎主编

长江出版传媒
湖北科学技术出版社

图书在版编目(CIP)数据

临床疾病护理新进展/高华翠等主编. -- 武汉:
湖北科学技术出版社,2022.11
ISBN 978-7-5706-2323-5

Ⅰ．①临… Ⅱ．①高… Ⅲ．①护理学 Ⅳ.①R47

中国版本图书馆CIP数据核字(2022)第229810号

责任编辑:许可   封面设计:胡博

出版发行:湖北科学技术出版社   电话:027-87679426
地   址:武汉市雄楚大街268号   邮编:430070
         (湖北出版文化城B座13-14层)
网   址:http://www.hbstp.com.cn

印   刷:山东道克图文快印有限公司   邮编:250000

787mm×1092mm   1/16   23印张   540千字
2022年11月第1版   2022年11月第1次印刷
                                        定价: 88.00 元

《临床疾病护理新进展》
编委会

前　言

　　护理工作在我国医疗卫生事业的发展中发挥着重要的作用,广大护理工作者在协助临床诊疗、救治生命、促进康复、减轻疼痛及增进医患和谐方面负担着大量工作。随着现代医学科学技术的快速发展,新的诊疗技术的不断更新,护士在临床中的护理技术也在不断地提高。为了将优质护理服务及最新的护理技术运用到临床中,快速减轻患者的痛苦,提高护士技能。我们特地组织了一批具有丰富临床经验的护理专家及骨干共同编写了《临床疾病护理新进展》一书。

　　本书对临床疾病的护理操作做了全面介绍,尤其对新的护理操作规程等做了详尽的论述,较全面地反映了国内临床护理工作的新进展。本书围绕各临床科室,包括内科疾病的护理、外科疾病的护理、妇产科疾病的护理以及儿科疾病的护理等进行分章介绍。本书结合了作者多年临床工作经验,参考了大量相关专业文献资料,以实用性为出发点,立足于临床,不仅病种涵盖全面,还包括了当下实用的理论和技术,可供临床护理工作者阅读,有助于帮助解决工作中的常见问题。

　　参与本书编写的均是来自临床一线的护理专家,他们利用空余时间将自己的临床护理经验进行编写,尽可能为大家提供一套完整的护理知识与技术。由于编者知识水平所限,书中存在不足之处在所难免,恳请各位专家及同行批评指出,以期在再版时予以纠正。

编　者

目　录

第四篇　儿科护理

第一篇 内科护理

第一章　呼吸内科疾病的护理

第一节　慢性阻塞性肺疾病

慢性阻塞性肺疾病(chronic obstructive pulmonary disease,COPD)是一种以不完全可逆性气流受限为特征,呈进行性发展的肺部疾病。COPD 是呼吸系统疾病中的常见病和多发病,由于其患者数多,病死率高,社会经济负担重,已成为一个重要的公共卫生问题。在世界范围内,COPD 的病死率居所有死因的第四位。

根据世界银行/世界卫生组织发表的研究,至 2020 年 COPD 将成为世界疾病经济负担的第五位。在我国,COPD 同样是严重危害人民群体健康的重要慢性呼吸系统疾病之一。近年来对我国 7 个地区 20245 名成年人进行调查,COPD 患病率占 40 岁以上人群的 8.2%,患病率之高是十分惊人的。

COPD 与慢性支气管炎及肺气肿密切相关。慢性支气管炎(简称慢支)是指气管、支气管黏膜及其周围组织的慢性、非特异性炎症。如患者每年咳嗽、咳痰达 3 个月以上,连续 2 年或以上,并排除其他已知原因的慢性咳嗽,即可诊断为慢性支气管炎。阻塞性肺气肿(简称肺气肿)是指肺部终末细支气管远端气腔出现异常持久的扩张,并伴有肺泡壁和细支气管的破坏而无明显肺纤维化。

当慢性支气管炎和(或)肺气肿患者肺功能检查出现气流受限并且不能完全可逆时,可视为 COPD。如患者只有慢性支气管炎和(或)肺气肿,而无气流受限,则不能视为 COPD,而视为 COPD 的高危期。支气管哮喘也具有气流受限。但支气管哮喘是一种特殊的气道炎症性疾病,其气流受限具有可逆性,它不属于 COPD。

一、护理评估

(一)病因及发病机制

确切的病因不清,可能与下列因素有关。

1.吸烟

吸烟是最危险的因素。国内外的研究均证明吸烟与慢支的发生有密切关系,吸烟者慢性支气管炎的患病率比不吸烟者高 2~8 倍,吸烟时间越长,量越大,COPD 患病率越高。烟草中的多种有害化学成分,可损伤气道上皮细胞使吞噬细胞吞噬功能降低和纤毛运动减退;黏液分泌增加,使气道净化能力减弱;支气管黏膜充血水肿、黏液积聚,而易引起感染。慢性炎症及吸烟刺激黏膜下感受器,引起支气管平滑肌收缩,气流受限。烟草、烟雾还可使氧自由基增多,诱导中性粒细胞释放蛋白酶,抑制抗蛋白酶系统,使肺弹力纤维受到破坏,诱发肺气肿形成。

2.职业性粉尘和化学物质

职业性粉尘及化学物质,如烟雾、过敏原、工业废气及室内污染空气等,浓度过大或接触时间过长,均可导致与吸烟无关的 COPD。

3.空气污染

大气污染中的有害气体(如二氧化硫、二氧化氮、氯气等)可损伤气道黏膜,并有细胞毒作用,使纤毛清除功能下降,黏液分泌增多,为细菌感染创造条件。

4.感染

感染是 COPD 发生发展的重要因素之一。长期、反复感染可破坏气道正常的防御功能,损伤细支气管和肺泡。主要病毒为流感病毒、鼻病毒和呼吸道合胞病毒等;细菌感染以肺炎链球菌、流感嗜血杆菌、卡他莫拉菌及葡萄球菌为多见,支原体感染也是重要因素之一。

5.蛋白酶抗蛋白酶失衡

蛋白酶对组织有损伤和破坏作用;抗蛋白酶对弹性蛋白酶等多种蛋白酶有抑制功能。在正常情况下,弹性蛋白酶与其抑制因子处于平衡状态。其中 α_1-抗胰蛋白酶(α_1-AT)是活性最强的一种。蛋白酶增多和抗蛋白酶不足均可导致组织结构破坏产生肺气肿。

6.其他

机体内在因素如呼吸道防御功能及免疫功能降低、自主神经功能失调、营养、气温的突变等都可能参与 COPD 的发生、发展。

(二)病理生理

COPD 的病理改变主要为慢性支气管炎和肺气肿的病理改变。COPD 对呼吸功能的影响,早期病变仅局限于细小气道,表现为闭合容积增大。病变侵入大气道时,肺通气功能明显障碍;随肺气肿的日益加重,大量肺泡周围的毛细血管受膨胀的肺泡挤压而退化,使毛细血管大量减少,肺泡间的血流量减少,导致通气与血流比例失调,使换气功能障碍。由通气和换气功能障碍引起缺氧和二氧化碳潴留,进而发展为呼吸衰竭。

(三)健康史

询问患者是否存在引起慢支的各种因素如感染、吸烟、大气污染、职业性粉尘和有害气体的长期吸入、过敏等;是否有呼吸道防御功能及免疫功能降低、自主神经功能失调等。

(四)身体状况

1.主要症状

(1)慢性咳嗽:晨间起床时咳嗽明显,白天较轻,睡眠时有阵咳或排痰。随病程发展可终生不愈。

(2)咳痰:一般为白色黏液或浆液性泡沫痰,偶可带血丝,清晨排痰较多。急性发作伴有细菌感染时,痰量增多,可有脓性痰。

(3)气短或呼吸困难:早期仅在体力劳动或上楼等活动时出现,随着病情发展逐渐加重,日常活动甚至休息时也感到气短。是 COPD 的标志性症状。

(4)喘息和胸闷:重度患者或急性加重时出现喘息,甚至静息状态下也感气促。

(5)其他:晚期患者有体重下降,食欲减退等全身症状。

2.护理体检

早期可无异常,随疾病进展慢性支气管炎病例可闻及干啰音或少量湿啰音。有喘息症状者可在小范围内出现轻度哮鸣音。肺气肿早期体征不明显,随疾病进展出现桶状胸,呼吸活动减弱,触觉语颤减弱或消失;叩诊呈过清音,心浊音界缩小或不易叩出,肺下界和肝浊音界下移,听诊心音遥远,两肺呼吸音普遍减弱,呼气延长,并发感染时,可闻及湿啰音。

3.COPD 严重程度分级

根据第 1 秒用力呼气容积占用力肺活量的百分比($FEV_1/FVC\%$)、第 1 秒用力呼气容积占预计值百分比($FEV_1\%$预计值)和症状对 COPD 的严重程度做出分级。

Ⅰ级:轻度,$FEV_1/FVC<70\%$、$FEV_1\geqslant80\%$预计值,有或无慢性咳嗽、咳痰症状。

Ⅱ级:中度,$FEV_1/FVC<70\%$、50%预计值$\leqslant FEV_1<80\%$预计值,有或无慢性咳嗽、咳痰痒状。

Ⅲ级:重度,$FEV_1/FVC<70\%$、30%预计值$\leqslant FEV_1<50\%$预计值,有或无慢性咳嗽、咳痰症状。

Ⅳ级:极重度,$FEV_1/FVC<70\%$、$FEV_1<30\%$预计值或 $FEV_1<50\%$预计值,伴慢性呼吸衰竭。

4.COPD 病程分期

COPD 按病程可分为急性加重期和稳定期,前者指在短期内咳嗽、咳痰、气短和(或)喘息加重、脓痰量增多,可伴发热等症状;稳定期指咳嗽、咳痰、气短症状稳定或轻微。

5.并发症

COPD 可并发慢性呼吸衰竭、自发性气胸、慢性肺源性心脏病。

(五)实验室及其他检查

1.肺功能检查

肺功能检查是判断气流受限的主要客观指标,对 COPD 诊断、严重程度评价、疾病进展、预后及治疗反应等有重要意义。$FEV_1/FVC\%$是评价气流受限的敏感指标。$FEV_1\%$预计值是评估 COPD 严重程度的良好指标。当 $FEV_1/FVC<70\%$及 $FEV_1<80\%$预计值者,可确定为不能完全可逆的气流受限。FEV_1的逐渐减少,大致提示肺部疾病的严重程度和疾病进展的阶段。

肺气肿呼吸功能检查示残气量增加,残气量占肺总量的百分比增大,最大通气量低于预计值的 80%;第 1 秒时间肺活量常低于 60%;残气量占肺总量的百分比增大,往往超过 40%;对阻塞性肺气肿的诊断有重要意义。

2.胸部 X 线检查

早期胸片可无变化,可逐渐出现肺纹理增粗、紊乱等非特异性改变,肺气肿的典型 X 线表现为胸廓前后径增大,肋间隙增宽,肋骨平行,膈低平。两肺透亮度增加,肺血管纹理减少或有肺大疱征象。X 线检查对 COPD 诊断特异性不高。

3.动脉血气分析

早期无异常,随病情进展可出现低氧血症、高碳酸血症、酸碱平衡失调等,用于判断呼吸衰竭的类型。

4.其他

COPD 合并细菌感染时,血白细胞计数增高,核左移。痰培养可能检出病原菌。

(六)心理－社会状况

COPD由于病程长、反复发作,每况愈下,给患者带来较重的精神和经济负担,病现焦虑、悲观、沮丧等心理反应,甚至对治疗丧失信心。病情一旦发展到影响工作和会导致患者心理压力增加,生活方式发生改变,也会影响到工作,甚至因无法工作孤独。

二、主要护理诊断及医护合作性问题

(一)气体交换受损

气体交换受损与气道阻塞、通气不足、呼吸肌疲劳、分泌物过多和肺泡呼吸有关。

(二)清理呼吸道无效

清理呼吸道无效与分泌物增多而黏稠、气道湿度减低和无效咳嗽有关。

(三)低效性呼吸型态

低效性呼吸型态与气道阻塞、膈肌变平以及能量不足有关。

(四)活动无耐力

活动无耐力与疲劳、呼吸困难、氧供与氧耗失衡有关。

(五)营养失调,低于机体需要量

营养失调,低于机体需要量与食欲降低、摄入减少、腹胀、呼吸困难、痰液增多关。

(六)焦虑

焦虑与健康状况的改变、病情危重、经济状况有关。

三、护理目标

患者痰能咳出,喘息缓解;活动耐力增强;营养得到改善;焦虑减轻。

四、护理措施

(一)一般护理

1.休息和活动

患者采取舒适的体位,晚期患者宜采取身体前倾位,使辅助呼吸肌参与呼吸。发热、咳喘时应卧床休息,视病情安排适当的活动量,活动以不感到疲劳、不加重症状为宜。室内保持合适的温湿度,冬季注意保暖,避免直接吸入冷空气。

2.饮食护理

呼吸功的增加可使热量和蛋白质消耗增多,导致营养不良。应制订出高热量、高蛋白、高维生素的饮食计划。正餐进食量不足时,应安排少量多餐,避免餐前和进餐时过多饮水。餐后避免平卧,有利于消化。

为减少呼吸困难,保存能量,患者饭前至少休息30min。每日正餐应安排在患者最饥饿、休息最好的时间。指导患者采用缩唇呼吸和腹式呼吸减轻呼吸困难。为促进食欲,提供给患者舒适的就餐环境和喜爱的食物,餐前及咳痰后漱口,保持口腔清洁;腹胀的患者应进软食,细嚼慢咽。避免进食产气的食物,如汽水、啤酒、豆类、马铃薯和胡萝卜等;避免易引起便秘的食物,如油煎食物、干果、坚果等。如果患者通过进食不能吸收足够的营养,可应用管喂饮食或全胃肠外营养。

(二)病情观察

观察咳嗽、咳痰的情况,痰液的颜色、量及性状,咳痰是否顺畅;呼吸困难的程度,能否平卧,与活动的关系,有无进行性加重;患者的营养状况、肺部体征及有无慢性呼吸衰竭、自发性气胸、慢性肺源性心脏病等并发症产生。监测动脉血气分析和水、电解质、酸碱平衡情况。

(三)氧疗的护理

呼吸困难伴低氧血症者,遵医嘱给予氧疗。一般采用鼻导管持续低流量吸氧,氧流量 $1\sim2L/min$。对 COPD 慢性呼吸衰竭者提倡进行长期家庭氧疗(LTOT)。LTOT 为持续低流量吸氧它能改变疾病的自然病程,改善生活质量。LTOT 是指一昼夜吸入低浓度氧 15h 以上,并持续较长时间,使 $PaO_2 \geqslant 60mmHg(7.99kPa)$,或 SaO_2 升至 90% 的一种氧疗方法。LTOT 指征如下。

(1)$PaO_2 \leqslant 55mmHg(7.33kPa)$ 或 $SaO_2 \leqslant 88\%$,有或没有高碳酸血症。

(2)$PaO_2 55\sim60mmHg(7.99\sim7.33kPa)$ 或 $SaO_2 < 88\%$,并有肺动脉高压、心力衰竭所致的水肿或红细胞增多症(血细胞比容>0.55)。LTOT 对血流动力学、运动耐力、肺生理和精神状态均会产生有益的影响,从而提高 COPD 患者的生活质量和生存率。

COPD 患者因长期二氧化碳潴留,主要靠缺氧刺激呼吸中枢,如果吸入高浓度的氧,反而会导致呼吸频率和幅度降低,引起二氧化碳潴留。而持续低流量吸氧维持 $PaO_2 \geqslant 60mmHg(7.99kPa)$,既能改善组织缺氧,也可防止因缺氧状态解除而抑制呼吸中枢。护理人员应密切注意患者吸氧后的变化,如观察患者的意识状态、呼吸的频率及幅度、有无窒息或呼吸停止和动脉血气复查结果。氧疗有效指标:患者呼吸困难减轻、呼吸频率减慢、发绀减轻、心率减慢、活动耐力增加。

(四)用药护理

1.稳定期治疗用药

(1)支气管舒张药:短期应用以缓解症状,长期规律应用预防和减轻症状。常选用 β_2 肾上腺素受体激动剂、抗胆碱药、氨茶碱或其缓(控)释片。

(2)祛痰药:对痰不易咳出者可选用盐酸氨溴索或羧甲司坦。

2.急性加重期的治疗用药

使用支气管舒张药及对低氧血症者进行吸氧外,应根据病原菌类型及药物敏感情况合理选用抗生素治疗。如给予 β 内酰胺类与 β 内酰胺酶抑制剂;第二代头孢菌素、大环内酯类或喹诺酮类。如出现持续气道阻塞,可使用糖皮质激素。

3.遵医嘱用药

遵医嘱应用抗生素,支气管舒张药,祛痰药物,注意观察疗效及不良反应。

(五)呼吸功能锻炼

COPD 患者需要增加呼吸频率来代偿呼吸困难,这种代偿多数是依赖于辅助呼吸肌参与呼吸,即胸式呼吸,而非腹式呼吸。然而胸式呼吸的有效性要低于腹式呼吸,患者容易疲劳。因此,护理人员应指导患者进行缩唇呼气、腹式呼吸、膈肌起搏(体外膈神经电刺激)、吸气阻力器等呼吸锻炼,以加强胸、膈呼吸肌肌力和耐力,改善呼吸功能。

1.缩唇呼吸

缩唇呼吸的技巧是通过缩唇形成的微弱阻力来延长呼气时间,增加气道压力,延缓气道塌陷。患者闭嘴经鼻吸气,然后通过缩唇(吹口哨样)缓慢呼气,同时收缩腹部。吸气与呼气时间比为 1：2 或 1：3。缩唇大小程度与呼气流量，以能使距口唇 15～20cm 处，与口唇等高点水平的蜡烛火焰随气流倾斜又不至于熄灭为宜。

2.膈式或腹式呼吸

患者可取立位、平卧位或半卧位，两手分别放于前胸部和上腹部。用鼻缓慢吸气时，膈肌最大程度下降，腹肌松弛，腹部凸出，手感到腹部向上抬起。呼气时用口呼出，腹肌收缩，膈肌松弛，膈肌随腹腔内压增加而上抬，推动肺部气体排出，手感到腹部下降。

另外，可以在腹部放置小枕头、杂志或书，锻炼腹式呼吸。如果吸气时，物体上升，证明是腹式呼吸。缩唇呼吸和腹式呼吸每日训练 3～4 次，每次重复 8～10 次。腹式呼吸需要增加能量消耗，因此指导患者只能在疾病恢复期如出院前进行训练。

(六)心理护理

COPD 患者因长期患病，社会活动减少、经济收入降低等方面发生的变化，容易形成焦虑和压抑的心理状态，失去自信，躲避生活。也可由于经济原因，患者可能无法按医嘱常规使用某些药物，只能在病情加重时应用。

医护人员应详细了解患者及其家庭对疾病的态度，关心体贴患者，了解患者心理、性格、生活方式等方面发生的变化，与患者及家属共同制订和实施康复计划，定期进行呼吸肌功能锻炼、合理用药等，减轻症状，增强患者战胜疾病的信心；对表现焦虑的患者，教会患者缓解焦虑的方法，如听轻音乐、下棋、做游戏等娱乐活动，以分散注意力，减轻焦虑。

(七)健康指导

1.疾病知识指导

使患者了解 COPD 的相关知识，识别和消除使疾病恶化的因素，戒烟是预防 COPD 的重要且简单易行的措施，应劝导患者戒烟；避免粉尘和刺激性气体的吸入；避免和呼吸道感染患者接触，在呼吸道传染病流行期间，尽量避免去人群密集的公共场所。指导患者要根据气候变化，及时增减衣物，避免受凉感冒。学会识别感染或病情加重的早期症状，尽早就医。

2.康复锻炼

使患者理解康复锻炼的意义，充分发挥患者进行康复的主观能动性，制订个体化的锻炼计划，选择空气新鲜、安静的环境，进行步行、慢跑、气功等体育锻炼。在潮湿、大风、严寒气候时，避免室外活动。教会患者及家属依据呼吸困难与活动之间的关系，判断呼吸困难的严重程度，以便合理地安排工作和生活。

3.家庭氧疗

对实施家庭氧疗的患者，护理人员应指导患者及家属做到以下几点。

(1)了解氧疗的目的、必要性及注意事项；注意安全，供氧装置周围严禁烟火，防止氧气燃烧爆炸；吸氧鼻导管需每日更换，以防堵塞，防止感染；氧疗装置定期更换、清洁、消毒。

(2)告诉患者及家属宜采取低流量(氧流量 1～2L/min 或氧浓度 25%～29%)吸氧，且每日吸氧的时间不宜少于 10～15h，因夜间睡眠时，部分患者低氧血症更为明显，故夜间吸氧不宜间断；监测氧流量，防止随意调高氧流量。

4.心理指导

引导患者适应慢性病并以积极的心态对待疾病，培养生活乐趣，如听音乐、培养养花种草等爱好,以分散注意力,减少孤独感,缓解焦虑、紧张的精神状态。

五、护理评价

氧分压和二氧化碳分压维持在正常范围内;能坚持药物治疗;能演示缩唇呼吸和腹式呼吸技术;呼吸困难发作时能采取正确体位,使用节能法;清除过多痰液,保持呼吸道通畅;使用控制咳嗽方法;增加体液摄入;减少症状恶化;根据身高和年龄维持正常体重;减少急诊就诊和入院的次数。

第二节　急性呼吸道感染

急性呼吸道感染是具有一定传染性的呼吸系统疾病,本病重点要求同学了解其发病的常见诱因,能识别出急性上呼吸道感染和急性气管支气管炎的临床表现;能找出主要的护理诊断及医护合作性问题并能采取有效的护理措施对患者进行护理。

急性呼吸道感染(acute respiratory tract infection)通常包括急性上呼吸道感染和急性气管-支气管炎。急性上呼吸道感染是鼻腔、咽或喉部急性炎症的总称。常见病原体为病毒,仅有少数由细菌引起。本病全年皆可发病,但冬春季节多发,具有一定的传染性,有时引起严重的并发症,应积极防治。急性气管-支气管炎(acute tracheo-bronchitis)是指感染、物理、化学、过敏等因素引起的气管-支气管黏膜的急性炎症。可由急性上呼吸道感染蔓延而来。多见于寒冷季节或气候多变时。或气候突变时多发。

一、护理评估

(一)病因及发病机制

1.急性上呼吸道感染

急性上呼吸道感染中70%~80%的由病毒引起。其中主要包括流感病毒、副流感病毒、呼吸道合胞病毒、腺病毒、鼻病毒等。由于感染病毒类型较多,又无交叉免疫,人体产生的免疫力较弱且短暂,同时在健康人群中有病毒携带者,故一个人可有多次发病。细菌感染占20%~30%,可直接或继病毒感染之后发生,以溶血性链球菌最为多见,其次为流感嗜血杆菌、肺炎球菌和葡萄球菌等。偶见革兰阴性杆菌。当全身或呼吸道局部防御功能降低时,尤其是年老体弱或有慢性呼吸道疾病者更易患病,原先存在于上呼吸道或外界侵入的病毒和细菌迅速繁殖,引起本病。通过含有病毒的飞沫或被污染的用具传播,引起发病。

2.急性气管-支气管炎

(1)感染:由病毒、细菌直接感染,或急性上呼吸道病毒(如腺病毒、流感病毒)、细菌(如流感嗜血杆菌、肺炎链球菌)感染迁延而来,也可在病毒感染后继发细菌感染。亦可为衣原体和支原体感染。

(2)物理、化学性因素:过冷空气、粉尘、刺激性气体或烟雾的吸入使气管-支气管黏膜受到急性刺激和损伤,引起本病。

(3)变态反应:花粉、有机粉尘、真菌孢子等的吸入以及对细菌蛋白质过敏等,均可引起气管—支气管的变态反应。寄生虫(如钩虫、蛔虫的幼虫)移行至肺,也可致病。

(二)健康史

有无受凉、淋雨、过度疲劳等使机体抵抗力降低等情况,应注意询问本次起病情况,既往健康情况,有无呼吸道慢性疾病史等。

(三)身体状况

1.急性上呼吸道感染

急性上呼吸道感染主要症状和体征个体差异大,根据病因不同可有不同类型,各型症状、体征之间无明显界定,也可互相转化。

(1)普通感冒:又称急性鼻炎或上呼吸道卡他,以鼻咽部卡他症状为主要表现,俗称"伤风"。成人多为鼻病毒所致,起病较急,初期有咽干、咽痒或咽痛,同时或数小时后有打喷嚏、鼻塞、流清水样鼻涕,2~3d后分泌物变稠,伴咽鼓管炎可引起听力减退,伴流泪、味觉迟钝、声嘶、少量咳嗽、低热不适、轻度畏寒和头痛。检查可见鼻腔黏膜充血、水肿、有分泌物,咽部轻度充血。如无并发症,一般经5~7d痊愈。

流行性感冒(简称流感)则由流感病毒引起,起病急,鼻咽部症状较轻,但全身症状较重,伴高热、全身酸痛和眼结膜炎症状。而且常有较大或大范围的流行。

流行性感冒应及早应用抗流感病毒药物:起病1~2d内应用抗流感病毒药物治疗,才能取得最佳疗效。目前抗流感病毒药物包括离子通道 M_2 阻滞剂和神经氨酸酶抑制剂两类。离子通道 M_2 阻滞剂:包括金刚烷胺和金刚乙胺,主要对甲型流感病毒有效。金刚烷胺类药物是治疗甲型流感的首选药物,有效率达70%~90%。

金刚烷胺的不良反应有神经质、焦虑、注意力不集中和轻微头痛等中枢神经系统不良反应,一般在用药后几小时出现,金刚乙胺的毒不良反应较小。胃肠道反应主要为恶心和呕吐,停药后可迅速消失。

肾功能不全的患者需要调整金刚烷胺的剂量,对于老年人或肾功能不全者需要密切监测不良反应。神经氨酸酶抑制剂:奥司他韦(商品名达菲),作用机制是通过干扰病毒神经氨酸酶保守的唾液酸结合位点,从而抑制病毒的复制,对 A(包括 H5N1)和 B 不同亚型流感病毒均有效。奥司他韦成人每次口服75mg,每日2次,连服5d,但须在症状出现2d内开始用药。奥司他韦不良反应少,一般为恶心、呕吐等消化道症状,也有腹痛、头痛、头晕、失眠、咳嗽、乏力等不良反应的报道。

(2)病毒性咽炎和喉炎:临床特征为咽部发痒、不适和灼热感、声嘶、讲话困难、咳嗽、咳嗽时咽喉疼痛,无痰或痰呈黏液性,有发热和乏力,伴有咽下疼痛时,常提示有链球菌感染,体检发现咽部明显充血和水肿,局部淋巴结肿大且触痛,提示流感病毒和腺病毒感染,腺病毒咽炎可伴有眼结膜炎。

(3)疱疹性咽峡炎:主要由柯萨奇病毒 A 引起,夏季好发。有明显咽痛、常伴有发热,病程约1周。体检可见咽充血,软腭、腭垂、咽和扁桃体表面有灰白色疱疹及浅表溃疡,周围有红晕。多见儿童,偶见于成人。

(4)咽结膜热:常为柯萨奇病毒、腺病毒等引起。夏季好发,游泳传播为主,儿童多见。表现为发热、咽痛、畏光、流泪、咽及结膜明显充血。病程4~6d。

(5)细菌性咽扁桃体炎多由溶血性链球菌感染所致,其次为流感嗜血杆菌、肺炎球菌、葡萄球菌等引起。起病急,咽痛明显,伴畏寒、发热,体温超过 39℃。检查可见咽部明显充血,扁桃体充血肿大,其表面有黄色点状渗出物,颌下淋巴结肿大伴压痛,肺部无异常体征。

本病如不及时治疗可并发急性鼻窦炎、中耳炎、急性气管－支气管炎。部分患者可继发病毒性心肌炎、肾炎、风湿热等。

2.急性气管－支气管炎

急性气管－支气管炎起病较急,常先有急性上呼吸道感染的症状,继之出现干咳或少量黏液性痰,随后可转为黏液脓性或脓性痰液,痰量增多,咳嗽加剧,偶可痰中带血。全身症状一般较轻,可有发热,38℃左右,多于 3～5d 后消退。咳嗽、咳痰为最常见的症状,常为阵发性咳嗽,咳嗽、咳痰可延续 2～3 周才消失,如迁延不愈,则可演变为慢性支气管炎。呼吸音常正常或增粗,两肺可听到散在干、湿啰音。

(四)实验室及其他检查

1.血常规

病毒感染者白细胞正常或偏低,淋巴细胞比例升高;细菌感染者白细胞计数和中性粒细胞增高,可有核左移现象。

2.病原学检查

可做病毒分离和病毒抗原的血清学检查,确定病毒类型,以区别病毒和细菌感染。细菌培养及药物敏感试验,可判断细菌类型,并可指导临床用药。

3.X 线检查

胸部 X 线多无异常改变。

二、主要护理诊断及医护合作性问题

(一)舒适的改变

鼻塞、流涕、咽痛、头痛与病毒和(或)细菌感染有关。

(二)潜在并发症

鼻窦炎、中耳炎、心肌炎、肾炎、风湿性关节炎。

三、护理目标

患者躯体不适缓解,日常生活不受影响;体温恢复正常;呼吸道通畅;睡眠改善;无并发症发生或并发症被及时控制。

四、护理措施

(一)一般护理

注意隔离患者,减少探视,避免交叉感染。患者咳嗽或打喷嚏时应避免对着他人。患者使用的餐具、痰盂等用具应按规定消毒,或用一次性器具,回收后焚烧弃去。多饮水,补充足够的热量,给予清淡易消化、高热量、丰富维生素、富含营养的食物。避免刺激性食物,戒烟、酒。患者以休息为主,特别是在发热期间。部分患者往往因剧烈咳嗽而影响正常的睡眠,可给患者提供容易入睡的休息环境,保持病室适宜温度、湿度和空气流通。保证周围环境安静,关闭门窗。指导患者运用促进睡眠的方式,如睡前泡脚、听音乐等。必要时可遵医嘱给予镇咳、祛痰或镇静药物。

（二）病情观察

关注疾病流行情况、鼻咽部发生的症状、体征及血常规和 X 线胸片改变。注意并发症，如耳痛、耳鸣、听力减退、外耳道流脓等提示中耳炎；如头痛剧烈、发热、伴脓涕、鼻窦有压痛等提示鼻窦炎；如在恢复期出现胸闷、心悸、眼睑水肿、腰酸和关节痛等提示心肌炎、肾炎或风湿性关节炎，应及时就诊。

（三）对症护理

1.高热护理

体温超过 37.5℃，应每 4h 测体温 1 次，观察体温过高的早期症状和体征，体温突然升高或骤降时，应随时测量和记录，并及时报告医师。体温＞39℃时，要采取物理降温。降温效果不好可遵照医嘱选用适当的解热剂进行降温。患者出汗后应及时处理，保持皮肤的清洁和干燥，并注意保暖。鼓励多饮水。

2.保持呼吸道通畅

清除气管、支气管内分泌物，减少痰液在气管、支气管内的聚积。指导患者采取舒适的体位进行有效咳嗽。观察咳痰情况，如痰液较多且黏稠，可嘱患者多饮水，或遵照医嘱给予雾化吸入治疗，以湿润气道、利于痰液排出。

（四）用药护理

1.对症治疗

选用抗感冒复合剂或中成药减轻发热、头痛，减少鼻、咽充血和分泌物，如对乙酰氨基酚（扑热息痛）、银翘解毒片等。干咳者可选用右美沙芬、喷托维林（咳必清）等；咳嗽有痰可选用复方氯化铵合剂、溴己新（必嗽平），或雾化祛痰。咽痛者可含服喉片或草珊瑚片等。气喘者可用平喘药，如特布他林、氨茶碱等。

2.抗病毒药物

早期应用抗病毒药有一定疗效，可选用利巴韦林、奥司他韦、金刚烷胺、吗啉胍和抗病毒中成药等。

3.抗菌药物

如有细菌感染，最好根据药物敏感试验选择有效抗菌药物治疗，常可选用大环内酯类、青霉素类、氟喹诺酮类及头孢菌素类。

根据医嘱选用药物，告知患者药物的作用、可能发生的不良反应和服药的注意事项，如按时服药；应用抗生素者，注意观察有无迟发过敏反应发生；对于应用解热镇痛药者注意避免大量出汗引起虚脱等。发现异常及时就诊等。

（五）心理护理

急性呼吸道感染预后良好，多数患者于 1 周内康复，仅少数患者可因咳嗽迁延不愈而发展为慢性支气管炎，患者一般无明显心理负担。但如果咳嗽较剧烈，加之伴有发热，可能会影响患者的休息、睡眠，进而影响工作和学习，个别患者产生急于缓解咳嗽等症状的焦虑情绪。护理人员应与患者进行耐心、细致的沟通，通过对病情的客观评价，解除患者的心理顾虑，建立治疗疾病的信心。

（六）健康指导

1.疾病知识指导

帮助患者及家属掌握急性呼吸道感染的诱发因素及本病的相关知识，避免受凉、过度疲劳，注意保暖；外出时可戴口罩，避免寒冷空气对气管、支气管的刺激。积极预防和治疗上呼吸道感染，症状改变或加重时应及时就诊。

2.生活指导

平时应加强耐寒锻炼，增强体质，提高机体免疫力。有规律生活，避免过度劳累。室内空气保持新鲜、阳光充足。少去人群密集的公共场所。戒烟、酒。

五、护理评价

患者舒适度改善；睡眠质量提高；未发生并发症或发生后被及时控制。

第三节　支气管扩张

支气管扩张（bronchiectasis）是指直径大于 2mm 的支气管由于管壁的肌肉和弹性组织破坏引起的慢性异常扩张。临床特点为慢性咳嗽、咳大量脓性痰和（或）反复咯血。患者常有童年麻疹、百日咳或支气管肺炎等病史。随着人民生活条件的改善，麻疹、百日咳疫苗的预防接种，以及抗生素的应用，本病发病率已明显降低。

一、病因及发病机制

（一）支气管－肺组织感染和支气管阻塞

是支气管扩张的主要病因。感染和阻塞症状相互影响，促使支气管扩张的发生和发展。其中婴幼儿期支气管－肺组织感染是最常见的病因，如婴幼儿麻疹、百日咳、支气管肺炎等。

由于儿童支气管较细，易阻塞，且管壁薄弱，反复感染破坏支气管壁各层结构，尤其是平滑肌和弹性纤维的破坏削弱了对管壁的支撑作用。支气管炎使支气管黏膜充血、水肿、分泌物阻塞管腔，导致引流不畅而加重感染。支气管内膜结核、肿瘤、异物引起管腔狭窄、阻塞，也是导致支气管扩张的原因之一。由于左下叶支气管细长，且受心脏血管压迫引流不畅，容易发生感染，故支气管扩张左下叶比右下叶多见。肺结核引起的支气管扩张多发生在上叶。

（二）支气管先天性发育缺陷和遗传因素

此类支气管扩张较少见，如巨大气管－支气管症、Kartagener 综合征（支气管扩张、鼻窦炎和内脏转位）、肺囊性纤维化、先天性丙种球蛋白缺乏症等。

（三）全身性疾病

目前已发现类风湿关节炎、克罗恩病、溃疡性结肠炎、系统性红斑狼疮、支气管哮喘等疾病可同时伴有支气管扩张；有些不明原因的支气管扩张患者，其体液免疫和（或）细胞免疫功能有不同程度的异常，提示支气管扩张可能与机体免疫功能失调有关。

二、临床表现

（一）症状

1.慢性咳嗽、大量脓痰

痰量与体位变化有关。晨起或夜间卧床改变体位时，咳嗽加剧、痰量增多。痰量多少可估计病情严重程度。感染急性发作时,痰量明显增多,每日可达数百毫升,外观呈黄绿色脓性痰,痰液静置后出现分层的特征:上层为泡沫;中层为脓性黏液;下层为坏死组织沉淀物。合并厌氧菌感染时痰有臭味。

2.反复咯血

50%～70%的患者有程度不等的反复咯血,咯血量与病情严重程度和病变范围不完全一致。大量咯血最主要的危险是窒息,应紧急处理。部分发生于上叶的支气管扩张,引流较好,痰量不多或无痰,以反复咯血为唯一症状,称为"干性支气管扩张"。

3.反复肺部感染

其特点是同一肺段反复发生肺炎并迁延不愈。

4.慢性感染中毒症状

反复感染者可出现发热、乏力、食欲减退、消瘦、贫血等,儿童可影响发育。

(二)体征

早期或干性支气管扩张多无明显体征,病变重或继发感染时在下胸部、背部常可闻及局限性、固定性湿啰音,有时可闻及哮鸣音;部分慢性患者伴有杵状指(趾)。

三、辅助检查

(一)胸部 X 线检查

早期无异常或仅见患侧肺纹理增多、增粗现象。典型表现是轨道征和卷发样阴影,感染时阴影内出现液平面。

(二)胸部 CT 检查

管壁增厚的柱状扩张或成串成簇的囊状改变。

(三)纤维支气管镜检查

有助于发现患者出血的部位,鉴别腔内异物、肿瘤或其他支气管阻塞原因。

四、诊断要点

根据患者有慢性咳嗽、大量脓痰、反复咯血的典型临床特征,以及肺部闻及固定而局限性的湿啰音,结合儿童时期有诱发支气管扩张的呼吸道病史,一般可做出初步临床诊断。胸部影像学检查和纤维支气管镜检查可进一步明确诊断。

五、治疗要点

治疗原则是保持呼吸道引流通畅,控制感染,处理咯血,必要时手术治疗。

(一)保持呼吸道通畅

1.药物治疗

祛痰药及支气管舒张药具有稀释痰液、促进排痰作用。

2.体位引流

对痰多且黏稠者作用尤其重要。

3.经纤维支气管镜吸痰

若体位引流排痰效果不理想,可经纤维支气管镜吸痰及生理盐水冲洗痰液,也可局部注入抗生素。

（二）控制感染

控制感染是支气管扩张急性感染期的主要治疗措施。应根据症状、体征、痰液性状，必要时参考细菌培养及药物敏感试验结果选用抗菌药物。

（三）手术治疗

对反复呼吸道急性感染或大咯血，病变局限在一叶或一侧肺组织，经药物治疗无效，全身状况良好的患者，可考虑手术切除病变肺段或肺叶。

六、常用护理诊断

（一）清理呼吸道无效

咳嗽、大量脓痰、肺部湿啰音与痰液黏稠和无效咳嗽有关。

（二）有窒息的危险

与痰多、痰液黏稠或大咯血造成气道阻塞有关。

（三）营养失调

乏力、消瘦、贫血、发育迟缓与反复感染导致机体消耗增加以及患者食欲缺乏、营养物质摄入不足有关。

（四）恐惧

精神紧张、面色苍白、出冷汗与突然或反复大咯血有关。

七、护理措施

（一）一般护理

1.休息与环境

急性感染或咯血时应卧床休息，大咯血患者需绝对卧床，取患侧卧位。病室内保持空气流通，维持适宜的温、湿度，注意保暖。

2.饮食护理

提供高热量、高蛋白、高维生素饮食，发热患者给予高热量流质或半流质饮食，避免冰冷、油腻、辛辣食物诱发咳嗽。鼓励患者多饮水，每日 1500mL 以上，以稀释痰液。指导患者在咳痰后及进食前后用清水或漱口液漱口，保持口腔清洁，促进食欲。

（二）病情观察

观察痰液量、颜色、性质、气味和与体位的关系，记录 24h 痰液排出量；定期测量生命体征，记录咯血量，观察咯血的颜色、性质及量；病情严重者需观察有无窒息前症状，发现窒息先兆，立即向医师汇报并配合处理。

（三）对症护理

1.促进排痰

（1）指导有效咳嗽和正确的排痰方法。

（2）采取体位引流者需依据病变部位选择引流体位，使病肺居上，引流支气管开口向下，利于痰液流出。一般于饭前 1h 进行。引流时可配合胸部叩击，提高引流效果。

（3）必要时遵医嘱选用祛痰剂或 β_2 受体激动剂喷雾吸入，扩张支气管、促进排痰。

2.预防窒息

（1）痰液排除困难者，鼓励多饮水或雾化吸入，协助患者翻身、拍背或体位引流，以促进痰液排除,减少窒息发生的危险。

(2)密切观察患者的表情、神志、生命体征,观察并记录痰液的颜色.量与性质,及时发现和判断患者有无发生窒息的可能。如患者突然出现烦躁不安、神志不清、面色苍白或发绀、出冷汗、呼吸急促、咽喉部明显的痰鸣音,应警惕窒息的发生,并及时通知医师。

(3)对意识障碍、年老体弱、咳嗽咳痰无力、咽喉部明显的痰鸣音、神志不清者、突然大量呕吐物涌出等高危患者,立即做好抢救准备,如迅速备好吸引器、气管插管或气管切开等用物,积极配合抢救工作。

(四)心理护理

病程较长,咳嗽、咳痰、咯血反复发作或逐渐加重时,患者易产生焦虑、沮丧情绪。护士应多与其交谈,讲明支气管扩张反复发作的原因及治疗进展,帮助患者树立战胜疾病的信心,缓解焦虑不安情绪。咯血时医护人员应陪伴、安慰患者,帮助情绪稳定,避免因情绪波动加重出血。

(五)健康教育

1.疾病知识指导

帮助患者及家属了解疾病发生、发展与治疗、护理过程。与其共同制订长期防治计划。宣传防治百日咳、麻疹、支气管肺炎、肺结核等呼吸道感染的重要性;及时治疗上呼吸道慢性病灶;避免受凉,预防感冒;戒烟、减少刺激性气体吸入,防止病情恶化。

2.生活指导

讲明加强营养对机体康复的作用,使患者能主动摄取必需的营养素,以增强机体抗病能力。鼓励患者参加体育锻炼,建立良好的生活习惯,劳逸结合,以维护心、肺功能状态。

3.用药指导

向患者介绍常用药物的用法和注意事项,观察疗效及不良反应。指导患者及家属学习和掌握有效咳嗽、胸部叩击、雾化吸入和体位引流的方法,以利于长期坚持,控制病情的发展;了解抗生素的作用、用法和不良反应。

4.自我监测指导

定期复查。嘱患者按医嘱服药,教患者学会观察药物的不良反应。教会患者识别病情变化的征象,观察痰液量、颜色、性质、气味和与体位的关系,并记录24h痰液排出量。如有咯血,窒息先兆,立即前往医院就诊。

第四节　支气管哮喘

支气管哮喘是一种慢性气管炎症性疾病,其支气管壁存在以肥大细胞、嗜酸细胞和T淋巴细胞为主的炎性细胞浸润,可经治疗缓解或自然缓解。本病多发于青少年,儿童多于成人,城市多于农村。近年的流行病学显示,哮喘的发病率或病死率均有所增加,我国哮喘发病率为1%～2%。支气管哮喘的病因较为复杂,大多在遗传因素的基础上,受到体内外多种因素激发而发病,并反复发作。

一、临床表现

(一)症状和体征

典型的支气管哮喘,发作前多有鼻痒、打喷嚏、流涕、咳嗽、胸闷等先兆症状,进而出现呼气性的呼吸困难伴喘鸣,患者被迫呈端坐呼吸,咳嗽、咳痰。发作持续几十分钟至数小时后自行或经治疗缓解。此为速发性哮喘反应。迟发性哮喘反应时,患者气管呈持续高反应性状态,上述表现更为明显,较难控制。

少数患者可出现哮喘重度或危重度发作,表现为重度呼气性呼吸困难、焦虑、烦躁、端坐呼吸、大汗淋漓、嗜睡或意识模糊,经应用一般支气管扩张药物不能缓解。此类患者不及时救治,可危及生命。

(二)辅助检查

1.血液检查

嗜酸性粒细胞、血清总免疫球蛋白 E(IgE)及特异性免疫球蛋白 E 均可增高。

2.胸部 X 线检查

哮喘发作期由于肺脏充气过度,肺部透亮度增高,合并感染时可见肺纹理增多及炎症阴影。

3.肺功能检查

哮喘发作期有关呼气流速的各项指标,如 FEV_1、最大呼气流速峰值(PEF)等均降低。

二、治疗原则

本病的防治原则是去除病因,控制发作和预防发作。控制发作应根据患者发作的轻重程度,抓住解痉、抗感染两个主要环节,迅速控制症状。

(一)解痉

哮喘轻、中度发作时,常用氨茶碱稀释后静脉注射或加入液体中静脉滴注。根据病情吸入或口服 β_2 受体激动剂。常用的 β_2 受体激动剂气雾吸入剂有沙丁胺醇等。

哮喘重度发作时,应及早静脉给予足量氨茶碱及琥珀酸氢化可的松或甲泼尼龙琥珀酸钠,待病情得到控制后再逐渐减量,改为口服泼尼松龙,或根据病情吸入糖皮质激素,应注意不宜骤然停药,以免复发。

(二)抗感染

肺部感染的患者,应根据细菌培养及药敏结果选择应用有效抗生素。

(三)稳定内环境

及时纠正水、电解质及酸碱失衡。

(四)保证气管通畅

痰多而黏稠不易咳出或有严重缺氧及二氧化碳潴留者,应及时行气管插管吸出痰液,必要时行机械通气。

三、护理

(一)一般护理

(1)将患者安置在清洁、安静、空气新鲜、阳光充足的房间,避免接触变应原,如花粉、皮毛、油烟等。护理操作时防止灰尘飞扬。喷洒灭蚊蝇剂或某些消毒剂时要转移患者。

（2）患者哮喘发作呼吸困难时应给予适宜的靠背架或过床桌,让患者伏桌而坐,以帮助呼吸,减少疲劳。

（3）给予营养丰富的易消化的饮食,多食蔬菜、水果,多饮水。同时注意保持大便通畅,减少因用力排便所致的疲劳。严禁食用与患者发病有关的食物,如鱼、虾、蟹等,并协助患者寻找过敏原。

（4）危重期患者应保持皮肤清洁干燥,定时翻身,防止压疮发生。因大剂量使用糖皮质激素,应做好口腔护理,防止发生口腔炎。

（5）哮喘重度发作时,由于大汗淋漓,呼吸困难甚至有窒息感,所以患者极度紧张、烦躁、疲倦。要耐心安慰患者,及时满足患者需求,缓解紧张情绪。

(二)观察要点

1.观察哮喘发作先兆

如患者主诉有鼻、咽、眼部发痒及咳嗽、流鼻涕等黏膜过敏症状时,应及时报告医师采取措施,减轻发作症状,尽快控制病情。

2.观察药物毒不良反应

氨茶碱 0.25g 加入 25％～50％葡萄糖注射液 20mL 中静脉推注,时间至少 5min,因浓度过高或推注过快可使心肌过度兴奋而产生心悸、惊厥、血压骤降等严重反应。使用时要现配现用,静脉滴注时,不宜和维生素 C、促皮质激素、去甲肾上腺素、四环素类等配伍。糖皮质激素类药物久用可引起钠潴留、血钾降低、消化道溃疡病、高血压、糖尿病、骨质疏松、停药反跳等,须加强观察。

3.根据患者缺氧情况调整氧流量

一般为 3～5L/min。保持气体充分湿化,氧气湿化瓶每日更换、消毒,防止医源性感染。

4.观察痰液黏稠度

哮喘发作患者由于过度通气,出汗过多,因而身体丢失水分增多,致使痰液黏稠形成痰栓,阻塞小支气管,导致呼吸不畅,感染难以控制。应通过静脉补液和饮水补足水分和电解质。

5.严密观察有无并发症

如自发性气胸、肺不张、脱水、酸碱失衡、电解质紊乱、呼吸衰竭、肺性脑病等并发症。监测动脉血气、生化指标,如发现异常需及时对症处理。

6.注意呼吸频率、深浅幅度和节律

重度发作患者喘鸣音减弱乃至消失,呼吸变浅,神志改变,常提示病情危急,应及时处理。

(三)家庭护理

1.增强体质,积极防治感染

平时注意增加营养,根据病情做适量体力活动,如散步、做简易操、打太极拳等,以提高机体免疫力。当感染发生时应及时就诊。

2.注意防寒避暑

寒冷可引起支气管痉挛,分泌物增加,同时感冒易致支气管及肺部感染。因此,冬季应适当提高居室温度,秋季进行耐寒锻炼防治感冒,夏季避免大汗,防止痰液过稠不易咳出。

3.尽量避免接触变应原

患者应戒烟,尽量避免到人员众多、空气污浊的公共场所。保持居室空气清新,室内可安装空气净化器。

4.防止呼吸肌疲劳

坚持进行呼吸锻炼。

5.稳定情绪

一旦哮喘发作,应控制情绪,保持镇静,及时吸入支气管扩张气雾剂。

6.家庭氧疗

家庭氧疗又称缓解期氧疗,对于患者的病情控制,存活期的延长和生活质量的提高有着重要意义。家庭氧疗时应注意氧流量的调节,严禁烟火,防止火灾。

7.缓解期处理

哮喘缓解期的防治非常重要,对于防止哮喘发作及恶化,维持正常肺功能,提高生活质量,保持正常活动量等均具有重要意义。哮喘缓解期患者,应坚持吸入糖皮质激素,可有效控制哮喘发作,吸入色甘酸钠和口服酮替酚亦有一定的预防哮喘发作的作用。

第五节　肺炎

一、概述

肺炎(pneumonia)指肺泡远端气道和肺间质的炎症,可由病原微生物,理化因素、免疫损伤、过敏及药物所致。最常见的肺炎是细菌性肺炎,也是最常见的感染性疾病之一。社区获得性肺炎与医院获得性肺炎每年发病率分别为 12/1000(人口)和 5～10/1000(住院患者)。

近年来,尽管新的强力抗生素和有效的疫苗不断投入临床应用,但其发病率和病死率并没有降低,甚至有上升趋势,其原因与社会人口老龄化吸烟、伴有基础疾病和免疫功能低下、病原体变迁、医院获得性肺炎发病率增高、病原学诊断困难、不合理使用抗生素导致细菌耐药性增加,尤其是多耐药(multi－drug resistant,MDR)病原体增加等有关。

(一)病因与分类

正常的呼吸道免疫防御机制使气管隆凸以下的呼吸道保持无菌。是否发生肺炎取决于两方面因素:病原体和宿主因素。若病原体数量多、毒力强和(或)宿主呼吸道局部和全身免疫防御系统损害,即可导致肺炎。

感染是最常见病因,如细菌、病毒、真菌、寄生虫等,还有理化因素、免疫损伤、过敏及药物等因素。病原体可经空气吸入、血行播散、邻近感染部位蔓延及上呼吸道定植菌的误吸途径引起社区获得性肺炎,医院获得性肺炎还可经误吸胃肠道的定植菌和经人工气道吸入致病菌引起。

1.按病因分类

病因学分类对肺炎的治疗有决定性意义。

(1)细菌性肺炎:是最常见的肺炎,如肺炎链球菌、金黄色葡萄球菌、甲型溶血性链球菌等需氧革兰阳性球菌;肺炎克雷白杆菌、铜绿假单胞菌、流感嗜血杆菌等需氧革兰阴性杆菌;棒状杆菌、梭形杆菌等厌氧杆菌。

(2)病毒性肺炎:由冠状病毒、腺病毒、呼吸道合胞病毒、麻疹病毒、流感病毒,巨细胞病毒等引起。

(3)非典型病原体所致肺炎:由支原体、衣原体和军团菌等引起。

(4)肺真菌病:由白念珠菌、曲菌、毛菌、隐球菌、肺孢子菌等引起。

(5)其他病原体所致肺炎:由立克次体(如 Q 热立克次体)、弓形虫(如鼠弓形虫)、原虫(如卡氏肺囊虫)、寄生虫(如肺包虫、肺吸虫肺血吸虫)等引起。

(6)理化因素所致肺炎:放射性损伤可引起放射性肺炎;胃酸吸入可引起化学性肺炎,对吸入或内源性脂类物质产生炎症反应的类脂性肺炎等。

2.按解剖分类

(1)大叶性肺炎:亦称肺泡性肺炎,致病菌以肺炎链球菌最为常见。病原体先在肺泡引起炎症,经肺泡孔向其他肺泡扩散,导致部分肺段或整个肺段、肺叶发生炎症。典型者表现为肺实质炎症,通常不累及支气管。X 线胸片显示肺叶或肺段的实变阴影。

(2)小叶性肺炎:亦称支气管性肺炎,致病菌有肺炎链球菌、葡萄球菌、病毒、肺炎支原体及军团菌等。病原体经支气管入侵,导致细支气管,终末细支气管及肺泡炎症。常继发于支气管炎、支气管扩张及长期卧床的危重患者。X 线胸片显示病灶融合成不规则的斑片状阴影,边缘密度浅而模糊,且不受肺叶和肺段限制,区别于大叶性肺炎,无实变征象,肺下叶常受累。

(3)间质性肺炎:可由细菌、支原体、衣原体、病毒或肺孢子菌等引起。以肺间质为主的炎症,累及支气管壁及其周围组织,有肺泡壁增生及间质水肿。由于病变仅在肺间质,故呼吸道症状较轻,异常体征较少,病变广泛则可出现明显呼吸困难。X 线胸片显示为一侧或双侧肺下部的不规则毛玻璃状或网格状阴影。

3.按患病环境分类

因细菌学检查阳性率低,培养结果报告相对滞后,在临床上按病因分类应用较困难,因此,基于病原体流行病学调查资料,按患病环境分类可协助肺炎的诊治,有利于指导经验治疗。

(1)社区获得性肺炎(community acquired pneumonia,CAP)亦称医院外获得性肺炎,是指在医院外罹患的感染性肺实质炎症,包括具有明确潜伏期的病原体感染而在入院后平均潜伏期内发病的肺炎。常见病原体是肺炎链球菌、支原体、衣原体、流感嗜血杆菌和呼吸道病毒等。传播途径包括吸入飞沫、空气或血源传播。临床诊断依据如下。

新近出现的咳嗽、咳痰,或原有的呼吸道症状加重,出现脓性痰,伴或不伴胸痛。

发热。

肺实变体征和(或)湿啰音。

外周血白细胞$>10\times10^9/L$ 或$<4\times10^9/L$,伴或不伴中性粒细胞核左移。

胸部 X 线检查示新出现片状、斑片状浸润性阴影或间质性改变,伴或不伴胸腔积液。

上述 1)~2)项中出现任何 1 项并有第 5)项,除外非感染性疾病即可做出诊断。

(2)医院获得性肺炎(hospital acquired pneumonia,HAP)亦称医院内肺炎,指患者在入院时既不存在、也不处于感染潜伏期,而在入院≥48小时后在医院内发生的肺炎,也包括在出院后48小时内发生的肺炎。其中以呼吸机相关肺炎(ventilator associated pneumonia,VAP)最为多见,治疗和预防较困难。常见病原体包括肺炎链球菌、流感嗜血杆菌、铜绿假单胞菌、大肠埃希菌、肺炎克雷白杆菌、金黄色葡萄球菌等。目前多耐药病原体引起的 HAP 有增加趋势,如耐甲氧西林金黄色葡萄球菌、铜绿假单胞菌及鲍曼不动杆菌等。临床诊断依据应符合以下3项要求。

至少行2次胸部X线检查(对无心、肺基础疾病者可行一次检查),并至少符合"新出现或进行性发展且持续存在的肺部浸润阴影、实变、空洞形成"3项中的1项。

至少符合"体温>38℃且无其他明确原因/外周血白细胞>$12×10^9/L$ 或<$4×10^9/L$/年龄≥70岁的老年人没有其他明确病因而出现神志改变"3项中的1项。

至少符合"新出现的脓痰或痰的性状发生变化或呼吸道分泌物增加或需要吸痰次数增多、新出现的咳嗽或呼吸困难或呼吸频率加快或原有的咳嗽或呼吸困难或呼吸急促加重肺部啰音或支气管呼吸音、气体交换情况恶化或氧需求量增加或需要机械通气支持"4项中的2项。

(二)临床表现

1.症状

细菌性肺炎的症状取决于病原体和宿主的状态,症状可轻可重。常见症状包括咳嗽、咳痰,或原有呼吸道症状加重,甚至出现脓痰或脓血,伴或不伴胸痛。患者多数有发热。病变范围大者可出现呼吸困难、呼吸窘迫。严重者可出现神志和血压改变、甚至休克。

2.体征

早期无明显肺部异常体征,重症者可出现呼吸频率加快、鼻翼扇动、三凹征或发绀。肺实变者出现叩诊浊音、触觉语颤增强和支气管呼吸音等,部分可闻及湿啰音。并发胸腔积液者患侧胸部叩诊浊音、触觉语颤增强呼吸音减弱。

3.并发症

感染性休克呼吸衰竭、胸膜炎脓胸肺脓肿、脑膜炎和关节炎等。

二、护理

(一)护理诊断/问题

1.体温过高

体温过高与肺部感染有关。

2.清理呼吸道无效

清理呼吸道无效与胸痛、气道分泌物增多、痰液黏稠、咳嗽无力等有关。

3.气体交换受损

气体交换受损与肺实质炎症,呼吸面积减少有关。

4.疼痛

胸痛与肺部炎症累及壁层胸膜有关。

5.潜在并发症

感染性休克、呼吸衰竭。

(二)护理措施

1.一般护理

(1)休息与环境高热患者应卧床休息,以减少氧耗量,缓解头痛、肌肉酸痛等症状。尽可能保持病室安静并维持适宜的温、湿度。

(2)饮食护理给予足够热量,蛋白质和富含维生素的流质或半流质饮食,以补充因发热引起的营养物质消耗。鼓励患者多饮水,每日1000～2000mL,以保证足够的入量并利于稀释痰液。

(3)口腔护理做好口腔护理,鼓励患者经常用清水或含漱液漱口,口唇疱疹者局部涂抗病毒软膏,防止继发感染。

2.病情观察

重点观察儿童、老年人、久病体弱者的病情变化。

(1)生命体征:监测并记录生命体征,有无心率加快、脉搏细速、血压下降、脉压变小、体温不升或高热、呼吸困难等,必要时进行心电监护。

(2)精神和意识状态:有无精神萎靡、表情淡漠、烦躁不安、神志模糊等。

(3)皮肤黏膜:有无发绀肢端湿冷。

(4)出入量:有无尿量减少,疑有感染性休克者应测每小时尿量。

(5)辅助检查:有无血气分析等指标的异常。

3.症状体征护理

高热:高热时可采用温水擦浴、冰袋、冰帽等物理降温措施,以逐渐降温为宜,防止虚脱。必要时遵医嘱使用解热药。遵医嘱静脉补液,补充因发热而丢失较多的水分和盐,加快毒素排泄和热量散发。心脏病或老年人应注意补液速度,避免过快导致急性肺水肿。儿童要预防惊厥,不宜用阿司匹林或其他解热药。患者大汗时,应及时协助擦拭和更换衣服,避免受凉。

4.用药护理

遵医嘱使用抗生素,观察其疗效和不良反应。应用头孢唑林钠可出现发热、皮疹、胃肠道不适等不良反应;喹诺酮类药物偶见皮疹、恶心等不良反应,还可影响骨骼发育,因此儿童不宜使用;氨基糖苷类抗生素有肾、耳毒性,因此老年人或肾功能减退者应特别注意有无耳鸣、头晕,唇舌发麻等不良反应,患者一旦出现严重不良反应,应及时与医生沟通,并作相应处理。

5.感染性休克的抢救配合

发现异常情况,应立即通知医生,并备好抢救品,积极配合抢救治疗。

(1)体位患者取仰卧中凹位,抬高头胸部约20°,抬高下肢约30°,有利于呼吸和静脉血回流。

(2)吸氧给予中、高流量吸氧,维持$PaO_2 > 60mmHg$,改善缺氧状况。

(3)补充血容量快速建立两条以上静脉通道,遵医嘱给予平衡液或右旋糖酐补液,以维持有效血容量,降低血液黏滞度,防止弥散性血管内凝血(DIC)。随时监测患者生命体征、意识状态的变化,必要时留置导尿以监测每小时尿量、尿比重;补液速度的调整应考虑患者的年龄和基础疾病,尤其是患者的心功能状况,中心静脉压可作为调整补液速度的指标,中心静脉压<5cmH₂O可适当加快补液速度;中心静脉压≥10cmH₂O时,补液速度则不宜过快,以免

诱发急性心力衰竭。下列证据表示血容量已补足：口唇红润，肢端温暖，收缩压＞90mmHg，尿量＞30mL/h 以上。在血容量已基本补足的情况下，尿量仍＜20mL/h，尿比重＜1.018，应及时报告医生，警惕急性肾衰竭的发生。

（4）用药护理。

遵医嘱输入多巴胺、间羟胺等血管活性药物。根据血压调整滴速，维持收缩压在 90～100mmHg 为宜，以保证重要器官的血液供应，改善微循环。输液过程中注意防止药液溢出血管外引起局部组织坏死。

有明显酸中毒时可应用 5% $NaHCO_3$ 静脉滴注，因其配伍禁忌较多，宜单独输入。

联合使用广谱抗菌药物控制感染时，应注意药物疗效和不良反应。

6.健康教育

（1）疾病知识指导：对患者及家属进行有关肺炎知识的讲解，使其了解肺炎的病因和诱因。指导患者遵医嘱按疗程规范用药，出院后定期随访。出现高热、心率增快、咳嗽咳痰、胸痛等症状及时到医院就诊。

（2）疾病预防指导：避免上呼吸道感染、淋雨受寒、醉酒、吸烟等诱因。注意休息，劳逸结合，避免过度劳累。加强体育锻炼，增强体质，增加营养。易感人群如年老体弱、慢性病、长期卧床患者应注意经常改变体位、翻身、拍背随时咳出气道内痰液，也可接种流感疫苗肺炎疫苗等，以预防发病。

第二章　消化内科疾病的护理

第一节　上消化道大出血

一、疾病概述

(一)概念和特点

上消化道出血是指屈氏韧带以上的消化道,包括食管、胃、十二指肠、胰腺、胆管等病变引起的出血,以及胃空肠吻合术的空肠病变引起的出血。上消化道大出血是指数小时内失血量超过1000mL或循环血容量的20%,主要表现为呕血和(或)黑便,常伴有血容量减少而引起急性周围循环衰竭,是临床的急症,严重者可导致失血性休克而危及生命。

近年来,本病的诊断和治疗水平有很大的提高,临床资料统计显示,80%~85%的急性上消化道大出血患者短期内能自行停止,仅15%~20%的患者出血不止或反复出血,最终死于出血并发症,其中急性非静脉曲张性上消化道出血的发病率在我国仍居高不下,严重威胁人民的生命健康。

(二)相关病理生理

上消化道出血多起因于消化性溃疡侵蚀胃基底血管导致其破裂而引发出血。出血后逐渐影响周围血液循环量,如因出血量多引起有效循环血量减少,进而引发血液循环系统代偿,以致血压降低,心悸、出汗,这急需即刻处理。出血处可能因血块形成而自动止血,但也可能再次出血。

(三)上消化道出血的病因

上消化道出血的病因包括溃疡性疾病、炎症、门脉高压、肿瘤、全身性疾病等。临床上最常见的病因是消化性溃疡,其他依次为急性糜烂出血性胃炎、食管胃底静脉曲张破裂和胃癌。现将病因归纳列述如下。

1.上消化道疾病

(1)食管疾病、食管物理性损伤、食管化学性损伤。

(2)胃、十二指肠疾病:消化性溃疡、Zollinger-Ellison综合征、胃癌等。

(3)空肠疾病:胃肠吻合术后空肠溃疡、空肠Crohn病。

2.门静脉高压引起的食管胃底静脉曲张破裂出血

(1)各种病因引起的肝硬化。

(2)门静脉阻塞:门静脉炎、门静脉血栓形成、门静脉受邻近肿块压迫。

(3)肝静脉阻塞:如Budd-Chiari综合征。

3.上消化道邻近器官或组织的疾病

(1)胆管出血:胆囊或胆管结石、胆管蛔虫、胆管癌、肝癌、肝脓肿或肝血管瘤破入胆管等。

（2）胰腺疾病：急慢性胰腺炎、胰腺癌、胰腺假性囊肿、胰腺脓肿等。

（3）其他：纵隔肿瘤或囊肿破入食管、主动脉瘤、肝或脾动脉瘤破入食管等。

4.全身性疾病

（1）血液病：白血病、血友病、再生障碍性贫血、DIC 等。

（2）急性感染：脓毒症、肾综合征出血热、钩端螺旋体病、重症肝炎等。

（3）脏器衰竭：尿毒症、呼吸衰竭、肝衰竭等。

（4）结缔组织病：系统性红斑狼疮、结节性多动脉炎、皮肌炎等。

5.诱因

（1）服用水杨酸类或其他非类固醇消炎药物或大量饮酒。

（2）应激相关胃黏膜损伤：严重感染、休克、大面积烧伤、大手术、脑血管意外等应激状态下,会引起应激相关胃黏膜损伤。应激性溃疡可引起大出血。

（四）临床表现

上消化道大量出血的临床表现主要取决于出血量及出血速度。

1.呕血与黑便

呕血与黑便是上消化道出血的特征性表现。上消化道出血之后,均有黑便。出血部位在幽门以上者常有呕血。若出血量较少、速度慢亦可无呕血。反之,幽门以下出血如出血量大、速度快,可因血反流入胃腔引起恶心、呕吐而表现为呕血。

呕血多棕褐色呈咖啡渣样,如出血量大,未经胃酸充分混合即呕出,则为鲜红色或有血块。黑便呈柏油样,黏稠而发亮,当出血量大,血液在肠内推进快,粪便可呈暗红甚至鲜红色。

2.失血性周围循环衰竭

急性大量失血由于循环血容量迅速减少而导致周围循环衰竭。一般表现为头昏、心慌、乏力,突然起立发生昏厥、肢体冷感、心率加快、血压偏低等。严重者呈休克状态。

3.发热

大量出血后,多数患者在 24h 内出现低热,持续 3～5d 后降至正常。发热原因可能与循环血量减少和周围循环衰竭导致体温调节中枢功能紊乱等因素有关。

4.氮质血症

上消化道大量出血后,由于大量血液蛋白质的消化产物在肠道被吸收,血中尿素氮浓度可暂时增高,称为肠源性氮质血症。一般于一次出血后数小时血尿素氮开始上升,24～48h 达到高峰,一般不超过 14.3mmol/L(40mg/dL),3～4d 后降至正常。

5.贫血和血常规

急性大量出血后均有失血性贫血。但在出血的早期,血红蛋白浓度、红细胞计数与血细胞比容可无明显变化。在出血后,组织液渗入血管内,使血液稀释,一般经 3～4h 以上才出现贫血,出血后 24～72h 血液稀释到最大限度。贫血程度取决于失血量外,还和出血前有无贫血、出血后液体平衡状态等因素相关。

急性出血患者为正细胞正色素性贫血,在出血后骨髓有明显代偿性增生,可暂时出现大细胞性贫血,慢性失血则呈小细胞低色素性贫血。出血 24h 内网织红细胞即见增高,出血停止后逐渐降至正常。白细胞计数在出血后 2～5h 轻至中度升高,血止后 2～3d 才恢复正常。但在肝硬化患者中,如同时有脾功能亢进,则白细胞计数可不升高。

(五)辅助检查

1.实验室检查

测定红细胞、白细胞和血小板计数,血红蛋白浓度、血细胞比容、肝肾功能、大便隐血检查等(以了解其病因、诱因及潜在的护理问题)。

2.内镜检查

出血后24~48h内行急诊内镜检查,可以直接观察出血部位,明确出血的病因,同时对出血灶进行止血治疗是上消化道出血病因诊断的首选检查方法。

3.X线钡餐检查

对明确病因亦有价值。主要适用于不宜或不愿进行内镜检查者或胃镜检查未能发现出血原因,需排除十二指肠降段以下的小肠段有无出血病灶者。

4.其他

放射性核素扫描或选择性动脉造影如腹腔动脉、肠系膜上动脉造影帮助确定出血部位,适用于内镜及X线钡剂造影未能确诊而又反复出血者。不能耐受X线、内镜或动脉造影检查的患者,可作吞线试验,根据棉线有无沾染血迹及其部位,可以估计活动性出血部位。

(六)治疗原则

上消化道大量出血为临床急症,应采取积极措施进行抢救。迅速补充血容量,纠正水电解质失衡,预防和治疗失血性休克,给予止血治疗,同时积极进行病因诊断和治疗。

药物治疗:包括局部用药和全身用药两部分。

1.局部用药

经口或胃管注入消化道内,对病灶局部进行止血,主要如下。

(1)8~16mg去甲肾上腺素溶于100~200mL冰盐水口服,强烈收缩出血的小动脉而止血,适用于胃、十二指肠出血。

(2)口服凝血酶,经接触性止血,促使纤维蛋白原转变为纤维蛋白,加速血液凝固,近年来被广泛应用于局部止血。

2.全身用药

经静脉进入体内,发挥止血作用。

(1)抑制胃酸分泌药:对消化性溃疡和急性胃黏膜损伤引起的出血,常规给予 H_2 受体拮抗剂或质子泵阻滞剂,以提高和保持胃内较高的 pH,有利于血小板聚集及血浆凝血功能所诱导的止血过程。常用药物有:西咪替丁 200~400mg,每 6h 1 次;雷尼替丁 50mg,每 6h 1 次;法莫替丁 20mg,每 12h 1 次;奥美拉唑 40mg,每 12h 1 次。急性出血期均为静脉用药。

(2)降低门静脉压力药:①血管升压素及其拟似物:为常用药物,其机制是收缩内脏血管,从而减少门静脉血流量,降低门静脉及其侧支循环的压力。用法为血管升压素 0.2U/min 持续静脉滴注,视治疗反应,可逐渐加至 0.4U/min。同时用硝酸甘油静脉滴注或含服,以减轻大剂量用血管升压素的不良反应,并且硝酸甘油有协同降低门静脉压力的作用。②生长抑素及其拟似物:止血效果好,可明显减少内脏血流量,并减少奇静脉血流量,而奇静脉血流量是食管静脉血流量的标志。14 肽天然生长抑素,用法为首剂 250μg 缓慢静脉注射,继以 250μg/h 持续静脉滴注。人工合成剂奥曲肽,常用首剂 $100\mu g$ 缓慢静脉注射,继以 $25\sim50\mu g/h$ 持续静脉滴注。

(3)促进凝血和抗纤溶药物:补充凝血因子如静脉注入纤维蛋白原和凝血酶原复合物对凝血功能异常引起出血者有明显疗效。抗血纤溶芳酸和 6-氨基己酸有对抗或抑制纤维蛋白溶解的作用。

二、护理评估

(一)一般评估

1.生命体征

大量出血患者因血容量不足,外周血管收缩,体温可能偏低,出血后 2d 内多有发热,一般不超过 38.5℃,持续 $3\sim5d$;脉搏增快(>120 次/min)或细速;呼吸急促、浅快;血压降低,收缩压降至 80mmHg(10.66kPa)以下,甚至可持续下降至测不出,脉压减少,小于 $25\sim30$mmHg($3.33\sim3.99$kPa)。

2.患者主诉

有无头晕、乏力、心慌、气促、冷、口干口渴等症状。

3.相关记录

呕血颜色、量,皮肤、尿量、出入量、黑便颜色和量等记录结果。

(二)身体评估

1.头颈部

上消化道大量出血,有效循环血容量急剧减少,患者可出现精神萎靡、嗜睡、表情淡漠、烦躁不安、意识模糊甚至昏迷。

2.腹部

(1)有无肝脾大,如果脾大、蜘蛛痣、腹壁静脉曲张或有腹腔积液者,提示肝硬化门脉高压食管静脉破裂出血;肝大、质地硬、表面凹凸不平或有结节,提示肝癌。

(2)腹部肿块的质地软硬度、如果质地硬、表面凹凸不平或有结节应考虑胃、胰腺、肝胆肿瘤。

(3)中等量以上的腹腔积液可有移动性浊音。

(4)肠鸣音活跃,肠蠕动增强,肠鸣音达 10 次/min 以上,但音调不特别高调,提示有活动性出血。

(5)直肠和肛门有无结节、触痛和肿块、狭窄等异常情况。

3.其他

(1)出血部位与出血性质的评估:上消化道出血不包括口、鼻、咽喉等部位出血及咯血,应注意鉴别。出血部位在幽门以上,呕血及黑便可同时发生,而幽门以下部位出血,多以黑便为主。下消化道出血较少时,易被误认为是上消化道出血。下消化道出血仅有便血,无呕血,粪便鲜红、暗红或有血块,患者常感下腹部疼痛等不适感。进食动物血、肝,服用骨炭、铁剂、铋剂或中药也可使粪便发黑,但黑而无光泽。

(2)出血量的评估:粪便隐血试验阳性,表示每日出血量大于 5mL;出现黑便时表示每日出血量在 $50\sim70$mL,胃内积血量达 $250\sim300$mL,可引起呕血;急性出血量<400mL 时,组织

液及脾脏贮血补充失血量,可无临床表现,若大量出血数小时内失血量超过 1000mL 或循环血容量的 20%,引起急性周围循环衰竭,导致急性失血性休克而危及患者生命。

(3)失血程度的评估:失血程度除按出血量评估外,还应根据全身状况来判断。失血的表现多伴有全身症状,表现为:①轻度失血,失血量达全身总血量 10%～15%,患者表现为皮肤苍白、头晕、怕冷,血压可正常但有波动,脉搏稍快,尿量减少。②中度失血:失血量达全身总血量 20% 以上,患者表现为口干、眩晕、心悸,血压波动、脉压变小、脉搏细数,尿量减少。③重度失血,失血量达全身总血量 30% 以上,患者表现为烦躁不安、意识模糊、出冷汗、四肢厥冷、血压显著下降、脉搏细数超过 120 次/min,尿少或尿闭,重者失血性休克。

(4)出血是否停止的评估:①反复呕血,呕吐物由咖啡色转为鲜红色,黑便次数增多且粪便稀薄色泽转为暗红色,伴肠鸣音亢进;②周围循环衰竭的表现经充分补液、输血仍未见明显改善,或暂时好转后又恶化,血压不稳,中心静脉压不稳定;③红细胞计数、血细胞比容、血红蛋白测定不断下降,网织红细胞计数持续增高;④在补液足够、尿量正常时,血尿素氮升高;⑤门脉高压患者的脾脏大,因出血而暂时缩小,如不见脾脏恢复肿大,提示出血未止。

(三)心理-社会状况

患者发生呕血与黑便时都可导致患者紧张、烦躁不安、恐惧、焦虑等反应。病情危重者,患者可出现濒死感,而此时其家属表现伤心状态,使患者出现较强烈的紧张及恐惧感。慢性疾病或全身性疾病致反复呕血与黑便者,易使患者对治疗和护理失去信心,表现为护理工作上不合作。患者及其家庭对疾病的认识态度影响患者的生活质量,影响其工作、学习、社交等活动。

(四)辅助检查结果评估

1.血常规

上消化道出血后均有急性失血性贫血;出血后 6～12h 红细胞计数、血红蛋白浓度及血细胞比容下降;在出血后 2～5h 白细胞数开始增高,血止后 2～3d 降至正常。

2.血尿素氮测定

呕血的同时因部分血液进入肠道,血红蛋白的分解产物在肠道被吸收,故在出血数小时后尿素氮开始不升,24～48h 可达高峰,持续时间不等,与出血时间长短有关。

3.粪便检查

隐血试验(OBT)阳性,但检查前需禁止食动物血、肝、绿色蔬菜等 3～4d。

4.内镜检查

直接观察出血的原因和部位,黏膜皱襞迂曲可提示胃底静脉曲张曲张。

(五)常用药物治疗效果的评估

1.输血

输血前评估患者的肝功能,肝功能受损宜输新鲜血,因库存血含氨量高易诱发肝性脑病。同时要评估患者年龄、病情、周围循环动力学及贫血状况,注意因输液、输血过快、过多导致肺水肿,原有心脏病或老年患者必要时可根据中心静脉压调节输液量。

2.血管升压素

滴注速度应准确,并严密观察有无出现腹痛、血压升高、心律失常、心肌缺血,甚至发生心肌梗死等不良反应。评估是否药液外溢,一旦外溢用 50% 硫酸镁湿敷,因该药有抗利尿作用,突然停用血管升压素会引起反射性尿液增多,故应观察尿量并向家属做好解释工作。同时,孕妇、冠心病、高血压禁用血管升压素。

3.凝血酶

口服凝血酶时评估有无有恶心、头昏等不良反应,并指导患者更换体位。此药不能与酸碱及重金属等药物配伍,应现用现配,若出现过敏现象应立即停药。

4.镇静剂

评估患者的肝功能,肝病患者忌用吗啡、巴比妥类等强镇静药物。

三、常见护理诊断/问题

(一)体液不足

体液不足与上消化道大量出血有关。

(二)活动无耐力

活动无耐力与上消化道出血所致周围循环衰竭有关。

(三)营养失调

低于机体需要量:与急性期禁食及贫血有关。

(四)恐惧

恐惧与急性上消化道大量出血有关。

(五)知识缺乏

缺乏有关出血的知识及防治的知识。

(六)潜在并发症

休克、急性肾衰竭。

四、护理措施

(一)一般护理

1.休息与体位

少量出血者应卧床休息,大出血时绝对卧床休息,取平卧位并将下肢略抬高,以保证脑部供血。呕吐时头偏向一侧,防止窒息或误吸。指导患者坐起、站起时动作要缓慢,出现头晕、心慌、出汗时立即卧床休息并告知护士。病情稳定后,逐渐增加活动量。

2.饮食护理

急性大出血伴恶心、呕吐者应禁食。少量出血无呕吐者,可进食温凉、清淡流质食物。出血停止后改为营养丰富、易消化、无刺激性半流质软食,少量多餐逐渐过渡到正常饮食。食管胃底静脉曲张破裂出血者避免粗糙、坚硬、刺激性食物,且应细嚼慢咽。防止损伤曲张静脉而再次出血。

3.安全护理

轻症患者可起身稍做活动,可上厕所大小便。但应注意有活动性出血时,患者常因有便意而至厕所,在排便时或便后起立时昏厥,因此必要时由护士陪同如厕或暂时改为在床上排泄。重症患者应多巡视,用床栏加以保护。

(二)病情观察

上消化道大量出血时,有效循环血容量急剧减少,可导致休克或死亡,所以要严密监测:

①精神和意识状态:是否精神萎靡、嗜睡、表情淡漠、烦躁不安、意识模糊甚至昏迷。②生命体征:体温不升或发热,呼吸急促,脉搏细弱、血压降低、脉压变小,必要时行心电监护。③周围循环状况:观察皮肤和甲床色泽,肢体温暖或是湿冷,周围静脉特别是颈静脉充盈情况。④准确记录 24h 出入量,测每小时尿量,应保持尿量大于每小时 30mL,并记录呕吐物和粪便的性质、颜色及量。⑤定期复查红细胞计数、血细胞比容、血红蛋白、网织红细胞计数、血尿素氮、粪潜血,以了解贫血程度、出血是否停止。

(三)用药护理

立即建立静脉通道,遵医嘱迅速、准确地实施输血、输液、各种止血治疗及用药等抢救措施,并观察治疗效果及不良反应。血管升压素可引起腹痛、血压升高、心律失常、心肌缺血,甚至发生心肌梗死,故滴注速度应准确,并严密观察不良反应。同时,孕妇、冠心病、高血压禁用血管升压素。肝病患者忌用吗啡、巴比妥类药物,宜输新鲜血,因库存血含氨量高,易诱发肝性脑病。

(四)三腔两囊管护理

插管前应仔细检查,确保三腔气囊管通畅,无漏气,并分别做好标记,以防混淆,备用。插管后检查管道是否在胃内,抽取胃液,确定管道在胃内分别向胃囊和食管囊注气,将食管引流管、胃管连接负压吸引器,定时抽吸,观察出血是否停止,并记录引流液的性状及量。并做好留置于腔气囊管期间的护理和拔管出血停止后的观察及拔管。

(五)心理护理

护理人员应关心、安慰患者尤其是反复出血者。解释各项检查、治疗措施,耐心细致地解答患者或家属的提问,消除他们的疑虑。同时,经常巡视,大出血时陪伴患者,以减轻患者的紧张情绪。抢救工作应迅速而不忙乱,使其产生安全感、信任,保持稳定情绪,帮助患者消除紧张恐惧心理,更好地配合治疗及护理。

(六)健康教育

1.疾病知识指导

应帮助患者及家属掌握有关疾病的病因和诱因,以及预防、治疗和护理知识,以减少再度出血的危险。并且指导患者及家属学会早期识别出血征象及应急措施。

2.饮食指导

合理饮食是避免诱发上消化道出血的重要措施。注意饮食卫生和规律饮食;进食营养丰富、易消化的食物,避免粗糙、刺激性食物,或过冷、过热、产气多的食物、饮料,禁烟、浓茶、咖啡等对胃有刺激的食物。

3.生活指导

生活起居要有规律,劳逸结合,情绪乐观,保证身心愉悦,避免长期精神紧张。应在医师指导下用药,同时,慢性病者应定期门诊随访。

4.自我观察

教会患者出院后早期识别出血征象及应急措施:出现头晕、心悸等不适,或呕血、黑便时,立即卧床休息,保持安静,减少身体活动;呕吐时取侧卧位以免误吸;立即送医院治疗。

5.及时就诊的指标

(1)有呕血和黑便。

(2)出现血压降低、头晕、心悸等不适。

五、护理效果评估

(1)患者呕血和黑便停止,生命体征正常。

(2)患者活动耐受力增加,活动时无昏厥、跌倒危险。

(3)患者置管期间患者无窒息、意外吸入、食管胃底黏膜无溃烂、坏死。

(4)患者体重逐渐恢复正常,营养状态良好。

第二节 反流性食管炎

反流性食管炎(reflux esophagitis,RE),是指胃、十二指肠内容物反流入食管所引起的食管黏膜炎症、糜烂、溃疡和纤维化等病变,甚至引起咽喉、气道等食管以外的组织损害。其发病男性多于女性,男女比例大约为 3:2,发病率为 1.92%。随着年龄的增长,食管下段括约肌收缩力的下降,胃、十二指肠内容物自发性反流,而使老年人反流性食管炎的发病率有所增加。

一、病因与发病机制

(一)抗反流屏障削弱

食管下括约肌是指食管末端 3～4cm 长的环形肌束。正常人静息时压力为 10～30mmHg(1.3～4.0kPa),为一高压带,防止胃内容物反流入食管。由于年龄的增长,机体老化导致食管下括约肌的收缩力下降引起食物反流。一过性食管下括约肌松弛也是反流性食管炎的主要发病机制。

(二)食管清除作用减弱

正常情况下,一旦发生食物的反流,大部分反流物通过 1～2 次食管自发和继发性的蠕动性收缩将食管内容物排入胃内,即容量清除,剩余的部分则由唾液缓慢地中和。老年人食管蠕动缓慢和唾液产生减少,影响了食管的清除作用。

(三)食管黏膜屏障作用下降

反流物进入食管后,可以凭借食管上皮表面黏液、不移动水层和表面 HCO_3^-、复层鳞状上皮等构成上皮屏障,以及黏膜下丰富的血液供应构成的后上皮屏障,发挥其抗反流物对食管黏膜损伤的作用。随着机体老化,食管黏膜逐渐萎缩,黏膜屏障作用下降。

二、护理评估

(一)健康史

询问患者的饮食结构及习惯、有无长期服用药物史。

(二)身体评估

1.反流症状

反酸、反胃(指胃内容物在无恶心和不用力的情况下涌入口腔)、嗳气等,多在餐后明显或加重,平卧或躯体前屈时易出现。

2.反流物引起的刺激症状

患者胸骨后或剑突下有烧灼感、胸痛、吞咽困难等。由胸骨下段向上伸延,常在餐后 1h 出现,平卧、弯腰或腹压增高时可加重。反流物刺激食管痉挛导致胸痛,常发生在胸骨后或剑突下。严重时可为剧烈刺痛,可放射到后背、胸部、肩部、颈部、耳后,有的酷似心绞痛的特点。

3.其他症状

咽部不适,有异物感、棉团感或堵塞感,可能与酸反流引起食管上段括约肌压力升高有关。

4.并发症

(1)上消化道出血:因食管黏膜炎症、糜烂及溃疡可以导致上消化道出血。

(2)食管狭窄:食管炎反复发作致使纤维组织增生,最终导致瘢痕性狭窄。

(3)Barrett 食管:在食管黏膜的修复过程中,食管—贲门交界处 2cm 以上的食管鳞状上皮被特殊的柱状上皮取代,称之为 Barrett 食管。Barrett 食管发生溃疡时,又称 Barrett 溃疡。Barrett 食管是食管癌的主要癌前病变,其腺癌的发生率较正常人高 30~50 倍。

(三)辅助检查

1.内镜检查

内镜检查是反流性食管炎最准确、最可靠的诊断方法,能判断其严重程度和有无并发症,结合活检可与其他疾病相鉴别。

2.24h 食管 pH 监测

应用便携式 pH 记录仪在生理状态下对患者进行 24h 食管 pH 监测,可提供食管是否存在过度酸反流的客观依据。在进行该项检查前 3 日,应停用抑酸药与促胃肠动力的药物。

3.食管吞钡 X 线检查

对不愿意接受或不能耐受内镜检查者行该检查。严重患者可发现阳性 X 线征。

(四)心理—社会状况

反流性食管炎长期持续存在,病情反复、病程迁延,因此患者会出现食欲减退,体重下降,导致患者心情烦躁、焦虑;合并消化道出血时会使患者紧张、恐惧。应注意评估患者的情绪状态及对本病的认知程度。

三、常见护理诊断及问题

(一)疼痛:胸痛

胸痛与胃食管黏膜炎性病变有关。

(二)营养失调;低于机体需要量

低于机体需要量与害怕进食、消化吸收不良等有关。

(三)有体液不足的危险

体液不足的危险与合并消化道出血引起活动性体液丢失、呕吐及液体摄入量不足有关。

(四)焦虑

焦虑与病情反复、病程迁延有关。

(五)知识缺乏

缺乏对反流性食管炎病因和预防知识的了解。

四、诊断要点与治疗原则

(一)诊断要点

临床上有明显的反流症状;内镜下有反流性食管炎的表现,过度酸反流的客观依据即可做出诊断。

(二)治疗原则

以药物治疗为主,对药物治疗无效或发生并发症者可做手术治疗。

1.药物治疗

目前多主张采用递减法,即开始使用质子泵抑制剂加促胃肠动力药,迅速控制症状,待症状控制后再减量维持。

(1)促胃肠动力药:目前主要常用的药物是西沙必利。常用量为每次 5~15mg,每日 3~4次,疗程 8~12 周。

(2)抑酸药:①H$_2$受体拮抗剂(H2RA):西咪替丁 400mg、雷尼替丁 150mg、法莫替丁 20mg,每日 2 次,疗程 8~12 周;②1 质子泵抑制剂(PPI):奥美拉唑 20mg、兰索拉唑 30mg、泮托拉唑 40mg、雷贝拉唑 10mg 和埃索美拉唑 20mg,每日 1 次,疗程 4~8 周;③抗酸药:仅用于症状轻、间歇发作的患者作为临时缓解症状用。反流性食管炎有并发症或停药后很快复发者,需要长期维持治疗。H$_2$RA、西沙必利、PPI 均可用于维持治疗,其中以 PPI 效果最好。维持治疗的剂量因患者而异,以调整至患者无症状的最低剂量为合适剂量。

2.手术治疗

手术为不同术式的胃底折叠术。手术指征为:①经内科治疗无效;②虽经内科治疗有效,但患者不能忍受长期服药;③经反复扩张治疗后仍反复发作的食管狭窄;④确证由反流性食管炎引起的严重呼吸道疾病。

3.并发症的治疗

(1)食管狭窄:大部分狭窄可行内镜下食管扩张术治疗。扩张后予以长程 PPI 维持治疗可防止狭窄复发。少数严重瘢痕性狭窄需行手术切除。

(2)Barrett 食管:药物治疗是预防 Barrett 食管发生和发展的重要措施,必须使用 PPI 治疗及长期维持。

五、护理措施

(一)一般护理

为减少平卧时及夜间反流可将床头抬高 15~20cm。避免睡前 2h 内进食,白天进餐后亦不宜立即卧床。应避免食用使食管下括约肌压力降低的食物和药物,如高脂肪、巧克力、咖啡、浓茶及硝酸甘油、钙拮抗剂等。应戒烟及禁酒。减少一切影响腹压增高的因素,如肥胖、便秘、紧束腰带等。

(二)用药护理

遵医嘱给予药物治疗,注意观察药物的疗效及不良反应。

1.H$_2$受体拮抗剂

药物应在餐中或餐后即刻服用,若需同时服用抗酸药,则两药应间隔 1h 以上。若静脉给药应注意控制速度,过快可引起低血压和心律失常。西咪替丁对雄性激素受体有亲和力,可导致男性乳腺发育、阳痿以及性功能紊乱,应做好解释工作。该药物主要通过肾排泄,用药期间应监测肾功能。

2.质子泵抑制剂

奥美拉唑可引起头晕,应嘱患者用药期间避免开车或做其他必须高度集中注意力的工作。兰索拉唑的不良反应包括荨麻疹、皮疹、瘙痒、头痛、口苦、肝功能异常等,轻度不良反应不影响继续用药,较严重时应及时停药。泮托拉唑的不良反应较少,偶可引起头痛和腹泻。

3.抗酸药

该药在饭后 1h 和睡前服用。服用片剂时应嚼服,乳剂给药前应充分摇匀。

抗酸剂应避免与奶制品、酸性饮料及食物同时服用。

(三)饮食护理

(1)指导患者有规律地进餐,饮食不宜过饱,选择营养丰富、易消化的食物。避免摄入过咸、过甜、过辣的刺激性食物。

(2)制订饮食计划:与患者共同制订饮食计划,指导患者及家属改进烹饪技巧,增加食物的色、香、味,引起患者食欲。

(3)观察并记录患者每日进餐次数、量、种类,以了解其摄入营养素的情况。

六、健康指导

(一)疾病知识的指导

向患者及家属介绍本病的有关病因,避免诱发因素。保持良好的心理状态,平时生活要有规律,合理安排工作和休息时间,注意劳逸结合,积极配合治疗。

(二)饮食指导

指导患者加强饮食卫生和饮食营养,养成有规律的饮食习惯;避免过冷、过热、辛辣等刺激性食物及浓茶、咖啡等饮料;嗜酒者应戒酒。

(三)用药指导

根据病因及病情进行指导,嘱患者长期维持治疗,介绍药物的不良反应,如有异常及时复诊。

第三节 慢性胃炎

慢性胃炎是指由多种原因引起的胃黏膜慢性炎症。其发病率在各种胃病中居首位,男性多于女性,各个年龄段均可发病,且随年龄增长发病率逐渐增高。慢性胃炎的分类方法很多,2000 年全国慢性胃炎研讨会共识意见中采纳了国际上新悉尼系统的分类方法,将慢性胃炎分为浅表性(又称非萎缩性)、萎缩性和特殊类型三大类。慢性浅表性胃炎是指不伴有胃黏膜萎缩性改变的慢性炎症,幽门螺杆菌感染是其主要病因;慢性萎缩性胃炎是指胃黏膜已经发生了萎缩性改变,常伴有肠上皮化生,又分为多灶萎缩性胃炎和自身免疫性胃炎两大类;特殊类型胃炎种类很多,临床上较少见。

一、病因及诊断检查

(一)致病因素

1.幽门螺杆菌感染

幽门螺杆菌感染是慢性浅表性胃炎最主要的病因。幽门螺杆菌具有鞭毛,其分泌的黏液素可直接侵袭胃黏膜,释放的尿素酶可分解尿素产生 NH_3 中和胃酸,使幽门螺杆菌在胃黏膜定居和繁殖,同时可损伤上皮细胞膜;幽门螺杆菌产生的细胞毒素还可引起炎症反应和菌体壁诱导自身免疫反应的发生,导致胃黏膜慢性炎症。

2.饮食因素

高盐饮食,长期饮烈酒、浓茶、咖啡,摄取过热、过冷、过于粗糙的食物等,均易引起慢性胃炎。

3.自身免疫

患者血液中存在自身抗体,如抗壁细胞抗体和抗内因子抗体,可使壁细胞数目减少,胃酸分泌减少或缺失,还可使维生素 B_{12} 吸收障碍导致恶性贫血。

4.其他因素

各种原因引起的十二指肠液反流入胃,削弱或破坏胃黏膜的屏障功能而损伤胃黏膜;老年人胃黏膜退行性病变;胃黏膜营养因子缺乏,如胃泌素缺乏;服用非类固醇消炎药等,均可引起慢性胃炎。

(二)身体状况

慢性胃炎起病缓慢,病程迁延,常反复发作,缺乏特异性症状。由幽门螺杆菌感染引起的慢性胃炎患者多数无症状;部分患者有上腹不适、腹部隐痛、腹胀、食欲减退、恶心和呕吐等消化不良的表现;少数患者可有少量上消化道出血;自身免疫性胃炎患者可出现明显厌食、体重减轻和贫血。体格检查可有上腹部轻微压痛。

(三)心理-社会状况

病情反复、病程迁延不愈可使患者出现烦躁、焦虑等不良情绪。

(四)实验室及其他检查

1.胃镜及活组织检查

胃镜及活组织检查是诊断慢性胃炎最可靠的方法。慢性浅表性胃炎可见红斑(点、片状或条状)、黏膜粗糙不平、出血点或出血斑;慢性萎缩性胃炎可见黏膜呈颗粒状、黏膜血管显露、色泽灰暗、皱襞细小。

2.幽门螺杆菌检测

可通过侵入性(如快呋塞米素酶试验、组织学检查和幽门螺杆菌培养等)和非侵入性(如 ^{13}C 或 ^{14}C 尿素呼气试验、粪便幽门螺杆菌抗原检测和血清学检查等)方法检测幽门螺杆菌。

3.胃液分析

自身免疫性胃炎时,胃酸缺乏;多灶萎缩性胃炎时,胃酸分泌正常或偏低。

4.血清学检查

自身免疫性胃炎时,血清抗壁细胞抗体和抗内因子抗体可呈阳性,血清促胃液素(胃泌素)水平明显升高;多灶萎缩性胃炎时,血清促胃液素水平正常或偏低。

二、护理诊断及医护合作性问题

(一)疼痛、腹痛

疼痛、腹痛与胃黏膜炎性病变有关。

(二)营养失调,低于机体需要量

营养失调与厌食、消化吸收不良等有关。

(三)焦虑

焦虑与病情反复、病程迁延有关。

(四)潜在并发症

癌变。

(五)知识缺乏

缺乏对慢性胃炎病因和预防知识的了解。

三、治疗及护理措施

(一)治疗要点

治疗原则是积极祛除病因,根除幽门螺杆菌感染,对症处理,防治癌前病变。

1.病因治疗

根除幽门螺杆菌感染:目前多采用的治疗方案是以胶体铋剂或质子泵抑制药为基础加上两种抗生素的三联治疗方案。如常用奥美拉唑或枸橼酸铋钾,与阿莫西林及甲硝唑或克拉霉素 3 种药物联用,两周为 1 个疗程。治疗失败后再治疗比较困难,可换用两种抗生素,或采用胶体铋剂和质子泵抑制药合用的四联疗法。

其他病因治疗:因非类固醇消炎药引起者,应立即停药并给予制酸药或硫糖铝;因十二指肠液反流引起者,应用硫糖铝或氢氧化铝凝胶吸附胆汁;因胃动力学改变引起者,应给予多潘立酮或莫沙必利等。

2.对症处理

有胃酸缺乏和贫血者,可用胃蛋白酶合剂等以助消化;对于上腹胀满者,可选用胃动力药、理气类中药;有恶性贫血时可肌内注射维生素 B_{12}。

3.胃黏膜异型增生的治疗

异型增生是癌前病变,应定期随访,给予高度重视。对不典型增生者可给予维生素 C、维生素 E,β-胡萝卜素、叶酸和微量元素硒预防胃癌的发生;对已经明确的重度异型增生可手术治疗,目前多采用内镜下胃黏膜切除术。

(二)护理措施

1.病情观察

主要观察有无上腹不适、腹胀、食欲减退等消化不良的表现;观察腹痛的部位、性质,呕吐物与大便的颜色、量及性状;评估实验室及胃镜检查结果。

2.饮食护理

(1)营养状况评估:观察并记录患者每日进餐次数、量和品种,以了解机体的营养摄入状况。定期监测体重,监测血红蛋白浓度、血清蛋白等有关营养指标的变化。

(2)制订饮食计划。

与患者及其家属共同制订饮食计划，以营养丰富、易消化、少刺激为原则。

胃酸低者可适当食用刺激胃酸分泌或酸性的食物，如浓肉汤、鸡汤、山楂、食醋等；胃酸高者应指导患者避免食用酸性和多脂肪食物，可进食牛奶、菜泥、面包等。

鼓励患者养成良好的饮食习惯，进食应规律，少食多餐，细嚼慢咽。

避免摄入过冷、过热、过咸、过甜、辛辣和粗糙的食物，戒除烟酒。

提供舒适的进餐环境，改进烹饪技巧，保持口腔清洁卫生，以促进患者的食欲。

3.药物治疗的护理

(1)严格遵医嘱用药，注意观察药物的疗效及不良反应。

(2)枸橼酸铋钾：宜在餐前 0.5h 服用，因其在酸性环境中方起作用；服药时要用吸管直接吸入，防止将牙齿、舌染黑；部分患者服药后出现便秘或黑便，少数患者有恶心、一过性血清转氨酶升高，停药后可自行消失，极少数患者可能出现急性肾衰竭。

(3)抗菌药物：服用阿莫西林前应详细询问患者有无青霉素过敏史，用药过程中要注意观察有无变态反应的发生；服用甲硝唑可引起恶心、呕吐等胃肠道反应及口腔金属味、舌炎、排尿困难等不良反应，宜在餐后 0.5h 服用。

(4)多潘立酮及西沙必利：应在餐前服用，不宜与阿托品等解痉药合用。

4.心理护理

护理人员应主动安慰、关心患者，向患者说明不良情绪会诱发和加重病情，经过正规的治疗和护理慢性胃炎可以康复。

5.健康指导

向患者及家属介绍本病的有关知识、预防措施等；指导患者避免诱发因素，保持愉快的心情，生活规律，养成良好的饮食习惯，戒除烟酒；向患者介绍服用药物后可能出现的不良反应，指导患者按医嘱坚持用药，定期复查，如有异常及时复诊。

第四节　溃疡性结肠炎

溃疡性结肠炎是一种病因尚不十分明确的直肠和结肠慢性非特异性炎症性疾病。病变主要限于大肠黏膜与黏膜下层。临床表现为腹泻、黏液脓血便、腹痛。病情轻重不等，多呈反复发作的慢性疾病。本病可发生在任何年龄，多见于 20～40 岁，亦可见于儿童或老年。男女发病率无明显差别。

一、症状

(一)腹泻

腹泻为最主要的症状，黏液脓血便是本病活动期的重要表现。大便次数及便血的程度可反映病情轻重，轻者每日排便 2～4 次，便血轻或无；重者每日 10 次以上，脓血显见，甚至大量便血。

(二)腹痛

轻型患者可无腹痛或仅有腹部不适。一般诉有轻度至中度腹痛,多为左下腹或下腹的阵痛,亦可涉及全腹。有疼痛→便意→便后缓解的规律及有里急后重。

(三)其他症状

可有腹胀,或严重病例有食欲缺乏、发热、恶心、呕吐等。

二、体征

患者呈慢性病容,精神状态差,重者呈消瘦、贫血貌。轻者仅有左下腹轻压痛,有时可触及痉挛的降结肠或乙状结肠。重型和暴发型患者常有明显压痛和鼓肠。若有腹肌紧张、反跳痛、肠鸣音减弱应注意中毒性巨结肠、肠穿孔等并发症。

三、评估要点

(一)一般情况

患者呈慢性病容,精神状态差,重者呈消瘦、贫血等不同程度的全身症状。

(二)专科情况

(1)腹痛的特点,是否间歇性疼痛,有无腹部绞痛,疼痛有无规律、有无关节痛。

(2)评估排便次数、颜色、量、性质是否正常。

(3)评估患者的出入量是否平衡,水、电解质是否平衡。

(三)实验室及其他检查

1.血液检查

可有红细胞和血红蛋白减少,活动期白细胞计数增高,血沉增快和 C 反应蛋白增高是活动期的标志。

2.粪便检查

肉眼检查常见血、脓和黏液,显微镜检查见多量红细胞、白细胞或脓细胞。

3.结肠镜检查

结肠镜检查是本病诊断的最重要的手段之一,可直接观察病变肠黏膜并取活检。

4.X 线钡剂灌肠检查

可见黏膜粗乱或有细颗粒改变。

四、护理措施

(1)休息与活动:在急性发作期或病情严重时均应卧床休息,缓解期也应适当休息,注意劳逸结合。

(2)病情观察:严密观察腹痛的性质、部位以及生命体征的变化,以了解病情的进展情况。

(3)用药护理:遵医嘱给予柳氮磺吡啶(SASP)和(或)糖皮质激素,以减轻炎症,使腹痛缓解。注意药物的疗效及不良反应。嘱患者餐后服药,服药期间定期复查血常规;应用糖皮质激素者,要注意激素的不良反应,不可随意停药,防止停药反应。

(4)给患者安排舒适、安静的环境,同时注意观察大便的量、性状、次数并做好记录,保持肛周皮肤的清洁和干燥。

(5)由于本病为慢性反复发作性的过程,患者会产生各种不良情绪,护士应做好心理疏导;指导患者及家属正确对待疾病,让患者保持情绪稳定,树立战胜疾病的信心。

第五节 消化性溃疡

消化性溃疡主要指发生于胃和十二指肠的慢性溃疡,即胃溃疡(GU)和十二指肠溃疡(DU),因溃疡的形成与胃酸/胃蛋白酶的消化作用有关而得名。临床以慢性病程、周期性发作和节律性上腹部疼痛为主要特点。

消化性溃疡是消化系统的常见病,我国总发病率为 10%～12%,秋冬和冬春之交好发。临床上十二指肠溃疡较胃溃疡多见,二者之比约为 3∶1。男性患病较女性多见,男女之比为(3～4)∶1。十二指肠溃疡好发于青壮年,胃溃疡的发病年龄高峰比十二指肠溃疡约晚10 年。

一、病因及诊断检查

(一)致病因素

1.幽门螺杆菌感染

大量研究表明幽门螺杆菌感染是消化性溃疡的主要病因,尤其是十二指肠溃疡。其机制尚未完全阐明,可能是幽门螺杆菌感染通过直接或间接作用于胃、十二指肠黏膜,胃酸分泌增加,使黏膜屏障作用削弱,引起局部炎症和免疫反应,导致胃、十二指肠黏膜损害和溃疡形成。

2.胃酸和胃蛋白酶

消化性溃疡的最终形成是由于胃酸/胃蛋白酶对黏膜的自身消化所致。胃酸分泌增多不仅破坏胃黏膜屏障,还能激活胃蛋白酶,从而降解蛋白质分子,损伤黏膜,故胃酸在溃疡的形成过程中起关键作用,是溃疡形成的直接原因。

3.非类固醇消炎药

如阿司匹林、吲哚美辛、糖皮质激素等可直接作用于胃、十二指肠黏膜,损害黏膜屏障,主要通过抑制前列腺素合成,削弱其对黏膜的保护作用。

4.其他因素

(1)遗传:O 型血人群的十二指肠溃疡发病率高于其他血型。

(2)吸烟:烟草中的尼古丁成分可引起胃酸分泌增加、幽门括约肌张力降低、胆汁及胰液反流增多,从而削弱胃肠黏膜屏障。

(3)胃十二指肠运动异常:胃排空增快,可使十二指肠壶腹部酸负荷增大;胃排空延缓,可引起十二指肠液反流入胃,而损伤胃黏膜。

总之,胃酸/胃蛋白酶的损害作用增强和(或)胃、十二指肠黏膜防御/修复机制减弱是本病发生的根本环节。但胃和十二指肠溃疡发病机制也有所不同,胃溃疡的发病主要是防御/修复机制减弱,十二指肠溃疡的发病主要是损害作用增强。

(二)身体状况

临床表现轻重不一,部分患者可无症状或症状较轻,或以出血、穿孔等并发症为首发表现。典型的消化性溃疡有如下临床特点。①慢性病程:病史可达数年至数十年。②周期性发作:发作与缓解交替出现,发作常有季节性,多在春秋季好发。③节律性上腹部疼痛:腹痛与进食之间有明显的相关性和节律性。

1.症状

(1)上腹部疼痛:为本病的主要症状,疼痛部位多位于中上腹,偏右或偏左。疼痛性质可为钝痛、胀痛、灼痛剧痛或饥饿不适感。多数患者疼痛有典型的节律性,胃溃疡疼痛常在餐后 1h 内发生,至下次餐前消失,即进食—疼痛—缓解,故又称饱食痛;十二指肠溃疡疼痛常在两餐之间发生,至下次进餐后缓解,即疼痛—进食—缓解,故又称空腹痛或饥饿痛,部分患者也可出现午夜痛。

(2)其他:可有反酸、嗳气、恶心、呕吐、腹胀、食欲减退等消化不良的症状,或有失眠、多汗等自主神经功能失调的表现,病程长者可出现消瘦、体重下降和贫血。

2.体征

溃疡发作期上腹部可有局限性轻压痛,胃溃疡压痛点常位于剑突下或剑突下稍偏左,十二指肠溃疡压痛点多在中上腹或中上腹稍偏右。缓解期无明显体征。

3.并发症

(1)出血:是最常见的并发症。出血引起的临床表现取决于出血的量和速度,轻者仅表现为呕血与黑便,重者可出现低血量持久休克征象。

(2)穿孔:急性穿孔是最严重的并发症,常见诱因有饮食过饱、饮酒、劳累、服用非类固醇消炎药等。表现为突发的剧烈腹痛,迅速蔓延至全腹,并出现腹肌紧张、弥散性腹部压痛、反跳痛,肝浊音界缩小或消失,肠鸣音减弱或消失等体征,部分患者出现休克。慢性穿孔的症状不如急性穿孔剧烈,往往表现为腹痛规律的改变,顽固而持久,常放射至背部。

(3)幽门梗阻:多由十二指肠溃疡或幽门管溃疡引起。溃疡急性发作时炎症水肿可引起暂时性梗阻,慢性溃疡愈合后形成瘢痕可致永久性梗阻。主要表现为上腹胀痛,餐后明显,频繁大量呕吐,呕吐物含酸腐味宿食。严重呕吐可致脱水和低氯低钾性碱中毒,常继发营养不良和体重减轻。上腹部空腹振水音、胃蠕动波及插胃管抽液量超过 200mL 是幽门梗阻的特征性表现。

(4)癌变:少数胃溃疡可发生癌变。对有长期胃溃疡病史、年龄在 45 岁以上、胃溃疡上腹痛的节律性消失、症状顽固且经严格内科治疗无效、粪便隐血试验持续阳性者,应考虑癌变,需进一步检查和定期随访。

(三)心理—社会状况

由于本病病程长、周期性发作和节律性腹痛,会使患者产生紧张、焦虑或抑郁等情绪,当并发出血、穿孔或癌变时,易产生恐惧心理。

(四)实验室及其他检查

1.胃镜及胃黏膜活组织检查

胃镜及胃黏膜活组织检查是确诊消化性溃疡首选的检查方法。胃镜检查可直接观察溃疡部位、病变大小和性质,还可在直视下取活组织做病理学检查及幽门螺杆菌检测。

2.X 线钡剂检查

龛影是溃疡的 X 线检查直接征象,对溃疡有确诊价值;激惹和变形等间接征象,提示可能有溃疡的发生。

3.幽门螺杆菌检测

幽门螺杆菌检测是消化性溃疡诊断的常规检查项目,因为有无幽门螺杆菌感染决定治疗方案的选择。

4.粪便隐血试验

隐血试验阳性提示溃疡活动期,胃溃疡患者如隐血试验持续阳性,提示有癌变的可能。

二、护理诊断及医护合作性问题

(1)疼痛:腹痛与胃酸刺激溃疡面、引起化学性炎症或并发穿孔等有关。

(2)营养失调(低于机体需要量):与疼痛所致摄食减少或频繁呕吐有关。

(3)焦虑:与溃疡反复发作、迁延不愈或出现并发症使病情加重有关。

(4)潜在并发症:上消化道出血、穿孔、幽门梗阻、癌变。

(5)缺乏溃疡病防治知识。

三、治疗及护理措施

(一)治疗要点

本病的治疗目的是消除病因、控制症状、促进溃疡愈合、防止复发和防治并发症。

1.一般治疗

注意休息,劳逸结合,饮食规律,戒烟、酒,消除紧张、焦虑情绪,停用或慎用非类固醇消炎药等。

2.药物治疗

(1)抑制胃酸药物:有碱性抗酸药和抑制胃酸分泌药两大类。

碱性抗酸药:如氢氧化铝、铝碳酸镁及其复方制剂等,能中和胃酸,缓解疼痛,因其疗效差,不良反应较多,现很少应用。

抑制胃酸分泌的药物:①H_2受体拮抗药:是目前临床使用最为广泛的抑制胃酸分泌、治疗消化性溃疡的药物。常用药物有西咪替丁、雷尼替丁和法莫替丁等,4~6 周为 1 个疗程。②质子泵抑制药:是目前最强的抑制胃酸分泌药物,其解除溃疡疼痛,促进溃疡愈合的效果优于 H_2 受体拮抗药,且能抑制幽门螺杆菌的生长。常用药物有奥美拉唑、兰索拉唑和泮托拉唑等,疗程一般为 6~8 周。

(2)保护胃黏膜药物:常用硫糖铝、枸橼酸铋钾和米索前列醇。

(3)根除幽门螺杆菌药物:对于有幽门螺杆菌感染的消化性溃疡,无论初发或复发、活动或静止、有无并发症,均应予以根除幽门螺杆菌治疗。

3.手术治疗

对于大量出血经内科治疗无效、急性穿孔、瘢痕性幽门梗阻、胃溃疡有癌变、正规内科治疗无效的顽固性溃疡者可选择手术治疗。

(二)护理措施

1.病情观察

密切观察患者腹痛的规律和特点,与进食、服药的关系,呕吐物及粪便的颜色和性状;监测生命体征及腹部体征的变化。观察患者有无出血、穿孔、幽门梗阻和癌变征象,一旦发现及时通知医师,并配合做好各项护理工作。

2.生活护理

(1)适当休息:溃疡活动期且症状较重或有并发症者,应适当休息。

(2)饮食护理:基本要求同慢性胃炎。指导患者进餐定时定量、少食多餐、细嚼慢咽。选择营养丰富、易消化、低脂、适量蛋白质的食物,如脱脂牛奶、鸡蛋和鱼等;主食以面食为主,因其柔软、含碱且易消化,不习惯于面食则以软米饭或米粥代替;避免辛辣、油炸、过酸、过咸食物及浓茶、咖啡等刺激食物和饮料,以减少胃酸分泌。

3.药物治疗的护理

严格遵医嘱用药,注意观察药物的疗效及不良反应,并告知患者用药的注意事项。

(1)碱性抗酸药:应在饭后 1h 和睡前服用,避免与奶制品、酸性食物及饮料同服。氢氧化铝凝胶能阻碍磷的吸收,引起磷缺乏症,长期大量服用还可引起严重便秘;服用镁制剂可引起腹泻。

(2)H_2受体拮抗药:应在餐中或餐后即刻服用,也可将一日的剂量在睡前顿服,若与抗酸药联用时,两药间隔 1h 以上。静脉给药时要注意控制速度,避免低血压和心律失常的发生。长期大量应用西咪替丁可出现男性乳房肿胀、性欲减退、腹泻、眩晕、头痛、肌肉痉挛或肌痛、皮疹、脱发,偶见粒细胞减少、精神错乱等。

(3)质子泵抑制药:奥美拉唑可引起头晕,告知患者服药期间避免从事注意力高度集中的工作;兰索拉唑的主要不良反应有荨麻疹、皮疹、瘙痒、头痛、口干、肝功能异常等,不良反应严重时应及时停药;泮托拉唑的不良反应较少,偶有头痛和腹泻。

(4)保护胃黏膜药物:硫糖铝片应在餐前 1h 服用,可有便秘、口干、皮疹、眩晕、嗜睡等不良反应;米索前列醇可引起子宫收缩,孕妇禁用。

(5)根除幽门螺杆菌药物:应在餐后服用抗生素,尽量减少对胃黏膜的刺激,服药要定时定量,以达到根除幽门螺杆菌的目的。

4.并发症的护理

(1)穿孔:急性消化道穿孔时,禁食并胃肠减压,做好术前准备工作;慢性穿孔时,密切观察疼痛的性质,指导患者遵医嘱用药。

(2)幽门梗阻:观察患者呕吐物的性状,准确记录出入液量,重者禁食禁水、胃肠减压,及时纠正水、电解质、酸碱平衡紊乱。

5.心理护理

正确评估患者及家属的心理反应,告知患者及家属,经过正规治疗和积极预防,溃疡是可以痊愈的,并说明不良情绪会诱发和加重病情,使患者树立信心,消除紧张、恐惧心理。指导患者心理放松,转移注意力,保持乐观的情绪。

6.健康指导

(1)疾病知识指导:向患者及家属介绍导致溃疡发生及加重的相关因素;指导患者生活规律,保持乐观的心态,保证充足的睡眠和休息,适当锻炼,提高机体抵抗力;建立合理的饮食习惯和结构,戒除烟酒,避免摄入刺激性食物。

(2)用药指导:指导患者严格遵医嘱正确服药,学会观察药物疗效和不良反应,不可擅自停药和减量,以避免溃疡复发;忌用或慎用对胃黏膜有损害的药物,如阿司匹林、咖啡因、糖皮质激素等;若用药后腹痛节律改变或出现并发症应及时就医。

第六节　胆道感染

胆道感染是临床上常见的疾病,按发生部位分为胆囊炎和胆管炎。按发病急缓和病程经过分为急性、亚急性和慢性炎症。胆道感染与胆石症互为因果关系。胆石症引起胆道梗阻胆汁淤积,细菌繁殖致胆道感染,胆道感染的发作又是胆石形成的重要的致病因素和促发因素。

急性胆囊炎是胆囊发生的急性化学性或细菌性炎症。约95%的患者合并有胆囊结石,称结石性胆囊炎,发病原因为结石导致胆囊管梗阻以及继发细菌感染所致。致病菌可通过胆道逆行侵入胆囊,或经血循环或淋巴途径进入胆囊,致病菌主要为革兰阴性杆菌,以大肠埃希菌最常见,其次有肠球菌、铜绿假单胞菌、厌氧菌等。5%的患者未合并有胆囊结石,称非结石性胆囊炎,发病原因尚不十分清楚,易发生在严重创伤、烧伤、手术后及危重患者中,可能是这些患者都有不同程度的低血压和组织低血流灌注,胆囊也受到低血流灌注损害,导致黏膜糜烂,胆囊壁受损。急性胆囊炎病理过程分为急性单纯性胆囊炎、急性化脓性胆囊炎和急性坏疽性胆囊炎三个阶段。

慢性胆囊炎是急性胆囊炎反复发作的结果,70%～95%的患者合并胆囊结石。

急性梗阻性化脓性胆管炎(AOSC)又名急性重症胆管炎(ACST),是急性胆管炎和胆道梗阻未解除,感染未控制,病情进一步发展的结果。由于胆管内压力持续升高,管腔内充满脓性胆汁,高压脓性胆汁逆流入肝,大量细菌和毒素经肝窦入血,导致脓毒症和感染性休克。

一、护理评估

(一)健康史

注意询问患者饮食习惯和饮食种类,发病是否有与饱食和高脂饮食有关,既往有无胆囊结石、胆囊炎、胆管结石、胆管炎及黄疸病史。

(二)身体状况

1.急性胆囊炎

(1)腹痛:急性发作典型表现是突发右上腹阵发性绞痛,常在饱餐、进油腻食物后,或在夜间发作。疼痛常放散到右肩部、肩胛部和背部。病变发展可出现持续性疼痛并阵发性加重。

(2)发热:患者常有轻度发热,通常无寒战。如果胆囊积脓、穿孔或合并急性胆管炎,可出现明显的寒战高热。

(3)消化道症状:疼痛时常伴有恶心、呕吐、厌食等消化道症状。

(4)体格检查:右上腹部可有不同程度和范围的压痛、反跳痛及肌紧张,墨菲征(Murphy)阳性,可扪及肿大的胆囊。

(5)并发症:胆囊积脓、胆囊穿孔、弥散性腹膜炎、急性化脓性胆管炎、急性坏死性胰腺炎。

2.慢性胆囊炎

临床症状常不典型,多数患者有胆绞痛病史,尔后有厌油腻、腹胀、嗳气等消化道症状,右上腹部和肩背部隐痛,一般无畏寒、高热和黄疸。体格检查右上腹胆囊区轻压痛或不适感,Murphy 征可呈阳性。

3.急性梗阻性化脓性胆管炎

发病急骤、病情发展迅速、并发症凶险。除一般胆道感染的夏柯三联征(腹痛、寒战高热、黄疸)外,患者迅速出现休克、中枢神经系统受抑制表现,即雷诺(Reynolds)五联征,如果患者不及时治疗,可迅速死亡。查体可有不同程度的上腹部压痛和腹膜刺激征。

(三)心理—社会状况

患者因即将面临手术、担心预后、疾病反复发作等因素引起患者及其亲属的焦虑与恐惧。急性梗阻性化脓性胆管炎患者,因病情危重,患者及其亲属常难以应对。

(四)辅助检查

1.实验室检查

胆囊炎患者白细胞计数和中性粒细胞比例增高;急性梗阻性化脓性胆管炎患者,白细胞计数$>10 \times 10^9$/L,中性粒细胞比例增高,胞浆可出现中毒颗粒。血小板计数降低,凝血酶原时间延长。

2.B超检查

急性胆囊炎可见胆囊肿大、壁厚、囊内有结石。慢性胆囊炎囊壁厚或萎缩,其内有结石或胆固醇沉着。急性梗阻性化脓性胆管炎患者可在床旁检查,能及时了解胆道梗阻的部位和病变性质,以及肝内外胆管扩张情况。

(五)治疗要点

1.非手术治疗

包括禁食、输液、纠正水、电解质及酸碱失衡,全身支持疗法,选用有效的抗生素控制感染,解痉止痛等处理。大多数急性胆囊炎患者病情能控制,待以后行择期手术。而急性梗阻性化脓性胆管炎患者,如病情较轻,可在6h内试行非手术治疗,若无明显好转,应紧急手术治疗。

2.手术治疗

(1)急性胆囊炎发病在72h内、经非手术治疗无效且病情恶化或有胆囊穿孔、弥散性腹膜炎、急性化脓性胆管炎、急性坏死性胰腺炎等并发症者,均应急诊手术。争取行胆囊切除术,但高危患者,或局部炎症水肿、粘连重,解剖关系不清者,应选用胆囊造口术,3个月后再行胆囊切除术。

(2)其他胆囊炎患者均应在患者情况处于最佳状态时择期行胆囊切除术。

(3)急性梗阻性化脓性胆管炎手术的目的是抢救生命,应力求简单有效,常采用胆总管切开减压、T形管引流。其他方法还有 PTCD、经内镜鼻胆管引流术(ENAD)等。

二、护理诊断及合作性问题

(一)焦虑与恐惧

焦虑与恐惧与疼痛、病情反复发作、手术有关。

(二)急性疼痛

急性疼痛与疾病本身和手术伤口有关。

(三)体温升高

体温升高与术前感染、术后炎症反应有关。

(四)营养失调

低于机体需要量与胆道功能失调,胆汁排出受阻,或手术后胆汁引流至体外导致消化不良、食欲不佳、肝功能受损有关。

(五)体液不足

体液不足与 T 形管引流、呕吐、感染性休克有关。

(六)潜在并发症

胆囊穿孔、弥散性腹膜炎、急性化脓性胆管炎、急性坏死性胰腺炎、感染性休克等。

三、护理目标

患者情绪平稳,积极配合治疗,疼痛缓解,体温正常,营养得到改善,能维持体液平衡,无胆囊穿孔、弥散性腹膜炎、急性化脓性胆管炎、急性坏死性胰腺炎、感染性休克等并发症发生。

四、护理措施

(一)非手术疗法及术前护理

(1)心理护理:加强与患者沟通,介绍胆囊炎的有关知识,解释术前准备的目的和必要性,使之配合。急性梗阻性化脓性胆管炎患者应将其病情的严重性告知患者亲属,使其理解配合。

(2)病情观察:应密切观察体温、脉搏、血压、黄疸、神志、腹痛程度及腹部体征,发现异常,及时通知医生。

(3)禁食、输液:急性胆囊炎需禁食,补充水、电解质和纠正酸碱紊乱。凝血酶原低者,补充维生素 K,若紧急手术者,可输全血供给凝血酶原。

(4)营养支持:向慢性胆囊炎患者解释进食低脂饮食的意义,提供低脂、高热量饮食。

(5)抗感染与对症处理:遵医嘱应用解痉、镇痛及抗感染药物,高热者用物理或药物降温。

(6)急性梗阻性化脓性胆管炎患者应及时完成手术前各项准备工作,如扩容、广谱、足量、联合使用抗生素,视病情使用激素、血管活性药物等抗休克措施,争取尽快手术。

(二)术后护理

同胆石症患者术后护理,急性梗阻性化脓性胆管炎患者仍需严密观察病情变化,继续积极抗休克治疗。

(三)健康指导

指导患者宜进低脂.高热量、高维生素易消化饮食,如出现发热、腹痛、黄疸等情况,及时来医院就诊。

五、护理评价

患者是否情绪平稳,是否积极配合治疗,疼痛是否缓解,体温是否恢复正常;营养是否得到改善,能否维持体液平衡,有无胆囊穿孔、弥散性腹膜炎、急性化脓性胆管炎、急性坏死性胰腺炎、感染性休克等并发症发生。

第七节　肝硬化

一、疾病概述

(一)概念和特点

肝硬化是各种慢性肝病发展的晚期阶段。病理上以肝脏弥散性纤维化、再生结节和假小叶形成为特征。临床上,起病隐匿,病程发展缓慢,晚期以肝功能减退和门静脉高压为主要表现,常出现多种并发症。

肝硬化是临床常见病,世界范围内的年发病率为 100(25~400)/10 万,发病高峰年龄在 35~50 岁,男性多见,出现并发症时病死率高。

(二)相关病理生理

肝硬化的病理改变主要是正常肝小叶结构被假小叶所替代后,在大体形态上:肝脏早期肿大、晚期明显缩小,质地变硬。

肝硬化的病理生理改变主要是肝功能减退(失代偿)和门静脉高压,临床上表现为由此而引起的多系统、多器官受累所产生的症状和体征,进一步发展可产生一系列并发症。

(三)肝硬化的病因

引起肝硬化的病因很多,在我国以病毒性肝炎为主,欧美国家以慢性酒精中毒多见。

1.病毒性肝炎

主要为乙型、丙型和丁型肝炎病毒的重叠感染,通常经过慢性肝炎阶段演变而来,急性或亚急性肝炎如有大量肝细胞坏死和肝纤维化可以直接演变为肝硬化,乙型和丙型或丁型肝炎病毒的重叠感染可加速发展至肝硬化。

2.慢性酒精中毒

长期大量饮酒(一般为每日摄入酒精 80g 达 10 年以上),乙醇及其代谢产物(乙醛)的毒性作用,引起酒精性肝炎,继而可发展为肝硬化。

3.非酒精性脂肪性肝炎

非酒精性脂肪性肝炎可发展成肝硬化。

4.胆汁淤积

持续肝内胆汁淤积或肝外胆管阻塞时,高浓度胆酸和胆红素对肝细胞有损害作用,引起原发性胆汁性肝硬化或继发性胆汁性肝硬化。

5.肝静脉回流受阻

慢性充血性心力衰竭、缩窄性心包炎、肝静脉阻塞综合征、肝小静脉闭塞等引起肝脏长期淤血缺氧,引起肝细胞坏死和纤维化。

6.遗传代谢性疾病

先天性酶缺陷疾病,致使某些物质不能被正常代谢而沉积在肝脏,如肝豆状核变性(铜沉积)、血色病(铁沉积)、α_1-抗胰蛋白酶缺乏症等。

7.工业毒物或药物

长期接触四氯化碳、磷、砷等或服用双醋酚汀、甲基多巴、异烟肼等可引起中毒性或药物性肝炎而演变为肝硬化;长期服用氨甲蝶呤可引起肝纤维化而发展为肝硬化。

8.血吸虫病

虫卵沉积于汇管区,引起肝纤维化组织增生,导致窦前性门静脉高压,亦称为血吸虫病性肝硬化。

9.隐源性肝硬化

部分原因不明的肝硬化。

(四)临床表现

1.代偿期肝硬化

症状轻且无特异性。可有乏力、食欲减退、腹胀不适等。患者营养状况一般,可触及肿大的肝脏、质偏硬,脾可肿大。肝功能检查正常或仅有轻度酶学异常。常在体检或手术中被偶然发现。

2.失代偿期肝硬化

临床表现明显,可发生多种并发症。

(1)症状。

全身症状:乏力为早期症状,其程度可自轻度疲倦至严重乏力。体重下降往往随病情进展而逐渐明显。少数患者有不规则低热,与肝细胞坏死有关,但注意与合并感染、肝癌鉴别。

消化道症状:食欲缺乏为常见症状,可有恶心、偶伴呕吐。腹胀亦常见,与胃肠积气、腹腔积液和肝脾大等有关,腹腔积液量大时,腹胀成为患者最难忍受的症状。腹泻往往表现为对脂肪和蛋白质耐受差,稍进油腻肉食即易发生腹泻。部分患者有腹痛,多为肝区隐痛,当出现明显腹痛时要注意合并肝癌、原发性腹膜炎、胆管感染、消化性溃疡等情况。

出血倾向:可有牙龈、鼻腔出血、皮肤紫癜,女性月经过多等。

与内分泌紊乱有关的症状:男性可有性功能减退、男性乳房发育,女性可发生闭经、不孕。部分患者有低血糖的表现。

门脉高压症状:如食管胃底静脉曲张破裂而致上消化道出血时,表现为呕血及黑便;脾功能亢进可致血细胞减少,贫血而出现皮肤黏膜苍白。

(2)体征。

呈肝病容,面色黝黑而无光泽。晚期患者消瘦、肌肉萎缩。皮肤可见蜘蛛痣、肝掌、男性乳房发育。腹壁静脉以脐为中心显露至曲张,严重者脐周静脉突起呈水母状并可听见静脉杂音。黄疸提示肝功能储备已明显减退,黄疸呈持续性或进行性加深提示预后不良。腹腔积液伴或不伴下肢水肿是失代偿期肝硬化最常见表现,部分患者可伴肝性胸腔积液,以右侧多见。

肝脏早期肿大可触及,质硬而边缘钝;后期缩小,肋下常触不到。半数患者可触及肿大的脾脏,常为中度,少数重度。

各型肝硬化起病方式与临床表现并不完全相同。如大结节性肝硬化起病较急进展较快，门静脉高压症相对较轻，但肝功能损害则较严重；血吸虫病性肝纤维化的临床表现则以门静脉高压症为主，巨脾多见，黄疸、蜘蛛痣、肝掌少见，肝功能损害较轻，肝功能试验多基本正常。

(五)辅助检查

1.实验室检查

血、尿、粪常规、血清免疫学、内镜、腹腔镜、腹腔积液和门静脉压力生化检查(以了解其病因、诱因及潜在的护理问题)。

2.肝功能检查

代偿期大多正常或仅有轻度的酶学异常，失代偿期普遍异常，且异常程度往往与肝脏的储备功能减退程度相关。具体表现为转氨酶升高，血清蛋白下降、球蛋白升高，A/G 倒置，凝血酶原时间延长，结合胆红素升高等。

3.影像学检查

(1)X 线检查：食管静脉曲张时行食管吞钡 X 线检查显示虫蚀样或蚯蚓状充盈缺损，纵行黏膜皱襞增宽，胃底静脉曲张时胃肠钡餐可见菊花瓣样充盈缺损。

(2)腹部超声检查：B 超检查显示肝脏表面不光滑、肝叶比例失调、肝实质回声不均匀等，以及脾大、门静脉扩张和腹腔积液等超声图像。

(3)CT 和 MRI 对肝硬化的诊断价值与 B 超检查相似。

(六)治疗原则

本病目前无特效治疗，关键在于早期诊断，针对病因给予相应处理，阻止肝硬化进一步发展，后期积极防治并发症，终末期则只能有赖于肝移植。

二、护理评估

(一)一般评估

1.生命体征

伴感染时可有发热、有心脏功能不全时可有呼吸、脉搏和血压的改变，余无明显特殊变化。

2.患病及治疗经过

询问本病的有关病因，例如：有无肝炎或输血史、心力衰竭、胆管疾病；有无长期接触化学毒物、使用损肝药物或嗜酒，其用量和持续时间。有无慢性肠道感染、消化不良、消瘦、黄疸、出血史。有关的检查、用药和其他治疗情况。

3.患者主诉及一般情况

饮食及消化情况，例如食欲、进食量及食物种类、饮食习惯及爱好。有无食欲减退甚至畏食，有无恶心、呕吐、腹胀、腹痛，呕吐物和粪便的性质及颜色。日常休息及活动量、活动耐力、尿量及颜色等。

4.相关记录

体重、饮食、皮肤、肝脏大小、出入量、出血情况、意识等记录结果。

(二)身体评估

1.头颈部

(1)面部颜色有无异常，有无肝病面容，脱发。

(2)患者的精神状态,对人物、时间、地点的定向力(表情淡漠、性格改变或行为异常多为肝脏病的前驱表现)。

2.胸部

呼吸的频率和节律,有无呼吸浅速、呼吸困难和发绀,有无因呼吸困难、心悸而不能平卧,有无胸腔积液形成。

3.腹部

(1)测量腹围有无腹壁紧张度增加、脐疝、腹式呼吸减弱等腹腔积液征象。

(2)腹部有无移动性浊音,大量腹腔积液可有液波震颤。

(3)有无腹壁静脉显露,腹壁静脉曲张时在剑突下,脐周腹壁静脉曲张处可听见静脉连续性潺潺声(结合病例综合考虑)。

(4)肝脾大小、质地、表面情况及有无压痛(结合 B 超结果综合考虑)。

4.其他

是否消瘦,皮下脂肪消失、肌肉萎缩;皮肤是否干枯、有无黄染、出血点、蜘蛛痣、肝掌等。

(三)心理－社会状况

评估时应注意患者的心理状态,有无个性、行为的改变,有无焦虑、抑郁、易怒、悲观等情绪。并发肝性脑病时,患者可出现嗜睡、兴奋、昼夜颠倒等神经精神症状,应注意鉴别。评估患者及家属对疾病的认识及态度、家庭经济情况和社会支持等。

(四)辅助检查结果评估

1.血常规检查

有无红细胞减少或全血细胞减少。

2.血生化检查

肝功能有无异常,有无电解质和酸碱平衡紊乱,血氨是否增高,有无氮质血症。

3.腹腔积液检查

腹腔积液的性质是漏出液或渗出液,有无找到病原菌或恶性肿瘤细胞。

4.其他检查

钡餐造影检查有无食管胃底静脉曲张,B 超检查有无静脉高压征象等。

(五)常用药物治疗效果的评估

1.准确记录患者出入量(尤其是 24h 尿量)

大量利尿可引起血容量过度降低,心排出量下降,血尿素氮增高。患者皮肤弹性减低,出现直立性低血压和少尿。

2.血生化检查的结果

长期使用噻嗪类利尿剂有可能导致水、电解质紊乱,产生低钠、低氯和低钾血症。

三、常见护理诊断/问题

(一)营养失调

低于机体需要量与肝功能减退、门静脉高压引起食欲减退、消化和吸收障碍有关。

(二)体液过多

体液过多与肝功能减退、门静脉高压引起水钠潴留有关。

(三)潜在并发症

1.上消化道出血

上消化道出血与食管胃底静脉曲张破裂有关。

2.肝性脑病

肝性脑病与肝功能障碍、代谢紊乱致神经系统功能失调有关。

四、护理措施

(一)休息与活动

睡眠应充足,生活起居有规律。代偿期患者无明显的精神、体力减退,可适当参加工作,避免过度疲劳;失代偿期患者以卧床休息为主,并视病情适量活动,活动量以不加重疲劳感和其他症状为度。腹腔积液患者宜平卧位,可抬高下肢,以减轻水肿。阴囊水肿者可用拖带托起阴囊,大量腹腔积液者卧床时可取半卧位,以减轻呼吸困难和心悸。

(二)合理饮食

既保证饮食营养又遵守必要的饮食限制是改善肝功能、延缓病情进展的基本措施。与患者共同制订符合治疗需要而又为其接受的饮食计划。饮食治疗原则:高热量、高蛋白质、高维生素、限制水钠、易消化饮食,并根据病情变化及时调整。

(三)用药护理

应严格按医嘱用药,并注意观察常用药的毒不良反应,发现问题及时处理。如使用利尿药注意维持水电解质和酸碱平衡,利尿速度不宜过快,以每日体重减轻不超过 0.5kg 为宜。

(四)心理护理

多关心体贴患者,使患者保持愉快心情,帮助患者树立治病的信心。

(五)健康教育

1.饮食指导

切实遵循饮食治疗原则和计划,禁酒。

2.用药原则

遵医嘱按时、正确服用相关药物,加用药物需征得医师同意,以免加重肝脏负担和肝功能损害。让患者了解常用药物不良反应及自我观察要点。

3.预防感染的措施

注意保暖和个人卫生保健。

4.适当活动计划

睡眠应充足,生活起居有规律。制订个体化的活动计划,避免过度疲劳。

5.皮肤的保护

沐浴时应注意避免水温过高,或使用有刺激性的皂类和沐浴液,沐浴后使用性质柔和的润肤品;皮肤瘙痒者给予止痒处理,嘱患者勿用手抓搔,以免皮肤破损。

6.及时就诊的指标

(1)患者出现性格、行为改变等可能为肝性脑病的前驱症状时。

(2)出现消化道出血等其他并发症时。

五、护理效果评估

(1)患者自觉症状好转,食欲增加。

(2)患者尿量增加、体重减轻、水肿减轻及其他身体不适有所减轻。

(3)患者能正确记录出入量,测量腹围和体重。

第八节 急性胰腺炎

急性胰腺炎是常见的急腹症之一,为胰酶对胰脏本身自身消化所引起的化学性炎症。胰病变轻重不等,轻者以水肿为主,临床经过属自限性,一次发作数日后即可完全恢复,少数呈复发性急性胰腺炎;重者胰腺出血坏死,易并发休克、胰假性囊肿和脓肿等,病死率高达25%~40%。

关于急性胰腺炎的发生率,目前尚无精确统计。国内报告急性胰腺炎患者约占住院患者的0.32%~2.04%。本病患者一般女多于男,患者的平均年龄50~60岁。职业以工人多见。

一、病因及发病机制

胰腺是一个具有内、外分泌功能的实质性器官,胰腺的腺泡分泌胰液(外分泌),对食物的消化起重要作用;而散在地分布在胰腺内的胰岛,其功能细胞主要分泌胰岛素和胰高糖素(内分泌)。

正常情况下,当胰液中无活力的胰蛋白酶原等进入十二指肠时,在碱性环境中被胆汁和十二指肠液中的肠激酶激活,成为具有消化能力的胰蛋白酶。在胆总管、胰管、壶腹部炎症、梗阻等病理情况下,多种胰酶在胰腺内被激活,并大量溢出管壁及腺泡壁外,导致胰腺自身消化,引起水肿、出血、坏死等,而产生急性胰腺炎。引起急性胰腺炎的病因甚多。常见病因为胆管疾病、酗酒。

(一)梗阻因素

胆石症常是老年人急性胰腺炎首次发作的原因,老年女性特别常见。一般认为是在胆石一过性阻塞胰管开口处或紧邻此开口处的胆总管时发生。如在胆石性胰腺炎发作后立即仔细收集和检查粪便,常常可以找到胆结石。胆石症引起胰腺炎的机制尚不清楚。可能是乏特氏壶腹被胆石阻塞,引起胆汁反流入胰管,损伤胰腺实质。也有认为是胰管一过性梗阻而无胆汁反流。

有人认为副乳头的先天畸形和狭窄必然引起胰腺炎。奥狄氏括约肌压力增高是急性胰腺炎反复发作的原因之一,据此内镜下括约肌切开术治疗已获得良好效果。胰小管或壶腹周围的小肿瘤也能引起胰腺炎。

(二)毒素和药物因素

乙醇、甲醇、蝎毒和有机磷杀虫剂等均可引起急性胰腺炎。

药物诱发的胰腺炎通常与对药物的超敏有关而与剂量无关。其特点是在接触药物的第1个月内发生,通常病情轻且有自限性。与成人胰腺炎发病有关的药物最常见的是硫唑嘌呤及其类似物 6-巯基嘌呤。应用这类药物的个体中有 3%～5% 的发生胰腺炎,引起儿童胰腺炎最常见的药物是丙戊酸。

(三)代谢因素

三酰甘油水平超过 11.3mmol/L 时,易发中至重度的急性胰腺炎。如其水平降至 5.65mmol/L以下,反复发作次数可明显减少。各种原因引起的高钙血症亦易发生急性胰腺炎。

(四)外伤因素

胰腺的创伤或手术都可引起胰腺炎。内镜逆行胰胆管造影所致创伤也可引起胰腺炎,发生率为 1%～5%。

(五)先天性因素

胰腺炎的易感性呈常染色体显性遗传。临床特点是儿童或青年期起病,逐渐演变成慢性胰腺炎和胰功能不全。胰腺结石可显著。少数家族还合并有氨基酸尿症。

(六)感染因素

血管功能不全(低容量灌注,动脉粥样硬化)和血管炎可能因减少胰腺血流而引起或加重胰腺炎。

二、临床表现

急性胰腺炎的临床表现和病程,取决于其病因、病理类型和治疗是否及时。水肿型胰腺炎一般 3～5d 内症状即可消失,但常有反复发作。如症状持续 1 周以上,应警惕已演变为出血坏死型胰腺炎。出血坏死型胰腺炎亦可在一开始时即发生,呈暴发性经过。

(一)腹痛

为本病最主要表现,约见于 95% 的急性胰腺炎病例,多数突然发作,常在饱餐和饮酒后发生。轻重不一,轻者上腹钝痛,患者常能忍受,重者呈腹绞痛、钻痛或刀割痛。疼痛常呈持续性伴阵发性加剧。疼痛的部位可因病变的部位不同而异,通常常在上中腹部。如炎症以胰头部为主,疼痛常在右上腹及中上腹部;如炎症以胰体、尾部为主,常为中上腹及左上腹疼痛,并向腰背放射。疼痛在弯腰或起坐前倾时可减轻。病情轻者腹痛 3～5d 缓解;出血坏死型的病情发展较快,腹痛延续较长。由于渗出液扩散至腹腔,腹痛可弥散至全腹。极少数患者尤其年老体弱者可无腹痛或极轻微痛。

腹肌常紧张,并可有反跳痛。但不像消化道穿孔时表现的肌强硬,如检查者将手紧贴于患者腹部,仍可能按压下去。有时按压腹部反可使腹痛减轻。腹痛发生的原因是胰管扩张;胰腺炎症、水肿;渗出物、出血或胰酶消化产物进入后腹膜腔,刺激腹腔神经丛;化学性腹膜炎;胆管和十二指肠痉挛及梗阻。

(二)恶心、呕吐

84% 的患者有频繁恶心和呕吐,常在进食后发生。呕吐物多为胃内容物,重者含胆汁甚至血样物。呕吐是机体对腹痛或胰腺炎症刺激的一种防御性反射。呕吐后,进入十二指肠的胃酸减少,从而减少胰泌素及缩胆素的释放,减少了胰液胰酶的分泌。

(三)发热

大多数患者有中度以上发热,少数可超过 39.0℃,一般持续 3～5d。发热系胰腺炎症或坏死产物进入血液循环,作用于中枢神经系统体温调节中枢所致。多数发热患者中找不到感染的证据,但如果高热不退强烈提示合并感染或并发胰腺脓肿。

(四)黄疸

黄疸可于发病后 1~2d 出现,常为暂时性阻塞性黄疸。黄疸的发生主要由于肿大的胰头部压迫了胆总管所致。合并存在的胆管病变如胆石症和胆管炎症亦是黄疸的常见原因。少数患者后期可因并发肝损害而引起肝细胞性黄疸。

(五)低血压及休克

出血坏死型胰腺炎常发生低血压和休克。患者烦躁不安,皮肤苍白、湿冷、呈花斑状,脉细弱,血压下降,少数可在发病后短期内猝死。发生休克的机制主要有以下几点。

(1)胰血管舒缓素原释放,被胰蛋白酶激活后致血浆中缓激肽生成增多。缓激肽可引起血管扩张,毛细血管通透性增加,使血压下降。

(2)血液和血浆渗出到腹腔或后腹膜腔,引起血容量不足,这种体液丧失量可达血容量的 30%。

(3)腹膜炎时大量体液流入腹腔或积聚于麻痹的肠腔内。

(4)呕吐丢失体液和电解质。

(5)坏死的胰腺释放心肌抑制因子使心肌收缩不良。

(6)少数患者并发肺栓塞、胃肠道出血。

(六)肠麻痹

肠麻痹是重型或出血坏死型胰腺炎的主要表现。初期,邻近胰腺的上腹部可见扩张的充气肠襻,后期则整个肠道均发生肠麻痹性梗阻。临床上以高度腹胀、肠鸣音消失为主要表现。肠麻痹可能是肠管对腹膜炎的一种反应。另外,炎症的直接作用、血管和循环的异常、低钠和低钾血症,肠壁神经丛的损害也是肠麻痹发生的重要促发因素。

(七)腹腔积液

胰腺炎时常有少量腹腔积液,由胰腺和腹膜在炎症过程中液体渗出或漏出所致。淋巴管受阻塞或不畅可能也起作用。偶尔出现大量的顽固性腹腔积液,多由于假性囊肿中液体外漏引起。胰性腹腔积液中淀粉酶含量甚高,以此可以与其他原因的腹腔积液区别。

(八)胸膜炎

胸膜炎常见于严重病例,系腹腔内炎性渗出透过横膈微孔进入胸腔所引起的炎性反应。

(九)电解质紊乱

胰腺炎时,机体处于代谢紊乱状态,可以发生电解质平衡失调,血清钠、镁、钾常降低。特别是血钙降低,约见于 25% 的病例,常低于 2.25mmol/L(9mg/dL),如低于 1.75mmol/L(7mg/dL)提示预后不良。

血钙下降的原因是大量钙沉积于脂肪坏死区,同时胰高糖素分泌增加刺激,降钙素分泌,抑制了肾小管对钙的重吸收。

(十)皮下淤血斑

出血坏死型胰腺炎,因血性渗出物透过腹膜后渗入皮下,可在肋腹部形成蓝绿一棕色血斑,称为 Grey—Turner 征;如在脐周围出现蓝色斑,称为 Cullen 征。此两种征象无早期诊断价值,但有确诊意义。

三、并发症

急性水肿型胰腺炎很少有并发症发生,而急性出血坏死型则常出现多种并发症。

(一)局部并发症

1.胰脓肿形成

出血坏死型胰腺炎起病 2～3 周后,如继发细菌感染,于胰腺内及其周围可有脓肿形成。检查局部有包块,全身感染中毒症状。

2.胰假性囊肿

系由胰液和坏死组织在胰腺本身或其周围被包裹而成。常发生于出血坏死型胰腺炎起病后 3～4 周,多位于胰体尾部。囊肿可累及邻近组织,引起相应的压迫症状,如黄疸、门脉高压、肠梗阻、肾盂积水等。囊肿穿破可造成胰源性腹腔积液。

3.胰性腹膜炎

含有活性胰酶的渗出物进入腹腔,可引起化学性腹膜炎。腹腔内出现渗出性腹腔积液。如继发感染,则可引起细菌性腹膜炎。

4.其他

胰局部炎症和纤维素性渗出可累及周围脏器,引起脾周围炎、脾梗阻、脾粘连、结肠粘连(常见为脾曲综合征)、小肠坏死出血及肾周围炎。

(二)全身并发症

1.败血症

常见于胰腺炎并发胰腺脓肿时,病死率甚高。病原体大多数为革兰阴性杆菌,如大肠埃希菌、产碱杆菌、产气杆菌、铜绿假单胞菌等。患者表现为持续高热,白细胞计算升高,以及明显的全身毒性症状。

2.呼吸功能不全

因腹胀、腹痛,患者的膈运动受限,加之磷脂酶 A 和在该酶作用下生成的溶血卵磷脂对肺泡的损害,可发生肺炎、肺淤血、肺水肿、肺不张和肺梗死,患者出现呼吸困难,血氧饱和度降低,严重者发生急性呼吸窘迫综合征。

3.心律失常和心功能不全

因有效血容量减少和心肌抑制因子的释放,导致心肌缺血和损害,临床上表现为心律失常和急性心力衰竭。

4.急性肾衰竭

出血坏死型胰腺炎晚期,可因休克、严重感染、电解质紊乱和弥散性血管内凝血而发生急性肾衰竭。

5.胰性脑病

出血坏死型胰腺炎时,大量活性蛋白水解酶、磷脂酶 A 进入脑内,损伤脑组织和血管,引起中枢神经系统损害综合征,称为胰性脑病。偶可引起脱髓鞘病变。患者可出现谵妄、意识模糊、昏迷、烦躁不安、抑郁、恐惧、妄想、幻觉、语言障碍、共济失调、震颤、反射亢进或消失及偏瘫等。脑电图可见异常。某些患者昏迷系并发糖尿病所致。

6.消化道出血

可为上消化道或下消化道出血。上消化道出血主要为胃黏膜炎性糜烂或应激性溃疡,或因脾静脉阻塞引起食道静脉破裂。下消化道出血则由于结肠本身或结肠血管受累所致。近年来发现胰腺炎时可发生胃肠型微动脉瘤,瘤破裂后可引起大出血。

7.糖尿病

5%~35%的患者在病程中出现糖尿病,常见于暴发性坏死型胰腺炎患者,系由 B 细胞遭到破坏,胰岛素分泌下降;A 细胞受刺激,胰高糖素分泌增加所致。严重病例可发生糖尿病酮症酸中毒和糖尿病昏迷。

8.慢性胰腺炎

重症胰腺炎病例可因胰腺泡大量破坏而并发胰外分泌功能不全,演变成慢性胰腺炎。

9.猝死

见于极少数病例,由胰腺心脏性反应所致。

四、检查

实验室检查对胰腺炎的诊断具有决定性意义,一般对水肿型胰腺炎,检测血清淀粉酶和尿淀粉酶已足够,对出血坏死型胰腺炎,则需检查更多项目。

(一)淀粉酶测定

血清淀粉酶常于起病后 2~6h 开始上升,12~24h 达高峰。一般大于 500U。轻者 24~72h 即可恢复正常,最迟不超过 3~5 天。如血清淀粉酶持续增高达 1 周以上,常提示有胰管阻塞或假性囊肿等并发症。病情严重度与淀粉酶升高程度之间并不一致,出血坏死型胰腺炎,因胰腺泡广泛破坏,血清淀粉酶值可正常甚至低于正常。若无肾功能不良,则尿淀粉酶常明显增高,一般在血清淀粉酶增高后 2h 开始增高,维持时间较长,在血清淀粉酶恢复正常后仍可增高。尿淀粉酶下降缓慢,为时可达 1~2 周,故适用于起病后较晚入院的患者。

胰淀粉酶分子量约 55000D,易通过肾小球。急性胰腺炎时胰腺释放胰血管舒缓素,体内产生大量激肽类物质,引起肾小球通透性增加,肾脏对胰淀粉酶清除率增加,而对肌酐清除率无改变。故淀粉酶,肌酐清除率比率(cam/ecr)测定可提高急性胰腺炎的诊断特异性。正常人cam/ccr 为 1.5%~5.5%,平均为 3.1±1.1%;急性胰腺炎为 9.8±1.1%,胆总管结石时为3.2±0.3%。cam/ccr>5.5% 即可诊断急性胰腺炎。

(二)血清胰蛋白酶测定

应用放射免疫法测定,正常人及非胰病患者平均为 400ng/mL。急性胰腺炎时增高 10~40 倍。因胰蛋白酶仅来自胰腺,故具特异性。

(三)血清脂肪酶测定

血清脂肪酶正常范围为 0.2~1.5U。急性胰腺炎时脂肪酶血中活性升高,常人于 1.7U。该酶在病程中升高较晚,且持续时间较长,达 7~10d,在淀粉酶恢复正常时,脂肪酶仍升高,故对起病后就诊较晚的急性胰腺炎病例有诊断价值。特别有助于与腮腺炎加以鉴别,后者无脂肪酶升高。

(四)血清正铁清蛋白(MHA)测定

腹腔内出血后,红细胞破坏释放的血红蛋白经脂肪酸和弹性蛋白酶作用,转变为正铁血红蛋白。正铁血红蛋白与清蛋白结合形成 MHA。出血坏死型胰腺炎起病 12h 后血中 MHA 即出现,而水肿型胰腺炎呈阴性,故可做该两型胰腺炎的鉴别。

(五)血清电解质测定

急性胰腺炎时血钙通常不低于 2.12mmol/L。血钙＜1.75mmol/L 仅见于重症胰腺炎患者。低钙血症可持续至临床恢复后 4 周。如胰腺炎由高钙血症引起,则出现血钙升高。对任何胰腺炎发作期血钙正常的患者,在恢复期均应检查有无高钙血症存在。

(六)其他

测定 α_2 巨球蛋白、α_1 抗胰蛋白酶、磷脂酶 A_2、C 反应蛋白、胰蛋白酶原激活肽及粒细胞弹性蛋白酶等均有助于鉴别轻、重型急性胰腺炎,并能帮助病情判断。

五、护理

(一)休息

发作期绝对卧床休息,或取屈膝侧卧位等舒适体位,避免衣服过紧,剧痛而辗转不安者要防止坠床,保证睡眠,保持安静。

(二)输液

急性出血坏死型胰腺炎的抗休克和纠正酸碱平衡紊乱自入院开始贯穿于整个病程中,护理上需经常、准确记录 24h 出入量,依据病情灵活调节补液速度,保证液体在规定的时间内输完,每日尿量应＞500mL。必要时建立两条静脉通道。

(三)饮食

饮食治疗是综合治疗中的重要环节。近来临床中发现,少数胰腺炎患者往往在有效的治疗后,因饮食不当而加重病情,甚至危及生命。采用分期饮食新法则取得较满意效果。胰腺炎的分期饮食分为禁食、胰腺炎Ⅰ号、胰腺炎Ⅱ号、胰腺炎Ⅲ号、低脂饮食五期。

1.禁食

绝对禁食可使胰腺安静休息,胰腺分泌减少至最低限度。患者需限制饮水,口渴者可含漱或湿润口唇。此期患者需静脉补充足够液体及电解质。禁食适用于胰腺炎的急性期,一般患者 2～3d,重症患者 5～7d。

2.胰腺炎Ⅰ号饮食

该饮食内不含脂肪和蛋白质。主要食物有米汤、果子水、藕粉,每日 6 餐,每次约 100mL,每日热量约为 1.4kJ(334cal),用于病情好转初期的试餐阶段。此期仍需给患者补充足够液体及电解质。Ⅰ号饮食适用于急性胰腺炎患者的康复初期,一般在病后 5～7d。

3.胰腺炎Ⅱ号饮食

该饮食内含少量蛋白质,但不含脂肪。主要食物有小豆汤、果子水、藕粉、龙须面和少量鸡蛋清,每日 6 餐,每次约 200mL,每日热量约为 1.84kJ。此期可给患者补充少量液体及电解质。Ⅱ号饮食适用于急性胰腺炎患者的康复中期(病后 8～10d)及慢性胰腺炎患者。

4.胰腺炎Ⅲ号饮食

该饮食内含有蛋白质和极少量脂类。主要食物有米粥、小豆汤、龙须面、菜末、鸡蛋清和豆油(5～10g/d),每日 5 餐,每次约 400mL,总热量约为 4.5kJ。Ⅲ号饮食适用于急、慢性胰腺炎患者康复后期,一般在病后 15d 左右。

5.低脂饮食

该饮食内含有蛋白质和少量脂肪(约 30g),每日 4～5 餐,用于基本痊愈患者。

(四)营养

急性胰腺炎时,机体处于高分解代谢状态,代谢率可高于正常水平的 20%～25%,同时由于感染使大量血浆渗出。因此如无合理的营养支持,必将使患者的营养状况进一步恶化,降低机体抵抗力、延缓康复。

1.全胃肠外营养(TPN)支持的护理

急性胰腺炎特别是急性出血坏死型胰腺炎患者的营养任务主要由 TPN 来承担。TPN 具有使消化道休息,减少胰腺分泌,减轻疼痛,补充体内营养不良,刺激免疫机制,促进胰外漏自发愈合等优点。

近来更有代谢调理学说认为通过营养支持供给机体所需的能源和氮源,同时使用药物或生物制剂调理体内代谢反应,可降低分解代谢,共同达到减少机体蛋白质的分解,保存器官结构和功能的目的。应用 TPN 时需严密监护,最初数日每 6h 检查血糖、尿糖,每 1～2d 检测血钾、钠、氯、钙、磷;定期检测肝、肾功能;准确记录 24h 出入量;经常巡视,保持输液速度恒定,不突然更换无糖溶液;每日或隔日检查导管、消毒插管处皮肤,更换无菌敷料,防止发生感染。一旦发生感染要立即拔管,尖端部分常规送细菌培养。TPN 支持一般经过 2 周左右的时间,逐渐过渡到肠道营养(EN)支持。

2.EN 支持的护理

EN 即从空肠造口管中滴入要素饮食,混合奶、鱼汤、菜汤、果汁等多种营养。EN 护理上要求:

(1)应用不能过早,一定待胃肠功能恢复、肛门排气后使用。

(2)EN 开始前 3d,每 6h 监测尿糖 1 次,每日监测血糖、电解质、酸碱度、血红蛋白、肝功能,病情稳定后改为每周 2 次。

(3)营养液浓度从 5% 开始渐增加到 25%,多以 20% 以下的浓度为宜。现配现用,4℃ 下保存。

(4)营养液滴速由慢到快,从 40mL/h(15～20 滴/min)逐渐增加到 100～120mL/h。由于小肠有规律性蠕动,当蠕动波近造瘘管时可使局部压力增高,甚至发生滴入液体逆流,因此在滴入过程中要随时调节滴速。

(5)滴入空肠的溶液温度要恒定在 40℃ 左右,因肠管对温度非常敏感,故需将滴入管用温水槽或热水袋加温,如果应用不当很容易发生腹胀、恶心、呕吐、腹痛、腹泻等症状。

(6)灌注时取半卧位,滴注时床头升高 45°角,注意电解质补充,不足的部分可用温盐水代替。

3.口服饮食的护理

经过 3～4 周的 EN 支持,此时患者进入恢复阶段,食欲增加,护理上要指导患者订好食谱,少吃多餐,食物要多样化,告诫患者切不可暴饮暴食增加胰腺负担,防止再次诱发急性胰腺炎。

(五)胃肠减压

抽吸胃内容物和胃内气体可减少胰腺分泌,防止呕吐。虽本疗法对轻—中度急性胰腺炎无明显疗效,但对并发麻痹性肠梗阻的严重病例,胃肠减压是不可缺少的治疗措施。减压同时可向胃管内间歇注入氢氧化铝凝胶等碱性药物中和胃酸,间接抑制胰腺分泌。腹痛基本缓解后即可停止胃肠减压。

(六)药物治疗的护理

1.镇痛解痉

予阿托品、东莨菪碱(654-2)、溴丙胺太林、可待因、水杨酸、异丙嗪、哌替啶等及时对症处理减轻患者痛苦。据报道静脉滴注硫酸镁有一定镇痛效果。禁单用吗啡止痛,因其可引起奥狄括约肌痉挛加重疼痛。抗胆碱能药亦不宜长期使用。

2.预防感染

轻症急性水肿型胰腺炎通常无须使用抗生素。出血坏死型易并发感染,应使用足量有效抗生素。处理时应按医嘱正确使用抗生素,合理安排输注顺序,保证体内有效浓度,保持患者体表清洁,尤其应注意口腔及会阴部清洁,出汗多时应尽快擦干并及时更换衣、裤等。

3.抑制胰腺分泌

抗胆碱能药物、制酸剂、H_2受体拮抗剂、胰岛素与胰高糖素联合应用、生长抑素、降钙素、缩胆囊素受体拮抗剂(丙谷胺)等均有抑制胰腺分泌作用。使用时注意抗胆碱能药不能用于有肠麻痹者及老年人,H_2受体拮抗剂可有皮肤过敏。

4.抗胰酶药物

早期应用抗胰酶药物可防止向重型转化和缩短病程。常用药有 FOY(gabexate meslate)、micaclid、胞磷胆碱、6-氨基己酸等。使用前二者时应控制速度,药液不可溢出血管外,注意测血压,观察有无皮疹发生。对有精神障碍者慎用胞磷胆碱。

5.胰酶替代治疗

慢性胰功能不全者需长期用胰浸膏,每餐前服用效果佳,注意观察少数患者可出现过敏和叶酸水平下降。

(七)心理护理

对急性发作患者应予以充分的安慰,帮助患者减轻或去除疼痛加重的因素。由于疼痛持续时间长,患者常有不安和郁闷而主诉增多,护理时应以耐心的态度对待患者的痛苦和不安情绪,耐心听取其诉说,尽量理解其心理状态。采用松弛疗法,皮肤刺激疗法等方法减轻疼痛。对禁食等各项治疗处理方法及重要意义向患者充分解释,关心、支持和照顾患者,使其情绪稳定、配合治疗,促进病情好转。

第九节　病毒性肝炎

一、甲型病毒性肝炎

甲型病毒性肝炎旧称流行性黄疸或传染性肝炎,早在8世纪就有记载。目前全世界有40亿人口受到该病的威胁。近年对其病原学和诊断技术等方面的研究进展较大,并已成功研制出甲型肝炎病毒减毒活疫苗和灭活疫苗,可有效控制甲型肝炎的流行。

(一)病因

甲型肝炎传染源是患者和亚临床感染者。潜伏期后期及黄疸出现前数日传染性最强,黄疸出现后2周粪便仍可能排出病毒,但传染性已明显减弱。本病无慢性甲肝病毒(HAV)携带者。

(二)诊断要点

甲型病毒性肝炎主要依据流行病学资料、临床特点、常规实验室检查和特异性血清学诊断。流行病学资料应参考当地甲型肝炎流行疫情,病前有无肝炎患者密切接触史及个人、集体饮食卫生状况。急性黄疸型病例黄疸期诊断不难。在黄疸前期获得诊断称为早期诊断,此期表现似"感冒"或"急性胃肠炎",如尿色变为深黄色应疑及本病。急性无黄疸型及亚临床型病例不易早期发现,诊断主要依赖肝功能检查。根据特异性血清学检查可做出病因学诊断。凡慢性肝炎和重型肝炎,一般不考虑甲型肝炎的诊断。

1.分型

甲型肝炎潜伏期为2~6周,平均4周,临床分为急性黄疸型(AIH)、急性无黄疸型和亚临床型。

(1)急性黄疸型:①黄疸前期:急性起病,多有畏寒发热,体温38℃左右,全身乏力,食欲缺乏,厌油、恶心、呕吐,上腹部饱胀不适或腹泻。少数病例以上呼吸道感染症状为主要表现,偶见荨麻疹,继之尿色加深。本期一般持续5~7d。②黄疸期:热退后出现黄疸,可见皮肤巩膜不同程度黄染。肝区隐痛,肝大,触之有充实感,伴有叩痛和压痛,尿色进一步加深。黄疸出现后全身及消化道症状减轻,否则可能发生重症化,但重症化者罕见。本期持续2~6周。③恢复期:黄疸逐渐消退,症状逐渐消失,肝脏逐渐回缩至正常,肝功能逐渐恢复。本期持续2~4周。

(2)急性无黄疸型:起病较缓慢,除无黄疸外,其他临床表现与黄疸型相似,症状一般较轻。多在3个月内恢复。

(3)亚临床型:部分患者无明显临床症状,但肝功能有轻度异常。

(4)急性淤胆型:本型实为黄疸型肝炎的一种特殊形式,特点是肝内胆汁淤积性黄疸持续较久,消化道症状轻,肝实质损害不明显。而黄疸很深,多有皮肤瘙痒及粪色变浅,预后良好。

2.实验室检查

(1)常规检查:外周血白细胞总数正常或偏低,淋巴细胞相对增多,偶见异型淋巴细胞,一般不超过10%,这可能是淋巴细胞受病毒抗原刺激后发生的母细胞转化现象。黄疸前期末尿胆原及尿胆红素开始呈阳性反应,是早期诊断的重要依据。血清丙氨酸氨基转移酶(ALT)于黄疸前期早期开始升高,血清胆红素在黄疸前期末开始升高。血清 ALT 高峰在血清胆红素高峰之前,一般在黄疸消退后一至数周恢复正常。急性黄疸型血浆球蛋白常见轻度升高,但随病情恢复而逐渐恢复。急性无黄疸型和亚临床型病例肝功能改变以单项 ALT 轻中度升高为特点。急性淤胆型病例血清胆红素显著升高而 ALT 仅轻度升高,两者形成明显反差,同时伴有血清 ALP 及 GGT 明显升高。

(2)特异性血清学检查:特异性血清学检查是确诊甲型肝炎的主要指标。血清 IgM 型甲型肝炎病毒抗体(抗-HAV-IgM)于发病数日即可检出,黄疸期达到高峰,一般持续 2～4 个月,以后逐渐下降乃至消失。目前临床上主要用酶联免疫吸附法(ELISA)检查血清抗-HAVIgM,以作为早期诊断甲型肝炎的特异性指标。血清抗 HAV-IgM 出现于病程恢复期,较持久,甚至终身阳性,是获得免疫力的标志,一般用于流行病学调查。新近报道应用线性多抗原肽包被进行 ELISA 检测 HAV 感染,其敏感性和特异性分别高于 90% 和 95%。

(三)鉴别要点

本病需与药物性肝炎、传染性单核细胞增多症、钩端螺旋体病、急性结石性胆管炎、原发性胆汁性肝硬化、妊娠期肝内胆汁淤积症、胆总管梗阻、妊娠急性脂肪肝等鉴别。其他如血吸虫病、肝吸虫病肝结核、脂肪肝、肝淤血及原发性肝癌等均可有肝大或 ALT 升高,鉴别诊断时应加以考虑。与乙型、丙型、丁型及戊型病毒型肝炎急性期鉴别除参考流行病学特点及输血史等资料外,主要依据血清抗 HAV-IgM 的检测。

(四)规范化治疗

急性期应强调卧床休息,给予清淡而营养丰富的饮食,外加充足的 B 族维生素及维生素C。进食过少及呕吐者,应每日静脉滴注 10% 葡萄糖液 1000～1500mL,酌情加入能量合剂及10% 氯化钾。热重者可服用茵陈蒿汤、栀子柏皮汤加减;湿重者可服用茵陈胃苓汤加减;湿热并重者宜用茵陈蒿汤和胃苓汤合方加减;肝气郁结者可用逍遥散;脾虚湿困者可用平胃散。

二、乙型病毒性肝炎

慢性乙型病毒性肝炎是由乙型肝炎病毒感染致肝脏发生炎症及肝细胞坏死,持续 6 个月以上而病毒仍未被清除的疾病。我国是慢性乙型病毒性肝炎的高发区,人群中约有 9.09% 为乙型肝炎病毒携带者。该疾病呈慢性进行性发展,间有反复急性发作,可演变为肝硬化、肝癌或肝衰竭等,严重危害人民健康,故对该疾病的早发现、早诊断、早治疗很重要。

(一)病因

1.传染源

传染源主要是有 HBV DNA 复制的急、慢性患者和无症状慢性 HBV 携带者。

2.传播途径

主要通过血清及日常密切接触而传播。血液传播途径除输血及血制品外,可通过注射,刺伤,共用牙刷、剃刀及外科器械等方式传播,经微量血液也可传播。由于患者唾液、精液、初乳、汗液、血性分泌物均可检出 HBsAg,故密切的生活接触可能是重要传播途径。所谓"密切生活接触"可能是由于微小创伤所致的一种特殊经血传播形式,而非消化道或呼吸道传播。另一种重要的传播方式是母婴传播(垂直传播)。生于 HBsAg/HBeAg 阳性母亲的婴儿,HBV 感染率高达95%,大部分在分娩过程中感染,低于10%~20%可能为宫内感染。因此,医源性或非医源性经血液传播,是本病的传播途径。

3.易感人群

感染后患者对同一HBsAg亚型HBV可获得持久免疫力。但对其他亚型免疫力不完全,偶可再感染其他亚型,故极少数患者血清抗HBs(某一亚型感染后)和HBsAg(另一亚型再感染)可同时阳性。

(二)诊断要点

急性肝炎病程超过半年,或原有乙型病毒性肝炎或HBsAg携带史,本次又因同一病原再次出现肝炎症状、体征及肝功能异常者可以诊断为慢性乙型病毒性肝炎。发病日期不明或虽无肝炎病史,但肝组织病理学检查符合慢性乙型病毒性肝炎,或根据症状、体征、化验及B超检查综合分析,亦可做出相应诊断。

1.分型

据HBeAg可分为2型。

(1)HBeAg阳性慢性乙型病毒性肝炎:血清HBsAg、HBV DNA和HBeAg阳性,抗HBe阴性,血清ALT持续或反复升高,或肝组织学检查有肝炎病变。

(2)HBeAg阴性慢性乙型病毒性肝炎:血清HBsAg和HBV DNA阳性,HBeAg持续阴性,抗HBe阳性或阴性,血清ALT持续或反复异常,或肝组织学检查有肝炎病变。

2.分度

根据生化学试验及其他临床和辅助检查结果,可进一步分3度。

(1)轻度:临床症状、体征轻微或阙如,肝功能指标仅1或2项轻度异常。

(2)中度:症状、体征、实验室检查居于轻度和重度之间。

(3)重度:有明显或持续的肝炎症状,如乏力、食欲缺乏、尿黄、便溏等,伴有肝病面容、肝掌、蜘蛛痣脾大,并排除其他原因,且无门静脉高压症者。实验室检查血清ALT和(或)AST反复或持续升高,清蛋白降低或A/G比值异常,球蛋白明显升高。除前述条件外,凡清蛋白不超过32g/L,胆红素大于5倍正常值上限,凝血酶原活动度为40%~60%,胆碱酯酶低于2500U/L,4项检测中有1项达上述程度者即可诊断为重度慢性肝炎。

3.B超检查结果可供慢性乙型病毒性肝炎诊断参考

(1)轻度:B超检查肝脾无明显异常改变。

(2)中度:B超检查可见肝内回声增粗,肝脏和(或)脾脏轻度肿大,肝内管道(主要指肝静脉)走行多清晰,门静脉和脾静脉内径无增宽。

(3)重度:B超检查可见肝内回声明显增粗,分布不均匀;肝表面欠光滑,边缘变钝;肝内管道走行欠清晰或轻度狭窄、扭曲;门静脉和脾静脉内径增宽;脾大;胆囊有时可见"双层征"。

4.组织病理学诊断

包括病因(根据血清或肝组织的肝炎病毒学检测结果确定病因)、病变程度及分级分期结果。

(三)鉴别要点

本病应与慢性丙型病毒性肝炎、嗜肝病毒感染所致肝损害、酒精性及非酒精性肝炎、药物性肝炎、自身免疫性肝炎、肝硬化、肝癌等鉴别。

(四)规范化治疗

1.治疗的总体目标

最大限度地长期抑制或消除乙肝病毒,减轻肝细胞炎症坏死及肝纤维化,延缓和阻止疾病进展,减少和防止肝脏失代偿、肝硬化、肝癌及其并发症的发生,从而改善生活质量和延长存活时间。主要包括抗病毒、免疫调节、抗感染保肝、抗纤维化和对症治疗,其中抗病毒治疗是关键,只要有适应证,且条件允许,就应进行规范的抗病毒治疗。

2.抗病毒治疗的一般适应证

(1)HBV DNA$\geqslant 2\times10^4$ U/mL(HBeAg 阴性者为不低于 2×10^3 U/mL)。

(2)ALT$\geqslant 2\times$正常上限(ULN);如用干扰素治疗,ALT 应不高于 $10\times$ULN,血总胆红素水平应低于 $2\times$ULN。

(3)如 ALT$<2\times$ULN,但肝组织学显示 Knodell HAI$\geqslant 4$,或$\geqslant$G2。

具有(1)并有(2)或(3)的患者应进行抗病毒治疗;对达不到上述治疗标准者,应监测病情变化,如持续 HBV DNA 阳性,且 ALT 异常,也应考虑抗病毒治疗。ULN 为正常参考值上限。

3.HBeAg 阳性慢性乙型肝炎患者

对于 HBV DNA 定量不低于 2×10^4 U/mL,ALT 水平不低于 $2\times$ULN 者,或 ALT$<2\times$ULN,但肝组织学显示 Knodell HAI$\geqslant 4$,或$\geqslant$G2 炎症坏死者,应进行抗病毒治疗。可根据具体情况和患者的意愿,选用 IFN$-\alpha$,ALT 水平应低于 $10\times$ULN,或核苷(酸)类似物治疗。对 HBV DNA 阳性但低于 2×10^4 U/mL 者,经监测病情 3 个月,HBV DNA 仍未转阴,且 ALT 异常,则应抗病毒治疗。

(1)普通 IFN$-\alpha$:5 MU(可根据患者的耐受情况适当调整剂量),每周 3 次或隔日 1 次,皮下或肌内注射,一般疗程为 6 个月。如有应答,为提高疗效亦可延长疗程至 1 年或更长。应注意剂量及疗程的个体化。如治疗 6 个月无应答者,可改用其他抗病毒药物。

(2)聚乙二醇干扰素 $\alpha-2a$:180μg,每周 1 次,皮下注射,疗程 1 年。剂量应根据患者耐受性等因素决定。

(3)拉米夫定:100mg,每日 1 次,口服。治疗 1 年时,如 HBV DNA 检测不到(PCR 法)或低于检测下限、ALT 复常、HBeAg 转阴但未出现抗$-$HBe 者,建议继续用药直至 HBeAg 血清学转归,经监测 2 次(每次至少间隔 6 个月)仍保持不变者可以停药,但停药后需密切监测肝脏生化学和病毒学指标。

(4)阿德福韦酯:10mg,每日 1 次,口服。疗程可参照拉米夫定。

(5)恩替卡韦:0.5mg(对拉米夫定耐药患者 1mg),每日 1 次,口服。疗程可参照拉米夫定。

4.HBeAg 阴性慢性乙型肝炎患者

HBV DNA 定量不低于 2×10^3 U/mL,ALT 水平不低于 $2\times$ULN 者,或 ALT$<$2ULN,但肝组织学检查显示 Knodell HAI$\geqslant 4$,或 G2 炎症坏死者,应进行抗病毒治疗。由于难以确定治疗终点,因此,应治疗至检测不出 HBV DNA(PCR 法),ALT 复常。此类患者复发率高,疗程

宜长,至少为 1 年。

因需要较长期治疗,最好选用 IFN-α(ALT 水平应低于 10×ULN)或阿德福韦酯或恩替卡韦等耐药发生率低的核苷(酸)类似物治疗。

对达不到上述推荐治疗标准者,则应监测病情变化,如持续 HBV DNA 阳性,且 ALT 异常,也应考虑抗病毒治疗。

(1)普通 IFN-α:5MU,每周 3 次或隔日 1 次,皮下或肌内注射,疗程至少 1 年。

(2)聚乙二醇干扰素 α-2a:180μg,每周 1 次,皮下注射,疗程至少 1 年。

(3)阿德福韦酯:10mg,每日 1 次,口服,疗程至少 1 年。当监测 3 次(每次至少间隔 6 个月)HBV DNA 检测不到(PCR 法)或低于检测下限和 ALT 正常时可以停药。

(4)拉米夫定:100mg,每日 1 次,口服,疗程至少 1 年。治疗终点同阿德福韦酯。

(5)恩替卡韦:0.5mg(对拉米夫定耐药患者 1mg),每日 1 次,口服。疗程可参照阿德福韦酯。

5.应用化疗和免疫抑制剂治疗的患者

对于因其他疾病而接受化疗、免疫抑制剂(特别是肾上腺糖皮质激素)治疗的 HBsAg 阳性者,即使 HBV DNA 阴性和 ALT 正常,也应在治疗前 1 周开始服用拉米夫定,每日 100mg,化疗和免疫抑制剂治疗停止后,应根据患者病情决定拉米夫定停药时间。对拉米夫定耐药者,可改用其他已批准的能治疗耐药变异的核苷(酸)类似物。核苷(酸)类似物停用后可出现复发,甚至病情恶化,应十分注意。

6.其他特殊情况的处理

(1)经过规范的普通 IFN-α 治疗无应答患者,再次应用普通 IFN-α 治疗的疗效很低。可试用聚乙二醇干扰素 α-2a 或核苷(酸)类似物治疗。

(2)强化治疗指在治疗初始阶段每日应用普通 IFN-α,连续 2~3 周后改为隔日 1 次或每周 3 次的治疗。目前对此疗法意见不一,因此不予推荐。

(3)应用核苷(酸)类似物发生耐药突变后的治疗,拉米夫定治疗期间可发生耐药突变,出现"反弹",建议加用其他已批准的能治疗耐药变异的核苷(酸)类似物,并重叠 1~3 个月或根据 HBV DNA 检测阴性后撤换拉米夫定,也可使用 IFN-α(建议重叠用药 1~3 个月)。

(4)停用核苷(酸)类似物后复发者的治疗,如停药前无拉米夫定耐药,可再用拉米夫定治疗,或其他核苷(酸)类似物治疗。如无禁忌证,亦可用 IFN-α 治疗。

7.儿童患者间隔

12 岁以上慢性乙型病毒性肝炎患儿,其普通 IFN-α 治疗的适应证、疗效及安全性与成人相似,剂量为 $3\sim6\mu U/m^2$,最大剂量不超过 $10\mu U/m^2$。在知情同意的基础上,也可按成人的剂量和疗程用拉米夫定治疗。

三、丙型病毒性肝炎

慢性丙型病毒性肝炎是一种主要经血液传播的疾病,是由丙型肝炎病毒(HCV)感染导致的慢性传染病。

慢性 HCV 感染可导致肝脏慢性炎症坏死,部分患者可发展为肝硬化甚至肝细胞癌(HCC),严重危害人民健康,已成为严重的社会和公共卫生问题。

(一)病因

1.传染源

主要为急、慢性患者和慢性 HCV 携带者。

2.传播途径

与乙型肝炎相同,主要有以下 3 种。

(1)通过输血或血制品传播:由于 HCV 感染者病毒血症水平低,所以输血和血制品(输 HCV 数量较多)是最主要的传播途径。

经初步调查,输血后非甲非乙型肝炎患者血清丙型肝炎抗体(抗 HCV)阳性率高达80% 以上,已成为大多数(80%~90%)输血后肝炎的原因。但供血员血清抗-HCV 阳性率较低,欧美各国为 0.35%~1.4%,故目前公认,反复输入多个供血员血液或血制品者更易发生丙型肝炎,输血 3 次以上者感染 HCV 的危险性增高 2~6 倍。

国内曾因单采血浆回输血细胞时污染,造成丙型肝炎暴发流行,经 2 年以上随访,血清抗-HCV 阳性率达到 100%。1989 年国外综合资料表明,抗 HCV 阳性率在输血后非甲非乙型肝炎患者为 85%,血源性凝血因子治疗的血友病患者为 60%~70%,静脉药瘾患者为 50%~70%。

(2)通过非输血途径传播:丙型肝炎亦多见于非输血人群,主要通过反复注射、针刺、含 HCV 血液反复污染皮肤黏膜隐性伤口及性接触等其他密切接触方式而传播。这是世界各国广泛存在的散发性丙型肝炎的传播途径。

(3)母婴传播:要准确评估 HCV 垂直传播很困难,因为在新生儿中所检测到的抗 HCV 实际可能来源于母体(被动传递)。检测 HCVRNA 提示,HGV 有可能由母体传播给新生儿。

3.易感人群

对 HCV 无免疫力者普遍易感。在西方国家,除反复输血者外,静脉药瘾者、同性恋等混乱性接触者及血液透析患者丙型肝炎发病率较高。本病可发生于任何年龄,一般儿童和青少年 HCV 感染率较低,中青年次之。男性 HCV 感染率大于女性。HCV 多见于 16 岁以上人群。HCV 感染恢复后血清抗体水平低,免疫保护能力弱,有再次感染 HCV 的可能性。

(二)诊断要点

1.诊断依据

HCV 感染超过 6 个月,或发病日期不明、无肝炎史,但肝脏组织病理学检查符合慢性肝炎,或根据症状、体征、实验室及影像学检查结果综合分析,做出诊断。

2.病变程度判定

慢性肝炎按炎症活动度(G)可分为轻、中、重 3 度,并应标明分期(S)。

(1)轻度慢性肝炎(包括原慢性迁延性肝炎及轻型慢性活动性肝炎):$G_{1\sim2}$,$S_{0\sim2}$。①肝细胞变性,点、灶状坏死或凋亡小体。②汇管区有(无)炎症细胞浸润、扩大,有或无局限性碎屑坏死(界面肝炎)。③小叶结构完整。

(2)中度慢性肝炎(相当于原中型慢性活动性肝炎):G_3,$S_{1\sim3}$。①汇管区炎症明显,伴中度碎屑坏死。②小叶内炎症严重,融合坏死或伴少数桥接坏死。③纤维间隔形成,小叶结构大部分保存。

(3)重度慢性肝炎(相当于原重型慢性活动性肝炎):G_4,$S_{2\sim4}$。①汇管区炎症严重或伴重度碎屑坏死。②桥接坏死累及多数小叶。③大量纤维间隔,小叶结构紊乱,或形成早期肝硬化。

3.组织病理学诊断

包括病因(根据血清或肝组织的肝炎病毒学检测结果确定病因)、病变程度及分级分期结果,如病毒性肝炎,丙型,慢性,中度,G_3/S_4。

(三)鉴别要点

本病应与慢性乙型病毒性肝炎、药物性肝炎、酒精性肝炎、非酒精性肝炎、自身免疫性肝炎、病毒感染所致肝损害、肝硬化、肝癌等鉴别。

(四)规范化治疗

1.抗病毒治疗的目的

清除或持续抑制体内的HCV,以改善或减轻肝损害,阻止进展为肝硬化、肝衰竭或HCC,并提高患者的生活质量。治疗前应进行HCV RNA基因分型(1型和非1型)和血中HCV RNA定量,以决定抗病毒治疗的疗程和利巴韦林的剂量。

2.HCV RNA基因为1型或(和)HCV RNA定量不低于4×10^5U/mL者

可选用下列方案之一。

(1)聚乙二醇干扰素α联合利巴韦林治疗方案:聚乙二醇干扰素α-2a 180μg,每周1次,皮下注射,联合口服利巴韦林1000mg/d,至12周时检测HCV RNA。①如HCV RNA下降幅度少于2个对数级,则考虑停药。②如HCV RNA定性检测为阴转,或低于定量法的最低检测限。继续治疗至48周。③如HCVRNA未转阴,但下降超过2个对数级,则继续治疗到24周。如24周时HCVRNA转阴,可继续治疗到48周;如果24周时仍未转阴,则停药观察。

(2)普通IFN-α联合利巴韦林治疗方案:IFN-α 3~5MU,隔日1次,肌内或皮下注射,联合口服利巴韦林1000mg/d,建议治疗48周。

(3)不能耐受利巴韦林不良反应者的治疗方案:可单用普通IFN-α复合IFN或PEG-IFN,方法同上。

3.HCV RNA基因为非1型或(和)HCV RNA定量小于4×10^5U/mL者

可采用以下治疗方案之一。

(1)聚乙二醇干扰素α联合利巴韦林治疗方案:聚乙二醇干扰素α-2a 180μg,每周1次,皮下注射,联合应用利巴韦林800mg/d,治疗24周。

(2)普通IFN-α联合利巴韦林治疗方案:IFN-α 3mU,每周3次,肌内或皮下注射,联合应用利巴韦林800~1000mg/d,治疗24~48周。

(3)不能耐受利巴韦林不良反应者的治疗方案:可单用普通IFN-α或聚乙二醇干扰素α。

四、丁型病毒性肝炎

丁型病毒型肝炎是由于丁型肝炎病毒(HDV)与HBV共同感染引起的以肝细胞损害为主的传染病,呈世界性分布,易使肝炎慢性化和重型化。

(一)病因

HDV感染呈全球性分布。意大利是HDV感染的发现地。地中海沿岸、中东地区、非洲和南美洲亚马孙河流域是 HDV 感染的高流行区。HDV 感染在地方性高发区的持久流行,是由 HDV 在 HBsAg 携带者之间不断传播所致。除南欧为地方性高流行区之外,其他发达国家 HDV 感染率一般只占 HBsAg 携带者的 5% 以下。

发展中国家 HBsAg 携带者较高,有引起 HDV 感染传播的基础。我国各地 HBsAg 阳性者中 HDV 感染率为 0~32%,北方偏低,南方较高。活动性乙型慢性肝炎和重型肝炎患者 HDV 感染率明显高于无症状慢性 HBsAg 携带者。

1.传染源

主要是急、慢性丁型肝炎患者和 HDV 携带者。

2.传播途径

输血或血制品是传播 HDV 的最重要途径之一。其他包括经注射和针刺传播,日常生活密切接触传播,以及围生期传播等。我国 HDV 传播方式以生活密切接触为主。

3.易感人群

HDV 感染分两种类型:①HDV/HBV 同时感染,感染对象是正常人群或未接受 HBV 感染的人群。②HDV/HBV 重叠感染,感染对象是已受 HBV 感染的人群,包括无症状慢性 HBsAg 携带者和乙型肝炎患者,他们体内含有 HBV 及 HBsAg,一旦感染 HDV,极有利于 HDV 的复制,所以这一类人群对 HDV 的易感性更强。

（二）诊断要点

我国是 HBV 感染高发区,应随时警惕 HDV 感染。HDV 与 HBV 同时感染所致急性丁型肝炎,仅凭临床资料不能确定病因。

凡无症状慢性 HBsAg 携带者突然出现急性肝炎样症状、重型肝炎样表现或迅速向慢性肝炎发展者,以及慢性乙型肝炎病情突然恶化而陷入肝衰竭者,均应想到 HDV 重叠感染,及时进行特异性检查,以明确病因。

1.临床表现

HDV 感染一般只与 HBV 感染同时发生或继发于 HBV 感染者中,故其临床表现部分取决于 HBV 感染状态。

(1)HDV 与 HBV 同时感染(急性丁型肝炎):潜伏期为 6~12 周,其临床表现与急性自限性乙型肝炎类似,多数为急性黄疸型肝炎。在病程中可先后发生两次肝功能损害,即血清胆红素和转氨酶出现两个高峰。整个病程较短,HDV 感染常随 HBV 感染终止而终止,预后良好,很少向重型肝炎、慢性肝炎或无症状慢性 HDV 携带者发展。

(2)HDV 与 HBV 重叠感染:潜伏期为 3~4 周。其临床表现轻重悬殊,复杂多样。①急性肝炎样丁型肝炎:在无症状慢性 HBsAg 携带者基础上重叠感染 HDV 后,最常见的临床表现形式是急性肝炎样发作,有时病情较重,血清转氨酶持续升高达数月之久,或血清胆红素及转氨酶升高呈双峰曲线。在 HDV 感染期间,血清 HBsAg 水平常下降,甚至转阴,有时可使 HBsAg 携带状态结束。②慢性丁型肝炎:无症状慢性 HBsAg 携带者重叠感染 HDV 后,更容易发展成慢性肝炎。慢性化后发展为肝硬化的进程较快。早期认为丁型肝炎不易转化为肝癌,近年来在病理诊断为原发性肝癌的患者中,HDV 标志阳性者可达 11%~22%,故丁型肝炎与原发性肝癌的关系不容忽视。

（3）重型丁型肝炎：在无症状慢性 HBsAg 携带者基础上重叠感染 HDV 时，颇易发展成急性或亚急性重型肝炎。在"暴发性肝炎"中，HDV 感染标志阳性率高达 21%～60%，认为 HDV 感染是促成大块肝坏死的一个重要因素。

按国内诊断标准，这些"暴发性肝炎"应包括急性和亚急性重型肝炎。HDV 重叠感染易使原有慢性乙型肝炎病情加重。如有些慢性乙型肝炎患者，病情本来相对稳定或进展缓慢，血清 HDV 标志转阳，临床状况可突然恶化，继而发生肝衰竭，甚至死亡，颇似慢性重型肝炎，这种情况国内相当多见。

2.实验室检查

近年丁型肝炎的特异诊断方法日臻完善，从受检者血清中检测到 HDAg 或 HDV RNA，或从血清中检测抗－HDV，均为确诊依据。

（三）鉴别要点

应注意与慢性重型乙型病毒型肝炎相鉴别。

（四）规范化治疗

丁型病毒性肝炎以护肝对症治疗为主。近年研究表明，IFN－α 可能抑制 HDV RNA 复制，经治疗后，可使部分病例血清 DHVRNA 转阴，所用剂量宜大，疗程宜长。目前 IFN－α 是唯一可供选择的治疗慢性丁型肝炎的药物，但其疗效有限。IFN－α 900 万 U。每周 3 次，或者每日 500 万 U，疗程 1 年，能使 40%～70% 的患者血清中 HDV RNA 消失，但是抑制 HDV 复制的作用很短暂，停止治疗后 60%～97% 的患者复发。

五、戊型病毒性肝炎

戊型病毒型肝炎原称肠道传播的非甲非乙型肝炎或流行性非甲非乙型肝炎，其流行病学特点及临床表现颇像甲型肝炎，但两者的病因完全不同。

（一）病因

戊型肝炎流行最早发现于印度，开始疑为甲型肝炎，但回顾性血清学分析，证明既非甲型肝炎，也非乙型肝炎。

本病流行地域广泛，在发展中国家以流行为主，发达国家以散发为主。其流行特点与甲型肝炎相似，传染源是戊型肝炎患者和阴性感染患者，经粪－口传播。潜伏期末和急性期初传染性最强。

流行规律大体分 2 种：一种为长期流行，常持续数月，可长达 20 个月，多由水源不断污染所致；另一种为短期流行，约 1 周即止，多为水源一次性污染引起。与甲型肝炎相比，本病发病年龄偏大，16～35 岁者占 75%，平均 27 岁。孕妇易感性较高。

（二）诊断要点

流行病学资料临床特点和常规实验室检查仅作临床诊断参考，特异血清病原学检查是确诊依据，同时排除 HAV、HBV、HCV 感染。

1.临床表现

本病潜伏期 15～75 日，平均约 6 周。绝大多数为急性病例，包括急性黄疸型和急性无黄疸型肝炎，两者比例约为 1∶13。临床表现与甲型肝炎相似，但其黄疸前期较长，症状较重。除淤胆型病例外，黄疸常于一周内消退。戊型肝炎胆汁淤积症状（如灰浅色大便、全身瘙痒等）

较甲型肝炎为重,大约 20% 的急性戊型肝炎患者会发展成淤胆型肝炎。部分患者有关节疼痛。

2.实验室检查

用戊型肝炎患者急性期血清 IgM 型抗体建立 ELISA 法,可用于检测拟诊患者粪便内的 HEAg,此抗原在黄疸出现第 14～18d 的粪便中较易检出,但阳性率不高。用荧光素标记戊型肝炎恢复期血清 IgG,以实验动物 HEAg 阳性肝组织作抗原片,进行荧光抗体阻断实验,可用于检测血清戊型肝炎抗体(抗-HEV),阳性率 50%～100%。但本法不适用于临床常规检查。

用重组抗原或合成肽原建立 ELISA 法检测血清抗-HEV,已在国内普遍开展,敏感性和特异性均较满意。用本法检测血清抗 HEV-IgM,对诊断现症戊型肝炎更有价值。

(三)鉴别要点

应注意与 HAV、HBV、HCV 相鉴别。

(四)规范化治疗

急性期应强调卧床休息,给予清淡而营养丰富的饮食,外加充足的 B 族维生素及维生素 C。

HEV ORF2 结构蛋白可用于研制有效疫苗,并能对 HEV 株提供交叉保护。HEV ORF2 蛋白具有较好的免疫原性,用其免疫猕猴能避免动物发生戊型肝炎和 HEV 感染。该疫苗正在研制,安全性和有效性正在评估。

六、护理措施

(1)甲、戊型肝炎进行消化道隔离;急性乙型肝炎进行血液(体液)隔离至 HBsAg 转阴;慢性乙型和丙型肝炎患者应分别按病毒携带者管理。

(2)向患者及家属说明休息是肝炎治疗的重要措施。重型肝炎、急性肝炎、慢性活动期应卧床休息;慢性肝炎病情好转后,体力活动以不感疲劳为度。

(3)急性期患者宜进食清淡、易消化的饮食,蛋白质以营养价值高的动物蛋白为主 1.0～1.5g/(kg·d);慢性肝炎患者宜进高蛋白、高热量、高维生素易消化饮食,蛋白质 1.5～2.0g/(kg·d);重症肝炎患者宜低脂、低盐、易消化饮食,有肝性脑病先兆者应限制蛋白质摄入,蛋白质摄入小于 0.5g/(kg·d);合并腹腔积液、少尿者,钠摄入限制在 0.5g/d。

(4)各型肝炎患者均应戒烟和禁饮酒。

(5)皮肤瘙痒者及时修剪指甲,避免搔抓,防止皮肤破损。

(6)应向患者解释注射干扰素后可出现发热、头痛、全身酸痛等"流感样综合征",体温常随药物剂量增大而增高,不良反应随治疗次数增加而逐渐减轻。发热时多饮水、休息,必要时按医嘱对症处理。

(7)密切观察有无皮肤瘀点、瘀斑、牙龈出血、便血等出血倾向;观察有无性格改变、计算力减退、嗜睡、烦躁等肝性脑病的早期表现。如有异常及时报告医师。

(8)让患者家属了解肝病患者易生气、易急躁的特点,对患者要多加宽容理解;护理人员多与患者热情、友好交谈沟通,缓解患者焦虑、悲观、抑郁等心理问题;向患者说明保持豁达、乐观的心情对于肝脏疾病的重要性。

七、应急措施

(一)消化道出血

(1)立即取平卧位,头偏向一侧,保持呼吸道通畅,防止窒息。

(2)通知医师,建立静脉液路。

(3)合血、吸氧、备好急救药品及器械,准确记录出血量。

(4)监测生命体征的变化,观察有无四肢湿冷、面色苍白等休克体征的出现,如有异常,及时报告医师并配合抢救。

(二)肝性脑病

(1)如有烦躁,做好保护性措施,必要时给予约束,防止患者自伤或伤及他人。

(2)昏迷者,平卧位,头偏向一侧,保持呼吸道通畅。

(3)吸氧,密切观察神志和生命体征的变化,定时翻身。

(4)遵医嘱给予准确及时的治疗。

八、健康教育

(1)宣传各类型病毒性肝炎的发病及传播知识,重视预防接种的重要性。

(2)对于急性肝炎患者要强调彻底治疗的重要性及早期隔离的必要性。

(3)慢性患者、病毒携带者及家属采取适当的家庭隔离措施,对家中密切接触者鼓励尽早进行预防接种。

(4)应用抗病毒药物者必须在医师的指导、监督下进行,不得擅自加量或停药,并定期检查肝功能和血常规。

(5)慢性肝炎患者出院后避免过度劳累、酗酒、不合理用药等,避免反复发作,并定期监测肝功能。

(6)对于乙肝病毒携带者禁止献血和从事饮食、水管、托幼等工作。

第二篇 外科护理

第三章　神经外科疾病的护理

第一节　脑出血

脑出血是指原发于脑实质内的出血,主要发生于高血压和动脉硬化的患者。脑出血多发生于55岁以上的老年人,多数患者有高血压史。常在情绪激动或活动用力时突然发病,出现头痛、呕吐、偏瘫及不同程度昏迷等。

一、主要护理问题

(一)疼痛

疼痛与颅内血肿压迫有关。

(二)生活自理能力缺陷

生活自理能力缺陷与长期卧床有关。

(三)脑组织灌注异常

脑组织灌注异常与术后脑水肿有关。

(四)有皮肤完整性受损的危险

有皮肤完整性受损的危险与昏迷、术后长期卧床有关。

(五)躯体移动障碍

躯体移动障碍与出血所致脑损伤有关。

(六)清理呼吸道无效

清理呼吸道无效与长期卧床所致的机体抵抗力下降有关。

(七)有受伤的危险

有受伤的危险与术后癫痫发作有关。

二、护理措施

(一)术前护理

(1)密切监测病情变化,包括意识、瞳孔、生命体征变化及肢体活动情况,定时监测呼吸、体温、脉搏、血压等,发现异常(瞳孔不等大、呼吸不规则、血压高、脉搏缓慢),及时报告医师立即抢救。

(2)绝对卧床休息,取头高位,15°～30°角,头置冰袋可控制脑水肿,降低颅内压,利于静脉回流。吸氧可改善脑缺氧,减轻脑水肿。翻身时动作要轻,尽量减少搬动,加床档以防坠床。

(3)神志清楚的患者谢绝探视,以免情绪激动。

(4)脑出血昏迷的患者24～48h内禁食,以防止呕吐物反流至气管造成窒息或吸入性肺炎,以后按医嘱进行鼻饲。

(5)加强排泄护理:若患者有尿潴留或不能自行排尿,应进行导尿,并留置尿管,定时更换尿袋,注意无菌操作,每日会阴冲洗1~2次,便秘时定期给予通便药或食用一些粗纤维的食物,嘱患者排便时勿用力过猛,以防再出血。

(6)遵医嘱静脉快速输注脱水药物,降低颅内压,适当使用降压药,使血压保持在正常水平,防止高血压引起再出血。

(7)预防并发症。

加强皮肤护理,每日小擦澡1~2次,定时翻身,每2h翻身1次,床铺干净平整,对骨隆突处的皮肤要经常检查和按摩,防止发生压力性损伤。

加强呼吸道管理,保持口腔清洁,口腔护理每日1~2次;患者有咳痰困难,要勤吸痰,保持呼吸道通畅;若患者呕吐,应使其头偏向一侧,以防发生误吸。

急性期应保持偏瘫肢体的生理功能位。恢复期应鼓励患者早期进行被动活动和按摩,每日2~3次,防止瘫痪肢体的挛缩畸形和关节的强直疼痛,以促进神经功能的恢复,对失语的患者应进行语言方面的锻炼。

(二)术后护理

1.卧位

患者清醒后抬高床头15°~30°角,以利于静脉回流,减轻脑水肿,降低颅内压。

2.病情观察

严密监测生命体征,特别是意识及瞳孔的变化。术后24h内易再次脑出血,如患者意识障碍继续加重、同时脉搏缓慢、血压升高,要考虑再次脑出血可能,应及时通知医师。

3.应用脱水剂的注意事项

临床常用的脱水剂一般是20%甘露醇,滴注时注意速度,一般20%甘露醇250mL应在20~30min内输完,防止药液渗漏于血管外,以免造成皮下组织坏死;不可与其他药液混用;血压过低时禁止使用。

4.血肿腔引流的护理

注意引流液量的变化,若引流量突然增多,应考虑再次脑出血。

5.保持出入量平衡

术后注意补液速度不宜过快,根据出量补充入量,以免入量过多,加重脑水肿。

6.功能锻炼

术后患者常出现偏瘫和失语,加强患者的肢体功能锻炼和语言训练。协助患者进行肢体的被动活动,进行肌肉按摩,防止肌肉萎缩。

(三)健康指导

1.清醒患者

(1)应避免情绪激动,去除不安、恐惧、愤怒、忧虑等不利因素,保持心情舒畅。

(2)饮食清淡,多吃含水分、含纤维素多的食物;多食蔬菜、水果。忌烟、酒及辛辣、刺激性强的食物。

(3)定期测量血压,复查病情,及时治疗可能并存的动脉粥样硬化、高脂血症、冠心病等。

(4)康复活动。

应规律生活,避免劳累、熬夜、暴饮暴食等不利因素,保持心情舒畅,注意劳逸结合。

坚持适当锻炼。康复训练过程艰苦而漫长（一般为 1～3 年,长者需终生训练）,需要信心、耐心、恒心,在康复医师指导下,循序渐进、持之以恒。

2.昏迷患者

(1)昏迷患者注意保持皮肤清洁、干燥,每日床上擦浴,定时翻身,防止压力性损伤形成。

(2)每日坚持被动活动,保持肢体功能位置。

(3)防止气管切开患者出现呼吸道感染。

(4)不能经口进食者,应注意营养液的温度、保质期以及每日的出入量是否平衡。

(5)保持大小便通畅。

(6)定期高压氧治疗。

第二节　颅脑损伤

颅脑损伤是暴力直接或间接作用于头部引起颅骨及脑组织的损伤。可分为开放性颅脑损伤和闭合性颅脑损伤。颅底骨折可出现脑脊液耳漏、鼻漏。脑干损伤时可出现意识障碍、去大脑强直,严重时发生脑疝危及生命。颅脑损伤的临床表现为意识障碍、头痛、恶心、呕吐、癫痫发作、肢体瘫痪、感觉障碍、失语及偏盲等。重度颅脑损伤以紧急抢救、纠正休克、清创抗感染及手术为主要治疗方法。

一、颅脑损伤的分型

目前,国际上通用的是(glasgow coma scale)简称 GCS 方法。是 1974 年英国 Glasgow 市一些学者设计的一种脑外伤昏迷评分法,经改进后被推广,现成为国际上公认评判脑外伤严重程度的准绳,统一了对脑外伤严重程度的目标标准。根据 GCS 对昏迷患者检查睁眼、言语和运动反应进行综合评分。

正常总分为 15 分,病情越重,积分越低,最低 3 分。总分越低表明意识障碍越重,伤情越重。总分在 8 分以下表明已达昏迷阶段。

我国的颅脑损伤分型大致划分为:轻型、中型、重型,(其中包括特重型)。轻型 13～15 分,意识障碍时间在 30min 内;中型 9～12 分,意识模糊至浅昏迷状态,意识障碍时间在 12h 以内;重型 5～8 分,意识呈昏迷状态,意识障碍时间大于 12h;特重型 3～5 分,伤后持续深昏迷。

(一)轻型(单纯脑震荡)

(1)原发意识障碍时间在 30min 内。

(2)只有轻度头痛、头晕等自觉症状。

(3)神经系统和脑脊液检查无明显改变。

(4)可无或有颅骨骨折。

(二)中型(轻的脑挫裂伤)

(1)原发意识障碍时间不超过 12h。

(2)生命体征可有轻度改变。

(3)有轻度神经系统阳性体征,可有或无颅骨骨折。

(三)重型(广泛脑挫伤和颅内血肿)

(1)昏迷时间在12h以上,意识障碍逐渐加重或有再昏迷的表现。

(2)生命体征有明显变化,即出现急性颅内压增高症状。

(3)有明显神经系统阳性体征。

(4)可有广泛颅骨骨折。

(四)特重型(有严重脑干损伤和脑干衰竭现象者)

(1)伤后持续深昏迷。

(2)生命体征严重紊乱或呼吸已停止者。

(3)出现去大脑强直,双侧瞳孔散大等体征者。

二、重型颅脑损伤的护理

(一)卧位

依患者伤情取不同卧位。

(1)低颅压患者适取平卧,如头高位时则头痛加重。

(2)颅内压增高时,宜取头高位,以利颈静脉回流,减轻颅内压。

(3)脑脊液漏时,取平卧位或头高位。

(4)重伤昏迷患者取平卧、侧卧与侧俯卧位,以利口腔与呼吸道分泌物向外引流,保持呼吸道通畅。

(5)休克时取平卧或头低卧位,时间不宜过长,避免增加颅内淤血。

(二)营养的维持与补液

重型颅脑损伤的患者由于创伤修复、感染和高热等原因,机体消耗量增加,维持营养及水电解质平衡极为重要。

(1)伤后2~3d内一般予以禁食,每日静脉输液量1500~2000mL,不宜过多或过快,以免加重脑水肿与肺水肿。

(2)应用脱水剂甘露醇时应快速输入。

(3)出血性休克的患者宜先输血。严重脑水肿患者先用脱水剂后酌情输液,补液须缓慢限制入液量,以免脑水肿加重。

(4)脑损伤患者输浓缩人血清蛋白与血浆,既能增高血浆蛋白,也有利于减轻脑水肿。

(5)长期昏迷,营养与水分摄入不足,可输氨基酸、脂肪乳剂、间断小量输血。

(6)准确记录出入量。

(7)颅脑伤可致消化吸收功能减退,肠鸣音恢复后,可用鼻饲给予高蛋白、高热量、高维生素和易于消化的流质,常用混合奶(每1000mL所含热量约4.6kJ)或要素饮食用输液泵维持。

(8)患者吞咽反射恢复后,即可试行喂食,开始少量饮水,确定吞咽功能正常后,可喂少量流质饮食,逐渐增加,使胃肠功能逐渐适应,防止发生消化不良或腹泻。

(三)呼吸系统护理

(1)保持呼吸道通畅,防止缺氧、窒息及预防肺部感染。

(2)氧疗:术后(或入监护室后)常规持续吸氧3~7d,中等浓度吸氧(氧流量2~4L/min)。

（3）观察呼吸音和呼吸频率、节律并准确描述记录。

（4）深昏迷或长期昏迷、舌后坠影响呼吸道通畅者，早期行气管切开术。

（5）做好切开后护理，监护室做好空气消毒隔离，保持一定温度和湿度（温度 22～25℃左右，相对湿度约 60%）。

（6）吸痰要及时，按无菌操作，吸痰要充分和有效，动作要轻，防止损伤支气管黏膜，一次性吸痰管可防止交叉感染。一人一盘，每吸一次戴无菌手套，气管内滴入稀释的糜蛋白酶＋生理盐水＋庆大霉素有利于黏稠痰液的排出。

（7）做好给氧，辅助呼吸：呼吸异常，可给氧或进行辅助呼吸，呼吸频率每分钟少于 9 次或超过 30 次，血气分析氧分压过低，二氧化碳分压过高，呼吸无力，及呼吸不整等都是呼吸异常之征象。通过吸氧及浓度调整，使 PaO_2 维持在 1.3kPa 以上，$PaCO_2$ 保持在 3.3～4kPa 代谢性酸中毒者静脉补充碳酸氢钠，代谢性碱中毒者可用静脉补生理盐水给予纠正。

（四）颅内伤情监护

重点是防治继发病理变化，在颅内血肿清除后脑水肿是颅脑损伤后最突出的继发变化，伤后 48～72h 达到高峰，采用甘露醇或呋塞米＋清蛋白 1/6h 交替使用。

（1）意识的判断：①清醒：回答问题正确，判断力和定向力正确。②模糊：意识蒙眬，可回答简单话但不一定确切，判断力和定向力差，伤员呈嗜睡状。③浅昏迷：意识丧失，对痛刺激尚有反应、角膜、吞咽反射和病理反射均尚存在。④深昏迷：对痛的刺激已无反应，生理反射和病理反射均消失，可出现去脑强直、尿潴留或充溢性失禁。如发现伤员由清醒转为嗜睡或躁动不安，或有进行性意识障碍重时，可考虑有颅内压增高表现，可能有颅内血肿形成，要及时采取措施。应早行 CT 扫描确定是否颅内血肿。对原发损伤的程度和继发性损伤的发生、发展均是最可靠的指标。避免过度刺激和连续护理操作，以免引起颅内压持续升高。

（2）严密观察瞳孔（大小、对称、对光反射）变化，病情变化往往在瞳孔细微变化中发现：如瞳孔对称性缩小并有颈项强直、头剧痛等脑膜刺激征，常为伤后出现的蛛网膜下隙出血，可作腰椎穿刺放出 1～2mL 脑脊液证实。如双侧瞳孔针尖样缩小、光反应迟钝，伴有中枢性高热，深昏迷则多为脑桥损害。如瞳孔光反应消失、眼球固定，伴深昏迷和颈项强直，多为原发性脑干伤。伤后伤侧瞳孔先短暂缩小继之散大，伴对侧肢体运动障碍，则往往提示伤侧颅内血肿。如一侧瞳孔进行性散大，光反射逐渐消失，伴意识障碍加重、生命体征紊乱和对侧肢体瘫痪，是脑疝的典型改变。如瞳孔对称性扩大、对光反射消失则伤员已濒危。

（3）生命体征对颅内继发伤的反映，以呼吸变化最为敏感和多变。颅脑损伤对呼吸功能的影响主要有：①脑损伤直接导致中枢性呼吸障碍。②间接影响呼吸道发生支气管黏膜下水肿出血、意识障碍者，呼吸道分泌物不能主动排出、咳嗽和吞咽功能降低，引起呼吸道梗阻性通气障碍。③可引起肺部充血、淤血、水肿和神经源性肺水肿致换气障碍，伤后脑细胞脆弱，血氧供给不足将加重脑细胞损害，呼吸功能障碍是颅脑外伤最常见的死亡原因，加强呼吸功能的监护对脑保护是至关重要的。

（4）护理操作时避免引起颅内压变化，头部抬高 30°角，保持中位，避免前屈、过伸、侧转（均影响脑部静脉回流），避免胸腹腔压升高，如咳嗽、吸痰、抽搐（胸腹腔内压增高可致脑血流量增高）。

(5)掌握和准确执行脱水治疗,颅脑外伤的病员在抢救治疗中,常用的脱水剂有甘露醇,该药静脉快速注射后,血中浓度迅速增高,产生一时性血中高渗压,将组织间隙中水分吸入血管中,由于脱水剂在体内不易代谢,仍以原形经肾脏排泄而利尿能使组织脱水。颅脑外伤使用脱水剂后,可明显降低颅内压力,一般注射后 10min 可产生利尿,2～3h 血中达到高峰,维持 4～6h。甘露醇脱水静脉滴注时要求 15～30min 内滴完,必要时进行静脉推注,及时准确收集记录尿量。

(五)消化系统护理

重型颅脑损伤对消化系统的影响,一般认为可能有 2 个方面:一是由于交感神经麻痹使胃肠血管扩张、淤血,同时又由于迷走神经兴奋使胃酸分泌增加,损害胃黏膜屏障,导致黏膜缺血,局部糜烂。二是重型颅脑损伤均有不同程度缺氧,胃肠道黏膜也受累,缺氧水肿,影响胃肠道正常消化功能。对消化道功能监护主要是观察和防治胃肠道出血和腹泻,尤其是亚低温状态下,伤员胃肠道蠕动恢复慢。伤后几日内应放置胃管,待肠鸣音恢复后给予胃肠道营养。

重型颅脑损伤,特别是丘脑下部损伤的患者,可并发神经原性应激性胃肠道出血。出血之前患者多有呼吸异常、缺氧或并发肺炎、呃逆,随之出现咖啡色胃液及柏油样便,多次大量柏油便,可导致休克和衰竭。

在处理上,要改善缺氧,稳定生命体征,记录出血情况,禁食,药物止血,如给予西咪替丁、氨甲苯酸、酚磺乙胺、云南白药等。必要时胃内注入少量肾上腺素稀释液,对止血有帮助。同时采取抗休克措施、输血或血浆,注意水电解质平衡,对于便秘 3d 以上者可给缓泻剂,润肠剂或开塞露,必要时戴手套掏出干结大、便块。

(六)五官护理

(1)注意保护角膜,由于外伤造成眼睑闭合不全,故要防止角膜干燥坏死。一般可戴眼罩,眼部涂眼药膏,必要时暂时缝合上下眼睑。

(2)脑脊液漏及耳漏,宜将鼻、耳血迹擦尽,禁用水冲洗、禁加纱条、棉球填塞。患者取半卧位或平卧位多能自愈。

(3)及时做好口腔护理,清除鼻咽与口腔内分泌物与血液。用 3% 过氧化氢(双氧水)或生理盐水或 0.1% 呋喃西林清洗口腔 4 次/d,长期应用多种抗生素者,可并发口腔霉菌,发现后宜用制霉菌素液每日清洗 3～4 次。

(七)皮肤护理

昏迷及长期卧床,尤其是衰竭患者易发生压疮,预防要点:

(1)勤翻身,至少 1 次/2h 翻身,避免皮肤连续受压,采用气垫床、海绵垫床。

(2)保持皮肤清洁干燥,床单平整,大小便浸湿后随时更换。

(3)交接班时,要检查患者皮肤,如发现皮肤发红,只要避免再受压即可消退。

(4)昏迷患者如需应用热水袋,一定按常规温度 50℃,避免烫伤。

(八)泌尿系统护理

(1)留置导尿,每日冲洗膀胱 1～2 次,每周更换导尿管。

(2)注意会阴护理,防止泌尿系统感染,观察有无尿液含血,重型颅脑伤者每日记尿量。

（九）血糖监测

高血糖在脑损伤 24h 后发生较为常见，它可进一步破坏脑细胞功能，因此对高血糖的监测防治也是必需的。监测方法应每日采血查血糖，应用床边血糖监测仪和尿糖试纸监测血糖和尿糖 4/d，脑外伤术后预防性应用胰岛素 12～24U 静脉滴注，每日 1 次。

护理要点是：①正确掌握血糖、尿糖测量方法。②掌握胰岛素静脉点滴的浓度，每 500mL 液体中不超过 12U，滴速＜60 滴/min。

（十）伤口观察与护理

（1）开放伤或开颅术后，观察敷料有无血性浸透情况，及时更换，头下垫无菌巾。

（2）注意是否有脑脊液漏。

（3）避免伤口患侧受压。

（十一）躁动护理

颅脑伤急性期因颅内出血，血肿形成，颅内压急剧增高，常引起躁动。此外，缺氧、休克兴奋期、尿潴留、膀胱过度膨胀、脑外伤恢复期也可有躁动。对患者躁动应适当将四肢加以约束，防止自伤、防止坠床，分析躁动原因针对原因加以处理。

（十二）高热护理

颅脑损伤患者出现高热时，急性期体温可达 38～39℃，经过 5～7d 逐渐下降。

（1）如体温持续不退或下降后又高热，要考虑伤口、颅内、肺部或泌尿系统并发感染。

（2）颅内出血，尤其脑室出血也常引起高热。

（3）因丘脑下部损伤发生的高热可以持续较长时间，体温可高达 41℃ 以上，部分患者因高热不退而死亡。高热处理如下。

1）一般头部枕冰袋或冰帽，酌用冬眠药。

2）小儿及老年人应着重预防肺部并发症。

3）长期高热要注意补液。

4）冬眠低温是治疗重型颅脑伤、防治脑水肿的措施，也用于高热时。

5）目前我们采用亚低温，使患者体温降至 34℃ 左右，一般 3～5d 可自然复温。

6）冰袋降温时要外加包布，避免发生局部冻伤。

7）在降温时，观察患者需注意区别药物的作用与伤情变化引起的昏迷。

（十三）癫痫护理

颅骨凹陷骨折、急性脑水肿、蛛网膜下隙出血、颅内血肿、颅内压增高、高热等均可引起癫痫发作，应注意：

（1）防止误吸与窒息，有专人守护，将患者头转向一侧，上、下牙之间加牙垫防舌咬伤。

（2）自动呼吸停止时，应即行辅助呼吸。

（3）大发作频繁，连续不止，称为癫痫持续状态，可造成脑缺氧而加重脑损伤，一旦发现应及时通知医师作有效的处理。

（4）详细记录癫痫发作的形式与频度以及用药剂量。

（5）癫痫持续状态用药，常用地西泮、冬眠药、苯妥英钠。

（6）癫痫发作和发作后不安的患者，要倍加防范，避免坠床而发生意外。

(十四)亚低温治疗的护理

亚低温治疗重型颅脑伤是近几年临床开展的有效新方法。大量动物实验研究和临床应用结果都表明,亚低温对脑缺血和脑外伤具有肯定的治疗效果,但亚低温保护的确切机制尚不十分清楚,可能包括以下几个方面。

(1)降低脑组织氧耗量,减少脑组织乳酸堆积。

(2)保护血—脑屏障,减轻脑水肿。

(3)抑制内源性毒性产物对脑细胞的损害作用。

(4)减少钙离子内流,阻断钙对神经元的毒性作用。

(5)减少脑细胞结构蛋白破坏,促进脑细胞结构和功能修复。

(6)减轻弥散性轴索损伤,弥散性轴索损伤是导致颅脑伤死残的主要病理基础,尤其是脑干网状上行激活系统轴索损伤是导致长期昏迷的确切因素。

亚低温能显著地控制脑水肿,降低颅内压,减少脑组织细胞耗能,减轻神经毒性产物过度释放等。目前临床常用半导体冰毯制冷与药物降温相结合方法,使患者肛温一般维持在 30~34℃,持续 3~10d。

亚低温治疗状态下护理要点如下。

(1)生命体征监测:亚低温状态下会引起血压降低和心率缓慢,护理工作中应该严密观察伤员心率、心律、血压等,尤其是儿童和老年患者以及心脏病,高血压伤员应该重视,采用床边监护仪连续监测。

(2)降温毯置于患者躯干部,背部和臀部皮肤温度较低,血循环减慢,容易发生压疮,每小时翻身一次,避免长时间压迫,血运减慢而发生压疮。

(3)防治肺部感染。亚低温状态下,伤员自身抵抗力降低,气管切开后较易发生肺部感染。加强翻身叩背、吸痰,呼吸道冲洗时将冲洗液吸净是关键护理措施。

(十五)精神与心理护理

不论伤情轻重,患者都可能对脑损伤存在一定的忧虑,担心今后的工作能否适应、生活是否受影响。护士对患者从机体的代偿功能和可逆性多做解释,给患者安慰和鼓励,以增强自信心。对饮食、看书、学习等不宜过分限制,早期锻炼有利康复。因器质性损伤引起失语、瘫痪者,宜早期进行训练与功能锻炼。

(十六)康复催醒治疗的护理

目前认为颅脑伤患者伤后持续昏迷 1 个月以上为长期昏迷。长期昏迷催醒治疗应包括:预防各种并发症、使用催醒药物,减少或停用苯妥英钠和巴比妥类药物,交通性脑积水外科治疗等。

高压氧是目前用于长期昏迷患者催醒的行之有效的方法之一,颅脑伤昏迷患者一旦伤情平稳,应该尽早接受高压氧治疗,疗程通常过 30d 左右。对于高热、高血压、心脏病和活动性出血的昏迷患者应该慎用此类治疗以防发生意外。

长期昏迷的正规康复治疗包括早期和后期康复治疗。早期康复治疗是指患者在伤后住院期间由医护人员所进行的康复治疗;后期康复治疗指是患者出院后转至康复中心,在康复体疗、心理等方面的医护人员指导下进行的康复训练和治疗。康复治疗的原则包括以下。

（1）从简单基本功能训练开始循序渐进。

（2）放大效应：例如，收录机音量适当放大，选用大屏幕电视机、放大康复训练器材和生活用具，选择患者喜爱的音像带等。

（3）反馈效应：在整个训练康复过程中，医护人员要经常给患者鼓励、称赞和指导性批评。有条件时将患者整个康复治疗过程进行录像定期放给患者看，使其感到康复的过程中，神经功能较前逐渐恢复，增强自信心。

（4）替代方法：若患者不能行走则教会患者如何使用各种辅助工具行走。

（5）重复训练：是在相当长的康复训练过程中，既要让患者反复训练以促进运动功能重建，又要不断改进训练方法和器材，才能不使患者产生厌倦情绪。

迄今已经有大量随机双盲前瞻性临床观察结果表明，正规康复治疗对重型颅脑伤患者运动神经功能恢复较未接受正规康复治疗患者明显。早期（＜35d）较晚期（＞35d）开始正规康复治疗的患者神经功能恢复快一倍以上。对正规康复治疗伤后 7d 内开始与 7d 以上开始者进行评分，前者明显高于后者。

一般情况下，早期康复治疗疗程 1～3 个月，重残颅脑伤患者需要 1～2 年。目前临床治疗颅脑伤者智能障碍的主要药物包括三大类：儿茶酚胺类、胆碱能类和智能增强剂。近年来发现神经节苷脂和促甲状腺释放激素对颅脑伤患者智能的恢复也有促进作用。

颅脑伤患者伤后智能障碍主要临床表现为：记忆力障碍、语言障碍和计数能力障碍。记忆力障碍主要包括：视觉记忆力障碍、听觉记忆力障碍、空间记忆力障碍和颞叶定向障碍，语言障碍主要包括：阅读理解障碍、失认症、失写症、语言理解障碍、发音和拼音障碍等。近年来采用智能训练和药物结合治疗颅脑伤患者智能障碍已受到人们重视。智能康复训练加药物治疗有助于颅脑伤患者的智能恢复。然而，智能康复训练应与体能康复训练同期进行。目前我们的智能康复训练主要包括：仪器工具训练、反复操作程度训练以及帮助记忆力的技巧训练等。

康复期伤病员需加强心理护理：对于轻型伤员应鼓励尽早自理生活、防止过度依赖医务人员。要鼓励他们树立战胜伤病的信心，清除"脑外伤后综合征"的顾虑。脑外伤后综合征是指脑外伤后患者所出现的临床精神神经症或主诉，主要包括头痛、眩晕、记忆力减退、软弱无力、四肢麻木、恶心、复视和听力障碍等。

应该向伤员作适当解释，让伤员知道有些症状属于功能性的，可以恢复。对于遗留神经功能残疾伤员的今后生活工作问题，偏瘫失语的锻炼等问题，应该积极向伤员及家属提出合理建议和正确指导，帮助伤员恢复，鼓励伤员面对现实、树立争取完全康复的信心。

第三节　颅内压增高

颅内压增高是由于颅内任何一种主要内容物（血液、脑脊液、脑组织）容积增加或者有占位性病变时，其所增加的容积超过代偿限度所致。正常人侧卧位时，测定颅内压（ICP）为 0.8～1.8kPa（6～13.5mmHg），＞2.0kPa（15mmHg）为颅内压增高，2.0～2.6kPa（15～20mmHg）为轻度增高,2.6～5.3kPa(20～40mmHg)为中度增高,＞5.3kPa(＞40mmHg)为重度增高。

一、病因与发病机制

引起颅内压增高的疾病很多,但发生颅内压增高的主要因素如下。

(一)脑脊液增多

(1)分泌过多,如脉络丛乳头状瘤。

(2)吸收减少:如交通性脑积水,蛛网膜下隙出血后引起蛛网膜粘连。

(3)循环交通受阻:如脑室及脑中线部位的肿瘤引起的梗阻性脑积水或先天性脑畸形。

(二)脑血液增多

(1)脑外伤后＜24h的脑血管扩张、充血,以及呼吸道梗阻,呼吸中枢衰竭引起的二氧化碳蓄积,高碳酸血症和丘脑下部、鞍区或脑干部位手术,使自主神经中枢或血管运动中枢受刺激引起的脑血管扩张充血。

(2)颅内静脉回流受阻。

(3)出血。

(三)脑容积增加

正常情况下颅内容积除颅内容物体积外有8%～10%的缓冲体积即代偿容积。因此颅内容积很大,但代偿调节作用很小。

常见脑水肿:①血管源性脑水肿:多见于颅脑损伤、脑肿瘤、脑手术后。②细胞毒性脑水肿:多见于低氧血症,高碳酸血症,脑缺血和缺氧。③渗透性脑水肿:常见于严重电解质紊乱(Na^+丢失)渗透压降低,水中毒。

(四)颅内占位病变

常见于颅内血肿,颅内肿瘤,脑脓肿和脑寄生虫等。

二、临床表现

(一)头痛

是颅内压增高最常见的症状,有时是唯一的症状。可呈持续性或间歇性,当用力、咳嗽、负重,早晨清醒时和较剧烈活动时加重,其原因是颅内压增高使脑膜、血管或神经受挤压、牵扯或炎症变化的刺激所致。急性和重度的颅内压增高可引起剧烈的头痛并常伴喷射性呕吐。

(二)恶心呕吐

多数颅内压增高患者都伴有恶心、不思饮食,重度颅内压增高可引起喷射性呕吐,呕吐之后头痛随之缓解,小儿较成人多见,其原因是迷走神经中枢和神经受刺激所引起。

(三)视力障碍和眼底变化

长期颅内压增高,使视神经受压,眼底静脉回流受阻。引起视神经萎缩造成视力下降、模糊和复视,眼底视盘水肿,严重者出现失明和眼底出血。

头痛、恶心呕吐、视盘水肿为颅内压增高的三大主要症状。

(四)意识障碍

是反映脑受压的可靠及敏感指标,当大脑皮质、脑干网状结构广泛受压和损害即可出现意识障碍。颅内压增高早期患者可出现烦躁、嗜睡和定向障碍等意识不清的表现,晚期则出现朦胧和昏迷。末期出现深昏迷。梗阻性脑积水所引起的颅内压增高一般无意识障碍。

(五)瞳孔变化

由于颅内压不断增高而引起脑移位,中脑和脑干移位压迫和牵拉动眼神经可引起瞳孔对光反射迟钝。瞳孔不圆,瞳孔忽大忽小,一侧瞳孔逐渐散大,光反射消失;末期出现双侧瞳孔散大、固定。

(六)生命体征变化

颅内压增高,早期一般不会出现生命体征变化,急性或重度的颅内压增高可引起血压增高,脉压增大,呼吸、脉搏减慢综合征。随时有呼吸骤停及生命危险。常见于急性脑损伤患者,而脑肿瘤患者则很少出现血压升高。

(七)癫痫发作

约有20%的颅内压增高患者发生癫痫,为局限性癫痫小发作。如:口角、单侧上、下肢抽搐,或癫痫大发作,大发作时可引起呼吸道梗阻,加重脑缺氧、脑水肿而加剧颅内压增高。

(八)颅内高压危象(脑疝形成)

1.颞叶钩回疝

即幕上肿瘤、水肿、血肿引起急剧的颅内压力增高,挤压颞叶向小脑幕裂孔或下方移位,同时压迫动眼神经、大脑后动脉和中脑,使脑干移位,产生剧烈的头痛、呕吐,血压升高,呼吸、脉搏减慢、不规则。很快进入昏迷,一侧瞳孔散大,光反射消失,对侧肢体偏瘫,去脑强直。此时如未进行及时的降颅压处理则会出现呼吸停止,双侧瞳孔散大、固定、血压下降、心跳停止。

2.枕骨大孔疝

枕骨大孔疝又称小脑扁桃体疝,主要是幕下肿瘤、血肿、水肿致颅内压力增高,挤压小脑扁桃体进入压力偏低的枕骨大孔,压迫延脑和颈1~2颈髓,患者出现剧烈头痛、呕吐、呼吸不规则、血压升高、心跳缓慢,随之很快出现昏迷、瞳孔缩小或散大、固定、呼吸停止。

三、护理

(一)护理目标

(1)了解引起颅内压增高的原因,及时对症处理。

(2)通过监测及早发现病情变化,避免意识障碍发生。

(3)颅内压得到控制,脑疝危象得以解除。

(4)患者主诉头痛减轻,自觉舒适,头脑清醒,睡眠改善。

(5)体液恢复平衡,尿比重在正常范围,无脱水症状和体征。

(二)护理措施

(1)观察神志、瞳孔变化1/h。如出现神志不清及瞳孔改变,预示颅内压力增高,需及时报告医师进行降颅内压处理。

(2)观察头痛的程度,有无伴随呕吐对剧烈头痛应及时对症降颅压处理。

(3)监测血压、脉搏、呼吸1/1~2h,观察有无呼吸、脉搏慢,血压高即"两慢一高"征。

(4)保持呼吸道通畅:呼吸道梗阻时,因患者呼吸困难,可致胸腔内压力增高、$PaCO_2$增高致脑血管扩张、脑血流量增多进而使颅内压增高。护理时应及时清除呼吸道分泌物和呕吐物。抬高床头15°~30°角,持续或间断吸氧,改善脑缺氧,减轻脑水肿。

(5)如脱水治疗的护理:应用高渗性脱水剂,使脑组织间的水分通过渗透作用进入血循环再由肾脏排出,可达到降低颅内压的目的。常用20%甘露醇250mL,15～30min内滴完,2～4次/d;呋塞米20～40mg,静脉或肌内注射,2～4次/d。脱水治疗期间,应准确记录24h出入液量,观察尿量、色,监测尿素氮和肌酐含量,注意有无水电解质紊乱和肝肾功能损害。脱水药物应严格按医嘱执行,并根据病情及时调整脱水药物的用量。

(6)激素治疗的护理:肾上腺皮质激素通过稳定血-脑屏障,预防和缓解脑水肿,改善患者症状。常用地塞米松5～10mg,静脉注射;或氢化可的松100mg静脉注射,1～2次/d;由于激素有引起消化道应激性溃疡出血、增加感染机会等不良反应,故用药的同时应加强观察,预防感染,避免发生并发症。

(7)颅内压监护:①监护方法:颅内压监护有植入法和导管法两种。植入法:将微型传感器植入颅内,传感器直接与颅内组织(硬脑膜外、硬脑膜下、蛛网膜下隙、脑实质等)接触而测压。导管法:以引流出的脑脊液或生理盐水充填导管,将传感器(体外传感器)与导管相连接,借导管内的液体与传感器接触而测压。两种方法的测压原理均是利用压力传感器将压力转换为与颅内压力大小成正比的电信号,再经信号处理装置将信号放大后记录下来。植入法中的硬脑膜外法及导管法中的脑室法优点较多,使用较广泛。②颅内压监护的注意事项:监护的零点参照点一般位于外耳道的位置,患者需平卧或头抬高10°～15°角;监护前注意记录仪与传感器的零点核正,并注意大气压改变而引起的"零点漂移";脑室法时在脑脊液引流期间每4～6h关闭引流管测压,了解颅内压真实情况;避免非颅内情况而引起的颅内压增高,如出现呼吸不畅、躁动、高热或体位不舒适、尿潴留时应及时对症处理;监护过程严格无菌操作,监护时间以72～96h为宜,防止颅内感染。③颅内压监护的优点:颅内压增高早期,由于颅内容积代偿作用,患者无明显颅内压增高的临床表现,而颅内压监护时可发现颅内压提高和基线不平稳;较重的颅内压升高(ICP>40mmHg)时,颅内压监护基线水平与临床症状出现及其严重程度一致;有些患者临床症状好转,但颅内压逐渐上升,预示迟发性(继发性)颅内血肿的形成;根据颅内压监护使用脱水剂,可以避免盲目使用脱水剂及减少脱水剂的用量,减少急性肾衰竭及电解质紊乱等并发症的发生。

(8)降低耗氧量:对严重脑挫裂伤、轴索损伤、脑干损伤的患者进行头部降温,降低脑耗氧量。有条件者行冬眠低温治疗。①冬眠低温的目的:降低脑耗氧量,维持脑血流和脑细胞能量代谢,减轻乳酸堆积,降低颅内压;保护血-脑屏障功能,抑制白三烯B,生成及内源性有害因子的生成,减轻脑水肿反应;调节脑损伤后钙调蛋白酶Ⅱ活性和蛋白激酶活力,保护脑功能;当体温降至30℃,脑的耗氧量约为正常的55%,颅内压力较降温前低56%。②降温方法:根据医嘱首先给予足量冬眠药物,如冬眠Ⅰ号合剂(包括氯丙嗪、异丙嗪及哌替啶)或冬眠Ⅱ号合剂(哌替啶、异丙嗪、双氢麦角碱),待自主神经充分阻滞,御寒反应消失,进入昏睡状态后,方可加用物理降温措施。物理降温方法可采用头部戴冰帽,在颈动脉、腋动脉、肱动脉、股动脉等主干动脉表浅部放置冰袋,此外还可采用降低室温、减少被盖、体表覆盖冰毯等方法。降温速度以每小时下降1℃为宜,体温降至肛温33～34℃,腋温31～33℃较为理想。体温过低易诱发心律失常、低血压、凝血障碍等并发症;体温>35℃,则疗效不佳。③缓慢复温:冬眠低温治疗一般为3～5d,复温应先停物理降温,再逐步减少药物剂量或延长相同剂量的药物维持时间直至停用;加盖被毯,必要时用热水袋复温,严防烫伤;复温不可过快,以免出现颅内压"反跳"、体温过高或中毒等。④预防并发症:定时翻身拍背、吸痰,雾化吸入,防止肺部感染;低温使心排出量减少,冬眠药物使外周血管阻力降低,在搬动患者或为其翻身时,动作应轻稳,以防发生直立性低血压;观察皮肤及肢体末端,冰袋外加用布套,并定时更换部位,定时局部按摩,以防冻伤。

(9)防止颅内压骤然升高:对烦躁不安的患者查明原因,对症处理,必要时给予镇静剂,避免剧烈咳嗽和用力排便;控制液体摄入量,成人每日补液量<2000mL,输液速度应控制在30~40滴/min;保持病室安静,避免情绪紧张,以免血压骤升而增加颅内压。

第四节　脑动静脉畸形

脑动静脉畸形是指脑血管发育障碍引起的脑局部血管数量和结构异常,并对正常脑血流产生影响。动静脉畸形是一团异常的畸形血管,其间无毛细血管,常有一支或数支增粗的供血动脉,引流动脉明显增粗曲张,管壁增厚,内为鲜红动脉血,似动脉,故称之为静脉的动脉化。动静脉畸形引起的继发性病变有出血、盗血。手术为治疗脑动静脉畸形的根本方法,目的在于减少或消除脑动静脉畸形再出血的机会,减轻盗血现象。手术方法包括:血肿清除术、畸形血管切除术、供应动脉结扎术、介入栓塞术。

一、主要护理问题

(一)脑出血

脑出血与手术伤口有关。

(二)脑组织灌注异常

脑组织灌注异常与脑水肿有关。

(三)有受伤的危险

有受伤的危险与癫痫发作有关。

(四)疼痛

疼痛与手术创伤有关。

(五)睡眠型态紊乱

睡眠型态紊乱与疾病产生的不适有关。

(六)便秘

便秘与术后长期卧床有关。

(七)活动无耐力

活动无耐力与术后长期卧床有关。

二、护理措施

(一)术前护理

(1)患者要绝对卧床,并避免情绪激动,防止畸形血管破裂出血。

(2)监测生命体征,注意瞳孔变化,若双侧瞳孔不等大,表明有血管破裂出血的可能。

(3)排泄的管理:向患者宣教合理饮食,嘱其多食富含纤维素的食物,如水果、蔬菜等,以防止便秘。观察患者每日粪便情况,必要时给予开塞露或缓泻剂。

(4)注意冷暖变化,以防感冒后用力打喷嚏或咳嗽诱发畸形血管破裂出血。

(5)注意安全,防止患者癫痫发作时受伤。

(6)危重患者应做好术前准备,如剃头。若有出血,应进行急诊手术。

(二)术后护理

(1)严密监测患者生命体征,尤其注意血压变化,如有异常立即通知医师。

(2)给予患者持续低流量氧气吸入,并观察肢体活动及感觉情况。

(3)按时予以脱水及抗癫痫药物,防止患者颅内压增高或癫痫发作。

(4)如有引流,应保持引流通畅,并观察引流量、颜色及性质变化。短时间内若引流出大量血性物质,应及时通知医师。

(5)如果患者癫痫发作,应保持呼吸道通畅,并予以吸痰、氧气吸入,防止坠床等意外伤害,用床档保护并约束四肢,口腔内置口咽通气导管,配合医师给予镇静及抗癫痫药物。

(6)长期卧床、活动量较少的患者,应注意其肺部情况,及时给予拍背,促进有效咳痰,防止发生肺部感染,还须定期拍 X 线胸片,根据胸片有重点有选择性地进行拍背。

(7)术后应鼓励患者进食高蛋白食物,以增加组织的修复能力,保证机体的营养供给。

(8)清醒患者保持头高位(床头抬高 30°角),以利血液回流,减轻脑水肿。

(9)准确记录出入量,保证出入量平衡。

(10)对有精神症状的患者,适当给予镇静剂,并注意患者有无自伤或伤害他人的行为。

(11)给予患者心理上的支持,使其对疾病的痊愈有信心,从而减轻患者的心理负担。

(三)健康指导

(1)定期测量血压,复查病情,及时治疗可能并存的血管病变。

(2)保持大小便通畅。

第五节 颅内肿瘤

颅内肿瘤是神经外科最常见的疾病之一,分原发性和继发性两大类,包括神经胶质瘤、脑膜瘤、听神经瘤、垂体腺瘤、颅咽管瘤及转移瘤等。主要表现为头痛、恶心、呕吐、视盘水肿,可伴有神经功能障碍,如肢体瘫痪、感觉障碍、视力减退、精神症状和语言障碍等。严重时可发生脑疝危及生命。听神经瘤早期可出现耳鸣、耳聋,随后出现三叉神经痛、面神经障碍和小脑病变等症状。颅咽管瘤以生长发育迟缓、多尿等内分泌症状为主要特征,以手术治疗为主,可辅助放疗、化疗等。

一、主要护理问题

(一)脑组织灌注异常

脑组织灌注异常与肿瘤压迫有关。

(二)潜在并发症

脑出血与手术有关。

(三)疼痛

疼痛与手术伤口有关。

(四)清理呼吸道无效

清理呼吸道无效与长期卧床有关。

(五)生活自理能力缺陷

生活自理能力缺陷与手术后长期卧床有关。

(六)体温过高

体温过高与手术有关。

(七)有皮肤完整性受损的危险

有皮肤完整性受损的危险与卧床及躯体运动障碍有关。

(八)焦虑

焦虑与担心疾病的预后有关。

二、护理措施

(一)术前护理

1.病情观察

严密观察病情变化,当患者出现意识障碍、瞳孔不等大、缓脉、血压升高等症状时,提示有发生脑疝的可能,应立即报告医师。保持呼吸道通畅,迅速静脉滴注脱水剂,并留置尿管,以了解脱水效果。做好术前特殊检查及手术准备。

2.颅内压增高的护理

颅内占位病变随着病情发展均会出现颅内压增高的症状。严重者可由于呼吸道梗阻、剧烈咳嗽、用力排便等导致颅内压骤然增高而发生脑疝。因此,患者应注意保暖,预防感冒;适当应用缓泻剂,保持排便通畅。另外,还可采取以下措施降低颅内压。

(1)使用脱水剂以减轻脑水肿。

(2)床头抬高 15°~30°角,以利颅内静脉回流,减轻脑水肿。

(3)充分给氧改善脑缺氧,使脑血管收缩,降低脑血流量。

(4)控制液体摄入量,1000~2000mL/d。

(5)高热者立即降温,防止机体代谢增高,加重脑缺氧。

3.注意保护患者

对出现神经系统症状的患者应视具体情况加以保护。如防止健忘患者走失;督促癫痫患者按时服药;运动障碍患者应卧床休息;躁动患者给予适当约束,放置床档,防止坠床、摔伤和自伤。

(二)术后护理

1.卧位

一般患者清醒后抬高床头 15°~30°角,以利静脉回流,减轻脑水肿,降低颅内压。

2.病情观察

严密观察生命体征及肢体活动,特别是意识及瞳孔的变化。术后 24h 内易出现颅内出血、脑水肿,进而引起脑疝等。当患者意识由清醒转为嗜睡或躁动不安,瞳孔逐渐散大且不等大,对光反射迟钝或消失,伴对侧肢体活动障碍加重,同时出现脉缓、血压升高,要考虑颅内出血或脑水肿的可能,应及时报告医师。

3.保持出入量平衡

术后静脉补液时,注意控制液体的入量在 1000～2000mL/d。

4.脑室引流的护理

神经外科引流管主要包括脑室引流管、蛛网膜下隙持续引流管、硬膜外引流管、瘤腔引流管、硬膜下引流管。目的是通过引流将血性脑脊液排出体外,减轻脑水肿、脑膜刺激症状,还可起到调节控制颅内压的作用。

(1)一般护理。①减少探视和人员流动。②置管部位的敷料保持清洁干燥,随时观察置管部位皮肤是否有发红、肿胀等异常现象。③搬动患者时,先夹闭开关再搬动,防止引流液逆流。患者手术或检查返回室,第一时间检查引流管,与医师配合打开并调整引流管位置。④保持引流管的通畅性:引流管不可受压、扭曲、打折。术后患者头部活动范围应适当限制,在进行翻身、治疗及护理操作时,动作要轻柔缓慢,夹闭并妥善固定好引流管,避免牵拉引流管,防止引流管脱落及气体进入。⑤严格遵照无菌操作原则:在更换引流袋、监测颅内压、椎管内注射药物等时,按照无菌原则进行。每日定时倾倒引流液,准确记录引流量,在倾倒引流液前后要对引流袋口进行严格消毒。倾倒引流液时应夹闭引流管以免管内引流液逆流,禁止在引流管上穿刺以免造成污染。

(2)病情观察。严密监测意识、瞳孔及生命体征变化。

引流管高度:引流管过高可引起引流不畅,不能降低颅内压;过低可造成引流过速,引起颅内压过低,易导致脑室内出血或小脑幕孔上疝等。①脑室引流管的开口需高出侧脑室平面(即外耳道水平)10～15cm,以维持正常的颅内压(成人颅内压力 0.7～2.0kPa,儿童 0.5～1.0kPa),侧卧位时以正中矢状面为基线,高出 15～18cm。②蛛网膜下隙引流管很细,每分钟引流量较少。为保持引流畅通,引流袋应置于床下,低于脑脊髓平面。引流袋低于创口 15～20cm 为宜,一般控制在 40～350mL/d。

调节引流速度,控制引流液的量:①协助医师严格控制流速,切忌引流过快、过多,若患者出现低颅内压性头痛、恶心、呕吐,应抬高引流管位置或暂时夹闭引流管以控制引流量。脑脊液每日引流量不应超过 500mL。蛛网膜下隙引流时,严格控制流速≤10 滴/min,一般以 2～5 滴/分为宜。②防止气颅:如引流过多过快,可造成颅内压低,空气易从创口及引流管吸入,此时要立即夹闭引流管或抬高引流袋,补充适当的平衡液,使颅内压恢复。

观察引流物性状:正常脑脊液无色透明,无沉淀。术后 1～2d 脑脊液可略带血性,以后转为淡血性。如术后脑脊液中有大量鲜血,或术后血性脑脊液的颜色逐渐加深,并出现血压波动,则提示有脑室出血,出血量过多时应急诊手术止血。

(3)拔管时注意事项。

拔管前,医师一般先试行夹管 24～48h,观察意识、瞳孔、生命体征的变化,颅内压是否升高,如无异常,则可拔除引流管。拔管后除仍注意意识、生命体征的观察外,还注意置管处有无脑脊液漏。拔管后置管部位有脑脊液溢出,缝合1针加压包扎,严格卧床。

蛛网膜下隙持续外引流中,随着脑脊液色泽的清亮,蛋白含量的下降,细胞计数的减少,脑脊液漏停止,脑脊液<50mL/d,应协助医师及时拔除引流管。

脑室引流一般术后3～4d,脑水肿期将过,颅内压已逐渐降低,应协助医师及早拔除引流管,最长不超过7d。

瘤腔引流要注意观察引流液的性质、量,一般术后48h内拔管。

硬膜外引流量要视术中缝合硬膜情况而定,当引流量小于50mL,术后1～2d可协助医师拔除硬膜外负压引流管。

5.应用脱水剂注意事项

临床常用的脱水剂一般是20%甘露醇,滴注时注意速度,一般20%甘露醇250mL应在20～30min内输完,防止药液渗漏于血管外,以免造成皮下组织坏死;不可与其他药液混用;血压过低时禁止使用。

6.骨窗的护理

胶质瘤术后,为了起到减压的作用,一般将患者颅骨骨瓣去除或游离,成为骨窗或游离骨瓣。骨瓣去除后脑组织外只有头皮保护,易受伤,应加强保护。通过骨窗还可直接观察颅内压变化,如骨窗处张力较大或脑组织膨出,说明颅内压增高,应采取措施降低颅内压。

7.功能锻炼

术后患者常有偏瘫或失语,要加强患者肢体功能锻炼和语言训练。协助患者肢体进行被动活动,按摩肌肉,防止肌肉萎缩。耐心辅导患者进行语言训练,指导患者从简单发音开始,逐步练习多音节词,鼓励患者家属建立信心,平时给患者听音乐、广播等,刺激其听觉中枢。

(三)健康指导

(1)注意保持心情愉快,乐观,面对现实,情绪稳定,适当参加一些体育活动。

(2)饮食有规律,多食高蛋白、富含维生素、高热量的食物。

(3)生活起居有规律,作息合理,劳逸结合。要注意避免感冒,尽量少到人员密集的公共场所。

(4)根据病情进行肢体的功能锻炼及语言训练。

(5)按医师要求按时服药,自我观察,定期复查,如果出现头痛、恶心、高热或癫痫发作等症状,应及时到医院就诊。

(6)保护好颅骨骨窗,外出时要戴帽子,防止重物或异物掉落。

第六节　脑动脉瘤

脑动脉瘤是局部动静脉异常改变产生的脑动静脉瘤样突起,好发于组成脑底动脉环(Willis动脉环)的大动脉分支或分叉部。因为这些动脉位于脑底的脑池中,所以动脉瘤破裂出血引起动脉痉挛、栓塞及蛛网膜下隙出血(SAH)等症状。

该病主要见于中年人。脑动脉瘤的病因尚未完全明了,但目前多认为与先天性缺陷、动脉粥样硬化、高血压、感染、外伤有关。临床表现为突然头痛、呕吐、意识障碍、癫痫样发作、脑膜刺激征等。以手术治疗为主,常采用动脉瘤栓塞术、开颅动脉瘤夹闭术及穿刺栓塞动脉瘤。

一、主要护理问题

(一)脑出血

脑出血与手术创伤有关。

(二)脑组织灌注异常

脑组织灌注异常与脑水肿有关。

(三)有感染的危险

有感染的危险与手术创伤有关。

(四)睡眠型态紊乱

睡眠型态紊乱与疾病创伤有关。

(五)便秘

便秘与手术后卧床有关。

(六)疼痛

疼痛与手术损伤有关。

(七)有受伤的危险

有受伤的危险与手术可能诱发癫痫有关。

(八)活动无耐力

活动无耐力与术后卧床时间长有关。

二、护理措施

(一)术前护理

(1)一旦确诊,患者需绝对卧床,暗化病室,减少探视,避免一切外来刺激。情绪激动、躁动不安可使血压上升,增加再出血的可能,适当给予镇静剂。

(2)密切观察生命体征及意识变化,每日监测血压2次,及早发现出血情况,尽早采取相应的治疗措施。

(3)胃肠道的管理:合理饮食,勿食用易导致便秘的食物;常规给予口服缓泻剂如酚酞、麻仁润肠丸,保持排便通畅,必要时给予低压缓慢灌肠。

(4)尿失禁的患者,应留置导尿管。

(5)患者避免用力打喷嚏或咳嗽,以免增加腹压,反射性地增加颅内压,引起脑动脉瘤破裂。

(6)伴发癫痫者,要注意安全,防止发作时受外伤;保持呼吸道通畅,同时给予吸氧,记录抽搐时间,遵医嘱给予抗癫痫药。

(二)术后护理

(1)监测患者生命体征,特别是意识、瞳孔的变化,尽量使血压维持在一个个体化的稳定水平,避免血压过高引起脑出血或血压过低致脑供血不足。

(2)持续低流量给氧,保持脑细胞的供氧。观察肢体活动及感觉情况,与术前对比有无改变。

(3)遵医嘱给予甘露醇及甲强龙泵入,减轻脑水肿;或泵入尼莫地平,减轻脑血管痉挛。

(4)保持引流通畅,观察引流液的色.量及性质,如短时间内出血过多,应通知医师及时处理。

(5)保持呼吸道通畅,防止肺部感染及压力性损伤的发生。

(6)避免情绪激动及剧烈活动。

(7)手术恢复期应多进高蛋白食物,加强营养,增强机体的抵抗力。

(8)减少刺激,防止癫痫发作,尽量将癫痫发作时的损伤减到最小,装好床档,备好抢救用品,防止意外发生。

(9)清醒患者床头抬高30°角,利于减轻脑水肿。

(10)准确记录出入量,保证出入量平衡。

(11)减轻患者心理负担,加强沟通。

(三)健康指导

(1)定期测量血压,复查病情,及时治疗可能并存的血管病变。

(2)保持大小便通畅。

(3)其他指导。

1)应规律生活,避免劳累、熬夜、暴饮暴食等不利因素,保持心情舒畅,注意劳逸结合。

2)坚持适当锻炼。康复训练过程艰苦而漫长(一般为1～3年,长者需终生训练),需要信心、耐心、恒心,在康复医师指导下,循序渐进、持之以恒。

第七节　硬膜下血肿

一、概述

硬脑膜下血肿是颅脑损伤常见的继发损害。根据出血来源的不同又分为复合型硬脑膜下血肿与单纯型硬脑膜下血肿。硬膜下血肿根据病情发展的时间,可分急性、亚急性硬膜下血肿和慢性硬膜下血肿。

(1)急性和亚急性硬膜下血肿都是由脑挫裂伤皮质血管破裂引起出血,仅是病程急缓上略有差异而已,多见于额部,常继发于对冲性脑挫裂伤。

(2)慢性硬脑膜下血肿的出血来源及发病机制尚不完全清楚,好发于老年人,绝大多数都有轻微头部外伤史,有的患者伴有脑萎缩、血管性或出血性疾病。

二、临床表现

(一)颅内压增高症状

急性者主要表现为意识障碍加深,生命体征变化突出,同时,较早出现小脑幕切迹疝的征象;亚急性者则往往表现为头痛、呕吐加剧、躁动不安及意识进行性恶化,至脑疝形成时即转入昏迷。

(二)局灶性体征

伤后早期可因脑挫裂伤累及脑功能区,伤后即有相应体征,如偏瘫、失语癫痫等。

(三)慢性硬膜下血肿

主要表现为慢性颅内压增高,神经功能障碍及精神症状,多数人有头痛、乏力、智力下降、轻偏瘫及眼底水肿,偶有偏瘫及卒中样发作。老年人则以痴呆、精神异常和锥体束征阳性为多。小儿常有嗜睡、头颅增大、顶骨膨隆、囟门凸出、抽搐、痉挛及视网膜出血等特点。

(四)辅助检查

1.CT 扫描

CT 扫描是首选,既可了解脑挫裂伤情况,又可明确有无硬脑膜下血肿;急性硬膜下血肿 CT 检查示颅骨内板与脑组织表面之间有高密度、等密度或混合密度的新月形或半月形影慢性硬膜下血肿 CT 检查示颅骨内板下低密度的新月形、半月形或双凸镜形影。

2.颅骨 X 线片检查

约有 50% 患者可出现骨折,但定位意义只能用作分析损伤机制的参考。

3.磁共振成像(MRI)

不仅能直接显示损伤程度与范围,同时对处于 CT 等密度区的血肿有独到的效果,T_1 和 T_2 均显示高信号,故有其特殊优势。

三、治疗原则

急性硬脑膜下血肿病情发展快,伤情重,一经诊断,刻不容缓,应争分夺秒,尽早施行手术治疗。常用的手术方法包括:开颅血肿清除术＋去骨瓣减压术、颞肌下减压术和钻孔冲洗引流术。亚急性硬脑膜下血肿,因原发性脑损伤较轻,病情发展较缓,主要采用以控制血压降颅压、止血及对症处理为主的非手术治疗。但非手术治疗过程中,如有病情恶化,应立即改行手术治疗。

四、护理评估

了解与现患疾病相关的外伤史;暴力大小、方向、性质、速度;患者当时有无意识障碍,其程度及持续时间,有无中间清醒期、逆行性遗忘;受伤当时有无脑脊液漏发生;是否出现头痛恶心、呕吐等情况;了解现场急救情况。

五、护理要点及措施

(一)术前护理

(1)密切观察患者意识变化:急性硬膜下血肿伤后意识障碍较为突出,原发昏迷时间长且进行性加重,无明显的中间清醒期,慢性患者常有轻微的头部外伤史,常因当时无明显症状而被忽略。

(2)饮食营养护理:非手术治疗者给予高热量、高蛋白、高维生素、易消化吸收的饮食,改善患者营养。手术治疗者禁食水。

(3)对有头痛症状的患者,观察疼痛的性质、部位及程度,必要时遵医嘱给予镇痛治疗。

(4)有癫痫病史者按癫痫护理常规,同时床旁备好地西泮等急救药品,并做好安全防护措施,以防止自伤、坠床等意外的发生。

(5)对有语言障碍的患者,应仔细耐心与患者沟通,了解患者需求,教会患者用手势等肢体语言进行交流。

(6)肢体偏瘫的患者应尽量避免患侧卧位,患肢摆放功能位,颅内压增高患者呕吐时给予侧卧位或平卧位头偏向一侧,以免引起误吸或窒息。

(7)做好术前准备。

(二)术后护理

(1)意识、瞳孔、生命体征的监测。严密观察意识、瞳孔、生命体征 SPO_2 的变化,特别是全麻患者术后 6h 内易出现呼吸抑制,患者也可因意识障碍,咳嗽排痰差而影响肺的氧合功能。持续氧气吸入,协助患者翻身叩背,保持呼吸道通畅,以利患者更快地度过危险期。

(2)麻醉未醒时,去枕平卧位,麻醉清醒后抬高床头 30°,减轻脑水肿,但钻孔冲洗引流术后宜采用头低位,卧向患侧。

(3)再出血的观察。无论是钻孔引流还是开颅手术切除,都有血肿复发的问题。发现引流不畅或有较大的血凝块流出时,应注意患者的意识状况和瞳孔以及引流情况。

(4)引流管的护理。保持引流管通畅,操作及翻身时,应妥善固定引流管,避免拖拉,注意观察引流管有无扭曲、打折等现象,准确记录 24h 的引流量及引流液的颜色,常规引流 48~72h,拔除引流管前,复查 CT,了解颅内情况,作为拔管的依据。

(5)对躁动患者仔细分析引起躁动的原因,特别要考虑颅内再出血、脑水肿等颅内因素,应及时通知医生,复查 CT 确诊,对躁动患者加强护理,防止坠床。

六、健康教育

(1)对轻型患者,应鼓励其尽早自理生活,对恢复过程中出现的头痛、耳鸣、记忆力减退者应给予适当解释和宽慰,使其树立信心。

(2)康复训练:脑损伤遗留的语言、运动或智力障碍,在伤后 1~2 年有部分恢复的可能,应提供患者自信心,同时制订康复计划,指导患者进行功能训练,以改善自理生活能力以及社会适应能力。

(3)应告知家属营养支持的重要性,指导摄入高热量、高蛋白、高维生素等富有营养的食物,预防感冒保持个人卫生。

(4)告知患者及家属出院后 3~6 个月进行复查,有不适症状及时就诊。

第八节 脑脓肿

一、概述

化脓性细菌侵入脑组织引起化脓性炎症,形成局限性积脓,称为脑脓肿。常见致病菌为葡萄球菌、链球菌、肺炎球菌、大肠埃希菌和变形杆菌,有时为混合感染。根据感染途径可分为:

①耳源性脑脓肿,几乎都是由慢性中耳炎或乳突炎引起的,约占脑脓肿病例的48%。其中2/3的脓肿发生在颞叶,重1/3发生在小脑,多为单发,但可为多房性。②血源性脑脓肿,为脓毒症或远处感染灶的感染栓子经血流进入脑组织所形成,占脑脓肿病例的30%,以额叶、顶叶为好发部位。③外伤性脑脓肿,战时火器伤或平时开放性颅脑损伤,清创不彻底或感染得不到控制所形成;或颅底骨折处理不当,骨折线波及鼻窦、鼓室盖,细菌入侵脑组织而发生,约占脑脓肿病例的9%。④鼻源性脑脓肿,较少见,一般由鼻窦炎引起,好发于额叶。

二、护理评估

(一)健康史

了解患者外伤及伤后处理经过;既往有无中耳炎或鼻窦炎病史;有无脓毒血症及身体其他部位的感染。

(二)临床表现

脑脓肿的形成一般经历3个阶段,即急性脑炎期、化脓期和脓肿包膜形成期。

1.急性脑炎期

感染波及脑部引起局灶性化脓性脑炎,局部脑组织出现水肿、坏死或软化灶。

2.化脓期

炎性坏死和软化灶逐渐扩大、融合,形成较大的脓肿,脓腔外周形成不规则肉芽组织,伴大量中性粒细胞浸润,脓肿周围脑组织重度水肿。

3.脓肿包膜形成期

病变逐渐局限形成包膜,一般病程1～2周即可初步形成,3～8周形成较完整。脓肿形成后则构成占位性病变,可表现为颅内压增高,甚至出现脑疝症状,同时出现局灶体征。如额叶脓肿常有精神和性格的改变、记忆力减退,或有局限性或全身性癫痫发作、对侧肢体瘫痪运动性失语等。颞叶脓肿可出现中枢性面瘫或感觉性失语。若脓肿接近脑表面(脑室壁),亦可破溃导致化脓性脑膜炎或脑室炎,表现为突然高热、昏迷、抽搐、有颈项强直和凯尔尼格征阳性。

(三)心理状态

患者常表现出精神紧张、恐惧或焦虑等。

(四)辅助检查

1.腰椎穿刺和脑脊液检查

腰椎穿刺测脑压增高,脑脊液检查见白细胞计数轻度或中度增高,蛋白含量高而氯化物低。

2.X线检查

可发现乳突、鼻窦和颞骨岩锥炎性病变、颅内压增高和钙化松果体侧移等。

3.颅脑超声波检查

大脑半球脓肿可显示中线波向对侧移位或出现脓肿波。

4.CT和MRI

对脑脓肿诊断最有价值,在强化CT和MRI上脑脓肿往往是典型环状强化,壁光滑,周边水肿明显,与颅内肿瘤易区别。

三、治疗要点

(一)抗感染治疗

从脑炎急性期即开始使用足量有效的抗生素,直到感染症状完全消失。

(二)脱水疗法

脓肿形成、颅内压增高时,应实施有计划的脱水疗法,以缓解颅内压增高和预防脑疝的发生。

(三)手术治疗

(1)穿刺抽吸:可望治愈,或作为应急,不能耐受手术切除时的治疗手段。

(2)导管持续引流术。

(3)脓肿切除术:用于脓肿包膜完整,且在非功能区,病情稳定的患者,或穿刺抽脓未愈者。对脑水肿严重者,可考虑做减压术,术后继续抗感染和脱水治疗。

四、主要护理诊断及合作性问题

(一)头痛

头痛与颅内压增高有关。

(二)组织灌注量改变

组织灌注量改变与颅内压增高有关。

(三)有体液不足的危险

体液不足与频繁呕吐及应用脱水剂有关。

(四)其他

潜在并发症:脑疝、窒息等。

五、护理措施

(一)术前护理

1.一般护理

指导患者休息和加强营养。

2.密切观察病情

了解颅内压增高的程度,及时与医师沟通病情的变化。

3.心理护理

了解患者对疾病的认识程度和心理状态,减轻其心理负担,使其树立战胜疾病的信心,积极配合治疗和护理。

(二)术后护理

术后患者采用头高足低位,以减轻脑水肿;遵医嘱应用抗生素治疗,预防术后感染;密切观察病情变化,减小术后并发症。

六、健康教育

(1)指导患者及时治疗中耳炎、鼻窦炎等。

(2)指导患者加强康复锻炼。

第四章　胸外科疾病的护理

第一节　胸部损伤

胸廓由胸椎、胸骨、肋骨和肋间组织组成,外有胸壁和肩部肌肉,内有胸膜。上口由胸骨上缘和第 1 肋组成,下口为膈所封闭,主动脉、胸导管、奇静脉、食管和迷走神经以及下腔静脉穿过各自裂孔进入腹腔。膈是重要呼吸肌,呼气时变为圆顶形,吸气时变为扁平以增加胸腔容量。

纵隔为两肺间的胸内空隙,前为胸骨,后为胸椎,两侧为左右胸膜。除两肺外,胸内器官均居于纵隔。纵隔的位置有赖于两侧胸膜腔压力的平衡。

胸膜腔左右各一。胸膜有内、外两层,即脏层和壁层,两层间为潜在的胸膜腔,只有少量浆液。腔内压力$-0.98 \sim -0.79 kPa(-10 \sim -8cmH_2O)$,如负压消失肺即萎陷,故在胸部损伤或开胸手术后,保持胸膜腔内的负压,至关重要。

一、病因与发病机制

胸部损伤(chest trauma)一般根据是否穿破壁层胸膜,造成胸膜腔与外界相通而分为闭合性和开放性损伤两类。闭合性损伤多由暴力挤压、冲撞或钝器打击胸部引起,轻者造成胸壁软组织挫伤或单根肋骨骨折,重者可发生多根多处肋骨骨折或伴有胸腔内器官损伤;开放性损伤多为利器或枪弹伤所致,胸膜的完整性遭到破坏,导致开放性气胸或血胸,并常伴有胸腔内器官损伤,若同时伤及腹部脏器,称之为胸腹联合伤。

二、临床表现

(一)胸痛

胸痛是胸部损伤的主要症状,常位于受损处,伴有压痛,呼吸时加剧。

(二)呼吸困难

胸部损伤后,疼痛可使胸廓活动受限、呼吸浅快。血液或分泌物堵塞气管、支气管,肺挫伤导致肺水肿、出血或淤血,气、血胸使肺膨胀不全等均致呼吸困难。多根多处肋骨骨折,胸壁软化引起胸廓反常呼吸运动,则加重呼吸困难。

(三)咯血

小支气管或肺泡破裂,出现肺水肿及毛细血管出血者,痰中常带血或咯血;大支气管损伤者,咯血量较多,且出现较早。

(四)休克

胸内大出血、张力性气胸、心包腔内出血、疼痛及继发感染等,均可导致休克的发生。

(五)局部体征

因损伤性质和轻重而不同,可有胸部挫裂伤、胸廓畸形、反常呼吸运动、皮下气肿、骨摩擦音、伤口出血、气管和心脏向健侧移位征象。胸部叩诊呈鼓音或浊音,听诊呼吸音减低或消失。

三、护理

(一)护理目标

(1)患者能采取有效的呼吸方式或维持氧的供应,肺内气体交换得到改善。

(2)患者掌握正确的咳嗽排痰方法,保持呼吸道通畅和胸腔闭式引流的效果。

(3)维持体液平衡和血容量。

(4)疼痛缓解或消失。

(5)患者情绪稳定,解除或减轻心理压力。

(6)防治感染,并发症及时发现或处理。

(二)护理措施

1.严密观察生命体征和病情变化

如患者出现烦躁、口渴、面色苍白、呼吸短促、脉搏较弱、血压下降等休克时,应针对导致休克的原因加强护理。失血性休克的患者,应在中心静脉压的监测下,迅速补充血容量,维持水、电解质和酸碱平衡。对开放性气胸,应立即在深呼气末用无菌凡士林纱布及厚棉垫加压封闭伤口,以避免纵隔扑动。张力性气胸则应迅速在患者锁骨中线第 2 肋间行粗针头穿刺减压,置管行胸腔闭式引流术,以降低胸膜腔压力,减轻肺受压,改善呼吸和循环功能。

经以上措施处理后,病情无明显好转,血压持续下降或一度好转后又继续下降,血红蛋白、红细胞计数、血细胞比容持续降低,胸穿抽出血很快凝固或因血凝固抽不出血液,X 线显示胸膜腔阴影继续增大,胸腔闭式引流抽出血量≥200mL/h,并持续>3h,应考虑胸膜腔内有活动性出血,咯血或咯大量泡沫样血痰,呼吸困难加重,胸腔闭式引流有大量气体溢出,常提示肺、支气管严重损伤,应迅速做好剖胸手术准备工作。

2.多肋骨骨折

应紧急行胸壁加压包扎固定或牵引固定,矫正胸壁凹陷,以消除或减轻反常呼吸运动,维持正常呼吸功能,促使伤侧肺膨胀。

3.保持呼吸道通畅

严密观察呼吸频率、幅度及缺氧症状,给予氧气吸入,氧流量 2~4L/min。鼓励和协助患者有效咳嗽排痰,痰液黏稠不易排出时,应用祛痰药以及超声雾化或氧气雾化吸入。疼痛剧烈者,遵医嘱给予止痛剂。及时清除口腔、上呼吸道、支气管内分泌物或血液,可采用鼻导管深部吸痰或支气管镜下吸痰,以防窒息。必要时行气管切开呼吸机辅助呼吸。

4.解除心包压塞

疑有心脏压塞患者,应迅速配合医生施行剑突下心包穿刺或心包开窗探查术,以解除急性心包压塞,并尽快准备剖胸探查术。术前快速大量输血、抗休克治疗。对刺入心脏的致伤物尚留存在胸壁,手术前不宜急于拔除。如发生心搏骤停,须配合医生急行床旁开胸挤压心脏,解除心包压塞,指压控制出血,并迅速送入手术室继续抢救。

5.防治胸内感染

胸部损伤尤其是胸部穿透伤引起血胸的患者易导致胸内感染,要密切观察体温的变化,定时测体温。在清创、缝合、包扎伤口时注意无菌操作,防止伤口感染,合理使用抗生素。高热患者,给予物理或药物降温。患者出现寒战、发热、头痛、头晕、疲倦等中毒症状,血常规示白细胞计数升高,胸穿抽出血性混浊液体,并查见脓细胞,提示血胸已继发感染形成脓胸,应按脓胸处理。

6.行闭式引流

行胸穿或胸腔闭式引流术患者,按胸穿或胸腔闭式引流常规护理。

7.做好生活护理

因伤口疼痛及带有各种管道,患者自理能力下降,护士应关心体贴患者,根据患者需要做好生活护理。协助患者床上排大小便,做好伤侧肢体及肺的功能锻炼,鼓励患者早期下床活动。

8.做好心理护理

患者由于意外创伤的打击,对治疗效果担心,对手术恐惧,患者表现为心情紧张、烦躁、忧虑等。护士应加强与患者沟通,做好心理护理。向患者及其家属解释各项治疗、护理过程,愈后情况及手术的必要性,提供有关疾病变化及各种治疗信息,鼓励患者树立信心,积极配合治疗。

第二节　气胸

一、概述

胸膜腔内积气称为气胸。气胸是由于利器或肋骨断端刺破胸膜、肺、支气管或食管后,空气进入胸腔所造成。气胸分三种。

(一)闭合性气胸

即伤口伤道已闭,胸膜腔与大气不相通。

(二)开放性气胸

胸膜腔与大气相通可造成纵隔扑动;吸气时,健侧胸膜腔负压升高,与伤侧压力差增大,纵隔向健侧移位;呼气时,两侧胸膜腔压力差减少,纵隔移向正常位置,这样纵隔随呼吸来回摆动的现象,称为纵隔扑动。

(三)张力性气胸

即有受伤的组织起活瓣作用,空气只能入不能出,胸膜腔内压不断增高如抢救不及时,可因急性呼吸衰竭而死亡。

二、护理评估

(一)临床症状评估与观察

1.闭合性气胸

小的气胸多无症状。超过30％的气胸,可有胸闷及呼吸困难;气管及心脏向健侧偏移;伤侧叩诊呈鼓音,呼吸渐弱,严重者有皮下气肿及纵隔气肿。

2.开放性气胸

患者有明显的呼吸困难及发绀,空气进入伤口发出"嘶嘶"的响声。

3.张力性气胸

重度呼吸困难,发绀常有休克,颈部及纵隔皮下气肿明显。

(二)辅助检查

根据上述指征,结合 X 线胸片即可确诊,必要时做患侧第 2 肋间穿刺,常能确诊。

三、护理问题

(一)低效性呼吸形态

低效性呼吸形态与胸壁完全受损及可能合并有肺实质损伤有关。

(二)疼痛

疼痛与胸部伤口及胸腔引流管刺激有关。

(三)恐惧

恐惧与呼吸窘迫有关。

(四)有感染的危险

感染与污染伤口有关。

四、护理措施

(一)维持或恢复正常的呼吸功能

(1)半卧位,卧床休息。膈肌下降利于肺复张、疼痛减轻及增加非必要的氧气需要量。

(2)吸氧:根据缺氧状态给予鼻导管及面罩吸氧,并及时发现患者有无胸闷、气短、烦躁、发绀等缺氧症状以及皮肤、黏膜的情况。

(3)协助患者翻身,鼓励其深呼吸及咳嗽,及时排出痰液,可给予雾化吸入及化痰药,必要时吸痰,排出呼吸道分泌物,预防肺不张及肺炎的发生。

(二)皮下气肿的护理

皮下气肿在胸腔闭式引流第 3～7 日可自行吸收,也可用粗针头做局部皮下穿刺,挤压放气。纵隔气肿加重时,要在胸骨柄切迹上做 2cm 的横行小切口。

(三)胸腔引流管的护理

1.体位

半卧位,利于呼吸和引流。鼓励患者进行有效的咳嗽和深呼吸运动,利于积液排出,恢复胸膜腔负压,使肺复张。

2.妥善固定

下床活动时,引流瓶位置应低于膝关节,运送患者时双钳夹管。引流管末端应在水平线下 2～3cm,保持密封。

3.保持引流通畅

闭式引流主要靠重力引流,水封瓶液面应低于引流管胸腔出口平面 60cm,任何情况下不得高于胸腔,以免引流液逆流造成感染。高于胸腔时,引流管要夹闭。定时挤压引流管以免阻塞。

水柱波动反应残腔的大小与胸腔内负压的大小。其正常时上下可波动 4～6cm。如无波动,患者出现胸闷气促,气管向健侧移位等肺受压的症状,应疑为引流管被血块堵塞,应挤捏或用负压间断抽吸引流瓶短玻璃管,促使其通畅,并通知医生。

4.观察记录

观察引流液的量、性状、颜色、水柱波动范围,并准确记录。若引流量多≥200m/h,并持续2~3h以上,颜色为鲜红色或红色,性质较黏稠、易凝血则疑为胸腔内有活动性出血,应立即报告医生,必要时开胸止血。每日更换水封瓶并记录引流量。

5.保持管道的密闭和无菌

使用前注意引流装置是否密封,胸壁伤口、管口周围用油纱布包裹严密,更换引流瓶时双钳夹管,严格执行无菌操作。

6.脱管处理

如引流管从胸腔滑脱,立即用手捏闭伤口处皮肤,消毒后油纱封闭伤口协助医生做进一步处理。

7.拔管护理

24h引流液<50mL,脓液<10mL,X线胸片示肺膨胀良好、无漏气,患者无呼吸困难即可拔管。拔管后严密观察患者有无胸闷、憋气呼吸困难、切口漏气、渗液、出血、皮下气肿等症状。

(四)急救处理

1.积气较多的闭合性气胸

经锁骨中线第2肋间行胸膜腔穿刺,或行胸膜腔闭式引流术,迅速抽尽积气,同时应用抗生素预防感染。

2.开放性气胸

用无菌凡士林纱布加厚敷料封闭伤口,再用宽胶布或胸带包扎固定,使其转变成闭合性气胸,然后穿刺胸膜腔抽气减压,解除呼吸困难。

3.张力性气胸

立即减压排气。在危急情况下可用一粗针头在伤侧第2肋间锁骨中线处刺入胸膜腔,尾部扎一橡胶手指套,将指套顶端剪一约1cm开口起活瓣作用。

(五)预防感染

(1)密切观察体温变化,每四小时测体温一次。

(2)有开放性气胸者,应配合医生及时清创缝合。更换伤口及引流瓶应严格无菌操作。

(3)遵医嘱合理应用化痰药及抗生素。

(六)健康指导

(1)教会或指导患者腹式呼吸及有效排痰。

(2)加强体育锻炼,增加肺活量和机体抵抗力。

第三节　血胸

一、概述

胸部穿透性或非穿透性创伤,由于损伤了肋间或乳内血管、肺实质、心脏或大血管而形成血胸。成人胸腔内积血量在 0.5L 以下,称为少量血胸;积血 0.5～1L 为中量血胸;胸积血 1L 以上,称为大量血胸。

内出血的速度和量取决于出血伤口的部位及大小。肺实质的出血常常能自行停止,但心脏或其他动脉出血需要外科修补。根据出血的量分为少量血胸、中量血胸、大量血胸。

二、护理评估

(一)临床症状的评估与观察

患者多因失血过多处于休克状态,胸膜腔内积血压迫肺及纵隔,导致呼吸系统循环障碍,患者严重缺氧。血胸还可能继发感染引起中毒性休克,如合并气胸,则伤胸部叩诊鼓音,下胸部叩诊浊音,呼吸音下降或消失。

(二)辅助检查

根据病史体征可做胸穿,如抽出血液即可确诊,行 X 线胸片检查可进一步证实。

三、护理问题

(一)低效性呼吸形态

低效性呼吸形态与胸壁完全受损及可能合并有肺实质损伤有关。

(二)气体交换障碍

气体交换障碍与肺实质损伤有关。

(三)恐惧

恐惧与呼吸窘迫有关。

(四)有感染的危险

感染与污染伤口有关。

(五)有休克的危险

有效循环血量缺失及其他应激生理反应有关。

四、护理措施

(一)维持有效呼吸

(1)半卧位,卧床休息。膈肌下降利于肺复张,减轻疼痛及非必要的氧气需要量。如有休克应采取中凹卧位。

(2)吸氧:根据缺氧状态给予鼻导管及面罩吸氧,并及时发现患者有无胸闷、气短、烦躁、发绀等缺氧症状以及皮肤、黏膜的情况。

(3)协助患者翻身,鼓励深呼吸及咳痰。为及时排出痰液可给予雾化吸入及化痰药,必要时吸痰以排出呼吸道分泌物,预防肺不张及肺炎的发生。

（二）维持正常心排出量

（1）迅速建立静脉通路，保证通畅。

（2）在监测中心静脉压的前提下，遵医嘱快速输液、输血、给予血管活性药物等综合抗休克治疗。

（3）严密观察有无胸腔内出血征象：脉搏增快，血压下降；补液后血压虽短暂上升，又迅速下降；胸腔闭式引流量，＞200mL/h，并持续 2～3h 以上。必要时开胸止血。

（三）病情观察

（1）严密监测生命体征，注意神志、瞳孔、呼吸的变化。

（2）抗休克：观察是否有休克的征象及症状，如皮肤苍白、湿冷、不安、血压过低、脉搏浅快等情形。若有立即通知医生并安置一条以上的静脉通路输血、补液，并严密监测病情变化。

（3）如出现心脏压塞（呼吸困难、心前区疼痛、面色苍白、心音遥远）应立即抢救。

（四）胸腔引流管的护理

严密观察失血量，补足失血及预防感染。如有进行性失血、生命体征恶化应做开胸止血手术，清除血块以减少日后粘连。

（五）心理护理

（1）提供安静舒适的环境。

（2）活动与休息：保证充足睡眠，劳逸结合，逐渐增加活动量。

（3）保持排便通畅，不宜下蹲过久。

第四节　食管癌

一、概述

食管癌（carcinoma of esophagus）是常见的消化道恶性肿瘤，目前原因不明，与炎症、真菌感染、亚硝胺类化合物摄入，微量元素及维生素缺乏有关。其主要病理类型为鳞癌（90％），少部分为腺癌、肉瘤及小细胞癌等。可分为髓质型、缩窄型、蕈伞型、溃疡型。以胸中段食管癌较多见，下段次之，上段较少。

食管癌发生于食管黏膜上皮的基底细胞，绝大多数是鳞状上皮癌（95％），腺癌起源于食管者甚为少见，多位于食管末端。贲门癌多为腺癌，贲门部腺癌可向上延伸累及食管下段。主要通过淋巴转移，血行转移发生较晚。

二、诊断

（一）症状

1.早期

常无明显症状，仅在吞咽粗硬食物时有不同程度的不适感，包括如下。

（1）咽下食物哽噎感，常因进食固体食物引起，第一次出现哽噎感后，不经治疗而自行消失，隔数日或数月再次出现。

（2）胸骨后疼痛，常在咽下食物后发生，进食粗糙热食或刺激性食物时加重。

（3）食物通过缓慢并有滞留感。

（4）剑突下烧灼样刺痛，轻重不等，多在咽下食物时出现，食后减轻或消失。

（5）咽部干燥与紧缩感，食物吞不下畅，并有轻微疼痛。

（6）胸骨后闷胀不适。症状时轻时重，进展缓慢。

2.中晚期

（1）吞咽困难：进行性吞咽困难是食管癌的主要症状。初起时进食固体食物有哽噎感，以后逐渐呈进行性加重，甚至流质饮食亦不能咽下。吞咽困难的严重程度除与病期有关外，与肿瘤的类型亦有关系。缩窄型出现梗阻症状早而严重，溃疡型及腔内型出现梗阻症状较晚。

（2）疼痛和呕吐：见于严重吞咽困难病例，多将刚进食的食物伴唾液呕出呈黏液状。疼痛亦为常见症状，多位于胸骨后、肩胛间区，早期多呈间歇性，出现持续而严重的胸痛或背痛，需用止痛药止痛者，为晚期肿瘤外侵的征象。

（3）贲门癌：可出现便血、贫血。

（4）体重下降及恶病质：因长期吞咽困难，引起营养障碍，体重明显下降，消瘦明显。出现恶病质是肿瘤晚期的表现。

（5）邻近器官受累的症状：肿瘤侵及邻近器官可引起相应的症状。癌肿侵犯喉返神经，可发生声音嘶哑；侵入主动脉，溃烂破裂，可引起大量呕血；侵入气管，可形成食管气管瘘；高度阻塞可致食物反流，引起进食时呛咳及肺部感染；持续胸痛或背痛为晚期症状，表示癌肿已侵犯食管外组织。

（二）体征

1.一般情况

以消瘦为主，甚至出现恶病质，有的患者有贫血和低蛋白血症的表现。

2.专科检查

病变早期并无阳性体征；病变晚期可扪及锁骨上转移的淋巴结或上腹部有包块，并有压痛。

（三）检查

1.实验室检查

主要表现为低血红蛋白、低血浆蛋白，有的患者可有大便隐血试验阳性。

2.特殊检查

（1）钡餐检查：是食管癌诊断最常用，最有效.最安全的方法，可了解病灶的部位及范围，此外还可了解胃和十二指肠的情况，供手术设计参考；在钡餐检查时应采取正位、侧位和斜位不同的体位并应用双重造影技术仔细观察食管黏膜形态及食管运动的状况以免漏诊早期病变。

根据钡餐检查的形态将食管癌分为：溃疡型（以食管壁不规则缺损的壁龛影为主）、蕈伞型（病灶如菌状或息肉状突入食管腔）、缩窄型（病变以环状狭窄为主，往往较早出现症状）和髓质型（病变以黏膜下肌层侵犯为主，此型病变呈外侵性生长，瘤体往往较大）。

又根据食管癌发生的部位将其分为上段（主动脉弓上缘水平以上的食管段）、中段和下段（左下肺静脉下缘至贲门的食管）食管癌。由于能提取组织做病理定性，因此钡餐与食管镜是不能相互取代的检查;由于钡剂可覆盖的病灶表面造成假象,故钡餐检查最好在组织学检查后再进行。

(2)食管镜检查:可在直视下观察病灶的形态和大小,并采取活体组织做出病理学诊断,对病灶不明显但可疑的部位可用刷取脱落细胞检查。

(3)食管拉网检查:是我国学者发明的极其简便、有效、安全、经济的检查方法,尤其适用于大规模普查及早期食管癌的诊断,其诊断学的灵敏度甚至高于依靠肉眼观察定位的食管镜检查;分段食管拉网结合钡餐检查还可确定病变的部位。

(4)CT 和 MRI 检查:可了解食管癌纵隔淋巴转移的情况及是否侵及胸主动脉、气管后壁。

(5)纤维支气管镜检查:主要观察气管膜部是否受到食管癌侵犯,必要时可做双镜检查(即同时加做食管镜检查)。

(6)内窥镜式食管超声(endoscopic esophageal ultrasound,EEU)引导下细针穿刺活检(fine-needle aspiration,FNA):是少数患者在其他方法不能明确诊断但又高度怀疑食管恶性病变时可做此检查,用细针刺入食管壁抽吸少量组织病理检查以明确诊断。

(7)超声检查:主要了解肿瘤有无腹腔转移,尤其是食管下段肿瘤容易造成胃小弯、胰腺及肝脏的转移,对于这样的患者应避免外科手术并及时进行非手术治疗。

(四)诊断要点

(1)进食时有梗阻感或呛咳咽部干燥紧束感,进行性吞咽困难等症状。

(2)有消瘦、乏力、贫血、脱水、营养不良等恶病质表现。

(3)中晚期患者可出现锁骨上淋巴结肿大,肝转移性肿块、腹腔积液等。

(4)纤维食管癌、食管吞钡 X 线造影等检查结果能明确诊断。

(五)鉴别诊断

1.食管平滑肌瘤

常见的食管平滑肌瘤可出现类似食管癌下咽困难的症状,通常有症状时间较长但无消瘦;在钡餐检查中可见肿块较圆滑突向食管腔,黏膜无损伤,并有特殊的"八字胡"征;食管拉网及食管镜检查均无癌细胞发现。

2.食管良性狭窄

通常有吞服强酸、强碱液病史,化学性灼伤常造成全食管或食管节段性狭窄,发病以儿童和女性患者多见,根据病史不难鉴别。

3.外压性食管梗阻

食管外的某些异常,如巨大的纵隔肿瘤、纵隔淋巴结、胸骨后甲状腺肿等均可压迫食管造成节段性狭窄致吞咽困难,但通常钡餐检查可见食管黏膜正常,拉网及食管镜检查也无病理学证据。

4.贲门失弛缓症

病史较长,病情可有缓解期,常有呕吐宿食史,有特征性的食管钡餐表现,亚硝酸异戊酯试验阳性,病理学活检无食管癌的证据。

5.食管静脉曲张

常发生在食管中下段,吞咽困难较轻,往往伴有门静脉高压,常见于肝硬化、布—加综合征等。钡餐检查可见食管黏膜紊乱,食管镜下可见黏膜下曲张的静脉,但黏膜表面完整无破坏。绝对禁止活检,以免造成大出血。

三、治疗

一般对较早期病变宜采用手术治疗;对较晚期病变,仍应争取手术治疗。位于中、上段的晚期病变,而年龄较高或有手术禁忌证者,则以放射治疗为佳。

四、病情观察

(一)非手术治疗

(1)放射治疗患者应该注意有无放射性肺炎,气管—食管瘘或食管穿孔发生,尤其是癌肿病变在胸主动脉附近时,要注意患者有无突然呕血、便血增加或有血性胸腔积液出现,以便及时停止照射,防止主动脉穿孔发生。

(2)监测患者的血常规,无论放疗还是化疗均对患者的造血系统有抑制,因此在治疗过程中每周至少查 2 次。

(3)生物制剂治疗应注意药物的不良反应和过敏反应。

(4)对癌肿的大小应定期复查,以了解非手术治疗的效果并制订下一步治疗方案。

(二)肿瘤切除性手术治疗

(1)注意观察有无出血和感染这两项手术后早期的常见并发症。

(2)吻合口瘘是食管癌手术后最常见、后果最严重的并发症,术后早期较少发生,通常易将术后早期的残胃瘘误诊为吻合口瘘;吻合口瘘常在术后 6~10d 发生,主要表现为突然发热、胸痛、有胸腔积液和血常规增高,口服 60% 泛影葡胺或稀钡剂造影可明确诊断。

(三)姑息性治疗

如行激光切割手术须注意发生食管穿孔,可表现为突然发生纵隔气肿或气胸并伴有发热和胸腔积液。食管支架或人工贲门在安放后可出现脱落,患者可恢复手术前的症状,应注意检查确认植入物在位。

五、护理措施

(一)术前护理

1.心理护理

患者对手术的耐受力差,对治疗缺乏信心,同时对手术存在着一定程度的恐惧心理。因此,应针对患者的心理状态进行解释、安慰和鼓励,建立充分信赖的护患关系,使患者认识到手术是重要的治疗方法,使其乐于接受手术。

2.加强营养支持

尚能进食者应给予高热量、高蛋白、高维生素的流质或半流质饮食。不能进食者,应静脉补充水分、电解质及热量。低蛋白血症的患者,应输血或血浆蛋白予以纠正。

3.胃肠道准备

(1)注意口腔卫生。

(2)术前安置胃管和十二指肠管。

（3）术前禁食，有食物潴留者，术前晚用等渗盐水冲洗食管，有利于减轻组织水肿，降低术后感染和吻合口瘘的发生率。

（4）拟行结肠代食管者，术前须按结肠手术准备。

4.术前练习

教会患者深呼吸、有效咳嗽、排痰和床上排便等活动。

（二）术后护理

（1）按胸外科术后常规护理。

（2）术后应重点加强呼吸道护理。必要时，行鼻导管吸痰或气管镜吸痰，清除呼吸道分泌物，促进肺扩张。

（3）保持胃肠减压管通畅：术后 24～48h 引流出少量血液，应视为正常，若引流出大量血液，应立即报告医生处理。胃肠减压管应保留 3～5d，以减少吻合口张力，以利于吻合口愈合。

（4）密切观察胸腔引流量及性质：若胸腔引流液为大量血性液体，则提示胸腔内有活动性出血；若引流出混浊液或食物残渣，应考虑食管吻合口瘘；若有粉红色液体伴有脂肪滴排出，则为乳糜胸。出现以上情况，应采取相应措施，明确诊断，予以认真处理。若无异常，术后 2～3d 即可拔除引流管。

（5）严格控制饮食：由于食管缺乏浆膜层，故吻合口愈合较慢，术后应严格禁食和禁水。禁食期间，每日由静脉补液。安放十二指肠营养管者，可于手术后第 2～3 日肠蠕动恢复后，经导管滴入营养液，可减少输液量。手术后第 5 日，若病情无特殊变化，可经口进食牛奶，每次 60mL 每 2h1 次，间隔期间可给等量开水。若无不良反应，可逐日增量。术后第 10～12 日改无渣半流质饮食，但应注意防止进食过快及过量。

（6）吻合口瘘的观察及护理：食管吻合口瘘的临床表现为高热、脉快、呼吸困难、胸部剧痛，患侧呼吸音低，叩诊浊音，白细胞升高，甚至发生休克。处理原则：行胸膜腔引流促使肺膨胀；选择有效的抗生素抗感染；补充足够的营养和热量。目前，多选用完全胃肠内营养支持经胃造口灌注治疗，效果确切、满意。

（三）健康教育

胃代食管术后，少量多餐，避免睡前、躺着进食，进食后务必慢走，或端坐半小时，防止反流。裤带不宜系得太紧。进食后避免有低头弯腰的动作。给予高蛋白、高维生素、低脂、少渣饮食，并观察进食后有无梗阻、疼痛、呕吐、腹泻等情况。若发现症状应暂停饮食。

第五节　原发性支气管肺癌

原发性支气管肺癌简称肺癌，是起源于支气管黏膜或腺体的恶性肿瘤。早期常有刺激性咳嗽，痰中带血等呼吸道症状，是一种严重威胁人民健康和生命的疾病。

一、病因和发病机制

迄今尚未明确，一般认为肺癌发生与下列因素有关。

(一)吸烟

公认吸烟是肺癌的重要危险因素。国内调查证明男性中 80％～90％的肺癌发病与吸烟有关,女性中 19.3％～40％的肺癌发病与吸烟有关,且被动吸烟也容易引起肺癌。烟草中含有多种致癌物,其中苯并芘最为重要。吸烟量越大,年限越长,开始吸烟年龄越早,肺癌病死率越高。

(二)职业致癌因子

已被公认的致癌物有石棉、无机砷化合物、铬、镍、二氯甲醚、煤烟、焦油和石油中的多环芳烃、烟草加热产物等,长期接触这类物质,可诱发肺癌。

(三)空气污染

室内小环境污染,如被动吸烟、燃料燃烧和烹调过程中产生的致癌物,对女性腺癌的发生不可忽视。室外大环境污染,如汽车废气、工业废气、公路沥青等使城市肺癌发病率明显高于农村。

(四)电离辐射

来源于自然界或医疗照射的大剂量电离辐射可引起肺癌。

(五)饮食与营养

动物实验证明,维生素 A 及其衍生物、β-胡萝卜素能抑制化学致癌物诱发的肿瘤,人体摄入维生素 A 不足与肿瘤发生有一定关系,尤以肺癌突出。

(六)其他

家族遗传、肺部慢性病灶、机体的免疫功能低下、内分泌失调等因素与肺癌的发生也有一定关系。

二、分类

(一)按解剖部位分类

1.中央型肺癌

发生在段支气管以上至主支气管的癌肿称中央型肺癌,约占 3/4。

2.周围型肺癌

发生在段支气管以下的癌肿,称周围型肺癌,约占 1/4。

(二)按组织学分类

根据细胞分化程度和形态特征分为以下几种类型。

1.鳞状上皮细胞癌(简称鳞癌)

其为最常见的类型,占肺癌的 40％～50％,与吸烟关系密切,以中央型肺癌多见。鳞癌生长缓慢、转移晚,手术切除机会多,5 年生存率较高,但放疗和化疗不如小细胞癌敏感。

2.小细胞未分化癌(简称小细胞癌)

其为是恶性程度最高的一种,约占肺癌的 1/5,患病年龄较轻,常在 40～50 岁,多有吸烟史。癌肿生长快,侵袭力强,远处转移早。对放疗和化疗比较敏感。

3.大细胞未分化癌(简称大细胞癌)

此癌可发生于肺门附近或肺边缘的支气管,转移较小细胞癌晚,手术切除机会较多。

4.腺癌

腺癌约占肺癌的1/4,在周围型肺癌中腺癌最多见,与吸烟关系不大。腺癌血供丰富,故局部浸润和血行转移较早。本型对放疗、化疗敏感性均差。

三、临床表现

(一)由原发肿瘤引起的症状

1.咳嗽

此为常见的早期症状,肿瘤在气管内有刺激性干咳或少量黏液痰,继发细菌感染时,痰量增多呈黏液脓性。肿瘤增大引起支气管狭窄时,咳嗽加重,多为持续性,且呈高音调金属音,是一种特征性的阻塞性咳嗽。

2.咯血

部分患者以咯血为首发症状,多为痰中带血或间断血痰,常不易引起患者的重视而延误早期诊断。如癌肿侵蚀大血管则有大咯血。

3.喘鸣

由于肿瘤引起支气管部分阻塞,约有2%患者可闻及局限性喘鸣。

4.胸闷、气急

肿瘤阻塞支气管及肿大的肺门淋巴结压迫支气管引起气道狭窄;或转移胸膜、心包引起胸腔积液、心包积液;或有膈肌麻痹、上腔静脉阻塞及肺部广泛转移,均可影响肺功能而引起胸闷、气急。

5.发热

多为继发感染所致,癌肿组织坏死也可引起发热。

6.体重下降

由于肿瘤毒素、感染、疼痛所致的食欲减退和消耗增加等原因,可表现为消瘦或恶病质。

(二)肿瘤局部扩展引起的症状

1.胸痛

胸痛约30%的肿瘤直接侵犯胸膜、肋骨和胸壁,引起持续、固定、进行性胸痛。

2.呼吸困难

肿瘤压迫大气道,可引起呼吸困难。

3.咽下困难

肿瘤侵犯或压迫食管,可引起咽下困难,还可引起气管—食管瘘,导致肺部感染。

4.声音嘶哑

肿瘤直接压迫或肿大的纵隔淋巴结压迫喉返神经所致(多见左侧)。

5.上腔静脉阻塞综合征

肿瘤侵犯纵隔,压迫上腔静脉,使头部静脉回流受阻,出现头面部、颈部和上肢水肿及前胸部淤血和静脉曲张,可引起头痛、头晕等。

6.Horner综合征

位于肺尖部的肺癌称肺上沟癌,可压迫颈部交感神经,引起病侧眼睑下垂、瞳孔缩小、眼球内陷,同侧额部与胸壁无汗或少汗,称Horner综合征。压迫臂丛神经可引起同侧肩关节、上肢内侧疼痛和感觉异常,夜间尤甚。

(三)肺外转移引起的症状

脑转移引起头痛、呕吐、共济失调,一侧肢体无力或偏瘫等。肝转移可有肝大、肝区疼痛、腹腔积液等;骨转移可有局部疼痛和压痛,与咳嗽、呼吸无关;淋巴结转移常见右锁骨上淋巴结,逐渐增大,固定而坚硬,可以融合,多无痛感。

(四)癌作用于其他系统引起的肺外表现

其又称副癌综合征,主要有杵状指(趾)、肥大性骨关节病、分泌促肾上腺皮质激素引起Cushing综合征、分泌抗利尿激素引起稀释性低钠血症、分泌促性腺激素引起男性乳房发育;此外,还可出现神经肌肉综合征等。

(五)体征

早期可无阳性体征。随病情进展,患者出现消瘦、器官转移,肿瘤致部分支气管阻塞时,有局限性哮鸣音、肺不张、肺炎及胸腔积液体征。肺癌晚期患者可有声音嘶哑.前胸浅静脉怒张、锁骨上及腋下淋巴结肿大,部分患者有杵状指(趾)。

四、实验室和其他检查

(一)影像学检查

是发现肺癌的重要方法,可通过透视、正侧位胸片、CT、磁共振、支气管和血管造影等检查,为诊断治疗提供依据。

(二)痰脱落细胞检查

清晨留取深部咳出的新鲜痰液并检 3～4 次,阳性率在 70%～80%。

(三)纤维支气管镜检查

对肺癌的诊断具有重要意义,可直视下观察肿瘤的病理改变及支气管活检,提供组织学诊断依据。

(四)其他检查

经胸壁穿刺活检、胸腔积液检查、转移病灶活检、开胸肺活检等。

五、诊断要点

依靠详细的病史询问、体格检查和有关的辅助检查进行综合判断。

肺癌治疗效果与肺癌的早期诊断密切相关,对 40 岁以上,长期吸烟或从事某些职业(如石棉)的人群,有下列情况者,应作为疑癌患者进行相关检查。

无明显原因的刺激性咳嗽持续 2～3 周,治疗无效;原有慢性呼吸道疾病,咳嗽性质改变;持续或反复在短期内痰中带血而无其他原因可解释者;反复发作的同一部位的肺炎,特别是段性肺炎;无明原因肺脓肿,无中毒症状、抗感染治疗效果不明显;胸部听诊闻及局限性哮鸣音或原因不明的杵状指(趾)及四肢关节疼痛;胸部 X 线片局限性肺气肿或段、叶性肺不张,或孤立性圆形病灶和单侧肺门阴影增大;无中毒症状的胸腔积液,尤其是血性、进行性增加者;以及有上述肺外临床表现者。

六、治疗要点

(一)手术治疗

非小细胞性肺癌,治疗首选手术,尽早切除病变肺叶加局部淋巴结清除,手术后辅以放疗或化疗。小细胞肺癌 90％以上在就诊时已有胸内或远处转移,目前国内主张以化疗为主,辅以手术。

(二)化学药物治疗(简称化疗)

小细胞癌对化疗最敏感,腺癌化疗效果最差。为增强疗效,减轻毒性,多采用间歇、短程、联合用药。

常用药物有环磷酰胺(CTX)、异丙环磷胺(ZFO)、氨甲蝶呤(MTX)、长春新碱(VCR)、阿霉素(ADR)等。

(三)放射治疗(简称放疗)

放射线对癌细胞有杀伤作用。放疗分根治性和姑息性两种。根治性放疗,用于病灶局限,因解剖部位原因不宜手术或患者不愿手术等。姑息性放疗。目的在于抑制肿瘤的发展,延迟肿瘤扩散和缓解症状。放疗对控制转移性疼痛、压迫症状有肯定疗效。单纯的放疗效果差,故目前多主张放疗加化疗。

(四)其他局部治疗

经支气管动脉灌注加栓塞治疗,经纤维支气管镜电刀切割癌体或行激光治疗等,缓解患者的症状和控制肿瘤的发展有较好的效果。

(五)生物反应调解剂及中药治疗

小剂量干扰素、转移因子、集落刺激因子及中药配方能增强机体对化疗、放疗的耐受性,提高疗效。

七、护理评估

评估患者的健康及营养状况,主要痛苦及应对方法,有无并发症。心理评估:早期症状不明显,接受各种检查使患者容易产生揣测、焦虑心理。一旦确诊,患者惊恐、沮丧,性格转为内向,行为变得退缩。

随病情恶化,治疗效果欠佳,药物反应明显,容易产生绝望心理,表现出悲伤、自卑、神经质,甚至有轻生自杀的念头。

八、护理诊断

(一)疼痛

其与癌组织浸润、压迫及转移有关。

(二)恐惧

其与疼痛及预后差有关。

(三)气体交换受损

其与肺组织损害导致气体交换面积减少有关。

(四)营养失调

低于机体需要量与肺癌导致机体消耗过多、化疗反应致食欲下降,摄入不足有关。

(五)潜在并发症

化疗药物毒性反应。

(六)组织完整性受损

其与接受放疗损伤皮组织或长期卧床导致局部循环障碍有关。

九、护理措施

(一)疼痛

(1)倾听患者对疼痛的诉说,观察其非语言表达,对疼痛的部位、性质、程度、加重、缓解的原因做出准确的评估。

(2)减轻患者思想压力:患者的焦虑、紧张、烦躁及恐惧,会加重疼痛,应理解患者的痛苦,用同情、安慰.鼓励的语言和举止,支持患者,减轻患者的心理压力,提高痛阈。

(3)放松疗法:指导患者自我采用自我放松术,如听音乐、看电视、读书看报、与人交谈,教会患者自我按摩穴位等方法,转移患者注意力,使疼痛减轻。

(4)提供安静环境,调整舒适体位。

(5)物理止痛:如按摩、针灸、理疗、变换体位,支托痛处等措施,增加患者的舒适度。

(6)遵医嘱药物止痛:遵循用药原则,把握好用药阶段,严格掌握用药时间及剂量,并密切观察病情、镇痛效果及药物副作用。

(二)恐惧

(1)鼓励患者表达自己的心理感受,倾听患者诉说。

(2)多与患者沟通,建立良好的护患关系,尽量解答患者提出的问题,为患者提供有益的信息。在未确诊前,劝说患者接受各种检查,确诊后根据患者心理承受能力,采用适当的语言将诊断结果告知患者,以缩短患者期待诊断的焦虑期,不失时机地给予心理援助,引导患者面对现实,正确认识病症,利用求生欲望,达到使患者用意念调动潜在力量,与疾病进行斗争的目的。对不愿或害怕知道诊断结果的患者,应协同家属采取保护性医疗措施,合理隐瞒,以防患者精神崩溃影响治疗。

(3)精神上给予安慰,帮助患者正确面对当前的情况,并以镇静的心态、熟练的操作,协助医生采取措施,缓解患者疼痛、呼吸困难等症状,及时引导患者体验治疗效果,使患者产生信任感,增强治疗的信心。

(4)帮助建立良好的社会支持网,鼓励家庭成员、亲朋好友及工作单位人员定期探视患者,使患者感受到家庭、单位和亲友的关爱,激发珍惜生命、热爱生活的热情,克服恐惧、绝望的心理,保持积极,乐观的情绪,调动机体潜能与疾病做斗争。

(三)营养失调

低于机体需要量。

(1)评估患者的进食情况及营养状况,监测并记录患者进食量。

(2)和营养师一起评估患者所需营养,制定饮食计划,为患者提供高热量、高蛋白、高维生素、易消化的饮食,满足机体营养需要。

(3)向患者及家属宣传增加营养与促进健康的关系,促进主动进食。

(4)改善进食环境,增加食物的色香味和品种多样化,满足患者的饮食习惯,调整心情,增加食欲。

(5)保持患者口腔清洁、卫生,增加食欲。

(6)有吞咽困难者给予流质饮食,取半卧位以免发生吸入性感染和窒息。

(7)必要时输血、血浆、复方氨基酸等,以增强抗病能力。

（四）潜在并发症

化疗药物毒性反应。

（1）化疗前向患者解释化疗的目的、方法及可能产生的毒副作用，使患者有充分的思想准备，配合化疗。

（2）化疗期间宜少量多餐，避免过热、粗糙、刺激性食物。化疗前后2小时避免进食，若有恶心、呕吐时宜减慢药物滴速或遵医嘱应用甲氧氯普胺（胃复安）10mg肌内注射。若化疗明显影响进食，出现口干、皮肤干燥等脱水表现，宜静脉输液，补充水、电解质和机体所需营养。

（3）严密观察血常规。每周检查1～2次血常规，当白细胞总数降到$3.5×10^9$/L时应报告医生，当下降到$1×10^9$/L时遵医嘱输白细胞，保护性隔离，以防感染。

（4）注意保护和合理使用静脉血管。静脉给药时，在输注化疗药物前后应输无药液体，以防药液外漏致组织坏死，并可减少对血管壁的刺激。如化疗药液外漏，应立即停止输液，迅速用0.5%普鲁卡因溶液10～20mL局部封闭，并用冰袋冷敷，局部外敷氟氢松或氢化可的松软膏，以减轻组织损伤。切忌热敷，以免加重组织损伤。

（5）化疗后患者涎腺分泌常减少，出现口干，口腔pH下降，易致牙周病和口腔真菌感染。常用盐水或复方硼砂溶液漱口，若出现真菌感染时用碳酸氢钠溶液漱口并局部敷制霉菌素。

（6）鼓励患者多饮水，既可补充机体需要，又可稀释尿内药物浓度，防止肾功能损害。

（7）对化疗引起的脱发、皮肤干燥、色素沉着等应做好解释，停药后毛发会再生。

（五）组织完整性受损

（1）向患者说明放疗的目的、方法、副作用及注意保护照射部位皮肤。

（2）在皮肤照射部位涂上标志物，照射后切勿擦去，照射时协助患者取一定体位，不要随便移动，以免损伤其他部位皮肤。

（3）皮肤照射后出现皮肤反应如红斑、皮肤脱屑、色素沉着等，应避免搔抓、压迫和衣服摩擦，洗澡时不用肥皂或搓擦，忌贴胶布，不要用红汞、碘酒涂擦，避免阳光照射或冷热刺激。如有渗出性皮炎可暴露，局部涂用具有收敛、保护作用的鱼肝油软膏。

（4）协助患者采取舒适体位，经常变换体位，保持床单洁净平整，防止局部组织长期受压而致压疮或感染。

（5）如出现放射性食管炎，有吞咽痛或吞咽困难者，可给予氢氧化铝凝胶口服。进流质或半流质饮食，避免刺激性食物。

（6）如出现放射性肺炎，应及早给予抗生素，糖皮质激素治疗，协助患者有效咳痰。干咳者给予镇咳药，呼吸困难者给予吸氧。

十、保健指导

宣传吸烟对机体的危害，提倡不吸烟或戒烟。改善劳动和生活环境，避免有害气体和粉尘吸入。防治肺部慢性疾病，对防治肺癌有积极意义。对肺病高危人群、地区要健全肿瘤防治网，做到早发现、早治疗。给予心理援助，介绍肺癌的治疗方法及前景，使之摆脱痛苦，正确认识疾病，增加治疗信心，提高生命质量。合理安排休息，补充足够营养，适当进行运动，保持良好精神状态，提高机体免疫力，避免呼吸道感染，促进疾病的康复。

第五章　泌尿外科疾病的护理

第一节　肾损伤

一、概述

肾脏隐藏于腹膜后,一般受损伤机会很少,但肾脏为一实质性器官,结构比较脆弱,外力强度稍大即可造成肾脏的创伤。肾损伤大多为闭合性损伤,占 60%～70%,可由直接暴力,如腰、腹部受硬物撞击或车辆撞击,肾受到沉重打击或被推向肋缘而发生损伤;肋骨和腰椎骨折时,骨折片可刺伤肾,间接暴力,如从高处落下、足跟或臀部着地时发生对冲力,可引起肾或肾蒂伤。开放性损伤多见于战时和意外事故,常伴有胸腹部创伤,在临床上按其损伤的严重程度可分为肾挫伤、肾部分裂伤、肾全层裂伤、肾蒂损伤、病理性肾破裂等类型。

二、诊断

(一)症状

1.血尿

损伤后血尿是肾损伤的重要表现,多为肉眼血尿,血尿的轻重程度与肾脏损伤严重程度不一定一致。

2.疼痛

局限于上腹部及腰部,若血块阻塞输尿管,则可引起绞痛。

3.肿块

因出血和尿外渗引起腰部不规则的弥散性胀大的肿块,常伴肌强直。

4.休克

面色苍白,心率加快,血压降低,烦躁不安等。

5.高热

由于血、尿外渗后引起肾周感染所致。

(二)体征

1.一般情况

患者可有腰痛或上腹部疼痛、发热。大出血时可有血流动力学不稳定的表现,如面色苍白、四肢发凉等。

2.专科体检

上腹部及腰部压痛,腹部包块。刀伤或穿透伤累及肾脏时,伤口可流出大量鲜血。出血量与肾脏损伤程度以及是否伴有其他脏器或血管损伤有关。

(三)检查

1.实验室检查

尿中含多量红细胞。血红蛋白与血细胞比容持续降低提示有活动性出血。血白细胞计数多应注意是否存在感染灶。

2.特殊检查

早期积极的影像学检查可以发现肾损伤部位、程度、有无尿外渗或肾血管损伤以及对侧肾情况。根据病情轻重,除需紧急手术外,有选择地应用以下检查。

(1)B超检查:能提示肾损害的程度,包膜下和肾周血肿及尿外渗情况。为无创检查,病情重时更有实用意义,并有助于了解对侧肾情况。

(2)CT扫描:可清晰显示肾皮质裂伤、尿外渗和血肿范围,显示无活力的肾组织,并可了解与周围组织和腹腔内其他脏器的关系,为首选检查。

(3)排泄性尿路造影:使用大剂量造影剂行静脉推注造影,可发现造影剂排泄减少,肾、腰大肌影消失,脊柱侧突以及造影剂外渗等。可评价肾损伤的范围和程度。

(4)动脉造影:适宜于尿路造影未能提供肾损伤的部位和程度,尤其是伤侧肾未显影,选择性肾动脉造影可显示肾动脉和肾实质损伤情况。若伤侧肾动脉完全梗阻,表示为创伤性血栓形成,宜紧急施行手术。有持久性血尿者,动脉造影可以了解有无肾动静脉瘘或创伤性肾动脉瘤,但系有创检查,已少用。

(5)逆行肾盂造影:易招致感染,不宜应用。

(四)诊断要点

一般都有创伤史,可有腰痛、血尿、腰部肿块等症状体征,出血严重时出现休克。定时查血、尿常规,根据血尿增减、血红蛋白变化评估伤情。检查首选:肾脏超声,快速并且无创伤,对于评价肾脏损伤程度有意义,CT检查可以进一步显示肾实质损伤、肾脏出血及肾蒂损伤情况。条件允许时行静脉肾盂造影检查。

(五)鉴别诊断

1.腹腔脏器损伤

主要为肝、脾损伤,有时可与肾损伤同时发生。表现为出血、休克等危急症状,有明显的腹膜刺激症状。腹腔穿刺可抽出血性液体。尿液检查无红细胞;超声检查肾脏无异常发现;静脉尿路造影(IVU)示肾盂、肾盏形态正常,无造影剂外溢情况。

2.肾梗死

表现为突发性腰痛、血尿、血压升高;IVU示肾显影迟缓或不显影。逆行肾盂造影可发现肾被膜下血肿征象。肾梗死患者往往有心血管疾患或肾动脉硬化病史,血清乳酸脱氢酶及碱性磷酸酶升高。

3.自发性肾破裂

突然出现腰痛及血尿病状。体检示腰腹部有明显压痛及肌紧张,可触及边缘不清的囊性肿块。IVU检查示肾盂、肾盏变形和造影剂外溢。B超检查示肾集合系统紊乱,肾周围有液性暗区。一般无明显的创伤史,既往多有肾肿瘤、肾结核、肾积水等病史。

三、治疗

肾损伤的处理与损伤程度直接相关。轻微肾挫伤经短期休息可以康复,多数肾挫裂伤可用保守治疗,仅少数需手术治疗。

(一)紧急治疗

有大出血、休克的患者需迅速给以抢救措施,观察生命体征,进行输血、复苏,同时明确有无并发其他器官损伤,做好手术探查的准备。

(二)保守治疗

(1)绝对卧床休息2～4周,病情稳定,血尿消失后才可以允许患者离床活动。通常损伤后4～6周肾挫裂伤才趋于愈合,过早过多离床活动,有可能再度出血。恢复后2～3个月内不宜参加体力劳动或竞技运动。

(2)密切观察,定时测量血压、脉搏、呼吸、体温,注意腰、腹部肿块范围有无增大。观察每次排出的尿液颜色深浅的变化。定期检测血红蛋白和血细胞比容。

(3)及时补充血容量和热量,维持水、电解质平衡,保持足够尿量。必要时输血。

(4)应用广谱抗生素以预防感染。

(5)使用止痛剂、镇静剂和止血药物。

(三)手术治疗

1.开放性肾损伤

几乎所有这类损伤的患者都要施行手术探查,特别是枪伤或从前面腹壁进入的锐器伤,需经腹部切口进行手术,清创、缝合及引流并探查腹部脏器有无损伤。

2.闭合性肾损伤

一旦确定为严重肾裂伤、肾碎裂及肾蒂损伤需尽早经腹入路施行手术。若肾损伤患者在保守治疗期间发生以下情况,需施行手术治疗:①经积极抗休克后生命体征仍未见改善,提示有内出血。②血尿逐渐加重,血红蛋白和血细胞比容继续降低。③腰、腹部肿块明显增大。④有腹腔脏器损伤可能。

手术方法:经腹部切口施行手术,先探查并处理腹腔损伤脏器,再切开后腹膜,显露肾静脉、肾动脉,并阻断之,而后切开肾周围筋膜和肾脂肪囊,探查患肾。先阻断肾蒂血管,并切开肾周围筋膜,快速清除血肿,依具体情况决定做肾修补、部分肾切除术或肾切除。必须注意,在未控制肾动脉之前切开肾周围筋膜,往往难以控制出血,而被迫施行肾切除。只有在肾严重碎裂或肾血管撕裂,无法修复,而对侧肾良好时,才施行肾切除。肾实质破损不大时,可在清创与止血后,用脂肪或网膜组织填入肾包膜缝合处,完成一期缝合,既消除了无效腔,又减少了血肿引起继发性感染的机会。肾动脉损伤性血栓形成一旦被确诊即应手术取栓,并可行血管置换术,以挽救肾功能。

(四)并发症及其处理

常由血或尿外渗以及继发性感染等引起。腹膜后囊肿或肾周脓肿可切开引流。输尿管狭窄、肾积水需施行成形术或肾切除术。恶性高血压要做血管修复或肾切除术。动静脉瘘和假性肾动脉瘤应予以修补,如在肾实质内则可行部分肾切除术。持久性血尿可施行选择性肾动脉造影及栓塞术。

四、病情观察

(1)观察生命体征,如:体温、血压、脉搏、呼吸、神智反应。

(2)专科变化,腹部或腰腹部有无肿块及大小变化,血尿程度。

(3)重要生命脏器,心、肺、肝、脾等脏器及骨骼系统有无合并伤。

五、注意事项

(一)医患沟通

(1)如拟保守治疗,应告知患者及家属仍有做手术的可能性及肾损伤后的远期并发症。

(2)做开放手术,应告知可能切肾的方案,如做保肾手术,则有继续出血、尿外渗的可能。

(3)手术探查决定做肾切除时,应再一次告知家属,并告知术后肾功能失代偿或需做肾代替治疗的可能。如合并腹腔或其他部位脏器损伤,手术时要一期处理,亦应告知家属并签字。

(4)交代病情时要立足于当前患者病情,对于病情变化不做肯定与否定的预测。

(二)经验指导

(1)对于肾损伤的患者应留院观察或住院 LD,必须每 0.5 至 1h 检测 1 次血压、心率、呼吸,记录每小时尿量。并做好血型分析及备血。

(2)对于肾损伤病情明确者,生命体征不稳时,可重复做腹腔穿刺及 CT、B 超影像学检查。

(3)手术后要观察腹部情况,伤口有无渗血,敷料有无潮湿,为防止切口裂开,可使用腹带保护。

(4)肾切除患者要计算每日出入量,了解肾功能变化。

(5)确保引流管无扭曲,密切观察引流量、颜色的变化。

(6)腹部创伤合并。肾损伤的比例不是很高,临床工作中易忽视。血尿是肾创伤的重要表现,但与病情严重程度不成比例;输尿管有血块堵塞、肾蒂损伤或低血压休克时可无血尿出现。

六、护理

(一)护理评估

1.健康史

详细了解受伤的原因、部位、受伤的经过,以往的健康状况等。

2.身体状况

(1)血尿:是肾损伤的主要症状。肾挫伤时血尿轻微,肾部分裂伤或肾全层裂伤时,可出现大量肉眼血尿。当血块堵塞输尿管、肾盂或输尿管断裂、肾蒂血管断裂时,血尿可不明显,甚至无血尿。

(2)疼痛:肾包膜张力增加、肾周围软组织损伤,可引起患侧腰、腹部疼痛;血液、尿液渗入腹腔或伴有腹部器官损伤时,可出现全腹痛和腹膜刺激征;血块通过输尿管时,可发生肾绞痛。

(3)腰、腹部包块:血液、尿液渗入肾周围组织,可使局部肿胀形成包块,可有触痛。

(4)休克:严重的肾损伤,尤其是合并其他器官损伤时,易引起休克。

(5)发热:肾损伤后,由于创伤性炎症反应,伤区血液、渗出液及其他组织的分解产物吸收引起发热,多为低热;由于血肿、尿外渗继发感染引起的发热多为高热。

3.心理状况

由于突发的暴力致伤,或因损伤出现大量肉眼血尿、疼痛、腰腹部包块等表现时,患者常有恐惧、焦虑等心理状态的改变。

4.辅助检查

(1)尿常规检查:了解尿中有无大量红细胞。

（2）B超检查：能提示肾损害的程度，包膜下和肾周血肿及尿外渗情况。

（3）X线片检查：肾区阴影增大，提示有肾周围血肿的可能。

（4）CT检查：可清晰显示肾皮质裂伤、尿外渗和血肿范围。

（5）排泄性尿路造影：可评价肾损伤的范围和程度。

（6）肾动脉造影：可显示肾动脉和肾实质损伤的情况。

（二）护理诊断及相关合作性问题

1.不舒适

不舒适与疼痛等有关。

2.恐惧/焦虑

恐惧/焦虑与损伤后出现血尿等有关。

3.有感染的危险

感染与损伤后免疫力降低有关。

4.体温过高

体温过高与损伤后的组织产物吸收和血肿、尿外渗继发感染等有关。

（三）护理目标

1.疼痛不适感减轻或消失。

2.情绪稳定，能安静休息。

3.患者发生感染和休克的危险性降低，未发生感染和休克。

4.体温正常。

（四）护理措施

1.非手术治疗及手术前患者的护理

（1）嘱患者绝对卧床休息2～4周，待伤情稳定、血尿消失1周后方可离床活动，以防再出血。

（2）迅速建立静脉输液通路，及时输血、输液，维持水、电解质及酸碱平衡，防治休克。

（3）急救护理：有大出血、休克的患者需配合医生迅速进行抢救及护理。

（4）心理护理：对恐惧不安的患者，给予心理疏导、安慰、体贴和关怀。

（5）伤情观察：患者的生命体征；血尿的变化；腰、腹部包块大小的变化；腹膜刺激征的变化。

（6）配合医生做好影像学检查前的准备工作。

（7）做好必要的术前常规准备，以便随时中转手术。

2.手术后患者的护理

（1）卧床休息：肾切除术后需卧床休息2～3d,肾修补术、肾部分切除术或肾周引流术后需卧床休息2～4周。

（2）饮食：禁食24h,适当补液，肠功能恢复后进流质饮食，并逐渐过渡到普通饮食，但要注意少食易胀气的食物，以减轻腹胀。鼓励患者适当多饮水。

（3）伤口护理：保持伤口清洁干燥，注意无菌操作，注意观察有无渗血、渗尿，应用抗菌药物,预防感染。

3.健康指导

(1)向患者介绍康复的基本知识,卧床的意义以及观察血尿、腰腹部包块的意义。

(2)告诉患者恢复后 3 个月内不宜参加重体力劳动或竞技运动;肾切除术后患者,应注意保护对侧肾,尽量不要应用对肾有损害的药物。

(3)定期到医院复诊。

第二节　尿道损伤

较为常见,多发生在男性。男性尿道较长,以尿生殖膈为界,分为前、后两部分,前尿道包括球部和阴茎部,后尿道包括前列腺部和膜部。前尿道损伤多发生在球部,后尿道损伤多在膜部。

一、病因及病理

(一)根据损伤病因分两类

1.开放性损伤

因子弹、弹片、锐器伤所致,常伴有阴茎、阴囊、会阴部贯通伤。

2.闭合性损伤

会阴部骑跨伤,将尿道挤向耻骨联合下方,引起尿道球部损伤。骨盆骨折可引起尿生殖膈移位,产生剪力,使膜部尿道撕裂或撕断。经尿道器械操作不当可引起球部膜部交界处尿道损伤。

(二)根据损伤程度病理可分为下列 3 种类型

1.尿道挫伤

尿道内层损伤,阴茎筋膜完整,仅有水肿和出血,可以自愈。

2.尿道裂伤

尿道壁部分断裂,引起尿道周围血肿和尿外渗,愈合后可引起尿道狭窄。

3.尿道断裂

尿道完全断裂时,断部退缩、分离,血肿和尿外渗明显,可发生尿潴留。

尿外渗的范围以生殖膈为分界,前尿道损伤时,尿外渗范围在阴茎、会阴、下腹壁和阴囊的皮下;后尿道前列腺部损伤时,尿外渗主要在前列腺和膀胱周围,外阴部不明显。

二、临床表现

(一)休克

骨盆骨折所致尿道损伤,一般较严重,常因合并大出血,引起创伤性、失血性休克。

(二)疼痛

尿道球部损伤时会阴部肿胀、疼痛,排尿时加重。后尿道损伤时,下腹部疼痛、局部压痛、肌紧张,伴骨盆骨折者,移动时加剧。

（三）排尿困难

尿道挫伤时因局部水肿或疼痛性括约肌痉挛，出现排尿困难。尿道断裂时，不能排尿，发生急性尿潴留。

（四）尿道出血

前尿道损伤即使不排尿时尿道外口也可见血液滴出；后尿道损伤尿道口无流血或仅少量血液流出。

（五）尿外渗及血肿

尿生殖膈撕裂时，会阴、阴囊部出现血肿及尿外渗，并发感染时则出现全身中毒症状。

三、诊断

（一）病史及体格检查

有明显外伤史及上述典型的临床表现。

（二）导尿

轻缓插入导尿管，如顺利进入膀胱，说明尿道是连续而完整的。若一次插入困难，不应勉强反复试插，以免加重损伤及感染，尿道损伤并骨盆骨折时一般不易插入导尿管。

（三）X线检查

可显示骨盆骨折情况，必要时从尿道注入造影剂 20mL，确定尿道损伤部位、程度及造影剂有无外渗，了解尿液外渗情况。

四、治疗

（一）紧急处理

损伤严重伴失血性休克者，及时采取输血、输液等抗休克措施。骨盆骨折患者须平卧，勿随意搬动，以免加重损伤。尿潴留不宜导尿或未能立即手术者，可行耻骨上膀胱穿刺，吸出膀胱内尿液。

（二）保守治疗

尿道挫伤及轻度损伤，症状较轻、尿道连续性存在而无排尿困难者；排尿困难或不能排尿、插入导尿管成功者，留置尿管1～2周。使用抗生素预防感染，一般无须特殊处理。

（三）手术治疗

1.前尿道裂伤导尿失败或尿道断裂

行经会阴尿道修补或断端吻合术，并留置导尿管2～3周。病情严重，会阴或阴囊形成大血肿及尿外渗者，施行耻骨上膀胱穿刺造瘘术，3个月后再修补尿道，并在尿外渗区做多个皮肤切口，深达浅筋膜下，以引流外渗尿液。

2.骨盆骨折致后尿道损伤

病情稳定后，作耻骨上高位膀胱造瘘术。一般在3周内能恢复排尿；如不能恢复排尿，则留置造瘘管3个月，二期施行解除尿道狭窄的手术。

3.并发症处理

为预防尿道狭窄，待患者拔除导尿管后，需定期作尿道扩张术。对于晚期发生的尿道狭窄可用腔内技术行经尿道切开或切除狭窄部的瘢痕组织，或于伤后3个月经会阴部切口切除瘢痕组织，作尿道端端吻合术。后尿道合并肠损伤应立即修补，并作暂时性结肠造瘘。如并发尿道直肠瘘,应待 3~6 个月后再施行修补手术。

五、护理

(一)护理评估

1.健康史

搜集病史资料时,要注意询问受伤的原因受伤时的姿势,是否有骑跨伤、骨盆骨折或经尿道的器械检查治疗史。

2.身体状况

(1)尿道出血:前尿道损伤后,即使在不排尿时也可见尿道外口滴血或流血;后尿道损伤后,尿道外口不流血或仅流出少量血液;排尿时,可出现血尿。

(2)疼痛:前尿道损伤时,受伤处疼痛,有时可放射到尿道外口,排尿时疼痛加重;后尿道损伤时,疼痛位于下腹部,在移动时出现或加重。

(3)排尿困难与尿潴留:尿道挫裂伤时,因损伤和疼痛导致尿道括约肌痉挛,发生排尿困难;尿道断裂时,可引起尿潴留。

(4)局部血肿和瘀斑:骑跨伤或骨盆骨折造成尿生殖膈撕裂时,可发生会阴及阴囊部肿胀、瘀斑和血肿。

(5)尿液外渗:前尿道损伤时,尿液外渗至会阴、阴囊、阴茎部位,有时向、上扩展至腹壁,造成这些部位肿胀;后尿道损伤时,尿液外渗至耻骨后间隙和膀胱周围。

(6)直肠指检:尿道膜部完全断裂后,可触及前列腺尖端浮动;若指套上染有血迹,提示可能合并直肠损伤。

(7)休克:骨盆骨折合并后尿道损伤,常有休克表现。

3.心理状况

可因尿道出血、疼痛、排尿困难等而出现焦虑,有的患者担心发生性功能障碍而加重焦虑,甚至出现恐惧。

4.辅助检查

(1)尿常规检查:了解有无血尿和脓尿。

(2)试插导尿管:若导尿管插入顺利,说明尿道连续,提示可能为尿道部分挫裂伤;一旦插入导尿管,即应留置导尿 1 周,以引流尿液并支撑尿道;若插入困难,多提示尿道严重断裂伤,不能反复试插,以免加重损伤和导致感染。

(3)X 线检查:平片可了解骨盆骨折情况;尿道造影可显示尿道损伤的部位和程度。

(4)B 超检查:可了解尿液外渗情况。

(二)护理诊断及相关合作性问题

1.疼痛

疼痛与损伤、尿液外渗等有关。

2.焦虑

焦虑与尿道出血、排尿障碍以及担心预后等有关。

3.排尿异常

排尿异常与创伤、疼痛、尿道损伤等有关。

4.有感染的危险

感染与尿道损伤、尿外渗等有关。

(三)护理目标

(1)疼痛减轻或缓解。

(2)解除焦虑,情绪稳定。

(3)解除尿潴留,恢复正常排尿。

(4)降低感染发生率或不发生感染。

(四)护理措施

1.轻症患者的护理

主要是多饮水及预防感染。

2.急重症患者的护理

(1)抗休克:安置患者于平卧位,尽快建立静脉输液通路,及时输液,严密观察生命体征。

(2)解除尿潴留:配合医生试插导尿管,若能插入,即应留置导尿管;若导尿管插入困难,应配合医生于耻骨上行膀胱穿刺排尿或做膀胱造口术。

3.饮食护理

能经口进食的患者,鼓励其适当多饮水,进高热量、高蛋白、高维生素的饮食。

4.心理护理

对有心理问题的患者,进行心理疏导,帮助其树立战胜疾病的信心。

5.留置导尿管的护理

同膀胱损伤的护理。

6.耻骨上膀胱造口管的护理

同膀胱损伤的护理。

7.尿液外渗切开引流的护理

同膀胱损伤的护理。

8.健康指导

(1)向患者及家属介绍康复的有关知识。

(2)嘱患者适当多饮水,以增加尿量,稀释尿液,预防泌尿系统感染和结石的形成。

(3)嘱尿道狭窄患者,出院后仍应坚持定期到医院行尿道扩张术。

第三节　泌尿系统结石

结石是最常见的泌尿外科疾病之一。男女比例约 3:1,好发于 25～40 岁,复发率高。发病有地区性,我国南方多于北方。近年来,上尿路结石发病率明显提高,下尿路结石日趋减少。

一、肾、输尿管结石

肾和输尿管结石,又称上尿路结石。肾结石多原发,位于肾盂和肾盏。输尿管结石绝大多数来于肾,多为单侧发病。

(一)病因

结石成因不完全清楚,研究认为,脱落细胞和坏死组织形成的核基质与高浓度的尿盐以及尿中抑制晶体形成物质不足是尿结石形成的主要原因。

1.流行病学因素

结石的形成与年龄、性别、职业、饮食成分和结构、摄水量、气候、代谢及遗传等因素有关。

2.全身因素

长期卧床、甲亢患者,摄入过多的动物蛋白,维生素 D 以及维生素 C、维生素 B_6 摄入不足,与结石形成有关。

3.尿液因素

尿量减少、尿液浓缩;尿液中抑制晶体形成物质不足;尿 Ph 改变,盐类结晶;尿液中钙、草酸、尿酸物质排出过多。

4.局部因素

尿路狭窄、梗阻、感染及留置尿管常诱发结石形成。

(二)病因生理

1.直接损伤

结石损伤肾盂、输尿管黏膜导致出血。

2.梗阻

结石位于输尿管 3 个狭窄处致尿路梗阻。

3.感染

梗阻基础上,细菌逆行蔓延导致尿路感染。

4.癌变

肾盂内的结石长期慢性刺激诱发肾癌。

(三)临床表现

主要表现是与活动有关的疼痛和血尿,少数患者长期无症状。

1.疼痛

较大的结石,引起腰腹部钝痛或隐痛,活动后加重;较小的结石,梗阻后出现绞痛,肾绞痛常突然发生,如刀割样,沿输尿管向下腹部、外阴部和大腿内侧放射,伴有面色苍白、出冷汗、恶心、呕吐、血压下降,呈阵发性发作。输尿管末端结石引起尿路刺激症状。尿内排出结石,对诊断有重要意义。

2.血尿

常在活动或剧痛后出现镜下血尿或肉眼血尿。

3.脓尿

并发感染时可有高热、腰痛,易被误诊为肾盂肾炎。

4.其他

梗阻引起肾积水,可触到肿大的肾脏。上尿路完全梗阻可导致无尿,继发肾功能不全。

(四)辅助检查

1.实验室检查

(1)尿常规:可有红细胞、白细胞或结晶。

(2)肾功能、血生化,有条件则化验尿石形成的相关因素。

2.影像学检查

(1)X线检查:约95%以上的上尿路结石可在X线片上显影。

(2)排泄性或逆行性尿路造影:排泄性或逆行性尿路造影对于确定结石的部位、有无梗阻及程度、对侧肾功能是否良好、鉴别钙化阴影等都有重要价值。

(3)B超检查:B超检查可探及密集光点或光团。

(五)诊断要点

1.临床表现

典型的肾绞痛、血尿,首先考虑上尿路结石,合并肾区压痛、肾肿大,则可能性更大。

2.检查结果

根据尿常规、X线片可初步诊断,泌尿系统造影可确定结石。

(六)诊疗要点

1.非手术治疗

适用于直径小于0.6cm的光滑圆形结石,无尿路梗阻、感染,肾功能良好者。

(1)充分饮水,根据结石成分调节饮食。

(2)根据结石性质选用影响代谢药物。

(3)酌情选用抗生素,预防或控制尿路感染。

(4)对症治疗:肾绞痛者,单独或联合应用解痉剂,酌情选用阿托品、哌替啶、黄体酮等药物。

2.体外冲击波碎石术

体外冲击波碎石术适用于直径小于2.5cm左右的单个结石。有效率达90%左右。

3.手术治疗

对不适于上述治疗者选用。

(1)非开放手术:包括输尿管镜取石或碎石术、经皮肾镜取石或碎石术、腹腔镜输尿管取石。

(2)开放手术:包括输尿管、肾盂、肾窦切开取石和肾部分、全部切除术。

4.中医中药

清热利湿,排石通淋。

(七)护理评估

1.健康史

评估年龄、性别、职业等个人生活史,泌尿系感染、梗阻或异物病史。

2.目前身体状况

(1)症状体征:是否出现肾绞痛,疼痛性质、压痛部位,有无血尿、膀胱刺激征。

(2)辅助检查:尿常规、X线片及造影。

3.心理—社会状况

了解患者及家属对结石的危害、手术、治疗配合、康复知识、并发症的认知程度和心理承受能力。

(八)常见的护理诊断/问题

1.疼痛

疼痛与结石导致的损伤、炎症及平滑肌痉挛有关。

2.血尿

血尿与结石损伤肾及输尿管黏膜有关。

3.有感染的危险

感染与结石梗阻、尿液潴留有关。

4.知识缺乏

患者缺乏有关病因、预防复发的相关知识。

(九)护理目标

1.患者的疼痛减轻。

2.患者恢复正常排尿。

3.感染得到预防或控制。

4.患者能说出结石形成的原因、预防结石复发的方法。

(十)护理措施

1.非手术治疗的护理

(1)病情观察:排尿是否有结石排出,观察排出尿液的颜色。

(2)促进排石:鼓励患者多饮水,指导患者适当运动,如跳跃、跑步等。

(3)指导饮食、用药:根据结石成分指导饮食和用药,鼓励多食高纤维的食物,少食高动物蛋白、高脂肪、高糖食物。

(4)肾绞痛的护理:卧床休息,选用恰当的物理疗法,遵医嘱应用止痛药。

2.体外冲击波碎石术护理

(1)术前护理。

心理护理:解释治疗的原理、方法。

术前准备:术前3d忌食产气食物,术前1天服用缓泻剂,术晨禁饮食,术前排空膀胱。

(2)术后护理。

体位:术后患者无不适,可变换体位,适当活动,促进排石,巨大结石碎石后,采用患侧侧卧位。

指导饮食:术后大量饮水,无药物反应即可进食,硬膜外麻醉者术后6h进食。

疗效护理:术后绞痛者,解痉镇痛;观察记录排石情况,定时拍腹平片了解排石效果。

3.手术取石的护理

(1)术前护理。

心理护理:解释手术相关知识,安慰患者。

术前准备:皮肤准备,女性患者行会阴冲洗,输尿管结石术前X线片定位,供手术参考。

（2）术后护理。

病情观察：观察和记录尿液颜色、性状、量，术后12h尿中有鲜血且较浓，提示出血严重。

体位：术后48h内，麻醉平稳后取半卧位，以利于呼吸及引流，肾实质切开者，卧床2周。

输液与饮食：输液利尿，达到冲洗尿路和改善肾功能的目的；肠蠕动恢复、肛门排气即可进食。

换药及引流管护理：保持伤口敷料的清洁干燥，防止尿液浸湿。观察引流液的颜色、性状与量；正确安置引流袋，防止逆流；严格无菌条件下换管或冲洗；按时更换引流管，导尿管每周更换1次。

（十一）护理评价

（1）患者的疼痛是否减轻、消失。

（2）患者能否正常排尿。

（3）感染是否得到预防或控制。

（4）患者是否了解结石形成的原因、预防结石复发的方法。

（十二）健康指导

（1）宣传预防结石的知识。

（2）讲解术后饮水、适当活动、放置引流管的重要性。

（3）熟悉食物理化特性，根据结石成分指导饮食。

（4）熟悉药物特性，正确指导患者用药。

二、膀胱结石

膀胱结石常在膀胱内形成，亦可来自肾脏。发病有地区性，多见于儿童及老年男性。

（一）病因分类

1.原发性结石

原发性结石与气候、饮水、营养不良和长期低蛋白饮食有关。

2.继发性结石

继发性结石与膀胱憩室、异物、出口梗阻有关，可从肾、输尿管移行而来。

（二）病理生理

结石、梗阻、感染三者互为因果关系。与肾结石相同，膀胱结石可直接刺激黏膜引起损伤，亦可阻塞尿道内口引起梗阻和感染，结石长期刺激可诱发癌变。

（三）临床表现

1.症状

典型表现是排尿突然中断，合并耻骨上剧烈疼痛，向阴茎头部、尿道远端放射。小儿常牵拉阴茎或变换体位后，疼痛缓解并继续排尿，伴随出现尿频、尿急和排尿终末疼痛及终末血尿。

2.体征

直肠指检或双合诊可触及较大结石。

（四）辅助检查

1.X线检查

X线检查可显示绝大多数膀胱内结石。

2.B超检查

B超检查可探及膀胱内结石声影,确定结石大小、形状、数目。

3.膀胱镜

X线、B超不能确诊时首选。

(五)诊断要点

根据典型病史、症状、体征,双合诊检查、X线及B超检查结果,一般确诊不难。膀胱镜不仅可以诊断,还可镜下取石。

(六)诊疗要点

小的膀胱结石可经尿道自行排出。较大结石可行膀胱内碎石术,包括体外冲击波、液电冲击波、超声波碎石及碎石钳碎石、气压弹道碎石。无条件碎石者行膀胱切开取石术。

(七)护理评估

1.健康史

评估是否有上尿路结石病史,饮水、饮食习惯。

2.目前的身体状况

(1)症状体征:是否有排尿突然中断的表现,是否伴随膀胱刺激征、血尿。

(2)辅助检查:X线、B超、膀胱镜检查。

3.心理—社会状况

评估患者及家属对结石、手术的危害及并发症的认知程度和心理承受能力。家庭和社会支持情况。

(八)常见的护理诊断/问题

1.疼痛

疼痛与结石导致的损伤、炎症及括约肌痉挛有关。

2.血尿

血尿与结石损伤膀胱黏膜有关。

3.排尿异常

排尿异常与结石导致梗阻、尿液潴留有关。

(九)护理目标

(1)患者的疼痛减轻。

(2)患者尿液正常。

(3)患者恢复正常排尿。

(十)护理措施

(1)鼓励患者多饮水,观察结石排出情况。

(2)酌情应用抗生素,有效解痉止痛。

(3)经尿道碎石、取石后,观察出血的颜色、性状与量。

(4)耻骨上膀胱切开取石术后,保持切口清洁干燥,按时换药。术后留置尿管7～10d,保持通畅,一旦堵塞,可用生理盐水冲洗。

（十一）护理评价

（1）患者疼痛是否减轻。

（2）患者尿液是否正常。

（3）患者能否正常排尿。

（十二）健康指导

（1）指导儿童多饮水、多食纤维含量高的食物。

（2）指导前列腺增生症患者尽早治疗。

三、尿道结石

尿道结石多由肾、输尿管或膀胱结石移行而来，常因阻塞尿道就诊。多发生于 1～10 岁的儿童，90% 的为男性。

（一）临床表现

1.症状

排尿时疼痛，前尿道结石疼痛局限在结石停留处，后尿道放射至阴茎头部或会阴部。结石阻塞尿道引起排尿困难，尿线变细、滴沥，甚至急性尿潴留。

2.体征

后尿道结石经直肠指检触及，前尿道结石直接沿尿道体表扪及。

（二）辅助检查

1.尿道探子

尿道探子经尿道探查时可有摩擦音及碰击感。

2.X 线检查

X 线检查可明确结石部位、大小及数目。

3.尿道造影

明确结石与尿道的关系。

（三）诊断要点

根据肾、输尿管或膀胱结石病史及尿痛和排尿困难典型表现，辅助以尿道探子、X 线检查结果，不难确诊。

（四）诊疗要点

1.舟状窝结石

舟状窝结石直接用镊子取出或钳碎后取出，直径较大者，麻醉后切开尿道外口取出。

2.前尿道结石

前尿道结石经尿道直接取出，若失败，可用金属探子将结石推回到尿道壶腹部后行尿道切开取石。

3.后尿道结石

金属探子将结石推回膀胱，再按膀胱结石处理。

（五）护理评估

1.健康史

评估是否有肾、输尿管、膀胱结石的病史。

2.目前的身体状况

(1)症状体征:是否有尿痛和排尿困难的典型表现,是否合并急性尿潴留。

(2)辅助检查:尿道探子、X线及造影检查结果。

3.心理—社会状况

评估患者及家属对结石、手术的危害、并发症的认知程度。

（六）常见的护理诊断/问题

1.疼痛

疼痛与结石梗阻及尿道括约肌痉挛有关。

2.排尿异常

排尿异常与结石梗阻、尿潴留以及感染有关。

3.潜在并发症

急性尿潴留。

（七）护理目标

(1)患者疼痛减轻。

(2)患者恢复正常排尿。

(3)患者不发生并发症或及时解除症状。

（八）护理措施

(1)尿道取石后,观察尿道出血的颜色、性状与量。

(2)尿道切开取石后,保持切口清洁干燥,按时换药。术后留置尿管2周左右,防止粘连、狭窄。

(3)术后尿道狭窄者,配合医生进行尿道扩张。

（九）护理评价

(1)患者的疼痛是否减轻或消失。

(2)患者能否正常排尿。

(3)患者有无发生并发症或及时解除症状。

（十）健康指导

(1)及时有效治疗肾、输尿管、膀胱结石。

(2)指导患者定时复查和治疗。

第四节　泌尿系统肿瘤

泌尿系统肿瘤大多数为恶性。最常见的是膀胱癌,其次是肾癌。男性多于女性,多在40岁以后发生。是泌尿外科最常见的疾病之一。

一、肾肿瘤

肾肿瘤多为恶性:成人以肾癌多见;男比女为2：1,高发年龄为:50～70岁。小儿以肾母细胞瘤最常见，占小儿恶性实体肿瘤的 8%～24%，也是最常见的小儿腹部肿瘤。

(一)病因

肾肿瘤的病因至今不明。肾癌有一定的家族遗传倾向，与吸烟量及开始吸烟的年龄相关，研究认为男性吸烟相对危险性增加 1.1～2.3 倍。喝咖啡会增加女性肾癌的机会。

(二)病理生理

肾癌来自肾小管上皮细胞，呈圆形，外有假包膜，切面黄色。有时呈多囊性，可有出血、坏死和钙化。肾癌局限时恶性程度低，穿破假包膜后经血液或淋巴转移。癌细胞可直接侵入肾静脉、腔静脉形成癌栓，也可转移到肺、脑、骨、肝等。

(三)临床表现

1.血尿

无明显原因的间歇性、无痛性肉眼血尿是常见症状，提示肿瘤已侵入肾盏、肾盂。肾盂癌早期出现血尿。肾母细胞瘤血尿不明显。

2.疼痛

腰部钝痛或隐痛，血块堵塞输尿管时发生绞痛。

3.肿块

肾癌常在腹部或腰部发现肿块，质地较硬，活动度较差。发生于体弱婴幼儿的腹部巨大肿块是肾母细胞瘤的特点。

4.肾外表现

常见的有低热、高血压、高血钙、血沉快、贫血、消瘦等。

(四)辅助检查

1.实验室检查

镜下或肉眼血尿，尿三杯试验有助于确定出血部位。

2.影像学检查

(1)X 线检查：可见不规则增大的肾形。造影可见肾盏、肾盂呈不规则变形、狭窄。

(2)B 超检查：可发现早期无症状癌性肿块，可鉴别占位病变的性质。

(3)CT、MRI、肾动脉造影：有助于早期诊断和鉴别诊断。

(五)诊断要点

1.临床表现

出现血尿、疼痛、肿块三大症状表明肾癌进入晚期，一旦出现无痛肉眼血尿就应想到肾癌。婴幼儿腹部进行性增大肿块应高度怀疑肾母细胞瘤。

2.辅助检查

对高度可疑患者，酌情选择影像学检查，如 X 线、B 超、CT、MRI 等以确定诊断。

(六)诊疗要点

1.手术治疗

肾癌行根治性肾切除，包括患侧肾、肾周围筋膜及脂肪和肾门淋巴结。肾盂癌切除患肾、患侧输尿管及输尿管开口部位的膀胱。肾母细胞瘤经腹部行患肾切除术。

2.术后辅助治疗

放疗和化疗对肾癌效果不佳,免疫疗法对肾转移癌有一定效果。肾母细胞瘤术后配合化疗和放疗可显著提高生存率。

(七)护理评估

1.健康史

评估年龄、性别与职业,有无长期吸烟史,有无家族遗传史。

2.目前的身体状况

(1)症状体征:有无间歇性无痛性全程肉眼血尿,有无腹部进行性增大的肿块,有无腰部疼痛。

(2)辅助检查:包括特殊检查结果及有关手术耐受性检查。

3.心理—社会状况

了解患者及家属对病情严重程度、对拟行手术方式的认知程度和心理承受能力。对预后的担心程度,家庭和社会对患者的心理和经济上的支持程度。

(八)常见的护理诊断/问题

1.恐惧/焦虑

恐惧/焦虑与对癌症的惧怕,对手术及并发症的担忧有关。

2.疼痛

疼痛与肾包膜张力增大、血块堵塞输尿管有关。

3.营养失调:低于机体需要量

营养失调与长期血尿、癌肿消耗、手术创伤有关。

4.有感染的危险

感染与手术切口、置管引流有关。

5.潜在并发症

潜在并发症为出血。

(九)护理目标

(1)患者的恐惧/焦虑感减轻。

(2)患者的疼痛被有效控制。

(3)患者的营养状况得到改善。

(4)患者感染的危险性下降或未感染。

(5)患者术后未出血。

(十)护理措施

1.术前护理

(1)病情观察:癌症晚期,卧床休息,观察记录排尿情况、血尿情况。观察疼痛性质,出现绞痛时,有效止痛处理。

(2)饮食护理:鼓励多饮水,以稀释尿液。给予高热量、高蛋白易消化饮食,纠正贫血。

(3)术前准备:常规术前准备,了解重要脏器功能。

(4)心理护理:肾癌一旦出现典型表现多已进入晚期,患者绝望、恐惧,对治疗失去信心。

耐心解释,细心护理,精心疏导,消除不良心理或行为。

2.术后护理

(1)一般护理:取半卧位,卧床 5～7d,防止过早活动导致出血。肛门排气后进食,鼓励多饮水,静脉营养。切口疼痛者酌情止痛。

(2)术后观察:观察血压、脉搏和呼吸。记录 24h 尿量、颜色。检测尿常规,了解健侧肾功能。

(3)预防感染:遵医嘱应用抗生素。保持敷料干燥,及时换药。定时翻身、叩背、雾化稀释痰液以利于咳痰,防止肺部感染。

(4)引流管护理:监测引流液的性质、颜色和量。常规引流管的护理,避免压迫、折叠。一般术后 2～3d 无引流物排出时拔除。

(十一)护理评价

(1)患者的恐惧/焦虑是否减轻。

(2)患者的疼痛是否有效控制。

(3)患者的营养状况是否得到改善。

(4)患者有无感染征象,切口有无感染。

(5)患者术后是否发生出血。

(十二)健康指导

(1)指导患者及时进行化疗、放疗,定期查血、尿常规,出现骨髓抑制,暂停治疗。

(2)指导患者定期复查肺、肝、肾等易转移脏器。

二、膀胱肿瘤

膀胱肿瘤是泌尿系最常见肿瘤,大多来自上皮组织,其中 90% 以上的为移行,上皮肿瘤。好发于 50～70 岁人群,男女比例约为 4:1。

(一)病因

1.环境和职业

研究表明生活接触染料、橡胶塑料、油漆等或从事此类工作的人群易诱发膀胱癌。

2.吸烟

吸烟是膀胱癌的重要病因。吸烟者尿中色氨酸的代谢增加 50%。吸烟量越大,吸烟时间越长,发生膀胱肿瘤的危险性也越大。

3.代谢异常

色氨酸和烟酸异常代谢物影响细胞 RNA 和 DNA 合成,产生诱发膀胱癌变的物质。

4.其他

膀胱白斑、膀胱结石、尿潴留等也可能是膀胱癌的诱因。遗传和免疫与膀胱癌亦有一定关系。

(二)病理生理

1.组织类型

膀胱癌根据来源分为上皮性和非上皮性两类,前者占 95% 以上,以移行细胞癌最多见,后者少见,多为肉瘤。

2.分化程度

根据肿瘤细胞大小、形态、染色、分裂相等分为 3 级：Ⅰ级分化良好,低度恶性；Ⅱ级分化不良,高度恶性；Ⅲ级介于两者之间,中度恶性。

3.生长方式

分为原位癌、乳头状癌和浸润性癌。原位癌局限,不浸润。鳞癌和腺癌多有浸润。

4.浸润程度

浸润程度是膀胱癌临床(T)和病理(P)分期的依据,分别在 T 后标明 1～4 表示浸润深度,TIS 表示原位癌。

(三)临床表现

1.血尿

多以反复发作的间歇性无痛性全程肉眼血尿终末加重而就诊。出血量与肿瘤大小、数目、恶性程度不一致,可多可少,重时可有血块。

2.膀胱刺激征

癌灶浸入深层并发坏死、溃疡、感染时,出现尿频、尿急、尿痛,为预后不良征兆。

3.排尿困难

瘤体增大或靠近尿道内口堵塞膀胱出口时,出现排尿困难、尿潴留。

4.晚期表现

晚期可有肾积水、下腹部巨大肿块、下肢水肿、腰骶部疼痛等表现,亦可有恶心、呕吐、疲乏、消瘦、贫血、低热、食欲缺乏等恶病质表现。

(四)辅助检查

1.尿常规检查

尿中可见红细胞、血红蛋白等。

2.尿脱落细胞学检查

留取晨起第二次尿液,离心后找肿瘤细胞,阳性率可达 70%～80%。

3.影像学检查

(1)B 超检查:可探及直径 0.5cm 以上的膀胱肿瘤。

(2)CT、MRI 检查:了解肿瘤浸润深度及局部转移病灶。

4.膀胱镜检查

常为首选,在直视下观察肿瘤的位置、数目、大小、形态及浸润范围等,并可取活检。

(五)诊断要点

1.症状体征

出现反复发作的无痛性全程肉眼血尿、终末加重的患者应高度怀疑膀胱占位性病变。

2.辅助检查

膀胱镜检查可明确诊断。

(六)诊疗要点

1.手术治疗

(1)保留膀胱手术:适应于表浅膀胱癌。最常应用经尿道切除,亦可选用膀胱开放术、膀胱内药物灌注治疗。

（2）膀胱切除术：适应于浸润性膀胱癌。根据浸润范围及深度选择膀胱部分切除术或全切除术。膀胱全部切除手术后须行尿流改道手术。

2.其他治疗

浸润邻近器官的膀胱癌手术已无意义，放疗和化疗可延长生命、减轻痛苦。

（七）护理评估

1.健康史

了解患者的年龄、性别与职业，了解有无吸烟史，有无癌前期病变。

2.目前的身体状况

（1）症状体征：有无间歇性无痛性全程肉眼血尿、终末加重表现，是否合并膀胱刺激征及排尿困难。

（2）膀胱镜检查、影像学检查以及病理学检查结果有助于定位定性。

3.心理—社会状况

评估患者及家属对病情、手术方式及术后排尿形态改变的认知程度和心理承受能力，对术后护理配合及健康教育等知识的掌握程度。家人及社会的经济支持程度。

（八）常见的护理诊断/问题

1.恐惧

恐惧与对癌症的惧怕，对手术的担忧有关。

2.血尿

血尿与肿瘤坏死、溃疡、感染有关。

3.营养失调：低于机体需要量

营养失调与长期血尿、癌肿消耗、手术创伤有关。

4.排尿异常

排尿异常与肿瘤浸润膀胱、尿潴留有关。

5.有感染的危险

感染与手术切口、置管引流有关。

（九）护理目标

（1）患者的恐惧/焦虑减轻。

（2）患者的尿液正常。

（3）患者的营养状况得到改善。

（4）患者的排尿正常。

（5）患者感染的危险性下降或未感染。

（十）护理措施

1.术前护理

（1）病情观察：观察记录尿量、颜色、性状。观察有无腰部疼痛，有无下肢水肿、腹部肿块等晚期表现。

(2)饮食护理：多饮水以稀释尿液。补充营养,纠正贫血。

(3)术前准备：除常规术前准备外,膀胱全切回肠代膀胱术患者,术前 3d 无渣饮食,术前 1 天禁食,应用肠道抗生素,术日晨灌肠。

(4)心理护理：患者可出现对癌症的否认,对改变正常排尿生理的不理解,甚至对治疗失去信心,应安慰鼓励患者,消除不良心理或行为。

2.术后护理

(1)体位与饮食：膀胱肿瘤经尿道电切除术,术后平卧位,术后 6h 进食。膀胱癌全切术,术后卧床 8～10d,肛门排气后进食,禁食期间给予静脉高营养。

(2)术后观察：密切观察生命体征,如出现休克征象,应及早处理。观察记录 24h 尿量、颜色与性状。观察记录各种引流管、造瘘管是否通畅及引流液的量和颜色。

(3)膀胱冲洗：膀胱造瘘术后每日冲洗。膀胱部分切除术后,根据血尿情况间断或持续膀胱冲洗。常用冲洗液有 0.02%呋喃西林溶液、0.1%新霉素溶液等。冲洗时,抽吸不宜用力过猛,吸出液不得再注入膀胱。

(4)预防感染：遵医嘱应用抗生素。膀胱全切除回肠代膀胱术,术后留置胃管,常规口腔护理,每日 2 次,防止口腔感染。

(5)各种引流管护理。

贴标签注明各种引流管的性能。

妥善固定,保持引流通畅,一旦堵塞,及时挤压或冲洗。

保证尿道外口、造瘘口周围皮肤的清洁、干燥。

拔管：回肠代膀胱术后 10～12d 拔管,改为佩戴皮肤接尿器;可控性尿流改道术后 8～10d 拔除肾盂输尿管引流管,12～14d 拔除尿囊引流管,2～3 周拔除输出道引流管,训练自行排尿。

(十一)护理评价

1.患者的恐惧/焦虑是否减轻。

2.患者的尿液是否正常。

3.患者的营养状况是否改善。

4.患者的排尿是否恢复正常。

5.患者是否发生感染。

(十二)健康指导

1.职业保护教育,指导戒烟。

2.向患者说明尿路改道的意义,教会患者自行护理人造尿口和引流袋。

3.膀胱癌保留膀胱手术后,定期膀胱镜复查。

第五节　泌尿系统梗阻

尿路上任何部位发生梗阻都可导致肾积水、肾功能损害,重则肾衰竭。泌尿系统梗阻最基本的病理变化是尿路扩张,从代偿到失代偿,诱发肾积水、尿潴留、肾脏滤过率和浓缩能力受损,最终导致肾功能障碍。

一、前列腺增生症

良性前列腺增生症主要是前列腺组织及上皮增生,简称前列腺增生。是老年男性常见病,50 岁以后发病,随着年龄增长发病率不断升高。

(一)病因

目前病因不十分清楚,研究认为前列腺增生与体内雄激素及雌激素的平衡失调关系密切,睾酮对细胞的分化、生长产生作用,雌激素对前列腺增生亦有一定影响。

(二)病理

前列腺分两组,外为前列腺组,内为尿道腺组。前列腺增生有两类结节,包括由增生的纤维和平滑肌细胞组成的基质型和由增生的腺组织组成的腺泡型。增生的最初部位多在尿道腺组,增生的结节挤压腺体形成外科包膜,是前列腺摘除术的标志。前列腺增生使尿道弯曲、受压、伸长、狭窄,出现尿道梗阻。

(三)临床表现

1.尿频

尿频是最常见的症状,夜间明显,逐渐加重。早期是由膀胱颈部充血引起。晚期是由增生前列腺引起尿道梗阻,膀胱内残余尿增多,膀胱有效容量减少所致。

2.进行性排尿困难

进行性排尿困难是最重要症状,表现为起尿缓慢,排尿费力,射尿无力,尿线细小,尿流滴沥,分段排尿及排尿不尽等。

3.尿潴留、尿失禁

前列腺增生晚期,膀胱残余尿增加,收缩无力,发生尿潴留,当膀胱内压力增高超过尿道阻力后,发生充盈性尿失禁。前列腺增生常因受凉、劳累、饮酒等诱发急性尿潴留。

4.其他表现

常因局部充血、出血发生血尿。合并感染或结石,可有膀胱刺激症状。

(四)辅助检查

1.尿流动力学检查

尿道梗阻时,最大尿流率小于每秒 15mL;当尿流率小于每秒 10mL/s 时,表示梗阻严重。

2.残余尿测定

膀胱残余尿量反映膀胱代偿衰竭的严重程度,不仅是重要的诊断步骤之一,也是决定手术治疗的因素。

3.膀胱镜检查

膀胱镜检查直接观察前列腺各叶增生情况。

4.B超检查

B超测定前列腺的大小和结构,测量残余尿量。

(五)诊断要点

1.临床表现

老年男性出现夜尿频、进行性排尿困难表现就应考虑前列腺增生,排尿后直肠指检,可触及增大的腺体,光滑、质韧、中央沟变浅或消失。

2.辅助检查

尿动力学、膀胱镜、B超等检查有助于确定前列腺增生程度及膀胱功能。

(六)诊疗要点

1.急性尿潴留的治疗

急性尿潴留是前列腺增生常见急症,需紧急治疗。选用肾上腺素受体阻滞剂、留置导尿管或耻骨上膀胱穿刺造瘘术等,解除潴留。

2.药物治疗

药物治疗适用于尿道梗阻较轻,或年老体弱、心肺功能不全等而不能耐受手术的患者。常用药物有特拉唑嗪、哌唑嗪等。

3.手术治疗

前列腺摘除术是理想的根治方法,手术方式有经尿道、经耻骨上、经耻骨后及经会阴四种,目前临床常用前两种。

4.其他治疗

尿道梗阻严重而不宜手术者,冷冻治疗、微波和射频治疗、激光治疗、体外超声、金属耐压气囊扩张术等都能产生一定疗效。

(七)护理评估

1.健康史

评估患者的年龄、诱因、既往病史。

2.目前的身体状况

(1)症状体征:是否有夜尿频、进行性排尿困难的表现,是否合并尿潴留、尿失禁。

(2)辅助检查:尿流动力学、膀胱镜、B超检查结果。

3.心理—社会状况

评估患者对疾病和手术的心理反应及对并发症的认知程度,患者及家属对术后护理配合及有关康复知识的掌握程度。

(八)常见的护理诊断/问题

1.恐惧/焦虑

恐惧/焦虑与认识不足、角色改变、对手术和预后的担忧有关。

2.排尿型态异常

排尿型态异常与尿道梗阻、残余尿量增多、留置导管等有关。

3.有感染的危险

感染与尿路梗阻、导尿、免疫力低下、伤口引流有关。

4.潜在并发症

出血。

(九)护理目标

(1)患者的恐惧/焦虑减轻。

(2)患者能够正常排尿。

(3)患者感染危险性下降或未感染。

(4)患者术后未发生出血。

(十)护理措施

1.非手术治疗的护理

(1)饮食护理:为防止尿潴留,不可在短期内大量饮水,忌饮酒、辛辣食物,有尿意勤排尿,适当运动,预防便秘。

(2)观察疗效:药物治疗3个月之后前列腺缩小、排尿功能改善。

(3)适应环境:前列腺增生患者多为老年人,行动不便,对医院环境不熟悉,加之夜尿频,入院后帮助患者适应环境,确保舒适和安全。

2.手术治疗的护理

(1)术前护理。

观察生命体征,测量各项生理指标。

做好重要脏器功能检查,了解患者能否耐受手术。

术前已有造瘘管或留置导尿管的患者,保证引流通畅。

(2)术后护理。

病情观察:观察记录24h出入量,判断血容量有无不足。观察意识状态和生命体征。

体位:平卧2d后改为半卧位,固定各种导管的肢体不得随意移动。

饮食与输液:术后6h无不适即可进流质饮食,鼓励多饮水,1~2d后无腹胀即可恢复饮食,以易消化、营养丰富、富含纤维素的食物为主,必要时静脉补液,但要注意输液速度。

预防感染:早期预防性应用抗生素。保持切口敷料的清洁与干燥。置管引流者常规护理尿道外口。

膀胱冲洗:术后用生理盐水持续冲洗膀胱3~7d。保持引流通畅,必要时高压冲洗抽吸血块。根据尿液颜色控制冲洗速度,色深则快、色浅则慢。

不同手术方式的护理:①经尿道切除术(TUR):观察有无TUR综合征的发生,即术后几小时内出现恶心呕吐、烦躁、抽搐、昏迷或严重的脑水肿、肺水肿、心力衰竭等。可能是冲洗液被吸收,血容量剧增,稀释性低钠血症所致,护理时应减慢输液速度,遵医嘱应用利尿剂、脱水剂,对症处理。②开放手术:固定各种引流管,观察记录引流液量、颜色,保持引流通畅。及时拔除引流管,如耻骨后引流管,术后3~4d拔除;耻骨上引流管,术后5~7d拔除;膀胱造瘘管多在术后10~14d排尿通畅后拔除,瘘口无菌堵塞或压迫,防止漏尿,一般2~3d愈合。③预防并发症:出血是常见并发症。术后1周,患者可逐渐离床活动,禁止灌肠、肛管排气,同时避免腹压增高的诱因。

(十一)护理评价

(1)患者的恐惧/焦虑是否减轻。

(2)患者能否正常排尿。

(3)患者感染未发生或得到及时治疗。

(4)患者术后是否出血,或出血后是否得到有效处理。

(十二)健康指导

1.讲解手术、术式及手术前后护理的注意事项。

2.术后1～2个月避免剧烈活动,忌烟酒,防感冒。

3.指导患者学会提肛肌锻炼,以尽快恢复尿道括约肌的功能。

4.指导患者定期复查尿流率及残余尿量。

二、肾积水

结石、肿瘤、结核等原因导致尿液排出受阻、肾内压力增高、肾盂肾盏扩张、肾实质萎缩、肾功能减退,称为肾积水。成人积水超过1 000mL,小儿超过24h的正常尿量,为巨大肾积水。

(一)临床表现

1.腰痛

腰痛是重要症状。慢性梗阻仅为钝痛;急性梗阻出现明显腰痛或肾绞痛。

2.腰部肿块

慢性梗阻形成肾脏肿大,长期梗阻者在腹部可扪及囊性肿块。

3.多尿和无尿

慢性梗阻致肾功损害表现为多尿,而双侧完全梗阻、孤立肾完全梗阻可发生无尿。

4.其他表现

因结石、肿瘤、结核等继发肾积水时,原发病表现掩盖了肾积水征象。肾积水并发感染或肾积脓时,出现全身中毒症状。

(二)辅助检查

1.实验室检查

血尿常规,必要时做尿细菌检查,化验血生化、电解质等了解肾功能情况。

2.影像学检查

(1)B超检查:是鉴别肾积水和腹部肿块的首选方法。

(2)X线造影:排泄性尿路造影可了解肾积水程度和对侧肾功能。

(3)CT、MRI检查:明确腰部肿块的性质,对确诊肾积水有重要价值。

(三)诊断要点

根据原发病史、典型症状、腰腹部肿块以及B超等辅助检查结果可明确诊断,确定原发病对诊断有重要意义。

(四)诊疗要点

1.病因治疗

最理想的治疗是根除肾积水的病因,保留患肾。

2.肾造瘘术

原发病严重或肾积水病因暂不能去除者,先行肾引流术,病情好转或稳定后行去除病因的手术。

3.肾切除术

肾积水后功能丧失或并发肾积脓,对侧肾功能良好者,可切除患肾。

(五)护理评估

1.健康史

评估患者是否有肾结石、肿瘤、结核等原发病史。

2.目前的身体状况

(1)症状体征:原发病基础上是否出现腰痛、腰腹部肿块,是否有肾功能减退表现。

(2)辅助检查:血、尿常规化验,B超、X线等影像学检查结果。

3.心理—社会状况

评估患者对肾积水及治疗的认知程度,对术后康复知识的掌握程度。家人及社会的心理和经济支持程度。

(六)常见的护理诊断/问题

1.排尿型态异常

排尿型态异常与尿路急慢性梗阻有关。

2.有感染的危险

感染与尿路梗阻、免疫低下、肾造瘘引流有关。

3.潜在并发症

潜在并发症为尿漏。

(七)护理目标

1.患者排尿型态正常。

2.患者感染危险性下降或未感染。

3.患者未发生尿漏。

(八)护理措施

1.饮食

多食含纤维较高的食物,多饮水。

2.活动

鼓励患者加强床上活动,定时按序协助患者变换体位。

3.感染的护理

遵医嘱使用抗生素;用0.1%新苯扎氯铵清洗尿道口,每日2次;每日更换引流袋;及时更换浸湿的切口敷料。

4.引流管的护理

妥善固定,引流通畅,观察记录引流量与颜色,冲洗肾盂引流管,每日2次。若无尿漏,肾周围引流物一般术后3~4d拔除;肾盂输尿管支架引流管一般于术后3周拔除;肾造瘘管在吻合口通畅后拔除。

（九）护理评价

（1）患者排尿型态是否正常。

（2）患者感染是否得到治疗或术后有无感染发生。

（3）患者有无发生尿漏。

（十）健康指导

（1）向患者讲解手术及术后引流的重要性。

（2）指导患者养成良好的排便习惯。

（3）指导患者正确进行摄水、饮食搭配。

三、尿道狭窄

尿道因损伤、炎症使尿道壁形成瘢痕，瘢痕萎缩导致尿道扭曲、狭窄。

（一）病因及分类

1.先天性尿道狭窄

先天性尿道狭窄如尿道外口狭窄，尿道瓣膜狭窄等。

2.炎症性尿道狭窄

炎症性尿道狭窄如淋病性尿道狭窄，留置导尿管引起的尿道狭窄。

3.外伤性尿道狭窄

外伤性尿道狭窄最常见，尿道损伤严重，初期处理不当或不及时所致。

（二）病理生理

其与狭窄的程度、深度及长度有关。淋病性狭窄为多处狭窄，狭窄易继发感染，形成尿道憩室、周围炎、前列腺炎、附睾睾丸炎。尿道梗阻如长期不能解除，导致肾积水。肾功能损害，出现尿毒症。

（三）临床表现

1.排尿异常

最常见的是排尿困难，重者出现尿潴留。

2.继发疾病表现

尿道长期狭窄继发膀胱炎、睾丸附睾炎等，出现膀胱刺激征、血尿症状。

3.并发症表现

由于排尿困难而使腹内压长期增高，并发疝、痔、直肠脱垂等，并出现相应症状。

（四）辅助检查

1.尿道探子检查

尿道探子检查可确定狭窄部位，程度。

2.B超

B超明确尿道狭窄长度、程度及周围瘢痕组织的厚度。

3.膀胱尿道造影

膀胱尿道造影确定尿道狭窄的部位、程度、长度。

（五）诊断要点

根据尿道外伤史、感染史及典型的排尿困难，尿潴留表现，结合尿道探子检查、B超、膀胱尿道造影结果,诊断尿道狭窄一般不难。

(六)诊疗要点

1.尿道扩张术

尿道扩张术是防止和治疗尿道狭窄的有效措施。尿道狭窄的原因不同,扩张时间不同。

2.耻骨上膀胱造瘘术

耻骨上膀胱造瘘术适用于慢性尿潴留或已有肾功能损害的患者。

3.尿道内切开术

尿道内切开术是目前临床治疗的主要术式,术后放置网状合金支架管于狭窄部位扩张,一般放置4~8周,术后不需尿道扩张。

4.开放手术

切除尿道狭窄部及周围瘢痕后,行尿道端端吻合术。

(七)护理评价

1.健康史

儿童尿道狭窄多为先天性,成人有外伤、感染病史者,多为继发性狭窄。

2.目前的身体状况

(1)症状体征:原发病基础上是否出现排尿困难,尿潴留,是否继发感染、结石。

(2)辅助检查:尿道探子检查、B超、膀胱尿道造影的检查结果。

3.心理—社会状况

评估患者对尿道狭窄的严重性及手术治疗的认知程度,对术后康复知识的掌握程度。

(八)常见的护理诊断/问题

1.排尿型态异常

排尿型态异常与尿道狭窄、梗阻有关。

2.有感染的危险

感染与尿道梗阻、免疫力低下、膀胱造瘘引流、手术等有关。

3.潜在并发症

潜在并发症为尿失禁。

(九)护理目标

1.患者排尿型态正常。

2.患者感染危险性下降或未感染。

3.患者未发生尿失禁。

(十)护理措施

1.尿道扩张术的护理

尿道扩张术的护理指导患者定时进行尿道扩张。术后观察尿量及颜色,有无尿道出血。患者疼痛明显者给予止痛处理。

2.尿道内切开术的护理

严密观察血尿转清情况。留置导尿管1个月左右,保持通畅,遵医嘱尿道冲洗,及时拔出尿管,防止狭窄复发。

3.开放手术的护理

遵医嘱应用抗生素。及时更换切口浸湿的敷料,确保各种引流导管通畅。

4.并发症护理

术后尿失禁常为暂时性,用较细导尿管引流数日后可恢复。如不能恢复,指导患者进行肛门括约肌收缩练习。

(十一)护理评价

(1)患者排尿型态是否正常。

(2)患者是否感染或感染后是否得到控制。

(3)患者是否发生尿失禁

(十二)健康指导

(1)指导患者定时进行尿道扩张。

(2)讲解尿道扩张的意义及护理配合注意事项。

(3)鼓励患者多饮水。适当运动,进食纤维素高的食物,防止便秘。

第三篇　妇产科护理

第三篇　民族的命运

第六章　女性生殖系统炎症的护理

第一节　外阴部炎症

一、非特异性外阴炎

非特异性外阴炎(non-speafic vulvitis)是由物理、化学因素而非病原体所致的外阴皮肤或黏膜的炎症。

(一)病因

外阴暴露于外,与尿道、肛门、阴道邻近,若不注意皮肤清洁,月经血、产后恶露、阴道分泌物、尿液、粪便等刺激均可引起外阴不同程度的炎症。其次为糖尿病患者的糖尿刺激、粪瘘患者的粪便刺激、尿瘘患者尿液长期浸渍等。此外,穿紧身化纤内裤、月经垫通透性差、外阴局部潮湿等均可引起外阴部炎症。

(二)临床表现

外阴皮肤黏膜瘙痒、疼痛、红肿、灼热感,于性交、活动、排尿、排便时加重。检查见外阴局部充血、肿胀、糜烂,常有抓痕,严重者形成溃疡或湿疹。慢性炎症者,外阴局部皮肤增厚、粗糙、皲裂等,甚至苔藓样变。

(三)处理原则

保持局部清洁、干燥,包括局部治疗和病因治疗。局部治疗应用抗生素;病因治疗,若发现糖尿病则积极治疗糖尿病;若有尿瘘、粪瘘,应及时行修补术。

(四)护理要点

1.治疗指导

非特异性外阴炎患者的局部治疗可用0.1%聚维酮碘液或1:5000高锰酸钾液坐浴,每日1~2次,每次15~30min,5~10次为一个疗程。护士应教会患者坐浴的方法,包括浴液的配制、温度、坐浴的时间及注意事项。注意提醒患者浴液浓度不宜过浓,以免灼伤皮肤。坐浴时要使会阴部浸没于溶液中,月经期停止坐浴。坐浴后,局部涂抗生素软膏或紫草油。也可用中药水煎熏洗外阴部,每日1~2次。急性期患者还可选用微波或红外线进行局部物理治疗。

2.健康教育

指导护理对象注意保持外阴的清洁、干燥,穿纯棉内裤并经常更换,做好经期、孕期、分娩期及产褥期卫生。勿饮酒,少食辛辣食物。外阴部严禁搔抓,勿用刺激性药物或肥皂擦洗。外阴溃破者要预防继发感染,使用柔软无菌会阴垫,减少摩擦和感染的机会。

二、前庭大腺炎

病原体侵入前庭大腺引起的炎症,称为前庭大腺炎(Bartholinitis)。前庭大腺位于两侧大阴唇后1/3深部,其直径为0.5~1.0cm,出口管长1.5~2.0cm,腺管开口于处女膜与小阴唇之间。外阴部受污染时,易发生炎症。育龄妇女多见,幼女及绝经后期妇女少见。

(一)病因

主要病原体为葡萄球菌、链球菌、大肠埃希菌、肠球菌等,随着性传播疾病发病率的增加,淋病奈瑟菌及沙眼衣原体已成为常见病原体。急性炎症发作时,病原体首先侵犯腺管,导致前庭大腺导管炎,腺管开口往往因肿胀或渗出物凝聚而阻塞,脓液不能外流、积存而形成脓肿,称为前庭大腺脓肿(abscess of Bartholin gland)。

(二)临床表现

炎症多发生于一侧。初起时局部肿胀、疼痛灼烧感,行走不便,有时致大小便困难。部分患者出现发热等全身症状。检查见局部皮肤红肿、发热、压痛明显,患侧前庭大腺开口处有时可见白色脓点。当脓肿形成时,疼痛加剧,脓肿直径可达3~6cm,局部可触及波动感。当脓肿内压力增大时,表面皮肤发红、变薄,脓肿可自行破溃,若破孔大,可自行引流,炎症较快消退而痊愈;若破孔小,引流不畅,则炎症持续不消退,并可反复急性发作。发热患者可有腹股沟淋巴结不同程度增大。

(三)处理原则

根据病原体选择敏感的抗生素控制急性炎症;脓肿/囊肿形成后可切开引流并作造口术。

(四)护理要点

(1)急性期患者应卧床休息,保持局部清洁;由前庭大腺开口处取分泌物进行细菌培养和药敏试验,按医嘱给予抗生素及止痛剂。也可选用蒲公英、紫花地丁、金银花、连翘等局部热敷或坐浴。

(2)脓肿或囊肿切开术后,局部放置引流条引流,引流条需每日更换。外阴用消毒液常规擦洗,伤口愈合后,可改用坐浴。

三、前庭大腺囊肿

前庭大腺囊肿(Bartholin cyst)系因前庭大腺腺管开口部阻塞、分泌物积聚于腺腔而形成。前庭大腺囊肿可继发感染,形成脓肿并反复发作。

(一)病因

引起前庭大腺管阻塞的原因有:

(1)前庭大腺脓肿消退后,腺管口粘连闭塞,腺管阻塞,分泌物不能排出,脓液吸收后由黏液分泌物所代替。

(2)先天性腺管狭窄或腺腔内黏液浓稠分泌物排出不畅,导致囊肿形成。

(3)前庭大腺管损伤,如分娩时会阴与阴道裂伤后瘢痕阻塞腺管口,或会阴后一侧切开术损伤腺管。

(二)临床表现

前庭大腺囊肿多由小逐渐增大,囊肿多为单侧,也可为双侧。若囊肿小且无感染,患者可无自觉症状,往往于妇科检查时被发现;若囊肿大,可有外阴坠胀感或性交不适。检查见囊肿多呈椭圆形,大小不等,位于外阴部后下方,可向大阴唇外侧突起。

(三)处理原则

行前庭大腺囊肿造口术,造口术方法简单、损伤小,术后还能保留腺体功能。还可采用二氧化碳激光或微波行囊肿造口术。

(四)护理要点

同前庭大腺炎患者的护理。

第二节　阴道炎症

一、滴虫阴道炎

滴虫阴道炎(trichomonal vaginitis)是由阴道毛滴虫引起的阴道炎,是常见的性传播疾病。

(一)病因

滴虫呈梨形,体积为多核白细胞的 2～3 倍,其顶端有 4 根鞭毛,体侧有波动膜,后端尖并有轴柱凸出,无色透明如水滴。鞭毛随波动膜的波动而活动。其适宜在温度 25～40℃、pH 为 5.2～6.6 的潮湿环境中生长,在 pH 5.0 以下或 7.5 以上的环境中则不生长。滴虫能在3～5℃生存21d,在 46℃生存 20～60 分钟,在半干燥环境中生存约 10h;在普通肥皂水中也能生存45～120min。月经前、后阴道 pH 发生变化,月经后接近中性,故隐藏在腺体及阴道皱襞中的滴虫于月经前、后常得以繁殖,引起炎症的发作。

另外,妊娠期、产后等阴道环境也发生改变,适于滴虫生长繁殖。滴虫能消耗或吞噬阴道上皮细胞内的糖原,也可吞噬乳杆菌,阻碍乳酸生成,使阴道 pH 升高而有利于繁殖。滴虫阴道炎患者的阴道 pH 一般在 5.0～6.5,多数>6.0。滴虫不仅寄生于阴道,还常侵入尿道或尿道旁腺,甚至膀胱、肾盂以及男性的包皮皱褶、尿道或前列腺中。滴虫能消耗氧,使阴道成为厌氧环境,利于厌氧菌繁殖,约 60% 的患者合并有细菌性阴道病。

(二)传播方式

1.经性交直接传播

经性交直接传播是主要的传播方式。由于男性感染滴虫后常无症状,易成为感染源。

2.间接传播

经公共浴池、浴盆、浴巾、游泳池、坐式便器、衣物等间接传播,还可通过污染的器械及敷料传播。

(三)临床表现

潜伏期 4～28d,25%～50% 的患者感染初期无症状,主要症状是阴道分泌物增多及外阴瘙痒,间或有灼热、疼痛、性交痛等。典型分泌物是稀薄脓性、黄绿色,泡沫状伴有臭味。分泌物呈脓性是因分泌物中含有白细胞,若合并其他感染则呈黄绿色;泡沫状、有臭味是因滴虫无氧酵解糖类,产生腐臭气体。瘙痒部位主要为阴道口及外阴。若合并尿道口感染,可有尿频、尿痛,有时可见血尿。

阴道毛滴虫能吞噬精子,影响精子在阴道内存活,可致不孕。妇科检查可见患者阴道黏膜充血,严重者有散在出血斑点,甚至宫颈有出血斑点,形成"草莓样"宫颈,后穹隆有多量白带,呈泡沫状灰黄色、黄白色稀薄液体或黄绿色脓性分泌物。少数患者阴道内有滴虫存在而无炎症反应,阴道黏膜无异常,称为带虫者。

(四)处理原则

全身用药,主要治疗药物是甲硝唑和替硝唑。初次治疗可选择甲硝唑 2g,单次口服;或替硝唑 2g,单次口服。甲硝唑的治愈率为 90%～95%,替硝唑治愈率为 86%～100%。替代方案:甲硝唑 400mg,每日 2 次,连服 7d。

(五)护理要点

1.指导患者自我护理

注意个人卫生,保持外阴部的清洁、干燥。勤换内裤,内裤、坐浴及洗涤用物应煮沸消毒 5～10min 以消灭病原体,避免交叉和重复感染的机会。尽量避免搔抓外阴部以免皮肤破损。治疗期间禁止性生活。

2.指导患者配合检查

告知患者取分泌物前 24～48h 避免性交、阴道灌洗或局部用药。分泌物取出后应及时送检并注意保暖,否则滴虫活动力减弱,造成辨认困难。

3.告知全身用药注意事项

甲硝唑口服后偶见胃肠道反应,如食欲减退、恶心、呕吐。此外,偶见头痛、皮疹、白细胞减少等,一旦发现应报告医师并停药。由于药物可抑制乙醇在体内氧化而产生有毒的中间代谢产物,因此,甲硝唑用药期间及停药 24 小时内、替硝唑用药期间及停药 72h 内禁止饮酒。

甲硝唑能通过乳汁排泄,用药期间及用药后 12～24h 内不宜哺乳;替硝唑服药后 3 日内不宜哺乳。

4.要求性伴侣同时治疗

滴虫阴道炎主要由性行为传播,性伴侣应同时进行治疗,治愈前避免无保护性交。

5.随访及治疗失败者的处理

对症状持续存在或症状复发的患者进行随访及病原体检测。滴虫阴道炎患者再感染率高,患有滴虫性阴道炎的性活跃女性应在最初感染 3 个月后重新进行筛查。对初次治疗失败且排除再次感染者,按医嘱增加甲硝唑疗程及剂量仍有效。可重复应用甲硝唑 400mg,每日 2 次,连服 7d;若再次治疗仍失败,给予甲硝唑 2g,每日 1 次,连服 5 日,同时进行耐药性监测。

6.说明妊娠期治疗的注意事项

滴虫阴道炎可致胎膜早破、早产及低出生体重儿,治疗可采用甲硝唑 2g 顿服,或甲硝唑 400mg,每日 2 次,连服 7d。治疗有症状的滴虫阴道炎孕妇可以减轻症状,减少传播,防止新生儿呼吸道和生殖道感染。但是目前关于甲硝唑治疗是否能够改善滴虫阴道炎的产科并发症及是否增加胎儿致畸率尚无统一结论,因此应用甲硝唑时,最好取得孕妇及其家属的知情同意。

二、外阴阴道假丝酵母菌病

外阴阴道假丝酵母菌病(vulvovaginal candidiasis,VVC)是由假丝酵母菌引起的外阴阴道炎症,曾称为外阴阴道念珠菌病,发生率高,国外资料显示,约 75% 的妇女一生中至少患过 1 次外阴阴道假丝酵母菌病,其中 40%～45% 的妇女经历过 2 次或以上的发病。

(一)病因

80%～90% 的病原体为白假丝酵母菌,10%～20% 的为非白假丝酵母菌(光滑假丝酵母菌、近平滑假丝酵母菌、热带假丝酵母菌等)引起。酸性环境适宜假丝酵母菌生长,假丝酵母菌感染的患者阴道 pH 多在 4.0~4.7,通常<4.5。假丝酵母菌对热的抵抗力不强,加热至 60℃ 后 1h 即可死亡,但对于干燥、日光、紫外线及化学制剂等抵抗力较强。

白假丝酵母菌是有酵母相和菌丝相的双相菌。酵母相为芽生孢子,在无症状寄居和传播中起作用;菌丝相为芽生孢子伸长成假菌丝,侵袭组织能力强。白假丝酵母菌为条件致病菌,10%~20%的非孕妇女及 30%~40%的孕妇阴道中有此菌寄生,但数量极少,且呈酵母相,并不引起症状。只有在全身及阴道局部免疫能力下降、假丝酵母菌大量繁殖并转变为菌丝相才出现症状。常见发病诱因有如下。

(1)长期应用抗生素,抑制了乳杆菌生长,有利于假丝酵母菌繁殖。

(2)妊娠时机体免疫力下降,雌激素水平高,阴道组织内糖原增加,酸度增高,有利于假丝酵母菌生长。

(3)糖尿病患者机体免疫力下降,阴道内糖原增加,适合假丝酵母菌繁殖。

(4)大量应用免疫抑制剂,如类固醇皮质激素或免疫缺陷综合征,使机体的抵抗力降低。

(5)其他诱因有胃肠道假丝酵母菌、应用含高剂量雌激素的避孕药、穿紧身化纤内裤和肥胖等,后者可使会阴局部的温度及湿度增加,易于假丝酵母菌繁殖。

(二)传播方式

1.内源性感染

为主要感染途径,假丝酵母菌除作为条件致病菌寄生于阴道外,还可寄生于人的口腔、肠道,当局部环境条件适合时易发病,这 3 个部位的假丝酵母菌可互相传染。

2.性交传染

部分患者可通过性交直接传染。

3.间接传染

少数患者是接触感染的衣物而间接传染。

(三)临床表现

主要为外阴瘙痒、灼痛、性交痛以及尿痛,部分患者阴道分泌物增多。尿痛特点是排尿时尿液刺激水肿的外阴及前庭导致疼痛。阴道分泌物由脱落上皮细胞和菌丝体、酵母菌和假丝菌组成,其特征是白色稠厚呈凝乳或豆腐渣样。妇科检查可见外阴红斑、水肿,常伴有皮肤抓痕,严重者可见皮肤皲裂、表皮脱落。阴道黏膜红肿,小阴唇内侧及阴道黏膜附有白色块状物,擦除后露出红肿黏膜面,急性期还可见到糜烂及浅表溃疡。

10%~20%的妇女表现为复杂性 VVC。1 年内有症状并经真菌学证实的 VVC 发作 4 次或以上,称为复发性外阴阴道假丝酵母菌病(recurrent vulvovaginal candidiasis,RVVC),发生率约为 59%。其中 VVC 的临床表现按 VVC 评分标准划分(2012 年中华医学会妇产科分会感染协作组修订),评分≥7 分为重度 VVC,而<7 分为轻、中度 VVC。

(四)处理原则

消除诱因,包括积极治疗糖尿病,及时停用广谱抗生素、雌激素及类固醇皮质激素。根据患者具体情况选择局部或全身应用抗真菌药物。单纯性 VVC 主要以局部短疗程抗真菌药物为主,复杂性 VVC 患者可采用强化治疗及巩固治疗。严重 VVC 者,外阴局部可应用低浓度糖皮质激素软膏或唑类霜剂。

(五)护理要点

1.健康指导

与患者讨论发病的因素及治疗原则,积极配合治疗方案;培养健康的卫生习惯,保持局部清洁;避免交叉感染。勤换内裤,用过的内裤、盆及毛巾均用开水烫洗。

2.用药护理

要向患者说明用药的目的与方法,取得配合,按医嘱完成正规疗程。指导患者正确用药。需要阴道用药的患者应洗手后戴手套,用示指将药沿阴道后壁推进达阴道深部,为保证药物局部作用时间,宜在晚上睡前放置。为提高用药效果,可用2%~4%碳酸氢钠液坐浴或阴道冲洗后用药。对RVVC患者,治疗期间应定期复查监测疗效及药物副作用,一旦发现副作用,立即停药。妊娠期合并感染者以局部治疗为主,以7d疗法效果为佳。禁止口服唑类药物。

(1)单纯性VVC主要以局部短疗程抗真菌药物为主,唑类药物的疗效高于制霉菌素。可选用下列药物之一放于阴道内。

咪康唑栓剂,每晚1粒(200mg),连用7d;或每晚1粒(400mg),连用3d;或1粒(1200mg),单次用药。

克霉唑栓剂,每晚1粒(100mg),塞入阴道深部,连用7d;或1粒(500mg),单次用药。

制霉菌素栓剂,每晚1粒(10万U),连用14d。复杂性VVC患者局部用药可采用强化治疗;严重VVC者,外阴局部可应用低浓度糖皮质激素软膏或唑类霜剂。

单纯性VVC患者若不能耐受局部用药、未婚妇女及不愿采用局部用药者,可选用口服药物。常用药物是氟康唑150mg,顿服。严重VVC患者,若选择口服氟康唑150mg,则72小时后加服1次。

(2)RVVC的抗真菌治疗分为强化治疗及巩固治疗。根据真菌培养和药物敏感试验选择药物。在强化治疗达到真菌学阴性后,给予巩固治疗至半年。强化治疗若为阴道局部治疗,可选咪康唑栓剂,每晚1粒(400mg),连用6d;若为全身用药,可口服氟康唑150mg,第4d、第7d各加服1次。巩固治疗方案:目前国内外尚无成熟方案,若为每月规律发学者,可于发作前预防用药1次,连续6个月。

3.性伴侣治疗

约15%的男性与女性患者接触后患有龟头炎,对有症状男性应进行假丝酵母菌检查及治疗,预防女性重复感染。

4.随访

若症状持续存在或诊断后2个月内复发者,需再次复诊。对RVVC患者,在治疗结束后7~14d、1个月、3个月和6个月各随访1次,后两次随访时,建议进行真菌培养。

三、萎缩性阴道炎

萎缩性阴道炎(atrophic vaginitis)常见于自然绝经或人工绝经后妇女,也可见于产后闭经或药物假绝经治疗的妇女。

(一)病因

绝经后妇女因卵巢功能衰退,雌激素水平降低,阴道壁萎缩,黏膜变薄,上皮细胞内糖原含量减少,阴道内 pH 增高,多为 5.0～7.0,嗜酸性的乳杆菌不再为优势菌,局部抵抗力降低,其他致病菌过度繁殖或外源性致病菌容易入侵而引起炎症。

(二)临床表现

主要症状为外阴灼热不适、瘙痒及阴道分泌物增多。阴道分泌物稀薄,呈淡黄色,感染严重者呈血样脓性白带。由于阴道黏膜萎缩,可伴有性交痛。妇科检查可见阴道呈萎缩性改变,上皮皱襞消失、萎缩、菲薄。阴道黏膜充血,常伴有散在小出血点或点状出血斑,有时见浅表溃疡。溃疡面可与对侧粘连,严重时造成阴道狭窄甚至闭锁,若炎症分泌物引流不畅,可形成阴道积脓或宫腔积脓。

(三)处理原则

治疗原则为应用抗生素抑制细菌生长;补充雌激素增强阴道抵抗力。

(四)护理要点

1.加强健康教育

注意保持会阴部清洁,勤换内裤,出现症状应及时到医院就诊。

2.用药护理

使患者理解用药的目的、方法与注意事项,主动配合治疗过程。阴道局部应用抗生素,如诺氟沙星 100mg,放入阴道深部,每日 1 次,7～10d 为一个疗程。也可选用中药,如保妇康栓等。对于阴道局部干涩明显者,可应用润滑剂。通常在阴道冲洗后进行阴道局部用药。患者可采用 1%乳酸或 0.5%醋酸冲洗阴道,1 次/d,以增加阴道酸度,抑制细菌生长繁殖。本人用药有困难者,指导其家属协助用药或由医务人员帮助使用。

雌激素制剂可局部给药,可用雌三醇软膏局部涂抹,每日 1～2 次,14d 为一个疗程;或选用兼有广谱抗菌作用及局部雌激素样作用的制剂,如氯喹那多普罗雌烯阴道片。也可全身用药,对于同时需要性激素替代治疗的患者,可口服替勃龙,2.5mg,每日 1 次。乳腺癌或子宫内膜癌患者要慎用雌激素。

四、细菌性阴道病

细菌性阴道病(bacterial vaginosis,BV)是阴道内正常菌群失调引起的一种混合感染,但临床及病理特征无炎症改变。

(一)病因

正常阴道微生物群中以乳杆菌为优势菌,乳杆菌不但能够维持阴道的酸性环境,还能产生 H_2O_2、细菌素等抗微生物因子,可抑制致病菌微生物的生长;同时,通过竞争排斥机制阻止致病微生物黏附于阴道上皮细胞,维持阴道微生态平衡。频繁性交、多个性伴侣或阴道灌洗等情况下,乳杆菌减少,导致其他微生物大量繁殖,主要有加德纳菌、厌氧菌(动弯杆菌、普雷沃菌、紫单胞菌、类杆菌、消化链球菌等)以及人型支原体,其中以厌氧菌居多,这些微生物的数量可增加 100～1000 倍。

随着这些微生物的繁殖,其代谢产物使阴道分泌物的生化成分发生相应改变,pH 升高,胺类物质(尸胺、腐胺、三甲胺)、有机酸以及一些酶类(黏多糖酶、唾液酸酶、IgA 蛋白酶等)增加。胺类物质可使阴道分泌物增多并有臭味。酶和有机酸可破坏宿主的防御机制,如溶解宫颈黏液,使致病微生物更易进入上生殖道,引起炎症。

(二)临床表现

多发生在性活跃期妇女。10%~40%的患者无临床症状。有症状者表现为阴道分泌物增多,伴有鱼腥臭味,性交后加重,可出现轻度外阴瘙痒或烧灼感。检查可见阴道分泌物呈灰白色,均匀一致,稀薄,常黏附于阴道壁,但黏度很低,容易将分泌物从阴道壁拭去,阴道黏膜无充血的炎症表现。

细菌性阴道病还可引起子宫内膜炎、盆腔炎、子宫切除术后阴道断端感染,妊娠期细菌性阴道病可导致绒毛膜炎、胎膜早破、早产。

(三)处理原则

有症状者均需治疗,无症状者除早产高风险孕妇外,一般不需治疗。治疗选用抗厌氧菌药物,主要药物有甲硝唑和克林霉素。局部用药与口服药物疗效相似,治愈率80%左右。

(四)护理要点

1.指导患者自我护理

注意个人卫生,保持外阴部清洁、干燥,尽量避免搔抓外阴部致皮肤破损。勤换内裤,出现症状应及时诊断并治疗。

2.用药护理

向患者说明药物治疗的目的、方法,指导患者正确用药。口服药物首选甲硝唑400mg,每日2次,口服,共7d。

替代方案:替硝唑2g,口服,每日1次,连服3日;或替硝唑1g,口服,每日1次,连服5d;或克林霉素300mg,每日2次,连服7d。阴道局部用药,如甲硝唑栓剂200mg,每晚1次,连用7d;或2%克林霉素软膏阴道涂布,每次5g,每晚1次,连用7d。任何有症状的细菌性阴道病孕妇及无症状早产高风险孕妇均需筛查及治疗。用药为甲硝唑或克林霉素,剂量及用药时间同非孕妇女。

3.随访指导

治疗后无症状者不需常规随访。对妊娠合并BV需要随访治疗效果。细菌性阴道病复发较常见,对症状持续或症状重复出现者,应告知患者复诊,接受治疗。

第三节　子宫颈炎症

子宫颈炎症(cervicitis)是妇科常见的疾病之一,包括宫颈阴道部炎症及宫颈管黏膜炎症。临床上多见的是急性子宫颈管黏膜炎,若急性子宫颈管黏膜炎未经及时诊治或病原体持续存在,可导致慢性子宫颈炎症。

一、急性子宫颈炎

急性子宫颈炎(acute cerviatis),又称急性宫颈炎,是指以宫颈管黏膜柱状上皮感染为主,局部充血、水肿,上皮变性、坏死,黏膜、黏膜下组织、腺体周围见大量中性粒细胞浸润,腺腔中可有脓性分泌物。急性子宫颈炎可由多种病原体引起,也可由物理因素、化学因素刺激或机械性子宫颈损伤、子宫颈异物伴发感染所致。

(一)病因

正常情况下,宫颈具有多种防御功能,是阻止病原菌进入上生殖道的重要防线。但因宫颈容易受性交、分娩、流产或手术操作的损伤;同时,宫颈管单层柱状上皮抗感染能力较差,容易发生感染。因宫颈阴道部鳞状上皮与阴道鳞状上皮相延续,阴道炎症可引起宫颈阴道部炎症。

急性子宫颈炎的病原体包括性传播疾病病原体和内源性病原体。性传播疾病病原体,如沙眼衣原体、淋病奈瑟菌,主要见于性传播疾病的高危人群。沙眼衣原体及淋病奈瑟均可感染子宫颈管柱状上皮,沿黏膜面扩散引起浅层感染,病变以子宫颈管明显。除子宫颈管柱状上皮外,淋病奈瑟菌还常侵袭尿道移行上皮、尿道旁腺及前庭大腺。内源性病原体主要包括需氧菌和厌氧菌,部分子宫颈炎的病原体是引起细菌性阴道病的病原体。也有部分患者的病原体不清楚。

(二)临床表现

大部分患者无症状,有症状者主要表现为阴道分泌物增多,呈黏液脓性,阴道分泌物刺激可引起外阴瘙痒及灼热感。此外,可出现经间期出血、性交后出血等症状。若合并尿路感染,可出现尿急、尿频、尿痛等症状。

妇科检查可见宫颈充血、水肿、黏膜外翻,有黏液脓性分泌物附着,甚至从宫颈管流出,子宫颈管黏膜质脆,容易诱发出血。若为淋病奈瑟菌感染,因尿道旁腺、前庭大腺受累,可见尿道口、阴道口黏膜充血、水肿以及多量脓性分泌物。

(三)处理原则

主要为抗生素药物治疗。对有性传播疾病高危因素的患者,即使未获得病原体检测结果,也可立即给予经验性抗生素治疗;有病原体检测结果者,则选择针对病原体的抗生素。

(四)护理要点

1.一般护理

加强会阴部护理,保持外阴清洁、干燥,减少局部摩擦。

2.抗生素用药指导

指导患者按医嘱及时、足量、规范的应用抗生素。

(1)对于有性传播疾病高危因素的患者(年龄<25岁,有多个性伴或新性伴,并且为无保护性交),未获得病原体检测结果前,针对沙眼衣原体,可给予阿奇霉素1g,单次口服;或多西环素100mg,每日2次,连服7d。

(2)对于获得病原体者,选择针对病原体的抗生素。

单纯急性淋病奈瑟菌性子宫颈炎患者,常用药物有第三代头孢菌素,如头孢曲松钠250mg,单次肌内注射;或头孢噻肟钠1g,单次肌内注射;对不能接受头孢菌素者,可选择氨基糖苷类抗生素中的大观霉素4g,单次肌内注射。

沙眼衣原体感染所致子宫颈炎患者,治疗药物主要有四环素类,如多西环素100mg,每日2次,连服7d;红霉素类,如阿奇霉素1g,单次顿服。

由于淋病奈瑟菌感染常伴有衣原体感染,因此,淋菌性子宫颈炎治疗时除选用抗淋病奈瑟菌药物外,同时应用抗衣原体感染药物。

合并细菌性阴道病的患者,应同时治疗细菌性阴道病,否则将导致子宫颈炎持续存在。

3.性伴侣的处理

告知病原体为沙眼衣原体及淋病奈瑟菌的子宫颈炎患者,其性伴侣应进行相应的检查及治疗。

4.随访症状持续存在者

应告知治疗后症状持续存在者随诊。对持续性宫颈炎症患者,协同医生对其进行全面评估,分析原因,调整治疗方案。包括了解有无再次感染性传播疾病,性伴侣是否已进行治疗,阴道菌群失调是否持续存在等。

二、慢性子宫颈炎

慢性子宫颈炎症(chronic cervicitis),又称慢性宫颈炎,指子宫颈间质内有大量淋巴细胞、浆细胞等慢性炎细胞浸润,可伴有子宫颈腺上皮及间质的增生和鳞状上皮化生。慢性子宫颈炎症可由急性子宫颈炎症迁延而来,也可为病原体持续感染所致,病原体与急性子宫颈炎相似。

(一)病理

1.慢性子宫颈管黏膜炎

宫颈管黏膜皱襞较多,柱状上皮抵抗力弱,感染后容易形成持续性子宫颈黏膜炎,表现为子宫颈管黏液及脓性分泌物,反复发作。

2.子宫颈息肉

宫颈管黏膜增生形成的局部突起病灶,称为宫颈息肉。息肉可为一个或多个不等,色红,呈舌形,质软而脆,可有蒂,蒂宽窄不一,根部可附在子宫颈外口,也可在子宫颈管内。光镜下见息肉表面被覆高柱状上皮,间质水肿、血管丰富以及慢性炎性细胞浸润。子宫颈息肉极少恶变,但切除的子宫颈息肉应送病理组织学检查,以与子宫的恶性肿瘤鉴别。

3.子宫颈肥大

宫颈比正常大。慢性炎症的长期刺激可导致子宫颈腺体及间质增生。此外,子宫颈深部的腺囊肿也可使子宫颈呈不同程度肥大,质地变硬。

(二)临床表现

慢性子宫颈炎多无症状,少数患者可有阴道分泌物增多,呈淡黄色或脓性,偶有分泌物刺激引起外阴瘙痒或不适,或有性交后出血,月经间期出血。妇科检查可见子宫颈呈糜烂样改变,或有黄色分泌物覆盖子宫颈口或从子宫颈口流出,也可表现为子宫颈息肉或子宫颈肥大。

子宫颈糜烂样改变是一个临床征象,可由生理性原因引起,即子宫颈的生理性柱状上皮异位,多见于青春期、生育年龄妇女雌激素分泌旺盛者、口服避孕药或妊娠期。由于雌激素的作用,鳞柱交界部外移,子宫颈局部呈糜烂样改变。也可为病理性改变,除慢性子宫颈炎外,子宫颈上皮内瘤变、甚至早期子宫颈癌也可呈现子宫颈糜烂性改变。因此,对于子宫颈糜烂样改变者需进行子宫颈细胞学检查和(或)HPV检测,必要时行阴道镜及活组织检查,以除外子宫颈上皮内瘤变或子宫颈癌。

(三)处理原则

先筛查,除外子宫颈上皮内瘤变和子宫颈癌;后针对不同病变采取不同的治疗方法。对宫颈糜烂样改变者,若为无症状的生理性柱状上皮异位,则无须处理。对宫颈糜烂样改变伴有分泌物增多、乳头状增生或接触性出血者,可给予局部物理治疗,包括激光、冷冻、微波等方法,也可给予中药保妇康治疗或其作为物理治疗前后的辅助治疗。

(四)护理要点

1.一般护理

加强会阴部护理,保持外阴清洁、干燥,减少局部摩擦。

2.物理治疗注意事项

临床常用的物理治疗方法有激光治疗,冷冻治疗、红外线凝结疗法及微波疗法等。其原理都是将宫颈糜烂面的单层柱状上皮破坏,结痂脱落后新的鳞状上皮覆盖创面,为期 3～4 周,病变较深者,需 6～8 周,宫颈恢复光滑外观。接受物理治疗的患者应注意如下。

(1)治疗前应常规行宫颈癌筛查。

(2)有急性生殖器炎症者列为禁忌。

(3)治疗时间选择在月经干净后 3～7d 内进行。

(4)物理治疗后应每日清洗外阴 2 次,保持外阴清洁,在创面尚未愈合期间(4～8 周)禁盆浴、性交和阴道冲洗。

(5)患者治疗后均有阴道分泌物增多,在宫颈创面痂皮脱落前,阴道有大量黄水流出,在术后 1～2 周脱痂时可有少量血水或少许流血,若出血量多,需急诊处理,局部用止血粉或压迫止血,必要时加用抗生素。

(6)一般于 2 次月经干净后 3～7d 复查,了解创面愈合情况,同时注意观察有无宫颈管狭窄。未痊愈者可择期再做第二次治疗。

3.采取预防措施

(1)积极治疗急性宫颈炎。

(2)定期做妇科检查,发现急性宫颈炎症者及时治疗并达到痊愈。

(3)提高助产技术,避免分娩时或器械损伤宫颈。

(4)产后发现宫颈裂伤应及时正确缝合。

第四节　盆腔炎性疾病

盆腔炎性疾病(pelvic inflammatory disease,PID)是指女性上生殖道的一组感染性疾病,主要包括子宫内膜炎(endometritis),输卵管炎(salpingitis)、输卵管卵巢脓肿(tuboovarian abscess,TOA)、盆腔腹膜炎(peritonitis)。炎症可局限于一个部位,也可同时累及几个部位,最常见的是输卵管炎及输卵管卵巢炎,单纯的子宫内膜炎或卵巢炎较少见。

盆腔炎性疾病多发生在性活跃期、有月经的妇女,初潮前、绝经后或无性生活者很少发生盆腔炎性疾病,若发生盆腔炎性疾病,也往往是由邻近器官炎症扩散所致。若盆腔炎性疾病被延误诊断或未能得到有效治疗,有可能导致上生殖道感染后遗症(不孕、输卵管妊娠、慢性腹痛、炎症反复发作等),称为盆腔炎性疾病后遗症(sequelae of PID),从而影响妇女的生殖健康,且增加家庭与社会的经济负担。

一、病因

女性生殖系统有较完整的自然防御功能,但当机体免疫力下降、内分泌发生变化及病原体侵入时,即可导致炎症的发生。据美国资料显示,盆腔炎性疾病的高发年龄为 15~25 岁。年轻妇女、不良性行为、下生殖道感染、宫腔内操作、不注意性卫生保健、邻近器官炎症等是发生盆腔炎性疾病的高危因素。年轻妇女容易发生盆腔炎性疾病可能与频繁性活动、宫颈柱状上皮生理性异位、宫颈黏液机械防御功能较差有关。

此外,不注意性卫生保健,如使用不洁的月经垫、经期性交或不恰当阴道冲洗者均可引起病原体侵入而导致炎症。

引起盆腔炎症性疾病的病原体有:①内源性病原体,来自寄居于阴道内的菌群,包括需氧菌(金黄色葡萄球菌、溶血性链球菌等)和厌氧菌(脆弱类杆菌、消化球菌等)。需氧菌或厌氧菌可以单独引起感染,但以需氧菌及厌氧菌混合感染多见。②外源性病原体,主要是性传播疾病的病原体,如淋病奈瑟菌、沙眼衣原体、支原体等。外源性和内源性病原体可单独存在,但通常为混合感染,可能是外源性的衣原体或淋病奈瑟菌感染造成输卵管损伤后,容易继发内源性的需氧菌或厌氧菌感染。

病原体可经生殖道黏膜上行蔓延,如刮宫术、输卵管通液术、子宫输卵管造影术,宫腔镜检查等,由于手术消毒不严格或手术所致生殖道黏膜损伤等,可导致下生殖道内源性菌群的病原体上行感染。病原体也可经外阴、阴道.宫颈及宫体创伤处的淋巴管经淋巴系统蔓延;或病原体先侵入人体的其他系统再经血液循环传播(结核),或因腹腔内其他脏器感染后直接蔓延到内生殖器,如阑尾炎、腹膜炎等蔓延至盆腔,导致炎症发作,病原体以大肠埃希菌为主。

盆腔炎性疾病所致的盆腔广泛粘连、输卵管损伤、输卵管防御能力下降,容易造成再次感染,导致急性发作。

二、病理

(一)急性子宫内膜炎及子宫肌炎

子宫内膜充血、水肿,有炎性渗出物,严重者内膜坏死、脱落形成溃疡。镜下见大量白细胞浸润,炎症向深部侵入形成子宫肌炎。

(二)急性输卵管炎、输卵管积脓、输卵管卵巢脓肿

急性输卵管炎症因病原体传播途径不同而有不同的病变特点。

(1)炎症经子宫内膜向上蔓延者,首先引起输卵管黏膜炎,严重者引起输卵管黏膜粘连,导致输卵管管腔及伞端闭锁,若有脓液积聚于管腔内,则形成输卵管积脓。淋病奈瑟菌及大肠埃希菌、类杆菌及普雷沃菌除直接引起输卵管上皮损伤外,其细胞壁脂多糖等内毒素引起输卵管纤毛大量脱落,导致输卵管运输功能减退、丧失。衣原体感染后引起交叉免疫反应可损伤输卵管,导致严重输卵管黏膜结构及功能破坏,并引起盆腔广泛粘连。

(2)病原菌经过宫颈的淋巴扩散,首先侵及浆膜层发生输卵管周围炎,然后累及肌层,而输卵管黏膜层可不受累或受累极轻,病变以输卵管间质炎为主,其管腔常可因肌壁增厚受压变窄,但仍能保持通畅。轻者输卵管仅有轻度充血、肿胀、略增粗,严重者输卵管明显增粗、弯曲,

与周围组织粘连。

卵巢很少单独发炎,常与发炎的输卵管伞端粘连而发生卵巢周围炎,称为输卵管卵巢炎,又称附件炎。炎症可通过卵巢排卵的破孔侵入卵巢实质形成卵巢脓肿,脓肿壁与输卵管积脓粘连并穿通,形成输卵管卵巢脓肿。输卵管卵巢脓肿多位于子宫后方或子宫、阔韧带后叶及肠管间粘连处,可破入直肠或阴道,若破入腹腔则引起弥散性腹膜炎。

(三)急性盆腔腹膜炎

盆腔内器官发生严重感染时往往蔓延到盆腔腹膜,发炎的腹膜充血、水肿,并有少量含纤维素的渗出液,形成盆腔脏器粘连。当有大量脓性渗出液积聚于粘连的间隙内,可形成散在小脓肿,多见积聚于直肠子宫陷凹处形成盆腔脓肿,脓肿前面为子宫,后方为直肠,顶部为粘连的肠管及大网膜,脓肿可破入直肠而使症状突然减轻,也可破入腹腔引起弥散性腹膜炎。

(四)急性盆腔结缔组织炎

病原体经淋巴管进入盆腔结缔组织而引起结缔组织充血、水肿及中性粒细胞浸润,以宫旁结缔组织炎最常见。若形成盆腔腹膜外脓肿,可自发破入直肠或阴道。

(五)败血症及脓毒血症

当病原体毒性强、数量多、患者抵抗力降低时常发生败血症。发生盆腔炎性疾病后,若身体其他部位发现多处炎症病灶或脓肿者,应考虑有脓毒血症存在,但需要经血培养证实。

(六)肝周围炎(Fitz—Hugh—Curtis 综合征)

是指肝包膜炎症而无肝实质损害的肝周围炎,淋病奈瑟菌及衣原体感染均可引起。由于肝包膜水肿,吸气时患者的右上腹疼痛。肝包膜上有脓性或纤维渗出物,早期在肝包膜与前腹壁腹膜之间形成松软粘连,晚期形成琴弦样粘连。5%～10%的输卵管炎患者可出现肝周围炎,临床表现为继下腹痛后出现右上腹痛,或下腹疼痛与右上腹疼痛同时出现。

(七)盆腔炎性疾病后遗症

是指盆腔炎性疾病未得到及时正确的治疗,可能会发生的一系列后遗症。主要病理改变为组织破坏、广泛粘连、增生及瘢痕形成,导致输卵管阻塞、输卵管增粗、输卵管卵巢肿块、输卵管积水或输卵管卵巢囊肿,盆腔结缔组织炎的遗留改变表现为主韧带、骶韧带增生、变厚,若病变广泛,可使子宫固定。

三、临床表现

(一)盆腔炎性疾病

因炎症轻重及范围大小不同,症状与体征表现也不尽相同。轻者无症状或症状轻微。常见症状为下腹痛、阴道分泌物增多。腹痛为持续性、活动或性交后加重。重者可有寒战、高热、头痛、食欲缺乏等。月经期发病者可出现经量增多、经期延长。腹膜炎者出现消化系统症状,如恶心、呕吐、腹胀、腹泻等。若有脓肿形成,可有下腹包块及局部压迫刺激症状。包块位于子宫前方可出现排尿困难、尿频等膀胱刺激症状,若引起膀胱肌炎还可有尿痛等;包块位于子宫后方可有直肠压迫或刺激症状,如腹泻、里急后重感和排便困难;若包块在腹膜外,可破溃入直肠或阴道,流出脓性液体。患者若有输卵管炎的症状及体征并同时伴有右上腹疼痛者,应怀疑有肝周围炎。

轻者检查无明显异常发现,或妇科检查仅发现宫颈举痛或宫体压痛或附件区压痛等。重者,患者呈急性病容,体温升高,心率加快,下腹部有压痛、反跳痛及肌紧张,叩诊鼓音明显,肠鸣音减弱或消失。

盆腔检查:阴道充血,可见大量脓性臭味分泌物从宫颈口外流;穹隆有明显触痛,宫颈充血、水肿,举痛明显;宫体增大,有压痛,活动受限;子宫两侧压痛明显。若为单纯输卵管炎,可触及增粗的输卵管,压痛明显;若为输卵管积脓或输卵管卵巢脓肿,可触及包块且压痛明显,活动受限或粘连固定;宫旁结缔组织炎时可扪及宫旁一侧或两侧片状增厚,或两侧宫骶韧带高度水肿、增粗,压痛明显;若有盆腔脓肿形成且位置较低时,可扪及后穹隆或侧穹隆有肿块且有波动感。三合诊常能协助进一步了解盆腔情况。

(二)盆腔炎性疾病后遗症

患者有时出现低热、乏力等,临床多表现为不孕、异位妊娠、慢性盆腔痛或盆腔炎性疾病反复发作等症状。根据病变涉及部位,妇科检查可呈现不同特点:通常发现子宫大小正常或稍大、常呈后位、活动受限或粘连固定、触痛;宫旁组织增厚,骶韧带增粗,触痛;或在附件区可触及条索状物、囊性或质韧包块、活动受限,有触痛。如果子宫被固定或封闭于周围瘢痕化组织中,则呈"冰冻骨盆"状态。

四、处理原则

主要为及时、足量及个体化的抗生素治疗,必要时手术治疗。抗生素应用原则是经验性、广谱、及时及个体化;给药途径的选择依据药物及疾病的严重程度。对于盆腔炎性疾病后遗症者,多采用综合性治疗方案控制炎症,缓解症状,增加受孕机会,包括中西药治疗、物理治疗、手术治疗等,同时注意增强机体抵抗力。

五、护理要点

(一)健康教育

做好经期、孕期及产褥期的卫生宣教;指导性生活卫生,减少性传播疾病,经期禁止性交。对淋病及沙眼衣原体感染的高危妇女进行筛查和治疗,可减少盆腔炎性疾病发生率。若有盆腔炎性疾病者,需及时接受正规治疗,防止发生盆腔炎性疾病后遗症。

(二)对症护理

病情严重者或经门诊治疗无效者应住院治疗,并提供相应的护理如下。

(1)卧床休息,给予半卧位,有利于脓液积聚于子宫直肠陷凹,使炎症局限。

(2)给予高热量、高蛋白、高维生素饮食,并遵医嘱纠正电解质紊乱和酸碱失衡。

(3)高热时采用物理降温,若有腹胀,应遵医嘱行胃肠减压。

(4)减少不必要的盆腔检查,以避免炎症扩散。

(三)执行医嘱

通常根据病原体的特点及时选择高效的抗生素,诊断48小时内及时用药将明显降低PID后遗症的发生。应配合医生选择给药途径如下。

(1)若患者一般状况好,症状轻,能耐受口服抗生素,并有随访条件,可给予口服或肌内注射抗生素。常用药物有头孢曲松钠、多西环素、氧氟沙星等。

(2)若患者一般状况差,病情重,不能耐受口服抗生素,或门诊治疗无效等,可给予静脉给药。常用药物有头孢西丁钠、多西环素等。

使患者了解及时、足量抗生素治疗的重要性在于清除病原体,改善症状及体征,减少后遗症。经恰当的抗生素积极治疗,绝大多数盆腔炎性疾病患者能彻底治愈,使其建立信心,主动配合。护士应经常巡视患者,保证药液在体内的有效浓度,并观察患者的用药反应。对于药物治疗无效、脓肿持续存在或脓肿破裂者,需要手术切除病灶,根据患者情况选择经腹手术或腹腔镜手术。需要手术治疗者,为其提供相应的护理措施。

(四)心理护理

关心患者的疾苦,耐心倾听患者的诉说,提供患者表达不适的机会,尽可能满足患者的需求,解除患者思想顾虑,增强对治疗的信心。和患者及其家属共同探讨适合于个人的治疗方案,取得家人的理解和帮助,减轻患者的心理压力。

(五)防治 PID 后遗症

为预防 PID 后遗症的发生,应该注意如下。

(1)严格掌握手术指征,严格遵循无菌操作规程,为患者提供高质量的围手术期护理。

(2)及时诊断并积极正确治疗 PID。

(3)注意性生活卫生,减少性传播疾病。对于被确诊为 PID 后遗症的患者,要使其了解中、西医结合的综合性治疗方案可缓解症状,以减轻患者的焦虑情绪。

综合治疗包括:①物理疗法,能促进盆腔局部血液循环,改善组织营养状态,提高新陈代谢,有利于炎症吸收和消退,常用的有激光、短波、超短波、微波、离子透入等。②中药治疗:结合患者特点,通过清热利湿、活血化瘀或温经散寒、行气活血,达到治疗目的。③西药治疗:针对病原菌选择有效抗生素控制炎症,还可采用透明质酸酶等使炎症吸收。④不孕妇女可选择辅助生育技术达到受孕目的。

(六)指导随访

对于接受抗生素治疗的患者,应在 72h 内随诊,以确定疗效,包括评估有无临床情况的改善,如体温下降,腹部压痛、反跳痛减轻,宫颈举痛、子宫压痛、附件区压痛减轻。若此期间症状无改善,则需进一步检查,重新进行评估,必要时行腹腔镜或手术探查。对沙眼衣原体及淋病奈瑟菌感染者,可在治疗后 4～6 周复查病原体。

第五节　性传播疾病

性传播疾病(sexually transmitted diseases,STD)是指主要通过性接触、类似性行为及间接接触传播的一组传染病。性传播疾病涉及 8 类病原体引起的 20 余种疾病类型。

病原体包括细菌、病毒、螺旋体、衣原体、支原体、真菌、原虫及寄生虫 8 类。目前我国重点监测的性传播疾病有 8 种,包括梅毒、淋病、艾滋病、尖锐湿疣、软下疳、性病性淋巴肉芽肿、生殖器疱疹和非淋菌性尿道炎。

其中,梅毒、淋病、艾滋病列为乙类传染病。初发部位除生殖器外,也可在口唇、舌、扁桃体及肛门等处。传播方式包括以下 6 种。

(1)性行为传播:性交是 STD 主要传播方式,占 95% 以上。由于性行为的多样化,如口与生殖器接触、肛交、触摸、接吻等,增加了 STD 传播的机会。

(2)间接接触传播:接触污染的衣物、共用浴具,可感染滴虫、假丝酵母菌病、股癣、疥疮等。

(3)医源性传播:使用污染的医疗器械,可使 STD 交叉感染,如梅毒、艾滋病、乙肝等可通过输血或血液制品、器官移植、人工授精等传播。

(4)职业性传播:由于防护措施不严,医务人员或防疫人员工作时可被污染的器械误伤而感染。

(5)母儿传播:感染性传播疾病的孕妇,若未能及时诊治,妊娠时可通过垂直传播(母婴传播)使胎儿感染,导致流产、早产、死胎、死产;或分娩经产道传播,乙肝、HIV 还可通过母乳传播,感染新生儿。

(6)其他媒介:不注意饮食卫生,食用污染的食物;环境卫生不良、昆虫叮咬等可也导致 STD 的传播。

STD 对人类危害极大,已成为当今世界严重的社会经济问题和公共卫生问题。

一、淋病

淋病(gonorrhea)是由淋病奈瑟菌(简称淋菌)引起的以泌尿生殖系统化脓性感染为主要表现的性传播疾病。近年其发病率居我国性传播性疾病首位。

(一)病因

淋菌为革兰阴性双球菌,人是其唯一天然宿主,淋菌离开人体不易生存,一般消毒剂易将其杀灭。淋菌以侵袭生殖、泌尿系统黏膜的柱状上皮和移行上皮为特点,淋菌外膜有菌毛,黏附于宫颈管柱状上皮而被上皮细胞吞饮,传染性强。若急性淋病治疗不当,可迁延不愈或反复急性发作。

成人淋病绝大多数是通过性交直接接触传播,多为男性先感染淋菌后再传播给女性,少数患者通过接触染菌衣物、毛巾、床单、浴盆等物品及消毒不彻底的检查器械等感染。新生儿多在分娩通过软产道时接触污染的阴道分泌物传染。

(二)临床表现

潜伏期短,通常 1~10d,平均 3~5d。50%~70% 的患者感染淋病奈瑟菌后无症状,易被忽视或致他人感染。

感染初期病变局限于下生殖道、泌尿道,引起宫颈管黏膜炎、尿道炎、前庭大腺炎,称为女性无并发症淋病;随病情发展或未经及时治疗,可累及上生殖道,引起子宫内膜炎、输卵管炎、输卵管积脓、盆腔腹膜炎、TOA、盆腔脓肿等,导致淋菌性盆腔炎,称为女性有并发症淋病。按病理过程分为急性和慢性两种。

1.急性淋病

在感染淋病后 1~14d 出现尿频、尿急、尿痛等急性尿道炎的症状,白带增多呈黄色、脓性,外阴部红肿、有烧灼样痛,继而出现前庭大腺炎、急性宫颈炎的表现。如病程发展至上生殖道,可发生子宫内膜炎、急性输卵管炎及积脓、输卵管卵巢囊肿、盆腔脓肿,弥散性腹膜炎,甚至中毒性休克。患者表现为发热、寒战、恶心、呕吐、下腹两侧疼痛等。

2.慢性淋病

急性淋病未经治疗或治疗不彻底可逐渐转为慢性淋病。患者表现为慢性尿道炎、尿道旁腺炎、前庭大腺炎、慢性宫颈炎慢性输卵管炎、输卵管积水等。淋菌可长期潜伏在尿道旁腺、前庭大腺或宫颈黏膜腺体深处,引起反复急性发作。

（三）对妊娠、胎儿及新生儿的影响

妊娠期任何阶段感染淋菌对妊娠预后均有不良影响。妊娠早期,淋菌性宫颈管黏膜炎致感染性流产与人工流产后感染;妊娠中晚期,淋菌性宫颈管黏膜炎使胎膜脆性增加,易发生绒毛膜羊膜炎、胎膜早破。

分娩后产妇抵抗力低,易发生淋病播散,引起子宫内膜炎、输卵管炎等产褥感染,严重者可致淋菌性盆腔炎。对胎儿的威胁则是早产和胎儿宫内感染,早产发病率约为 17%,胎儿感染易发生胎儿宫内生长受限、胎儿窘迫,甚至导致死胎、死产。

约 1/3 的新生儿通过未治疗产妇软产道分娩时感染淋菌,发生新生儿淋菌性结膜炎、肺炎,甚至出现淋菌败血症,使围生儿病死率明显增加。因为淋菌感染潜伏期为 1～10d,所以新生儿淋菌结膜炎多在生后 1～2 周内发病,可见双眼睑肿胀,结膜发红,有脓性分泌物流出。

若未能及时治疗,结膜炎继续发展,引起淋菌眼眶蜂窝织炎,累及角膜可形成角膜溃疡、云翳,甚至发生角膜穿孔或发展成虹膜睫状体炎、全眼球炎,导致失明。

（四）处理原则

治疗应遵循及时、足量、规范用药的原则。由于耐青霉素菌株增多,目前首选药物以第三代头孢菌素为主。20%～40% 的淋病同时合并沙眼衣原体感染,可同时应用抗衣原体药物。妊娠期禁用喹诺酮类及四环素类药物,性伴侣应同时治疗。

（五）护理要点

1.急性淋病患者护理

嘱患者卧床休息,做好严密的床边隔离。将患者接触过的生活用品进行严格的消毒灭菌,污染的手需经消毒液浸泡消毒,防止交叉感染等。

2.用药护理

指导患者正确用药。例如,头孢曲松 125mg,单次肌内注射;或头孢克肟 400mg,单次口服;对不能耐受头孢菌素类药物者,可选用阿奇霉素 2g,单次肌内注射。孕妇可首选头孢曲松钠加用阿奇霉素 1g 顿服或阿莫西林进行治疗。播散性淋病,头孢曲松 1g 肌内注射或静脉注射,24h1 次,症状改善 24～48h 后改为头孢克肟 400mg 口服,每日 2 次,连用 7d。

3.孕产妇护理

在淋病高发地区,孕妇应于首次产前检查时筛查淋菌,宫颈分泌物涂片检查的检出率低,核酸扩增试验敏感性及特异性高,我国规定核酸检测须在通过相关机构认定的实验室开展,此外,可做淋病奈瑟菌培养,以便及早确诊并得到彻底治疗。对孕产妇做好解释工作,妊娠期淋病不是剖宫产指征,减轻孕产妇及家属的焦虑。

4.新生儿护理

所有淋病产妇娩出的新生儿,应尽快使用 0.5% 红霉素眼膏,预防淋菌性眼炎。若无红霉素眼膏,建议预防用头孢曲松钠 25～50mg/kg(总剂量不超过 125mg),单次肌内注射或静脉注射,预防新生儿淋病。

5.健康教育

治疗期间严禁性交。因为淋病患者有同时感染滴虫和梅毒的可能,所以同时监测阴道滴虫、梅毒血清反应。此外,教会患者自行消毒隔离的方法,患者的内裤、浴盆、毛巾应煮沸消毒5～10min,患者所接触的物品及器具用1%苯酚溶液浸泡。

6.指导随访

指导患者随访,无并发症淋病治疗后无须随访,治疗后症状持续存在者,应行淋病奈瑟菌培养及药物敏感性试验。患者于治疗结束后2周内,在无性接触史情况下符合下列标准为治愈:

(1)临床症状和体征全部消失。

(2)治疗结束后4～7d取宫颈管分泌物作涂片及细菌培养,连续3次均为阴性,方能确定治愈。

7.心理护理

尊重患者,给予其关心、安慰,解除患者求医的顾虑。向患者强调急性期及时、彻底治疗的重要性和必要性,解释抗生素治疗的作用和效果,以防疾病转为慢性,帮助患者树立治愈的信心。

二、尖锐湿疣

尖锐湿疣(condyloma acuminate,CA)是由人乳头瘤病毒(HPV)感染生殖器官及附近表皮引起的鳞状上皮疣状增生病变。CA是常见的性传播性疾病。发病率仅次于淋病,居第二位,常与多种性传播疾病同时存在。

(一)病因

HPV是环状双链DNA病毒,目前共发现100多个型别,其中50个型别与生殖道感染有关。约90%的生殖道尖锐湿疣与低危型HPV6型和11型有关。初次性交时年龄小、多个性伴侣、免疫力低下、吸烟以及高性激素水平等是发病高危因素。温暖、潮湿的外阴皮肤易于HPV的生长。糖尿病患者和免疫功能低下或受抑制者,尖锐湿疣生长迅速,且不易控制。少部分患者的尖锐湿疣可自行消退,但机制不明。

HPV主要的传播途径是经性交直接传播,患者性伴侣中约60%的发生HPV感染;不排除间接传播可能。孕妇感染HPV可传染给新生儿,但其传播途径是经胎盘感染、分娩过程中感染还是出生后感染尚无定论,一般认为胎儿通过患病母亲的软产道时吞咽含HPV的羊水、血或分泌物而感染。

(二)临床表现

潜伏期3周～8个月,平均3个月,患者以20～29岁年轻妇女居多。临床症状常不明显,部分患者有外阴瘙痒、烧灼痛或性交后疼痛不适。

典型体征是初起为微小散在或呈簇状增生的粉色或白色小乳头状疣,柔软,其上有细小的指样突起,或为小而尖的丘疹,质地稍硬。病灶逐渐增大、增多,互相融合成鸡冠状、桑葚状或菜花状,顶端可有角化或感染溃烂。病变多发生在外阴性交时易受损的部位,如阴唇后联合、小阴唇内侧、阴道前庭、尿道口等部位。

（三）对妊娠、胎儿及新生儿的影响

妊娠期细胞免疫功能降低，甾体激素水平增高，会阴局部血液循环丰富，致使尖锐湿疣生长迅速，数目多，体积大，多区域，多形态，巨大尖锐湿疣可阻塞产道。此外，妊娠期尖锐湿疣组织脆弱，阴道分娩时容易导致大出血。产后部分尖锐湿疣可迅速缩小，甚至可能自然消退。

胎儿宫内感染极罕见，有报道个别胎儿出现畸胎或死胎。新生儿有患喉乳头瘤及眼结膜乳头瘤的可能。

（四）处理原则

目前尚无根除 HPV 方法，治疗原则是去除外生疣体，改善症状和体征。妊娠 36 周前、病灶小、位于外阴者，可选用局部药物治疗，80％～90％三氯醋酸涂擦病灶局部，每周 1 次。若病灶大、有蒂，可行物理（如激光、微波、冷冻、电灼等）及手术治疗。妊娠期间禁用足叶草碱、咪喹莫特乳膏和干扰素。

配偶或性伴侣应同时治疗。妊娠近足月或足月、病灶局限于外阴者，仍可行冷冻或手术切除病灶，可经阴道分娩。若病灶广泛，易发生软产道裂伤引起大出血或巨大病灶堵塞软产道时，应行剖宫产术结束分娩。

（五）护理要点

1.尊重患者

尊重患者的人格和隐私，以耐心、热情、诚恳的态度对待患者，了解并解除其思想顾虑、负担，使患者做到患病后及早到医院接受正规诊断和治疗。

2.患病孕妇护理

指导孕妇按医嘱正确用药。行物理或手术切除病灶的孕妇，术后要及时观察宫缩、胎心情况。疣体切除后每日用络合碘棉球擦洗阴道及外阴，擦洗时注意观察创面有无渗出、出血等。为行剖宫产术的孕妇提供相应的手术护理。

3.健康教育

保持外阴清洁卫生，杜绝混乱的性关系，强调预防为主的重要性。被污染的衣裤、生活用品要及时消毒。生殖器尖锐湿疣的患者不适合坐浴，以免上行感染。WHO 推荐性伴侣应进行尖锐湿疣的检查，强调配偶或性伴侣同时治疗，告知患者尖锐湿疣具有传染性，推荐使用避孕套阻断传播途径。

4.随访指导

尖锐湿疣患者的治愈标准是疣体消失，治愈率高，但有复发可能，患者需要遵循医嘱随访接受指导。对反复发作的顽固病例，应取活检排除恶变。

三、梅毒

梅毒（syphilis）是由苍白密螺旋体引起的慢性全身性的性传播疾病。病变范围广泛，临床表现复杂，危害极大。

（一）病因

苍白密螺旋体在体外干燥条件下不易生存，一般消毒剂及肥皂水均可杀灭。但其耐寒力强，4℃存活 3d，－78℃保存数年，仍具有传染性。95％的梅毒患者是通过性接触感染。未经治疗的患者在感染后 1 年内最具传染性。随病期延长，传染性逐渐减弱，病期超过 4 年者基本无传染性。

少数患者可因医源性途径、接吻哺乳、或污染的衣裤、被褥、浴具等间接感染,个别患者可通过输入有传染性梅毒患者的血液而感染。患梅毒的孕妇即使病期超过4年,病原体仍可通过妊娠期胎盘感染给胎儿,引起先天梅毒,一般先天梅毒儿占死胎30%左右。若孕妇软产道有梅毒病灶,新生儿可通过软产道感染,但不属于先天梅毒。

(二)临床表现

梅毒的潜伏期2~4周。不同期别的梅毒患者临床表现不同。

(1)一期梅毒主要表现为硬下疳及硬化性淋巴结炎。

(2)二期梅毒主要表现为皮肤梅毒疹。

(3)三期梅毒主要表现为永久性皮肤黏膜损害,愈后留有瘢痕。故早期主要表现为皮肤黏膜损害,晚期能侵犯心血管、神经系统等重要脏器,产生各种严重症状和体征,造成劳动力丧失甚至死亡。

(三)对胎儿及婴幼儿的影响

患梅毒孕妇能通过胎盘将螺旋体传给胎儿,引起晚期流产、早产、死产或分娩先天梅毒儿。若胎儿幸存,娩出先天梅毒儿(也称胎传梅毒儿),病情较重。早期表现有皮肤大疱、皮疹、鼻炎及鼻塞、肝脾大、淋巴结肿大等;晚期先天梅毒多出现在2岁以后,表现为楔状齿,鞍鼻、间质性角膜炎、骨膜炎、神经性耳聋等,病死率及致残率均明显升高。

(四)处理原则

以青霉素药物治疗为主,治疗原则是早期明确诊断,及时治疗,用药足量,疗程规范。对于妊娠合并梅毒者,一是要治疗孕妇梅毒,二是要预防和治疗先天梅毒。性伴侣应同时进行检查及治疗。

(五)护理要点

1.孕妇护理

建议所有孕妇在初次产科检查时做梅毒血清学筛查,必要时在妊娠末期或分娩期重复检查,以明确诊断及时治疗。

目前,首选青霉素治疗,青霉素过敏者,首选脱敏和脱敏后青霉素治疗。对用药的孕妇提供相应护理,使患有梅毒的孕妇了解治疗方案,用药目的、原则及注意事项,取得配合。

青霉素用药前,应特别告知孕妇及家属青霉素可能出现妊娠期吉一海反应,表现为:发热、子宫收缩、胎动减少、胎心监护出现暂时性晚期胎心率减速等。所有已确诊为先天梅毒的新生儿均需要按医嘱接受治疗。在治疗过程中,争取患者主动配合,并严格按医嘱及时、足量、规范完成治疗方案。

2.健康教育

治疗期间禁止性生活,性伴侣应同时进行检查及治疗,治疗后接受随访。治愈标准为临床治愈及血清学治愈。各种损害消退及症状消失为临床治愈。抗梅毒治疗2年内,梅毒血清学试验由阳性转为阴性,脑脊液检查阴性,为血清学治愈。治疗后至少2年内不妊娠。

3.随访指导

经充分治疗后,应随访2~3年。第1年每3个月复查1次,以后每半年复查1次,包括临床及非密螺旋体抗原血清试验。

　　若在治疗后 6 个月内血清滴度未下降 4 倍,应视为治疗失败或再感染,除需重新加倍治疗剂量外,还应行脑脊液检查,观察有无神经梅毒。多数一期梅毒在 1 年内、二期梅毒在 2 年内血清学试验转阴。少数晚期梅毒血清非密螺旋体抗体滴度低水平持续 3 年以上,可判为血清固定。

　　4.心理护理

　　正确对待患者,尊重患者,帮助其建立治愈的信心和生活的勇气。

第七章　女性生殖内分泌疾病的护理

第一节　排卵障碍性异常子宫出血

正常月经的周期为 21～35d,经期持续 2～8d,平均失血量为 20～60mL。凡不符合上述标准的均属异常子宫出血(abnormal uterine bleeding,AUB)。引起 AUB 的病因很多,可由全身或生殖器官器质性病变所致,如血液系统疾病、黏膜下子宫肌瘤等,也可由生殖内分泌轴功能紊乱所致,后者也称为功能失调性子宫出血(dysfunctional uterine bleeding,DUB),还可由多种病因综合所致。本节主要叙述临床上最常见的排卵障碍性异常子宫出血。

排卵障碍性异常子宫出血包括稀发排卵、无排卵及黄体功能不足,主要由于下丘脑－垂体卵巢轴功能异常引起,常见于青春期、绝经过渡期,生育期也可因多囊卵巢综合征、肥胖、高催乳素血症、甲状腺疾病等引起。

本病常表现为不规律的月经,经量、经期长度、周期频率、规律性均可异常,有时会引起大出血和重度贫血。子宫内膜不规则脱落所致的经期延长是临床常见的病变,虽无明确的归类,但目前国内多认为其与黄体功能异常有关,故本节一并介绍。

一、病因

(一)无排卵性异常子宫出血

无排卵引起的异常子宫出血好发于青春期和绝经过渡期,但也可发生于生育期。

1.青春期

青春期女性月经初潮后平均需要 4 年时间建立起稳定的月经周期调节机制。在这段时期内下丘脑－垂体卵巢轴激素间的反馈调节尚未成熟,大脑中枢对雌激素的正反馈作用存在缺陷,FSH 持续低水平,虽有卵泡生长,但不能发育为成熟卵泡,合成、分泌的雌激素量不能达到促使 LH 高峰(排卵必须)释放的阈值,而无排卵。

此外,青春期女性情绪多变,对外界环境的刺激常产生过度应激反应,这会对生殖内分泌调节系统产生影响,造成无排卵。

2.绝经过渡期

因卵巢功能下降,卵泡数量极少,卵巢内剩余卵泡对垂体促性腺激素的反应低下,卵泡发育受阻而不能排卵。

3.生育期

有时因内、外环境刺激,如劳累、应激、流产、手术和疾病等引起短暂的无排卵,也可因肥胖、多囊卵巢综合征、高催乳素血症等引起持续无排卵。

各种因素造成的无排卵,均导致子宫内膜受单一的雌激素刺激,无孕激素拮抗而到达或超过雌激素的内膜出血阈值,发生雌激素突破性出血(breakthrough bleeding)或撤退性出

(withdrawal bleeding)。

雌激素突破性出血有两种类型：一种是低水平雌激素维持在阈值水平,可发生间断性少量出血,出血时间延长;另一种是高水平雌激素维持在有效浓度,雌激素超过阈值水平引起长时间闭经,内膜增厚但不牢固,容易发生急性突破性出血,血量汹涌。雌激素撤退性出血是在单一雌激素的刺激下子宫内膜持续增生,此时因一批卵泡退化闭锁,导致雌激素水平突然急剧下降,内膜失去激素支持而剥脱出血。

无排卵性异常子宫出血与子宫内膜出血的自限性机制缺陷有关,如子宫内膜组织脆性增加、子宫内膜脱落不全、血管结构与功能异常、凝血与纤溶异常、血管舒缩因子异常。

(二)黄体功能异常

1.黄体功能不足

病因复杂,引起黄体功能不足的原因包括卵泡发育不良、LH排卵高峰分泌不足、LH排卵峰后低脉冲缺陷。

2.子宫内膜不规则脱落

由于下丘脑—垂体卵巢轴调节功能紊乱,或溶黄体机制失常,引起黄体萎缩不全,内膜持续受孕激素影响,以致不能如期完整脱落。

二、病理

(一)无排卵性异常子宫出血

子宫内膜受雌激素持续作用而无孕激素拮抗,可发生不同程度的增生性改变,少数亦可呈萎缩性改变。

1.子宫内膜增生症

(1)单纯性增生:最常见,内膜呈弥散性增生,增生程度超过正常周期的增生晚期,发展为子宫内膜癌的概率约为1%。

(2)复杂性增生:内膜增生呈息肉状,发展为子宫内膜癌的概率约为3%。

(3)不典型增生:只涉及腺体增生,通常为局灶性,发展为子宫内膜癌的概率约为23%。

2.增生期子宫内膜

与正常月经周期的增生期内膜形态一致,只是在月经周期后半期甚至月经期,仍表现为增生期形态。

3.萎缩性子宫内膜

子宫内膜菲薄。

(二)黄体功能异常

1.黄体功能不足

子宫内膜形态一般表现为分泌期内膜,腺体分泌不良,间质水肿不明显或腺体与间质发育不同步,或在内膜各个部位显示分泌反应不均。内膜活检显示分泌反应较实际周期日至少落后2日。

2.子宫内膜不规则脱落

常表现为混合型子宫内膜,即残留的分泌期内膜与出血坏死组织及新增生的内膜混合共存。

三、临床表现

(一)无排卵性异常子宫出血

可有各种不同的临床表现。临床上最常见的症状有如下。

1.月经周期紊乱。

2.经期长短和经量多少不一,出血量少者仅为点滴出血,出血量多时间长者可能继发贫血,大量出血可导致休克。出血期间一般无腹痛或其他不适。

(二)黄体功能异常

1.黄体功能不足

月经周期缩短,表现为月经频发(周期<21d)。有时月经周期虽在正常范围内,但卵泡期延长、黄体期缩短(<11d),以致患者不易受孕或在妊娠早期流产。

2.子宫内膜不规则脱落

月经周期正常,经期延长,可达9~10d,出血量可多可少。

四、处理原则

(一)无排卵性异常子宫出血

无排卵性异常子宫出血的一线治疗是药物治疗。青春期以止血、调整周期为主,有生育要求需促排卵治疗;绝经过渡期以止血、调整周期、减少经量,防止子宫内膜病变为主。

(二)黄体功能异常

1.黄体功能不足

针对发生原因,调整性腺轴功能,促使卵泡发育和排卵,以利于正常黄体的形成。

2.子宫内膜不规则脱落

促进黄体功能,使黄体及时萎缩,内膜按时完整脱落。

五、护理评估

(一)健康史

询问患者年龄、月经史、婚育史、避孕措施、既往有无慢性疾病(如肝病、血液病、高血压、代谢性疾病等)。了解患者发病前有无精神紧张、情绪打击、过度劳累及环境改变等引起月经紊乱的诱发因素。回顾发病经过如发病时间、目前阴道流血情况、流血前有无停经史及诊治经历,包括所用激素名称,剂量和效果、诊刮的病理结果。询问有无贫血和感染征象。

(二)身心状况

观察患者的精神和营养状态,有无肥胖、贫血貌、出血点、紫癜、黄疸和其他病态。进行全身体格检查,了解淋巴结、甲状腺、乳房发育情况。妇科检查常无异常发现。随着病程延长并发感染或止血效果不佳引起大量出血,患者易产生焦虑和恐惧,影响身心健康和工作学习。绝经过渡期者常常担心疾病严重程度,疑有肿瘤而不安。黄体功能不足常可引起不孕,妊娠早期流产,患者常感焦虑。

(三)辅助检查

1.实验室检查

(1)凝血功能检查:排除凝血和出血功能障碍性疾病。可检查凝血酶原时间、部分促凝血酶原激酶时间、血小板计数、出凝血时间等。

(2)全血细胞计数:确定有无贫血及血小板减少。

(3)尿妊娠试验或血 hCG 检测:有性生活史者,应除外妊娠及妊娠相关疾病。

(4)血清激素测定:可在下次月经前 7d 测定血清孕酮水平,了解黄体功能,确定有无排卵,但因出血频繁,常难以选择测定血清孕酮的时间。可于早卵泡期测定血清 E_2、FSH、LH、T、PRL 及 TSH 等,以排除其他内分泌疾病。

(5)宫颈黏液结晶检查:经前检查出现宫颈黏液羊齿植物叶状结晶提示无排卵。

2.盆腔超声检查

了解子宫内膜厚度及回声,以明确有无宫腔占位病变及其他生殖道器质性病变。

3.其他检查

(1)基础体温测定(basal body temperature,BBT):是测定排卵的简易可行方法,该法不仅有助于判断有无排卵,还可了解黄体功能的情况。无排卵性异常子宫出血者 BBT 无上升改变而呈单相曲线,提示无排卵。黄体功能不足者 BBT 双相型,但高温相<11d。子宫内膜不规则脱落者 BBT 呈双相型,但下降缓慢。

(2)诊断性刮宫(dilation & curettage,D&G):简称诊刮,其目的是止血和明确子宫内膜病理诊断。年龄>35 岁、药物治疗无效或存在子宫内膜癌高危因素的异常子宫出血患者,应行分段诊刮,以排除宫颈管病变。

不规则阴道流血或大量出血时,可随时刮宫。拟确定卵巢排卵功能或了解子宫内膜增生程度时,宜在经前期或月经来潮 6h 内刮宫。子宫内膜不规则脱落者在月经第 5~6 日诊刮。无性生活史的患者,若激素治疗失败或疑有器质性病变,应经患者或其家属知情同意后行诊刮。刮宫要全面、特别注意两侧宫角部,并注意宫腔大小、形态、宫壁是否光滑,刮出物的性质和量。

(3)宫腔镜检查:直接观察子宫内膜情况,表面是否光滑,有无组织突起及充血。在宫腔镜直视下选择病变区如子宫内膜息肉、子宫黏膜下肌瘤、子宫内膜癌等进行活检,较盲取内膜的诊断价值高。

六、常见护理诊断/问题
(一)疲乏
疲乏与子宫异常出血导致的贫血有关。

(二)有感染的危险
感染与子宫不规则出血、出血量多导致贫血,机体抵抗力下降有关。

七、护理目标
(1)患者的异常阴道出血停止,疲乏的感觉减弱或消失。

(2)患者无感染发生。

八、护理措施
(一)补充营养
患者机体抵抗力较低,应加强营养,改善全身情况,可补充铁剂、维生素 C 和蛋白质。成人体内大约每 100mL 血中含 50mg 铁,经量多者应额外补铁。行经期妇女每日从食物中吸收铁 0.7~2.0mg,应向患者推荐含铁较多的食物如猪肝、豆角、蛋黄、胡萝卜、葡萄干等。按照患者的饮食习惯,为患者制订适合于个人的饮食计划,保证患者获得足够的营养。

(二)诊疗配合

1.无排卵性异常子宫出血

(1)止血:需根据出血量选择合适的制剂和使用方法。对少量出血患者,使用最低有效量激素,减少药物副作用。对大量出血患者,要求性激素治疗8h内见效,24~48h内出血基本停止,若96h以上仍不止血,应考虑有器质性病变存在的可能。

性激素:①雌孕激素联合用药:性激素联合用药的止血效果优于单一药物。采用孕激素占优势的口服避孕药,可以有效治疗青春期和生育期无排卵性异常子宫出血。目前使用第三代短效口服避孕药,如复方屈螺酮片、去氧孕烯炔雌醇片、复方孕二烯酮片或复方醋酸环丙孕酮片。②单纯雌激素:应用大剂量雌激素可促使子宫内膜迅速生长,短期内修复创面而止血,也称"子宫内膜修复法",适用于急性大量出血的患者。常用药物有:结合雌激素(片剂、针剂),戊酸雌二醇等,也可在24~48小时内开始服用口服避孕药。所有雌激素疗法在血红蛋白计数增加至90g/L以上后均必须加用孕激素撤退。对存在血液高凝状态或血栓性疾病史的患者,禁忌应用大剂量雌激素止血。③单纯孕激素:孕激素可使雌激素作用下持续增生的子宫内膜转化为分泌期,并有对抗雌激素作用。停药后子宫内膜脱落较完全,起到药物性刮宫作用,也称"子宫内膜脱落法"或"药物刮宫"。适用于体内已有一定雌激素水平、血红蛋白>80g/L,生命体征稳定的患者。常用药物包括地屈孕酮、17α-羟孕酮衍生物(甲羟孕酮、甲地孕酮)、左炔诺孕酮和19-去甲基睾酮衍生物(炔诺酮)等。

刮宫术:适用于急性大出血、存在子宫内膜癌高危因素、病程长的生育期患者和绝经过渡期患者。对无性生活史的青少年,不轻易做刮宫术,仅适用于大量出血且药物治疗无效,需立即止血或检查子宫内膜组织学者。

辅助治疗:①一般止血药:氨甲环酸、巴曲酶、酚磺乙胺、维生素K等;②雄激素:如丙酸睾酮等,具有对抗雌激素,减少盆腔充血和增强子宫平滑肌及子宫血管张力的作用,可减少子宫出血量,起协助止血作用;③矫正凝血功能:出血严重时可补充凝血因子,如纤维蛋白原、血小板、新鲜冻干血浆或新鲜血;④矫正贫血:对中重度贫血患者在上述治疗的同时给予铁剂和叶酸治疗,必要时输血;⑤预防或控制感染:出血时间长、贫血严重、机体抵抗力低下,或有合并感染的临床征象时应及时使用抗生素。

(2)调整月经周期:应用性激素止血后,必须调整月经周期。青春期及生育期无排卵性异常子宫出血的患者,需恢复正常的内分泌功能,以建立正常月经周期;绝经过渡期患者需控制出血及预防子宫内膜增生症的发生。

雌、孕激素序贯法:即人工周期。通过模拟自然月经周期中卵巢的内分泌变化,序贯应用雌、孕激素,使子宫内膜发生相应变化,引起周期性脱落。适用于青春期及生育期内源性雌激素水平较低者。从撤退性出血第5日开始,口服戊酸雌二醇或结合雌激素片,每晚1次,连服21d,服雌激素第11~16日起加用孕激素,如醋酸甲羟孕酮或地屈孕酮,连用10~14d,连续3个周期为一个疗程。若正常月经仍未建立,应重复上述序贯疗法。

雌、孕激素联合法:此法开始即用孕激素。孕激素可限制雌激素的促内膜生长作用,使撤退性出血逐步减少,雌激素则可预防治疗过程中孕激素突破性出血。常用口服避孕药,尤其适用于有避孕需求的生育期患者。一般自周期撤退性出血第 5 日起,每日 1 片,连服 21d,1 周为药物撤退性出血间隔,连续 3 个周期为一个疗程。病情反复者酌情延至 6 个周期。有血栓性疾病、心脑血管疾病等高危因素及 40 岁以上吸烟的女性不宜使用口服避孕药。

孕激素法:适用于有内源性雌激素的青春期或组织学检查为子宫内膜增生期的患者。可于月经周期后半期(撤药性出血的第 16～25 日)口服孕激素,如地屈孕酮、微粒化孕酮、醋酸甲羟孕酮等,或肌内注射黄体酮,酌情应用 3～6 个周期。

宫内孕激素释放系统:放置含孕酮或左炔诺孕酮缓释系统的宫内节育器,每日释放左炔诺孕酮 $20\mu g$,能在宫腔内局部抑制子宫内膜生长,减少经量的 $80\%～90\%$,甚至出现闭经,有效期 4～5 年,适用于已无生育要求的育龄期患者。

(3)手术治疗:对于药物治疗疗效不佳或不宜用药、无生育要求的患者,尤其是不易随访的年龄较大患者,应考虑子宫内膜切除术或子宫切除术等手术治疗。

2.黄体功能不足

(1)可口服氯米芬或采用人绝经后尿促性腺激素联合人绒毛膜促性腺激素(hMGhCG)疗法,促进卵泡发育和诱发排卵,促使正常黄体形成。

(2)肌内注射绒毛膜促性腺激素,可促进黄体形成,并提高孕酮的分泌,延长黄体期。

(3)选用天然黄体酮制剂,补充黄体分泌孕酮的不足。

(4)对于合并高催乳素血症者,可口服溴隐亭,降低催乳素水平,改善黄体功能。

3.子宫内膜不规则脱落

可口服甲羟孕酮、天然微粒化孕酮,或肌内注射黄体酮等孕激素,使黄体及时萎缩,内膜按时完整脱落,也可肌内注射绒毛膜促性腺激素,促进黄体功能。对于无生育要求者,可口服避孕药,调整周期。

(三)遵医嘱使用性激素

(1)按时、按量正确服用性激素,保持药物在血中的稳定水平,不得随意停服和漏服。

(2)药物减量必须按医嘱规定在血止后才能开始,每 3d 减量 1 次,每次减量不得超过原剂量的 1/3,直至维持量。

(3)维持量服用时间,通常按停药后发生撤退性出血的时间与患者上一次行经时间相应考虑。

(4)告知患者在治疗期间如出现不规则阴道流血应及时就诊。

(四)维持正常血容量

观察并记录患者的生命体征,嘱患者保留出血期间使用的会阴垫及内裤,以便更准确地估计出血量。出血量较多者,督促其卧床休息,避免过度疲劳和剧烈活动。贫血严重者,遵医嘱做好配血、输血、止血等措施,以维持患者正常血容量。

(五)预防感染

严密观察与感染有关的征象,如体温、子宫体压痛等,监测白细胞计数和分类,同时做好会阴部护理,保持局部清洁。如有感染征象,及时与医师联系并遵医嘱进行抗生素治疗。

(六)加强心理护理

鼓励患者表达内心感受,耐心倾听患者的诉说,了解患者的疑虑。向患者解释病情及提供相关信息,帮助患者澄清问题,解除思想顾虑,摆脱焦虑。可通过看电视、听广播、看书等方式分散患者的注意力。

九、护理评价

(1)患者异常阴道出血停止,疲乏的感觉减弱或消失。

(2)患者未发生感染,体温正常、血白细胞正常、血红蛋白正常。

第二节　闭经

闭经(amenorrhea)是常见的妇科症状,表现为无月经或月经停止。根据既往有无月经来潮,分为原发性闭经和继发性闭经两类。原发性闭经(primary amenorrhea)指年龄超过 14 岁,第二性征未发育;或年龄超过 16 岁,第二性征已发育,月经还未来潮。继发性闭经(secondary amenorrhea)指正常月经建立后,月经停止 6 个月,或按自身原有月经周期计算停止 3 个周期以上。闭经可分为生理性闭经和病理性闭经,青春期前、妊娠期、哺乳期及绝经后的无月经来潮属生理性闭经,本节不展开讨论。

一、病因

正常月经的建立和维持,有赖于下丘脑－垂体卵巢轴的神经内分泌调节,靶器官子宫内膜对性激素的周期性反应和下生殖道的通畅,其中任何一个环节发生障碍均可导致闭经。

(一)原发性闭经

较少见,多为遗传因素或先天性发育缺陷引起。约 30%的患者伴有生殖道异常,根据第二性征的发育情况,分为第二性征存在和第二性征缺乏两类。

1.第二性征存在的原发性闭经

(1)米勒管发育不全综合征(Mullerian agenesis syndrome,又称 Mayer－Rokitansky－Kuster－Hauser syndrome)。

(2)雄激素不敏感综合征(ANDROGEN INSENSITIRITY SYNDROME)。

(3)对抗性卵巢综合征(savage syndrome)。

(4)生殖道闭锁。

(5)真两性畸形。

2.第二性征缺乏的原发性闭经

(1)低促性腺激素性腺功能减退(hypogonadotropic hypogonadism),最常见为体质性青春发育延迟,其次为嗅觉缺失综合征(Kallmann's syndrome)。

(2)高促性腺激素性腺功能减退(hypergonadotropic hypogonadism):包括性腺先天性发育不全,如特纳综合征(Turner syndrome)、46,XX 单纯性腺发育不全(pure gonadal dysgenesis)、46,XY 单纯性腺发育不全(又称 Swyer 综合征)等;酶缺陷,如 XY 个体 17α－羟化酶缺失等,或因青春期前卵巢接受放疗、辐射,导致卵巢功能早衰等。

(二)继发性闭经

继发性闭经的发生率明显高于原发性闭经。按生殖轴病变和功能失调的部位分为下丘脑性闭经、垂体性闭经、卵巢性闭经、子宫性闭经以及其他内分泌功能异常引起的闭经。

1.下丘脑性闭经

最常见,指中枢神经系统及下丘脑各种功能和器质性疾病引起的闭经,以功能性原因为主。此类闭经的特点是下丘脑合成和分泌 GnRH 缺陷或下降导致垂体促性腺激素,即 FSH,特别是 LH 的分泌功能低下,故属低促性腺激素性闭经,治疗及时尚可逆。

(1)精神应激:突然或长期精神压抑、紧张、忧虑、环境改变、过度劳累、情感创伤、寒冷等,均可能引起神经内分泌障碍而导致闭经,其机制可能与应激状态下,下丘脑分泌的促肾上腺皮质激素释放激素和皮质素分泌增加,进而刺激内源性阿片肽和多巴胺分泌,抑制下丘脑分泌 GnRH 和垂体分泌促性腺激素有关。

(2)体重下降和神经性厌食:中枢神经对体重急剧下降极敏感,若体重减轻 10%～15%,或体脂丢失 30%时将出现闭经。当内在情感剧烈矛盾或为保持体型强迫节食时,易发生严重的神经性厌食。因过度节食,体重急剧下降,导致下丘脑多种神经激素分泌降低,引起垂体前叶多种促激素包括 LH、FSH、促肾上腺皮质激素等分泌下降。临床表现为厌食、极度消瘦、低促性腺激素性闭经、皮肤干燥、低体温、低血压、各种血细胞计数及血浆蛋白低下,重症可危及生命。

(3)运动性闭经:长期剧烈运动或芭蕾舞、现代舞等训练易致闭经,与患者的心理、应激反应程度及体脂下降有关。初潮的发生和月经的维持有赖于一定比例(17%～22%)的机体脂肪,肌肉/脂肪比率增加或总体脂肪减少,均可使月经异常。运动剧增后,GnRH 释放受抑制,使 LH 释放受抑制,也可引起闭经。目前认为体内脂肪减少和营养不良引起瘦素水平下降,是生殖轴功能受抑制的机制之一。

(4)药物性闭经:长期应用甾体类避孕药,因药物抑制下丘脑 GnRH 的分泌,引起闭经。吩噻嗪衍生物(奋乃静、氯丙嗪)、利血平等,通过抑制下丘脑多巴胺,使垂体分泌催乳素增多,引起闭经。药物性闭经通常是可逆的,停药后 3～6 个月月经多能自然恢复。

(5)颅咽管瘤:瘤体增大可压迫下丘脑和垂体柄引起闭经、生殖器萎缩、肥胖、颅内压增高、视力障碍等症状,也称肥胖生殖无能营养不良症。

2.垂体性闭经

主要病变在垂体。腺垂体器质性病变或功能失调,均可影响促性腺激素分泌,继而影响卵巢功能引起闭经。常见有:垂体梗死如希恩综合征,垂体肿瘤如分泌催乳素的腺瘤以及空蝶鞍综合征。

3.卵巢性闭经

闭经的原因在卵巢。卵巢分泌的性激素水平低下,子宫内膜不发生周期性变化而导致闭经。常见于卵巢早衰、卵巢功能性肿瘤如卵巢支持间质细胞瘤、卵巢颗粒-卵泡膜细胞瘤,以及多囊卵巢综合征。

4.子宫性闭经

闭经原因在子宫。可因感染、创伤导致宫腔粘连引起闭经。月经调节功能正常,第二性征发育也正常,如 Asherman 综合征,也可因手术切除子宫或放疗破坏子宫内膜所致。

5.其他

内分泌功能异常,如甲状腺、肾上腺、胰腺等功能紊乱也可引起闭经。常见的疾病有甲状腺功能减退或亢进、肾上腺皮质功能亢进、肾上腺皮质肿瘤等。

二、治疗原则

明确病变环节及病因后,针对病因给予治疗,改善全身健康情况,进行心理治疗,给予相应激素治疗,达到治疗目的。

三、护理评估

(一)健康史

详细询问月经史,包括初潮年龄、月经周期、经期、经量和闭经时间长短及伴随症状等。了解发病前有无导致闭经的诱因,如精神因素、环境改变、体重变化、有无剧烈运动以及各种疾病、用药情况等。已婚妇女需询问生育史及产后并发症史。原发性闭经应询问第二性征发育情况,了解生长发育史,有无先天缺陷或其他疾病及家族史。

(二)身心状况

注意观察患者精神状态、营养、全身发育状况,测量身高、体重、智力情况、躯干和四肢的比例,检查五官生长特征及第二性征发育情况,有无多毛、溢乳等。妇科检查应注意内、外生殖器发育,有无先天缺陷、畸形等。闭经对患者的自我概念有较大影响,患者会担心闭经对自己的健康、性生活和生育能力有影响。病程过长及反复治疗效果不佳时会加重患者及家属的心理压力,表现为情绪低落,对治疗和护理丧失信心,这反过来又会加重闭经。

(三)辅助检查

1.功能试验

(1)药物撤退试验:用于评估体内雌激素水平,以确定闭经程度。

孕激素试验:口服孕激素,如甲羟孕酮、地屈孕酮、微粒化黄体酮,或肌内注射黄体酮注射液。停药后出现撤退性出血(阳性反应),提示子宫内膜已受一定水平雌激素影响。停药后无撤退性出血(阴性反应),应进一步行雌孕激素序贯试验。

雌孕激素序贯试验:适用于孕激素试验阴性的闭经患者。服用足够量的雌激素,如戊酸雌二醇、17β-雌二醇或结合雌激素,连服 $20\sim30d$ 后,加用孕激素,停药后发生撤退性出血为阳性,提示子宫内膜功能正常,可排除子宫性闭经,引起闭经的原因是患者体内雌激素水平低落,应进一步寻找原因。无撤退生出血为阴性,应重复一次试验,若仍无出血,提示子宫内膜有缺陷或被破坏,可诊断为子宫性闭经。

(2)垂体兴奋试验:又称 GnRH 刺激试验,了解垂体对 GnRH 的反应性。注射黄体生成素释放激素后 LH 值升高,说明垂体功能正常,病变在下丘脑。经多次重复试验,LH 值无升高或升高不显著,说明垂体功能减退,如希恩综合征。

2.血清激素测定

应停用雌孕激素药物至少 2 周后行 E_2、P、T、FSH、LH、PRL、TSH、胰岛素等激素测定,以协助诊断。

3.影像学检查

(1)盆腔超声检查:观察盆腔有无子宫,子宫形态、大小及内膜厚度,卵巢大小、形态、卵泡数目等。

(2)子宫输卵管造影:了解有无宫腔病变和宫腔粘连。

(3)CT或磁共振显像(MRI):用于盆腔及头部蝶鞍区检查,了解盆腔肿块和中枢神经系统病变性质,诊断卵巢肿瘤、下丘脑病变、垂体微腺瘤、空蝶鞍等。

(4)静脉肾盂造影:怀疑米勒管发育不全综合征时,用以确定有无肾脏畸形。

4.宫腔镜检查

能精确诊断宫腔粘连。

5.腹腔镜检查

可直视下观察卵巢形态、子宫大小。

6.染色体检查

对鉴别性腺发育不全的病因及指导临床处理有重要意义。

7.其他检查

如靶器官反应检查,包括基础体温测定、子宫内膜取样等。怀疑结核或血吸虫病,应行内膜培养。

四、常见护理诊断/问题

(一)长期低自尊

长期低自尊与长期闭经,治疗效果不明显,月经不能正常来潮而出现自我否定等有关。

(二)焦虑

焦虑与担心疾病对健康、性生活、生育的影响有关。

(三)持续性悲伤

持续性悲伤与担心丧失女性形象有关。

五、护理目标

(1)患者能够接受闭经的事实,客观地评价自己。

(2)患者能够主动诉说病情及担心。

(3)患者能够主动、积极地配合诊治。

六、护理措施

(一)减轻或消除诱发闭经的原因

应激或精神因素所致闭经,应进行耐心的心理治疗,消除精神紧张和焦虑。因体重下降引起闭经,应供给足够营养,保持标准体重。运动性闭经者应适当减少运动量。因肿瘤、多囊卵巢综合征等引起的闭经,应进行特异性治疗。

(二)诊疗配合

1.激素治疗

(1)性激素补充治疗:可以维持女性心血管系统、骨骼及骨代谢、神经系统等的健康,也可以促进和维持第二性征和月经。主要治疗方法有如下。

雌激素补充治疗:适用于无子宫者。

雌、孕激素人工周期疗法:适用于有子宫者。

孕激素疗法:适用于体内有一定内源性雌激素水平者。

(2)促排卵:适用于有生育要求的患者。治疗方法包括如下。

对于 FSH 和 PRL 正常的闭经者,体内有一定内源性雌激素,可首选氯米芬作为促排卵药物。

对于低促性腺激素性闭经者及氯米芬促排卵失败者,在雌激素治疗促进生殖器发育,子宫内膜已获得对雌孕激素的反应后,可采用 hMG-hCG 疗法促进卵泡发育及诱发排卵。对于 FSH 升高的患者,由于其卵巢功能衰竭,不建议采用促排卵治疗。

2.其他治疗

(1)溴隐亭:为多巴胺受体激动剂。通过与垂体多巴胺受体结合,直接抑制垂体 PRL 分泌,恢复排卵。

(2)肾上腺皮质激素:适用于先天性肾上腺皮质增生所致的闭经,一般用泼尼松或地塞米松。

(3)甲状腺素:如甲状腺片,适用于甲状腺功能减退引起的闭经。

(4)辅助生殖技术:适用于有生育要求,诱发排卵后未成功妊娠,合并输卵管问题的闭经者或男方因素不孕者。

(5)手术治疗:适用于生殖器畸形、Asherman 综合征、肿瘤等。

(三)指导合理用药

说明性激素的作用、不良反应、剂量,具体用药方法、用药时间等。嘱患者严格遵医嘱用药,不得擅自停服、漏服、不随意更改药量,并监测用药效果。

(四)加强心理护理

建立良好的护患关系,鼓励患者表达自己的感受,对治疗和预后等提出问题。向患者提供正确的诊疗信息,缓解患者的心理压力。鼓励患者与同伴、亲人交往,参与社会活动,减轻心理压力。

七、护理评价

(1)患者接受闭经的现实,主动、积极地配合诊治。

(2)患者表示了解病情,并能与病友交流病情和治疗感受。

第三节　痛经

痛经(dysmenorrhea)是妇科最常见的症状之一,是指月经期出现的子宫痉挛性疼痛,可伴下腹坠痛、腰酸或合并头痛、乏力、头晕、恶心等其他不适,严重者可影响生活和工作质量。痛经分为原发性和继发性两类,前者指生殖器官无器质性病变的痛经,后者指由盆腔器质性疾病如子宫内膜异位症、盆腔炎等引起的痛经。本节只叙述原发性痛经。

一、病因

原发性痛经的发生主要与月经时子宫内膜前列腺素（prostaglandin，PG）含量增高或失衡有关。痛经患者子宫内膜和月经血中 $PGF_{2\alpha}$ 和 PGE_2 含量均较正常妇女明显升高，尤其是 $PGF_{2\alpha}$ 含量升高是造成痛经的主要原因。在月经周期中，分泌期子宫内膜前列腺素浓度较增生期子宫内膜高。分泌期晚期因孕激素水平的下降，子宫内膜启动溶解性酶促反应，激活环氧酶通路，释放前列腺素类物质。

$PGF_{2\alpha}$ 含量高可引起子宫平滑肌过强收缩，血管挛缩，造成子宫缺血、乏氧状态而出现痛经。增多的前列腺素进入血液循环，还可引起心血管和消化道等症状。血管升压素、内源性缩宫素以及 β-内啡肽等物质的增加也与原发性痛经有关。此外，原发性痛经还受精神、神经因素影响，疼痛的主观感受也与个体痛阈有关。无排卵的增生期子宫内膜因无孕酮刺激，所含前列腺素浓度很低，通常不发生痛经。

二、临床表现

下腹部疼痛是主要症状。疼痛多自月经来潮后开始，最早出现在经前12h，以行经第1日疼痛最剧烈。疼痛常呈痉挛性，通常位于下腹部耻骨上，可放射至腰骶部和大腿内侧，持续2～3d后缓解。可伴有恶心、呕吐、腹泻、头晕、乏力等症状，严重时面色发白、出冷汗。原发性痛经在青春期多见，常在初潮后1～2年内发病。

三、处理原则

避免精神刺激和过度疲劳，以对症治疗为主。

四、护理评估

(一)健康史

了解患者的年龄、月经史与婚育史，询问诱发痛经的相关因素，疼痛与月经的关系，疼痛发生的时间、部位、性质及程度，是否服用止痛药、用药量及持续时间，疼痛时伴随的症状以及自觉最能缓解疼痛的方法。

(二)身心状况

评估下腹痛严重程度及伴随症状，注意与其他原因造成的下腹部疼痛症状相鉴别。妇科检查无阳性体征。因反复疼痛，患者常常会感到焦虑。

(三)辅助检查

为排除继发性痛经和其他原因造成的疼痛，可作盆腔超声检查、腹腔镜、宫腔镜检查、子宫输卵管造影，注意要排除子宫内膜异位、子宫腺肌症、黏膜下子宫肌瘤、宫腔粘连症等引起的痛经。

四、常见护理诊断/问题

(一)急性疼痛

急性疼痛与月经期子宫收缩，子宫缺血缺氧有关。

(二)焦虑

焦虑与反复痛经造成的精神紧张有关。

五、护理目标

(1)患者的疼痛症状缓解。

（2）患者月经来潮前及月经期无焦虑。

六、护理措施

(一)加强保健

进行月经期保健的教育工作，注意经期清洁卫生，经期禁止性生活。足够的休息和睡眠、充分的营养摄入、规律而适度的锻炼、戒烟等均对缓解疼痛有一定的帮助。

(二)重视精神心理护理

讲解有关痛经的生理知识，阐明痛经是月经期常见的生理表现，关心并理解患者的不适和焦虑心理。

(三)缓解症状

腹部局部热敷和进食热的饮料如热汤或热茶，可缓解疼痛。增加患者的自我控制感，使身体放松，以解除痛经。疼痛不能忍受时可遵医嘱服药。若每一次经期习惯服用止痛剂，则应防止成瘾。

(四)诊疗配合

1.口服避孕药

有避孕要求的痛经妇女可使用口服避孕药，通过抑制排卵，抑制子宫内膜生长，降低前列腺素和加压素水平，缓解疼痛。

2.前列腺素合成酶抑制剂

该类药物通过抑制前列腺素合成酶的活性，减少前列腺素产生，防止过强子宫收缩和痉挛，从而减轻或消除痛经。适用于不要求避孕或口服避孕药效果不佳的原发性痛经患者。常用药物有布洛芬、酮洛芬、甲氯芬那酸、双氯芬酸、甲芬那酸、萘普生等。

七、结果评价

（1）患者诉说疼痛减轻，并能说出减轻疼痛的措施。

（2）患者焦虑的行为或表现减少，舒适感增加。

第四节　经前期综合征

经前期综合征（premenstrual syndrome，PMS）是指月经前周期性发生的影响妇女日常生活和工作、涉及躯体、精神及行为的综合征。严重者影响学习、工作和生活质量，月经来潮后，症状自然消失。伴有严重情绪不稳定者称为经前焦虑障碍（premenstrual dysphoric disorder，PMDD）。

一、病因

病因尚无定论，可能与精神社会因素、卵巢激素失调和神经递质异常有关。

(一)精神社会因素

经前期综合征患者对安慰剂治疗的反应率高达 $30\%\sim50\%$，部分患者精神症状突出，且情绪紧张时常加重原有症状，提示社会环境与患者精神心理因素间的相互作用，参与经前综合征的发生。

(二)卵巢激素失调

可能与黄体后期雌、孕激素撤退有关。临床补充雌孕激素合剂减少性激素周期性生理性改变,能有效缓解症状。

(三)神经递质异常

经前期综合征患者在黄体后期循环中类阿片肽浓度异常降低,表现内源性类阿片肽撤退症状,影响精神、神经及行为方面的变化。其他还包括5-羟色胺活性改变等。

二、临床表现

多见于25～45岁妇女,症状出现于月经前1～2周,逐渐加重,月经来潮前2～3d最为严重,月经来潮后迅速减轻直至消失,周期性反复出现为其临床表现特点。主要症状有如下。

(一)躯体症状

头痛、背痛、乳房胀痛、腹部胀满、便秘、肢体水肿、体重增加、运动协调功能减退。

(二)精神症状

易怒、焦虑、抑郁、情绪不稳定、疲乏以及饮食、睡眠、性欲改变,而易怒是其主要症状。

(三)行为改变

注意力不集中、工作效率低、记忆力减退、神经质、易激动等。

三、处理原则

以心理治疗、调整生活状态为主,药物治疗为辅。

四、护理评估

(一)健康史

了解经前期综合征持续的时间,每次发病的影响,是否治疗及治疗效果,了解近期有无诱发因素,处理压力的方法等,也要注意了解患者生理、心理方面的疾病史,既往妇科、产科等病史。

(二)身心状况

评估经前期综合征的症状,症状出现的时间与月经的关系,以及对日常工作,生活的影响。观察水肿的体征,测量体重,并与之前体重比较。妇科检查常无异常。评估时注意排除精神疾病。

(三)辅助检查

可进行心脏及腹部超声检查等,排除心、肝、肾等疾病引起的水肿。开展精神疾病专科检查,以排除精神疾病。

五、常见护理诊断/问题

(一)焦虑

焦虑与月经前周期性出现不适症状有关。

(二)体液过多

体液过多与雌、孕激素失调有关。

六、护理目标

(1)患者在月经来潮前两周及月经期焦虑减轻或消除。

(2)患者能够列举预防水肿的方法。

七、护理措施

(一)心理护理

给予心理安慰与疏导,使精神放松,症状重者可行认知行为心理治疗。指导应对压力的技巧,如腹式呼吸、生物反馈训练、渐进性肌肉松弛。

(二)调整生活状态

摄入高糖类、低蛋白饮食,有水肿者限制摄入盐、糖、咖啡因、酒,多摄取富含维生素 E、维生素 B_6 和微量元素镁的食物,如猪肉、牛奶、蛋黄和豆类食物等。鼓励有氧运动如舞蹈、慢跑、游泳等,可协助缓解神经紧张和焦虑。

(三)指导用药

药物治疗以解除症状为主,如利尿、镇静、止痛等。

(1)抗焦虑药如阿普唑仑,抗抑郁药如氟西汀,适用于有明显焦虑或抑郁症状者,但对躯体症状疗效不佳。

(2)利尿剂如螺内酯,可拮抗醛固酮而利尿,减轻水潴留,对改善精神症状也有效,适用于月经前体重增加明显者。

(3)维生素 B_6 调节自主神经系统与下丘脑-垂体卵巢轴的关系,还可抑制催乳素的合成。

(4)有避孕要求的妇女也可口服避孕药。

(四)健康教育

向患者及家属讲解可能造成经前期综合征的原因和处理措施,指导患者记录月经周期及其症状,帮助患者获得家人的支持,增加自我控制的能力。

八、护理评价

(1)患者焦虑感减轻或消失,月经来潮前没有明显的不适。

(2)患者没有水肿的体征或水肿减轻。

第五节　绝经综合征

绝经(menopause)指卵巢功能停止所致永久性无月经状态。绝经的判断是回顾性的,停经后 12 个月随诊方可判定绝经。绝经综合征(menopausal syndrome,MPS)指妇女绝经前后出现性激素波动或减少所致的一系列躯体及精神心理症状。绝经分为自然绝经和人工绝经。

自然绝经指卵巢内卵泡生理性耗竭,或残余卵泡对促性腺激素失去反应,卵泡不再发育和分泌雌激素,导致绝经;人工绝经指手术切除双侧卵巢或放疗、化疗等损伤卵巢功能,人工绝经者更容易发生绝经综合征。绝经年龄与遗传、营养、地区、环境、吸烟等因素有关。

一、内分泌变化

绝经前后最明显的变化是卵巢功能衰退,随后表现为下丘脑-垂体功能退化。

(一)雌激素

卵巢功能衰退的最早征象是卵泡对 FSH 敏感性降低,FSH 水平升高。绝经过渡期早期雌激素水平波动很大,由于 FSH 升高对卵泡过度刺激引起 E_2 分泌过多,甚至可高于正常卵泡期水平,因此整个绝经过渡期雌激素水平并非逐渐下降,只是在卵泡完全停止生长发育后,雌激素水平才迅速下降。

绝经后卵巢极少分泌雌激素,但妇女循环中仍有低水平雌激素,主要为来自肾上腺皮质和来自卵巢的睾酮和雄烯二酮经周围组织中芳香化酶转化的雌酮(E_1)。因此,绝经后妇女循环中 E_1 高于 E_2。

(二)孕激素

绝经过渡期卵巢尚有排卵功能,仍有孕激素分泌。但因卵泡期延长,黄体功能不良,导致孕激素分泌减少。绝经后极少量孕酮可能来自肾上腺。

(三)雄激素

绝经后雄激素来源于卵巢间质细胞及肾上腺,总体雄激素水平下降。其中雄烯二酮主要来源于肾上腺,量约为绝经前的一半。卵巢主要产生睾酮,由于升高的 LH 对卵巢间质细胞的刺激增加,使睾酮水平较绝经前增高。

(四)促性腺激素

绝经过渡期 FSH 水平升高,呈波动型,LH 仍在正常范围,FSH/LH 仍<1。绝经后雌激素水平降低,诱导下丘脑释放 GnRH 增加,刺激垂体释放更多的 FSH 和 LH,其中 FSH 升高较 LH 更显著,FSH/LH>1。

(五)抑制素

绝经后妇女血抑制素水平下降,较 E_2 下降早且明显,可能成为反映卵巢功能衰退更敏感的指标。

卵泡闭锁导致雌激素和抑制素水平降低以及 FSH 水平升高,是绝经的主要信号。

二、临床表现

(一)近期症状

1.月经紊乱

月经紊乱是绝经过渡期最早出现的症状,大致分为以下三种类型。

(1)月经周期缩短、经量减少,最后绝经。

(2)月经周期不规则,周期和经期延长,经量增多,甚至大出血或出血淋漓不断,然后逐渐减少而停止。

(3)月经突然停止,较少见。

2.血管舒缩症状

主要表现为潮热,为血管舒缩功能不稳定所致,是雌激素低落的特征性症状,其特点是反复出现短暂的面部、颈部及胸部皮肤阵阵发红,伴有轰热,继之出汗,一般持续1～3分钟。症状轻者每日发作数次,严重者十余次或更多,夜间或应激状态易促发。该症状可持续1～2年,有时长达5年或更长。潮热严重时可影响妇女的工作、生活和睡眠,是需要性激素治疗的主要原因。

3.自主神经失调症状

常出现心悸、眩晕、头痛、失眠、耳鸣等症状。

4.精神神经症状

常表现为注意力不易集中,并且情绪波动大,如激动易怒、焦虑不安或情绪低落、抑郁、不能自我控制等,记忆力减退也较常见。

(二)远期症状

1.泌尿生殖道症状

主要表现为泌尿生殖道萎缩症状,如阴道干燥、性交困难及反复阴道感染,子宫脱垂、膀胱或直肠膨出、压力性尿失禁,尿频、尿急、反复发生的尿路感染。

2.骨质疏松

绝经后妇女缺乏雌激素使骨质吸收增加,导致骨量快速丢失而出现骨质疏松。50岁以上妇女半数以上会发生绝经后骨质疏松,一般发生在绝经后5～10年内,最常发生在椎体。

3.阿尔茨海默病(Alzheimer's disease)

绝经后期妇女比老年男性患病风险高,可能与绝经后内源性雌激素水平降低有关。

4.心血管疾病

绝经后妇女糖、脂代谢异常增加,动脉硬化、冠心病的发病风险较绝经前明显增加,这可能与雌激素水平低落有关。

三、处理原则

缓解近期症状,早期发现,并有效预防骨质疏松症、动脉硬化等老年性疾病。

四、护理评估

(一)健康史

了解绝经综合征症状持续时间、严重程度及治疗、疗效等信息;了解月经史、生育史;了解既往健康状况,排除肝病、高血压、糖尿病、冠心病、其他内分泌腺体器质性疾病以及精神疾病;了解既往有无切除子宫、卵巢的手术,有无接受盆腔放疗等;注意收集乳腺癌、子宫内膜癌、动静脉血栓、骨折及骨质疏松等病史和家族史。

(二)身心状况

评估患者因卵巢功能减退及雌激素不足引起的相关症状。对患者进行全身体格检查,包括精神状态、心血管.呼吸、血液、生殖及泌尿等系统检查,排除明显的器质性病变。妇科检查可见内、外生殖器呈现不同程度的萎缩性改变,如外阴萎缩,大、小阴唇变薄;阴道萎缩,如合并感染,阴道分泌物增多,味臭;子宫颈及子宫萎缩变小等。工作、家庭、社会环境变化可以加重身体和心理负担,可能诱发和加重绝经综合征的症状。要注意评估近期出现的引起患者不愉快、忧虑、多疑、孤独的生活事件。需注意除外相关症状的器质性病变及精神疾病。

(三)辅助检查

1.血清激素测定

(1)FSH及E_2测定:检查血清FSH及E_2了解卵巢功能。绝经过渡期血清FSH>10U/L,提示卵巢储备功能下降。闭经、FSH>40U/L且E_2<10～20μg/mL,提示卵巢功能衰竭。

(2)抑制素B(inhibin B):血清抑制素B≤45ng/L,是卵巢功能减退的最早标志,比FSH

更敏感。

（3）抗缪勒管激素（anti－mullerian hormone，AMH）：抗缪勒管激素≤0.5～1.0ng/mL，预示卵巢储备功能下降。

2.超声检查

基础状态卵巢的窦状卵泡数减少、卵巢容积缩小、子宫内膜变薄。

五、常见护理诊断/问题

（一）焦虑

焦虑与绝经过渡期内分泌改变，或个性特点、精神因素等有关。

（二）知识缺乏

缺乏绝经期生理心理变化知识及应对技巧。

六、护理目标

（1）患者能够描述自己的焦虑心态和应对方法。

（2）患者能够正确描述绝经期生理心理变化。

七、护理措施

（一）调整生活状态

帮助患者建立适应绝经过渡期生理、心理变化的新生活形态，使其安全渡过该阶段。帮助患者选择既有营养又符合饮食习惯的食物。多摄入奶制品，可补钙；多摄入豆制品，因为大豆中含有类雌激素物质。鼓励患者加强体育锻炼，保持一定运动量，如散步、打太极拳、骑自行车等，增强体质。鼓励患者增加社交和脑力活动，以促进正性心态。

（二）诊疗配合

1.激素补充治疗（hormone replacement therapy，HRT）

HRT是针对绝经相关健康问题而采取的一种医疗措施，可有效缓解绝经相关症状，并会对骨骼、心血管和神经系统产生长期的保护作用。HRT应在有适应证、无禁忌证的前提下，在治疗的窗口期使用。

（1）适应证。

绝经相关症状：月经紊乱、潮热出汗、睡眠障碍.疲倦、情绪障碍如易激动、烦躁、焦虑、紧张、或情绪低落等。

泌尿生殖道萎缩相关问题：阴道干涩、疼痛、排尿困难、性交痛、反复发作的阴道炎、反复泌尿系统感染、夜尿多、尿频和尿急。

低骨量及骨质疏松症：有骨质疏松症的危险因素（如低骨量）及绝经后骨质疏松症。

（2）禁忌证：已知或可疑妊娠、原因不明的阴道流血、已知或可疑患有乳腺癌、已知或可疑患有性激素依赖性恶性肿瘤、最近6个月内患有活动性静脉或动脉血栓塞性疾病、严重肝肾功能障碍、血卟啉症、耳硬化症、脑膜瘤（禁用孕激素）。

（3）慎用情况：是指绝经期女性有HRT的适应证，同时又合并某些性激素影响性疾病，是否可以启动HRT，应当根据其具体病情来判定。慎用情况不是禁忌证，目前尚无充足的循证医学证据证实可用或禁用，在进一步观察和研究获得充足证据后，可能转化为HRT的非禁忌证或禁忌证。

慎用情况包括:子宫肌瘤、子宫内膜异位症、子宫内膜增生史、尚未控制的糖尿病及严重高血压.有血栓形成倾向、胆囊疾病,癫痫、偏头痛、哮喘、高催乳素血症、系统性红斑狼疮、乳腺良性疾病、乳腺癌家族史。

(4)制剂:主要药物为雌激素,可辅以孕激素。

雌激素制剂:原则上应选择天然制剂。常用雌激素有戊酸雌二醇、结合雌激素、17β-雌二醇、尼尔雌醇等。

组织选择性雌激素活性调节剂:如替勃龙,根据靶组织不同,其在体内的 3 种代谢物分别表现出雌激素、孕激素及弱雄激素活性。

孕激素制剂:近年来倾向于选用天然孕激素制剂,如微粒化黄体酮胶丸和黄体酮胶丸,或接近天然的孕激素,如地屈孕酮。

(5)用药途径及方案。

口服:是 HRT 时最常规应用的给药途径,主要优点是血药浓度稳定,但对肝脏有一定损害,还可刺激产生肾素底物及凝血因子。用药方案有:①单用雌激素:适用于已切除子宫者。②雌、孕激素联合:适用于有完整子宫者,包括序贯用药和联合用药。两种用药方法又分周期性和连续性用药,前者每周期停用激素 5~7d,有周期性出血,也称为预期计划性出血,适用于年龄较轻、绝经早期或愿意有月经样定期出血者;后者连续性用药,避免周期性出血,适用于年龄较大或不愿意有月经样出血的绝经后期妇女。③单用孕激素:适用于绝经过渡期出现无排卵性异常子宫出血者。

胃肠道外途径:能缓解潮热,防止骨质疏松,避免肝脏首过效应,对血脂影响较小。包括:①经阴道给药:常用药物有结合雌激素软膏、普罗雌烯阴道胶囊、普罗雌烯乳膏、氯喹那多普罗雌烯阴道片、雌三醇乳膏,治疗下泌尿生殖道局部低雌激素症状;②经皮肤给药:适用于尚未控制的糖尿病及严重的高血压、有血栓形成倾向、胆囊疾病、癫痫、偏头疼、哮喘、高催乳素血症者。包括雌二醇皮贴和雌二醇凝胶,主要药物为 17β-雌二醇。

(6)用药剂量与时间:HRT 需个体化用药,应在综合考虑绝经期具体症状、治疗目的和危险性的前提下,选择能达到治疗目的的最低有效剂量。在卵巢功能开始减退并出现相关绝经症状后即开始给予 HRT,可达到最大的治疗益处。至少每年进行 1 次个体化危险/受益评估,明确受益大于风险方可继续应用。停止雌激素治疗时,一般主张应缓慢减量或间歇用药,逐步停药,防止症状复发。

(7)副作用及危险性:应注意观察服用性激素的副作用。性激素补充治疗时可能引起子宫异常出血,多为突破性出血,必须高度重视,查明原因,必要时行诊刮,排除子宫内膜病变。

其他副作用包括:雌激素剂量过大可引起乳房胀、白带多、头痛、水肿、色素沉着等;孕激素的副作用包括抑郁、易怒、乳房痛和水肿,患者常不易耐受。长期 HRT 可增加患者子宫内膜癌、卵巢癌、乳腺癌、心血管疾病及血栓性疾病、糖尿病的发病风险。督促长期使用性激素者接受定期随访。开始 HRT 后,用药后 1 个月、3 个月、半年、1 年复诊,主要了解 HRT 的疗效和副作用,并根据情况调整用药。

长期 HRT 者每年应复诊 1 次,内容包括:①体格检查:如体重、身高、血压、乳腺及妇科检查等。②辅助检查:如盆腔 B 超、血糖、血脂及肝肾功能检查。每 3~5 年一次骨密度测定,可根据患者情况,酌情调整检查频率。

2.非激素类药物

(1)选择性5－羟色胺再摄取抑制剂,如盐酸帕罗西汀,可有效改善血管舒缩症状及精神神经症状。

(2)阿仑膦酸钠、降钙素、雷洛昔芬等药物,可防治骨质疏松症。此外,也要适当摄入钙剂,与维生素D合用有利于钙的完全吸收。

(3)适量镇静药如艾司唑仑,有助于睡眠。

(4)谷维素,可调节自主神经功能。

(三)心理护理

与患者建立良好相互信任的关系,认真倾听,让患者表达自己的困惑和忧虑,帮助患者及其家属了解绝经过渡期的生理和心理变化,以减轻患者焦虑和恐惧的心理,并争取家人的理解和配合,护患双方共同努力,缓解患者的症状。

(四)健康指导

介绍绝经前后减轻症状的方法,以及预防绝经综合征的措施。如规律的运动可以促进血液循环,维持肌肉良好的张力,延缓老化的速度,还可以刺激骨细胞的活动,延缓骨质疏松症的发生;正确对待性生活等。设立"妇女围绝经期门诊",提供系统的绝经过渡期咨询、指导和知识教育。

八、护理评价

(1)患者认识到绝经是女性正常生理过程,能以乐观、积极的态度对待自己,参与社区活动。患者的焦虑感减轻或消失。

(2)患者了解激素补充治疗的利弊。

第八章　女性生殖系统肿瘤的护理

第一节　外阴上皮内非瘤样病变

外阴上皮内非瘤样病变是指女性外阴皮肤和黏膜组织发生变性及色素改变的一组慢性疾病。根据1987年国际外阴疾病研究协会(ISSVD)与国际妇科病理学家协会(ISG－YP)共同制订的新的外阴皮肤疾病分类法,外阴上皮内非瘤样病变分为外阴鳞状上皮增生、外阴硬化性苔藓及其他外阴皮肤病。由于外阴鳞状上皮增生及外阴硬化性苔藓患者的外阴皮肤黏膜多呈白色,故也称为外阴白色病变。

外阴鳞状上皮增生及外阴硬化性苔藓在不同年代由于对其临床、病理认识不同而几易其名,最早称为外阴白斑、外阴干枯症、增生性或萎缩性外阴炎等,1966年Jffcoate建议将此类病变统称为慢性外阴营养不良,因在随后观察中未发现病变部位有明确的血管神经营养失调,1987年国际外阴疾病研究协会建议废止慢性外阴营养不良的术语,以"外阴上皮内非瘤样病变"取代。

本节重点讨论外阴上皮内非瘤样病变,即外阴鳞状上皮增生和外阴硬化性苔藓两种病因不明的疾病。若患者外阴同时存在两种疾病,则应将两者同时列为诊断;如合并不典型增生,则按鳞状上皮内瘤变诊断和处理。

一、外阴鳞状上皮增生

外阴鳞状上皮增生是以外阴瘙痒为主要症状、病因不明的鳞状上皮细胞良性增生为主的外阴疾病,多见于30～60岁妇女,国外报道绝经后期妇女多见。恶变率2％～5％,是最常见的外阴白色病变。

(一)病因

病因不明。迄今尚无确切证据表明慢性损伤、过敏、局部营养失调或代谢紊乱是导致此病的直接原因。其发生可能与外阴局部潮湿、阴道排出物刺激及对外来刺激反应过度有关。

(二)病理

病变区主要病理变化为表皮层角化过度和角化不全,棘细胞层不规则增厚,上皮脚向下延伸,末端钝圆或较尖。上皮脚之间的真皮层乳头明显,并有轻度水肿及淋巴细胞和少量浆细胞浸润。但上皮细胞层次排列整齐,保持极性,细胞大小和核形态、染色均正常。

(三)临床表现

外阴瘙痒为主要症状,病变主要累及大阴唇、阴唇间沟、阴蒂包皮、阴唇后联合等处,可呈局灶性、多发性或对称性。病变早期皮肤黯红或粉红,病变过渡部位呈白色。病变晚期则皮肤增厚,色素增加,皮肤纹理明显,出现苔藓样变,似皮革样增厚,且粗糙、隆起。严重者有抓痕、皲裂、溃疡,应警惕局部癌变,需及早活检确诊。

(四)诊断

根据临床症状和体征,可初步诊断。确诊靠病理组织学检查,活检应在色素减退区、皲裂、溃疡、隆起、硬结或粗糙处进行,注意多点活检。为使取材适当,活检前先以1‰甲苯胺蓝涂抹局部皮肤,干燥后用1%醋酸液擦洗脱色,在不脱色区活检。甲苯胺蓝为核染色剂,不脱色区常表示有裸核存在,此处活检有助于提高不典型增生或早期癌变的检出率。

(五)治疗原则

1.一般治疗

(1)保持外阴皮肤清洁、干燥。

(2)忌食过敏和辛辣食物,少饮酒。

(3)不宜经常用肥皂、清洁剂或药物擦洗外阴。

(4)外阴瘙痒时,用止痒剂止痒,忌用手指或器械搔抓。

(5)衣着宜宽大,忌穿不透气化纤内裤,以免外阴部长时间局部潮湿而加重病情。

(6)精神较紧张、瘙痒症状明显以致失眠者,加用镇静、安眠和抗过敏药物以加强疗效。

2.药物治疗

目的在于控制局部瘙痒。一般主张采用糖皮质激素局部治疗。临床常用药物有0.025%氟轻松软膏,0.01%曲安奈德软膏或1%~2%氢化可的松软膏或霜剂等,每日涂搽局部3~4次以缓解瘙痒症状。长期连续使用高效糖皮质激素类药物,可导致局部皮肤萎缩,故当瘙痒基本控制后,即应停用高效糖皮质激素类制剂,改以作用较轻微的氢化可的松软膏每日1~2次继续治疗,连用6周。故需坚持长期用药。

3.物理治疗

对缓解症状、改善病变有一定效果。

(1)激光治疗:一般采用二氧化碳激光或氦氖激光治疗,破坏深达2mm皮肤层,消灭异常上皮组织和破坏真皮层内神经末梢,从而阻断瘙痒和搔抓所引起的恶性循环。

(2)冷冻治疗:可用棉签蘸液氮直接涂搽于皮损表面,待其发白即可,每次30~60s,每周1~2次,皮肤多在2周至3个月内愈合。

(3)聚焦超声治疗:是近年发展的一种无创技术,超声焦域位于真皮层,使真皮内组织包括血管和神经末梢发生变性,继而促进该处新的微血管形成和改进神经末梢的营养状况,以达到治疗目的。

4.手术治疗

外阴鳞状上皮增生发生癌变概率仅2%~5%,手术后对局部功能有一定影响,且术后约半数患者发生远期复发。目前主张以药物治疗或物理治疗为主。手术治疗仅适用于:①局部病损组织出现不典型增生或有恶变可能者。②反复应用药物治疗或物理治疗无效者。

二、外阴硬化性苔藓

外阴硬化性苔藓是一种以外阴及肛周皮肤萎缩变薄、色素减退变白为主要特征的疾病。

(一)病因

病因不清。有报道本病患者常合并斑秃、白癜风、甲状腺功能亢进或减退等自身免疫性疾病,说明此病可能与自身免疫性疾病有关。有研究发现患者的多种性激素水平发生显著变化,雌激素受体(ER)、孕激素受体(PR)、雄激素受体(AR)均有不同程度降低,血清二氢睾酮水平明显低于正常妇女,提示睾酮不足可能为发病原因之一,为丙酸睾酮治疗本病的依据。而基底层性激素受体缺少,推测这是应用性激素不能完全治愈本病的原因所在。有母女、姐妹等直系亲属家族性发病报道,提示发病与基因遗传有关。

近年认为此病与自由基作用密切相关,当局部组织中超氧化物歧化酶(SOD)和全血谷胱甘肽(GSH)含量明显下降时,自由基不断产生和积聚,对皮肤组织进行强氧化性损伤,新陈代谢发生障碍,导致局部病变。

(二)病理

典型病理特征为表皮萎缩,表层角化过度和毛囊角质栓塞,棘层变薄伴基底细胞液化变性,黑色素细胞减少,上皮脚变钝或消失。病变早期真皮乳头层水肿,晚期出现均质化,均质带下有淋巴细胞和浆细胞浸润。表皮过度角化及黑色素细胞减少使皮肤外观呈白色。

(三)临床表现

此病可发生于任何年龄,但以绝经妇女和青春期少女最多见,其次为幼女。主要症状为外阴瘙痒,程度较外阴鳞状上皮增生患者轻,甚至有个别患者无瘙痒不适。病损常位于大阴唇、小阴唇、阴蒂包皮、阴唇后联合及肛周,多呈对称性。其典型临床特征为外阴萎缩,小阴唇变小甚至消失,大阴唇变薄,皮肤颜色变白、发亮、皱缩、弹性差,常伴有皲裂及脱皮,皮肤菲薄,阴道口缩窄。幼女患者瘙痒症状多不明显。硬化性苔藓极少发展为浸润癌。

(四)诊断

根据症状及体征可做初步诊断,确诊需行病理检查。病理检查方法与外阴鳞状上皮增生相同。

(五)治疗原则

1.一般治疗

与外阴鳞状上皮增生治疗相同。

2.局部药物治疗

主要药物有丙酸睾酮及黄体酮。

(1)丙酸睾酮:丙酸睾酮局部涂搽是治疗硬化性苔藓的主要方法,疗效因人而异。有些萎缩皮肤可基本恢复正常,有的病变有所改善,但也有无明显疗效者。临床用2%丙酸睾酮油膏涂搽患部,搽后稍予按揉,每日3～4次,用药达1个月左右始出现疗效,症状缓解后改为每日1～2次。若瘙痒症状较重,亦可将上述丙酸睾酮制剂与1%或2.5%氢化可的松软膏混合涂搽,瘙痒缓解后逐渐减少至最后停用氢化可的松软膏。

(2)黄体酮:应用丙酸睾酮治疗期间,出现毛发增多或阴蒂增大等男性化不良反应或疗效不佳时,可改用0.3%黄体酮油膏局部涂搽,每日3次取代丙酸睾酮制剂。

(3)近年采用0.05%氯倍他索软膏局部治疗取得良好效果。最初1个月每日2次,继而每日1次,共用2个月,最后每周2次共用3个月,总计治疗时间为半年。

(4)幼女硬化性苔藓至青春期时有自愈可能,其治疗有别于成年妇女,一般不宜采用丙酸睾酮油膏或软膏局部治疗,以免出现男性化。现多主张用1%氢化可的松软膏或0.3%黄体酮油膏涂搽局部,症状多获缓解,但仍应长期随访。

3.物理治疗

与外阴鳞状上皮增生治疗相同。

4.手术治疗

手术方法与外阴鳞状上皮增生的治疗相同。因恶变机会极少,很少采用手术治疗。

三、外阴硬化性苔藓合并鳞状上皮增生

外阴硬化性苔藓合并鳞状上皮增生是指两种病变同时存在。治疗应选用氟轻松软膏涂搽局部,每日 3~4 次,共用 6 周,继用 2% 丙酸睾酮软膏 6~8 周,之后每周 2~3 次,必要时长期使用。也可选择物理疗法。

四、聚焦超声治疗外阴上皮内非瘤样病变

(一)治疗原理

聚焦超声(HIFU)属于一种无创性的物理治疗,是近年来发展的一种新技术,并成为目前治疗效果最好的方法。利用超声波良好的组织穿透性和定位性,将能量沉积到病变的真皮层,产生一系列的机械效应、空化效应和生化效应等,使局部组织吸收能量而快速升温,产生的空化效应使细胞膜通透性增加,破坏病变组织的微循环,刺激局部微血管的再生及重建。由内向外地治疗病变组织,从而达到促进组织新生重建的目的,使病变组织恢复正常形态与功能。

(二)治疗方法

用 0.5% 利多卡因注射液行外阴局部浸润麻醉,待麻醉效果满意后,采用聚焦超声对患者外阴的病变区进行治疗。治疗参数:功率为 3.7W,频率为 9.5MHz,脉冲 1000Hz,使用专用耦合剂作为传导介质,治疗仪探头紧贴患者治疗区的皮肤,以 3~5mm/s 的速度连续匀速扫描,辐照时间为<40min/次;治疗范围:病变及距病变边缘 5mm 的周围正常组织;直至治疗区皮肤黏膜轻度充血、水肿,部分患者出现硬结,瘙痒停止,但无疼痛,以皮肤黏膜保持完整为度。

(四)疗效评估

治愈即症状、体征完全消失,原病变区皮肤接近正常颜色,弹性恢复正常,病检皮肤组织结构基本恢复正常;有效即外阴瘙痒症状部分减轻,皮肤变为淡红色或病变区域缩小,病检皮肤组织结构部分恢复正常;无效即外阴瘙痒症状仍然存在,皮肤外观无变化,病检皮肤组织结构没有变化。

(五)护理问题

恐惧;疼痛;知识缺乏;有外阴感染的危险。

1.相关因素

因自我对疾病缺乏正确认识、长期不理想的治疗效果或病情反复、羞于治疗,可致恐惧、皮肤顽固瘙痒、疼痛,影响性生活。术后外阴水肿行走活动致皮肤破溃、感染。了解新治疗方法与传统治疗的不同、术中及术后疼痛情况、治疗效果及能否痊愈。

2.主要表现

长期外阴皮肤顽固瘙痒、皮肤发白、萎缩、性交不适或疼痛等反复搔抓,致皮肤粗糙、皲裂、破溃,甚至感染,另应警惕局部癌变。

3.护理措施

根据相关护理问题、主要表现等进行护理评估,制订相应的护理措施。

(1)病史:了解患者外阴瘙痒或疼痛等不适的起病时间、诊治过程、以往治疗方法、饮食习惯、衣着及过敏情况,还应排除外阴阴道假丝酵母菌病、糖尿病性外阴炎、外阴擦伤、湿疣等疾患所致的继发性外阴表皮过度角化所致的外阴瘙痒。

(2)身心状况:观察患者的精神状态、营养状态,糖尿病患者应注意尿糖、血糖严格控制,高血压患者注意血压控制情况,注意高龄患者血压、心脏状况。局部注意外阴病变的范围、皮肤弹性、皮肤厚度、有无皮肤抓破溃、溃疡、皲裂、挛缩,是否有瘙痒、疼痛、性交困难。了解患者及家属的心理状态,因长期瘙痒导致失眠、焦虑、恐惧发生癌变,影响生活和工作;以往治疗效果不理想而失去治疗的信心,面对新技术能否接受治疗,手术能否耐受,术后皮肤颜色能否恢复正常。

(3)诊断检查:外阴活体组织病理检查以明确诊断。活检应在色素减退区、皲裂、溃疡、隆起、硬结或粗糙处进行,注意多点活检。活检前先以 1%甲苯胺蓝涂抹局部皮肤,干燥后用 1%醋酸液擦洗脱色,在不脱色区活检,也有助于提高不典型增生或早期癌变的检出率。

(六)潜在并发症

1.外阴萎缩、性交困难。

2.外阴皲裂、溃疡、感染。

3.外阴局部癌变。

(七)护理处理

1.心理护理

外阴上皮内非瘤样病变被称为妇科"顽症",长时间的求医经历及受疾病的折磨,会使患者产生焦虑情绪;且聚焦超声为高科技、新型的治疗技术,患者对它不了解,也容易产生恐惧、焦虑心理,担心术中痛苦及疗效等。针对患者的心理特点,我们需加强与患者沟通,详细向患者及家属介绍聚焦超声治疗的原理、治疗方式和治疗过程,介绍手术医生和手术经验,或请已行聚焦超声治疗患者介绍亲身体会,消除患者的紧张情绪,使之愉快地接受治疗和护理,帮助患者增强心理应对能力,使其进入积极的术前心理状态,让其心理与治疗相适应,促进治疗后心理及躯体的康复。

2.术前准备

外阴活检伤口已愈合,生育期患者月经干净 3～7d 内进行。治疗前常规了解重要器官的功能状况,如检查肝功能、肾功能、凝血常规、血糖及心电图等,并行常规白带检查,排除各种急性阴道炎。

皮肤准备范围:从脐下至大腿内侧上 1/3,重点是会阴部和肛门周围皮肤。嘱患者沐浴、更衣,穿宽松、柔软的棉质内衣。

3.术后护理

聚焦超声治疗后即刻会出现外阴充血水肿,24h 后达高峰,3d 后水肿逐渐减轻,1 周左右消退。注意:①保持皮肤完整性,防止会阴部皮肤擦伤、破损,宜穿柔软宽大的衣裤,沐浴时勿用力揉搓治疗区皮肤。②术后 24h 以内的护理。术后即刻及每次便后给予聚维酮碘消毒外阴;局部涂抹烧伤湿润膏 1 周,3 次/d;冰袋敷外阴治疗区,方法为敷 5min,间歇 5min,循环24h,以此来降低皮肤及皮下温度,同时可减少炎性递质释放,减轻组织水肿。冰敷时应防止皮肤冻伤,随时观察皮肤颜色,发现皮肤明显苍白时应立即停止冰敷。③注意观察生命体征变化:血压、脉搏、心率有无异常变化。观察邻近器官有无损伤。如肛门、尿道有无损伤,皮肤有无破损、水疱。如局部皮肤有水疱,水疱张力较大时用 0.5％聚维酮碘消毒后,无菌空针抽吸后涂抗生素软膏。

4.出院宣教

禁盆浴及性生活 1 个月,注意休息,忌吃辛辣刺激性食物,多饮水,保持大便通畅,穿柔软宽松的棉质内衣裤,保持外阴清洁干燥,禁用肥皂和其他刺激性药物擦洗,避免用手和器械抓患处。根据病变的不同类型,治疗后给予相应的药物辅助治疗 3～6 个月,以增强疗效,减少复发。按期门诊随访:1 个月、3 个月、6 个月各 1 次,以后每年 1 次。

第二节　外阴癌

外阴癌是最常见的外阴恶性肿瘤,以鳞状细胞癌最多见,约占外阴恶性肿瘤的 80％以上,女性恶性肿瘤的 4％。

好发于绝经期后的妇女,平均发病年龄 60 岁,随着年龄增长,发病率以对数形式增加,年龄越大癌瘤越为晚期。其发病率近年有所增加。

一、病因

外阴癌的病因尚不清楚,常合并外阴上皮内瘤变。与发病相关的因素有:性传播疾病(STD)包括尖锐湿疣、单纯疱疹病毒Ⅱ型(HSV－Ⅱ)感染、淋病、梅毒等,人乳头瘤病毒(HPV)感染,尤其是高危型,如 HPV－16 型,巨细胞病毒感染;外阴慢性皮肤病,外阴上皮内非瘤样病变中 5％～10％的伴不典型增生者可能发展为外阴癌,外阴癌 50％伴有外阴上皮内非瘤样病变。

二、病理

原发性外阴癌 80％以上为鳞状细胞癌,少数为前庭大腺癌或汗腺癌。外阴癌的癌前病变称为外阴上皮内瘤变(VIN),包括外阴上皮不典型增生及原位癌。外阴上皮内瘤变分为 3 级:Ⅰ级指轻度外阴不典型增生,Ⅱ级指中度外阴不典型增生,Ⅲ级指重度外阴不典型增生及外阴原位癌。

外阴癌的好发部位大部分发生于大阴唇,其次是小阴唇、阴蒂、会阴、肛周及尿道口,常为多源性,病变早期多为圆形硬结,少数为乳头状或菜花赘生物。病变继续发展,可形成溃疡或菜花状质硬肿块。

外阴癌的转移方式以直接浸润转移及淋巴转移常见,血行转移很少。外阴癌的淋巴转移是主要转移方式。外阴部淋巴管分布丰富,双侧淋巴管互相交叉呈网状,癌灶往往先向同侧淋巴结转移,腹股沟浅淋巴结最早受累,再经腹股沟深淋巴结到盆腔淋巴结,进而到腹主动脉旁淋巴结。癌细胞可直接向周围及深部组织浸润生长,蔓延到尿道、对侧外阴及阴道,深至肛提肌、直肠、膀胱等部位。

三、临床表现

(一)症状

主要为不易治愈的外阴瘙痒和各种不同形态的肿物,如结节状、菜花状、溃疡状。肿物易合并感染,较晚期可出现疼痛、渗液和出血。

(二)体征

癌灶可生长在外阴任何部位,大阴唇最多见,其次为小阴唇、阴蒂、会阴、尿道口或肛周等。早期局部丘疹、结节或小溃疡;晚期呈不规则肿块,伴或不伴溃疡或乳头样肿瘤。若癌灶已转移至腹股沟淋巴结,可扪及一侧或双侧腹股沟淋巴结增大,质地硬且固定。

四、临床分期

分期标准目前有两种,一是国际妇产科联盟(FIGO2000 年)的分期法,另一种是国际抗癌协会(UICC)的 TNM 分期法。前者简易,临床易于掌握,后者准确,但烦琐,两者各有优缺点。

五、治疗原则

手术是治疗外阴癌的主要措施。强调个体化、多学科综合治疗。根据患者的一般情况及临床分期尽量选择手术治疗,有内科并发症不能手术的也可用化疗或放疗或综合治疗。手术的适应证及范围分别介绍如下。

(一)表皮内肿瘤的治疗

1.VINⅠ

(1)药物治疗:5%氟尿嘧啶软膏涂外阴病灶,每日一次。

(2)激光治疗:外阴病灶经此方法治疗后,能保留外阴的外观,疗效亦较好。

2.VINⅡ～Ⅲ

手术治疗:术式包括外阴皮肤切除和单纯外阴切除。

(二)外阴浸润癌的治疗

1.手术治疗

由于年轻患者和早期病例的日益增加和近十年来对本癌瘤的生物学行为—淋巴结转移规律相关危险因素的深入了解,因此,手术方式已不是单纯采用临床沿用达半世纪的传统的 Taussig 术式和 Way 术式,而是趋向于个体化,尤其是早期病例。但结合目前我国的状况,对早期癌淋巴管受累浸润深度的病理检查存在一定的困难,故其治疗仅作粗线条处理。

各期术式的选择:应依据癌瘤临床期别、病灶部位来决定。

2.放射治疗

适用于不能手术的患者、晚期患者或复发可能性大的患者。

3.化学药物治疗

可作为较晚期或复发癌的综合治疗手段。

六、护理问题

恐惧、焦虑;疼痛;自我形象紊乱;有外阴感染的危险。

(一)相关因素

因自我防护知识缺乏,长期不易治愈的外阴瘙痒和各种不同形态的肿物,羞于治疗可致恐惧、焦虑、疼痛、渗液、出血,易合并感染。

1.主要表现

长期顽固、不易治愈的外阴瘙痒,外阴结节状、菜花状、溃疡状肿物,外阴皲裂、疼痛、渗液、出血,易合并感染。

2.护理措施

根据相关护理问题、主要表现等进行护理评估,制订相应的护理措施。

(1)综合评估病史:了解患者有无不明原因的外阴瘙痒、外阴赘生物史等。询问既往相关病史,如性传播性疾病、人乳头瘤病毒感染(HPV-16 型)及单纯疱疹病毒Ⅱ型感染、免疫功能、外阴慢性皮肤疾病等,均可导致病变的发生和发展,了解既往外阴疾患的诊治过程。

外阴癌患者多为绝经以后的老年妇女,易伴老年性内科疾病而影响治疗,应该询问有无糖尿病、高血压及冠心病、肺心病等病史,应仔细评估患者各系统的健康状态。

(2)身体状况:观察患者的精神状态、营养状态,糖尿病患者应严格控制尿糖、血糖,高血压患者注意血压控制情况,注意高龄患者血压、心脏状况。局部注意外阴部肿块或溃疡、斑丘疹样病变,单个还是多个,是分散还是融合,有无压痛,活动程度,表面是否有坏死组织或继发感染,病变部位与周围皮肤的关系,如合并外阴上皮内非瘤样病变,则需确定病变的范围,是否有疼痛、瘙痒恶臭分泌物,尿频、尿痛或排尿困难,注意腹股沟淋巴结有无增大、压痛、质地、活动度,注意阴道、宫颈是否有癌肿转移或多发癌。

(3)心理状况:外阴癌是老年恶性肿瘤,护士应仔细评估患者及其家属的心理状态。当患者得知患癌症后易焦急、绝望,感到悲哀或被遗弃。应关注能否治疗,手术能否耐受;术后外阴严重变形、伤口不愈、性功能的维持、是否需放化疗及其后果、治疗费用、生存期限等问题导致患者出现自尊低下、自我形象紊乱、恐惧等心理方面的护理问题。

(4)诊断检查:妇科检查:外阴局部,特别是大阴唇处,有单个或多个融合或分散的灰白色、粉红色丘疹或斑点,也可能是硬结、溃疡或菜花样的赘生物。应注意评估肿块、溃疡大小、深浅及其他外阴皮肤的特点。观察双侧腹股沟有无增大、质硬而固定的淋巴结。

(5)特殊检查:外阴活体组织病理检查以明确诊断。为了发现早期患者并且定位准确,可在阴道镜下观察,异常图像可疑常规活检,也可用甲苯胺蓝染色外阴部,再用1%醋酸洗去染料,在蓝染的部位活检,可提高阳性检出率,防止漏诊。

七、潜在并发症

(1)外阴感染。

(2)外阴溃疡。

(3)淋巴囊肿。

八、护理措施

(一)心理护理

总的原则为:建立良好的护患关系,消除各种不良心理反应,增强社会支持,稳定情绪,保证手术顺利实施。

从女性的角度出发,以关心体贴的态度及温和的语言与患者交谈,进行术前心理健康教育,鼓励患者讲出自己心中的顾虑,了解患者焦虑的原因及程度,根据病情仔细讲解疾病知识、手术前后的配合、有关自我护理的知识,增强患者战胜疾病的信心。使患者对疾病有正确的了解,在讲解外阴癌相关知识的基础上鼓励患者表达造成恐惧的因素,针对具体原因给予耐心解释,增强患者的信心,主动配合治疗。帮助患者结识病友,争取已治疗的同类患者的指导和帮助。设法得到患者亲友及家属、朋友和同事的鼓励和帮助,减轻恐惧心理,使之对疾病的治疗充满信心。

(二)术前准备

取得患者合作,消除对手术及术后预后的忧虑及恐惧,外阴癌术前进行全面评估身心状况,积极纠正内科并发症。协助患者完善术前各项检查,如肝功能、血常规、出凝血时间、胸透、心电图等,以排除手术及麻醉禁忌证,并准备好负压引流、压力绷带、红外线照射装置等。术前功能训练,教导和教会患者在床上大小便、肢体活动、床上翻身、深呼吸等方法。按阴道手术护理常规做好术前准备,遵医嘱腹部及外阴备皮,清洗外阴、阴道,流质 3d,清洁灌肠。

(三)术后护理

术后 3 天除按常规护理外,应保持外阴清洁,引流通畅,特别注意外阴及腹股沟部伤口加压包扎,持续低压引流,严密观察引流物的量、颜色、性状,积极止痛,抗生素消炎,补液。观察生命体征,术后 2d 开始红外线照会阴,冷光源紫外线消毒腹股沟伤口,注意体温血常规,伤口有无红肿化脓。指导患者进食,注意营养搭配,术后 1~5d 应给予流质或半流质少渣饮食,尽量控制术后 5d 内没有大便,为防止术后便秘,可在术后第 5d 口服缓泻剂。为防止尿潴留,术后留置导尿管 1 周,夹闭定时开放 1d,训练膀胱功能的恢复,必要时口服溴吡斯的明、呋喃妥因、1:5000 高锰酸钾液坐浴,外阴伤口 7~9d 拆线,腹股沟伤口张力较大,10d 左右拆线;如切口感染、坏死、裂开应提前间断拆线,剪除坏死组织,局部用过氧化氢冲洗后更换敷料 1~2 次/d。加强抗感染治疗,最好是联合用药。局部伤口可加用抗生素粉剂使之干燥。加用局部生肌止血消炎药如外用重组牛碱性成纤维细胞生长因子(融合蛋白)(贝复济)等交替换药,加快伤口愈合。预防压疮,定时协助患者翻身,观察下肢血运及淋巴回流情况,鼓励患者床上多活动,术后 1 周开始进行外阴肌肉功能锻炼。

(四)放疗患者的皮肤护理注

意观察皮肤的颜色,避免局部刺激,保持局部清洁干燥,若皮肤有溃疡,可涂 1% 甲紫、三黄粉或抗生素可的松软膏。

(五)出院指导

终生随访。第 1 年:1~6 个月每月 1 次,7~12 个月每 2 个月 1 次;第 2 年:每 3 个月 1 次;第 3~4 年每半年 1 次;第 5 年及以后每年 1 次。

第三节　宫颈癌

宫颈癌是最常见的妇科恶性肿瘤,严重威胁妇女的生命及生活质量。原位癌高发年龄为 30~35 岁,浸润癌为 50~55 岁。近 40 年来由于宫颈细胞学筛查的普遍应用,使宫颈癌和癌前病变得以早期发现和治疗,使宫颈癌的发病率和病死率明显下降。

一、病因

目前认为高危型人乳头瘤病毒(HPV)感染是宫颈癌的主要致病因素。另外,性活跃、初次性生活<16岁、早育、多产等与宫颈癌的发生密切相关;阴茎癌、前列腺癌或其性伴侣曾患宫颈癌的高危男子性接触的妇女也易患宫颈癌。此外,宫颈癌发病率还与经济状况、种族、环境地理因素等有关。

子宫颈癌的好发部位多位于宫颈外口的转化区,也称为移行带区,即宫颈鳞状上皮与柱状上皮交接部。宫颈转化区上皮化生过度活跃,容易在致癌因素作用下形成宫颈上皮内瘤变(CIN)。宫颈上皮内瘤变是与宫颈浸润癌密切相关的一组癌前病变。宫颈上皮内瘤变形成后继续发展,突破上皮下基底膜浸润间质,形成宫颈浸润癌。从宫颈癌前病变到宫颈浸润癌时间不等。

二、病理

(一)巨检

早期浸润癌,外观可正常或类似宫颈糜烂,随着病情发展,表现为4种形态。

1.外生型

最常见,一般来自宫颈外口,癌灶向外生长呈乳头状或菜花样。肿瘤体积较大,触之易出血,常累及阴道。

2.内生型

癌灶浸润宫颈深部组织,使宫颈增大成桶状,但宫颈表面光滑或仅有柱状上皮异位。常累及宫旁组织。

3.溃疡型

上述两种类型合并感染或病变进一步发展,癌组织坏死脱落,形成溃疡,特别是内生型,溃疡可很深,空洞形如火山口,有时整个宫颈及阴道穹隆部组织溃烂而完全消失。

4.颈管型

癌灶发生于宫颈管内,常侵入宫颈管及子宫峡部供血层及转移至盆腔淋巴结。

(二)镜检

按组织发生学划分,子宫颈癌主要有鳞癌及腺癌两大类,鳞癌占80%～85%,腺癌仅占15%～20%,少见的还有腺鳞癌、透明细胞癌等。鳞癌与腺癌或少见的腺鳞癌、透明细胞癌外观上均无明显差异,均可发生在宫颈阴道部或宫颈管内,通常腺癌发生在宫颈管内。根据癌细胞分化程度分为3级,即高、中、低分化鳞癌或腺癌。

三、转移途径

主要为直接蔓延及淋巴转移,以直接蔓延最常见。癌组织可直接侵犯宫颈旁及盆壁组织,向上累及宫体,向下累及阴道,向前向后可侵犯膀胱和直肠;肿瘤压迫输尿管造成泌尿道梗阻,输尿管和肾盂积水。淋巴转移首先到闭孔、髂内髂外淋巴结,然后到髂总、腹主动脉旁、腹股沟深浅淋巴结;晚期可到锁骨上淋巴结。血行转移极少见,晚期可转移到肺、肝、骨骼等。

四、临床分期

子宫颈癌的分期是临床分期,采用国际妇产科联盟(FIGO)修订的标准分期,分期应在治疗前进行,治疗后分期不再更改。

五、临床表现

早期可无症状,仅在妇科普查发现。性接触出血及白带增多常为宫颈癌的最早症状。晚期明显症状为阴道流血、排液、疼痛、排便困难。

(一)阴道流血

当癌肿侵入间质内血管时开始出现流血。早期表现为性交后或双合诊检查后有少量出血,称为接触性出血。以后可有不规则出血,晚期出血量增多,肿瘤侵蚀较大血管或大块肿瘤坏死脱落时可致大出血。

(二)阴道排液

多发生在阴道流血之后,最初量不多,无味,随着癌组织破溃可产生浆液性分泌物;晚期癌组织坏死继发感染时,则出现大量脓性或米汤样恶臭白带。

(三)疼痛

此为晚期症状,表示宫颈癌已有周围脏器浸润。由于病变累及盆壁、闭孔神经、腰骶神经等,可出现严重持续性腰骶部或坐骨神经痛。当盆腔病变广泛时,可因静脉淋巴回流受阻,导致下肢肿痛,累及膀胱尿道时出现尿痛、排尿困难,累及直肠时出现排便困难、血便及下腹痛。

六、诊断

根据病史、临床表现,尤其有接触性出血者,应想到宫颈癌可能,结合妇科检查,并根据不同情况行细胞学或活组织检查以协助诊断。

(一)宫颈细胞学检查

液基细胞学检测(LCT)或液基薄层细胞学检测(TCT)用于宫颈癌筛查的主要方法,明显优于以往常用的巴氏涂片,能及时发现宫颈细胞学异常。伯塞斯达系统宫颈细胞学分类(TBS)分类中有上皮细胞异常时,应行阴道镜下宫颈活组织检查。

(二)阴道镜检查

TBS报告为鳞状上皮内病变者应在阴道镜检查下观察宫颈表面病变情况,选择可疑部位作活检,提高诊断准确率。

(三)宫颈和宫颈管组织活检

宫颈和宫颈管组织活检是确诊宫颈癌前病变及癌的最可靠方法。直接肉眼活检有一定盲目性,在阴道镜指导下活检可提高确诊率。但也不能发现宫颈管内病灶,因此应对细胞学阳性而活检阴性的患者行宫颈管搔刮术,刮出物送病检。

(四)宫颈锥切术

宫颈细胞学检查多次阳性而宫颈活检阴性,或活检为原位癌需排除早期浸润癌者,均应做宫颈锥切送病理组织学检查。宫颈锥切可采用冷刀锥切或宫颈环形电圈切除术(LEEP),宫颈组织应做连续病理切片(24～36张)检查。

七、治疗原则

应根据临床分期、患者年龄全身情况、医院设备及医护技术水平等综合分析后确定治疗方案。常用治疗方法有手术、放疗、化疗,多采用综合治疗。一般认为,子宫颈癌在发生浸润前几乎可以全部治愈,因此在全面评估基础上,争取早期发现,早期诊断、早期治疗是提高患者5年存活率的关键。

（一）手术治疗

适用于Ⅱa期以前的患者。Ⅰa₁期选用全子宫切除术，对要求保留生育功能的年轻患者可行宫颈锥形切除术（即完整的移行带切除）。Ⅰa₂期选用改良根治性子宫切除术及盆腔淋巴结清扫术。Ⅰb～Ⅱa期，采用根治性子宫切除术及盆腔淋巴结清扫术。有生育要求的Ⅰa₂或Ⅰb₁期病变直径<2cm，可行根治性宫颈切除术加盆腔淋巴结清扫术。由于宫颈癌转移到卵巢的机会较少，年轻患者如卵巢无病变可保留。

（二）放射治疗

适用于各期宫颈癌。目前的放疗主张以腔内照射为主，体外照射为辅。中晚期患者以放疗为主，有的肿瘤体巨大的Ⅰb～Ⅱa期患者先行放疗使其瘤体缩小，再行手术。或手术后证实淋巴结或宫旁组织有转移者，放疗作为术后的补充治疗。放疗的优点是疗效高，危险少，缺点是对放疗不敏感的疗效差，并能引起放射性直肠炎、膀胱炎等并发症。

（三）化学治疗

1.新辅助化疗（NAC）

新辅助化疗是指对宫颈癌患者先行数个疗程化疗后再行手术或放疗，以期提高疗效。NAC的目的是减少肿瘤体积，使手术易于施行，并控制亚临床转移，适宜于Ⅰb₂、Ⅱa期（巨块型）、Ⅱb期较年轻的患者。

2.同步放化疗（CCR）

同步放化疗又称同期放化疗，即盆腔外照射加腔内近距离照射，同时应用以铂类为基础的化疗。

八、护理问题

恐惧；阴道流血；疼痛；知识缺乏；有感染的危险。

（一）相关因素

因自我健康知识缺乏、慢性宫颈炎症及宫颈癌前病变未及时正确阻断、性生活紊乱，导致HPV感染致病。

（二）主要表现

患者早期接触性出血、白带增多，晚期出现恶臭阴道排液、不规则阴道流血、疼痛。

（三）护理措施

根据相关护理问题、主要表现等进行护理评估，制订相应的护理措施。

1.病史

重视高危因素及高危人群，在询问病史中应注意婚育史、性生活史，特别是与高危男性有性接触的病史。注意未治疗的慢性宫颈炎，注意有无异常症状，如白带增多、接触性出血或不规则阴道流血。详细了解既往妇科检查发现、宫颈细胞学检查结果及处理经过。

2.身心状况

早期患者一般无自觉症状，多由普查中发现异常的子宫颈细胞学检查报告。随病程进展出现典型的临床表现。表现为点滴样出血或因性交、妇科检查引起接触性出血，出血多时或出血时间延长可致贫血。恶臭的阴道排液使患者难以忍受，当肿瘤穿透邻近器官黏膜时可以形成瘘管，便血或大小便困难。晚期还可出现消瘦、疼痛等状况。

早期宫颈癌患者在普查中被发现时会感到震惊,常表现为发呆或出现一些令人费解的自发性行为。几乎所有的患者都会产生恐惧感,会害怕手术疼痛和死亡,久治不愈,失去性功能被丈夫遗弃等。当确定诊断后与其他恶性肿瘤患者一样会经历分别称之为否认、愤怒、妥协、忧郁、接受的心理反应阶段。家属亲友得知后会感到恐惧、焦虑,四处奔波,寻求治愈的好方法。

3.诊断检查

(1)宫颈细胞学检查:是发现宫颈癌前病变及早期宫颈癌的主要方法。应在宫颈转化区取材,但有一定的漏诊率及误诊率。过去国内采用巴氏5级分类法:Ⅰ级正常,Ⅱ级炎症,Ⅲ级可疑癌,Ⅳ级高度可疑癌,Ⅴ级癌,有40%～50%的假阴性率。目前国外普遍采用TBS分类系统及液基薄层细胞涂片法,提高了诊断率及涂片质量。

(2)阴道镜检查:宫颈刮片细胞学检查巴氏Ⅲ级及TBS分类为鳞状上皮内瘤变,均应作阴道镜检查。阴道镜将宫颈阴道部黏膜放大10～40倍,借以观察肉眼看不到的宫颈表面层较微小的病变,因此阴道镜可用于发现子宫颈部与癌有关的异型上皮、异型血管及早期癌变的所在,以便准确地选择可疑部位做活检,对子宫颈癌及癌前病变的早期发现、早期诊断很有价值。

(3)宫颈和宫颈管活检:是确诊宫颈癌前病变及癌的最可靠方法。对细胞学检查有异常者,在阴道镜指导下活检可提高确诊率。应对细胞学涂片阳性而活检阴性的患者行宫颈管搔刮术。

(4)宫颈锥切术:适用于宫颈细胞学检查多次阳性而宫颈活检阴性者,或宫颈活检为原位癌需确诊者。可采用冷刀切除、环形电圈切除(LEEP),切除组织应连续病理切片检查发现病变。

九、潜在并发症

(1)癌性大出血。

(2)伤口感染。

(3)尿潴留。

(4)卵巢早衰。

十、护理措施

(一)健康教育和心理护理

宫颈癌患者在经受躯体上的痛苦之外,还经受着巨大的精神创伤,应加强与患者及家属的沟通,注重将健康教育和心理护理相结合。评估患者目前的身心状况及接受诊治方案的反应,利用挂图、电视电脑、实物、宣传资料等向患者介绍有关宫颈癌的医学常识;介绍各种诊治过程可能出现的不适及有效的应对措施,介绍宫颈癌的预后,使患者能以积极态度接受诊治过程。使之采取乐观的态度配合治疗,为患者提供舒适的环境,鼓励患者提问交流,耐心解释,解除其疑虑,缓解焦虑不安情绪,以最大限度地减少治疗对患者及家属心理的影响,使患者能乐观开朗地面对疾病,增强治疗信心,提高生活质量。

(二)营养护理

鼓励患者摄入足够的营养,评估患者对摄入足够营养的认知水平、目前的营养状况及患者摄入营养物的习惯。注意纠正患者不良饮食习惯,兼顾患者的嗜好,进食高蛋白、易消化食物,尽量减少酸辣刺激性食物,少吃多餐以满足其需要,维持体重不继续下降。术前的营养会直接影响术后康复。特别是严重体弱的患者应指导摄取高蛋白、高能量、高维生素、低脂肪、足量糖类的低渣饮食。必要时静脉输入清蛋白、脂肪乳、氨基酸等。贫血者可输新鲜血液,并及时和患者协商调整饮食结构,安排合理的食谱,以保证机体处于术前最佳的营养状态。

(三)术前护理

(1)肠道准备:理想的肠道准备有利于手术野的暴露及手术的顺利进行,同时也可避免手术中可能因肠道损伤而污染手术创面。故肠道准备要认真彻底,术前 3d 少吃多渣饮食,术前 2 天宜半流质饮食,术前 1d 全流质饮食,口服泻药及肠道消毒剂。术前 10h 禁食水,术前晚和术晨清洁灌肠各一次,保证肠道清洁。

(2)阴道准备:子宫颈癌的患者,阴道流液、出血,宫颈组织较脆。术前 3 天应每日用 0.05%聚维酮碘行阴道擦洗 2 次/d,并阴道上药甲硝唑片,2 片每日 2 次。擦洗时动作应轻柔,以免损伤子宫颈病灶组织引起大出血。出血较多者可阴道堵塞无菌纱布,以压迫止血,24h 后取出并观察。术晨行 0.05‰聚维酮碘再次擦洗阴道。阴道堵塞无菌长纱条,纱条尾端暴露于阴道外,防止术中阴道分泌物污染手术野并有利于暴露术野及手术操作。

(3)术前 1d 腹部外阴备皮,手术当日导尿需置尿管。

(四)术后护理

1.协助术后康复

宫颈癌根治术涉及范围广,患者术后反应也较一般腹部手术大。为此,更要求每个护理人员精心护理,连续 24h 心电监护,每半小时至 1h 观察记录一次生命体征、血氧饱和度,注意输液速度、出入量。

2.加强尿管及引流管的护理

因宫颈癌根治术手术致盆腔创面大,渗液多,术后一般在盆腔腹膜后持续负压引流。应准确记录尿量及盆腔引流液的颜色、性质及量,保证通畅防止扭曲阻塞。留尿管期间每日用 0.05%聚维酮碘消毒液擦洗尿道口及外阴 2 次,保持清洁无血渍。通常按医嘱于术后 48~72h 取出引流管,术后 7~14d 拔除尿管。

由于盆腔手术范围大,支配膀胱及输尿管下段的血管神经容易受损而发生尿潴留,故拔除尿管前 3d 开始夹管,定时开放尿管以训练膀胱功能,使恢复正常排尿功能。拔除尿管后嘱患者多饮水,每 1~2h 排尿 1 次,如未自解小便应及时处理。必要时重新留置尿管,拔管后一般 12h 内测残余尿,残余尿少于 100mL 为正常,如超过 100mL 则需继续留置尿管。并可口服溴吡斯的明、膀胱区微波理疗、针灸、多饮水等对症治疗,3d 后再拔管测残余尿。

3.手术切口观察

注意手术切口有无渗出,渗出液量及颜色,变换体位时防止尿管及阴道引流管脱落,并观察术后出血情况,一旦发生需手术止血治疗。因妇女腹部脂肪较厚,加之手术时间长,创面大,反复牵拉易致脂肪液化。术后第 2 日开始腹部切口换药,并红外线照射切口,每日 1 次,每次 20min,以促进切口愈合。

4.化疗时护理

化疗患者大多有不同程度的胃肠道反应,应根据患者反应的差别,采取相应的护理措施,如:首先做好患者的心理护理,消除紧张情绪。鼓励患者少食多餐,进食高营养富含维生素清淡易消化食物。轻度胃肠道反应,给予一般的止吐药物如甲氧氯普胺10mg肌内注射。中重度胃肠道反应,如化疗前静推昂丹司琼8mg。

5.出院指导

护士要鼓励患者及家属积极参与出院康复计划的制订过程,以保证计划的可行性。对出院患者认真随访。治疗最初3个月每月1次,之后9个月每3个月1次。一年后每半年1次,第3年开始每年1次。有症状时随诊。护士注意帮助患者调整自我,重新评价自我能力,根据患者具体状况提供有关术后生活方式指导。性生活的恢复需依术后复查结果而定,护士应认真听取患者对性问题的看法和疑虑,提供针对性指导。年轻患者伴有绝经症状者可用雌激素替代治疗,以保持阴道弹性,稳定情绪,提高生活质量。为了提高生活质量,术后半年可在检查无复发征象后使用激素替代疗法及过性生活。必要时行放、化疗提高存活率。

6.预防保健

大力宣传与宫颈癌发病有关的高危因素,积极治疗宫颈炎,及时诊治宫颈上皮内瘤变,以阻断宫颈癌的发生。已婚妇女定期行宫颈细胞学检查,有接触性出血或不规则阴道流血者及时就医,警惕宫颈癌的可能。

第四节　子宫肌瘤

子宫肌瘤是女性生殖器官中最常见的良性肿瘤,由平滑肌及结缔组织组成。多见于30～50岁妇女,20岁以下少见。据统计,至少有20%的育龄妇女有子宫肌瘤,因肌瘤多无或很少有症状,临床报道发病率远低于肌瘤真实发病率。

一、病因

确切病因尚未明了。一般认为其发生及生长与女性激素相关,是一种性激素依赖性肿瘤。生物化学检测证实,肌瘤局部组织对雌激素的高敏感性,是肌瘤发生的重要因素之一。此外研究证实,孕激素有促进肌瘤有丝分裂活动、刺激肌瘤生长的活动。细胞遗传学研究显示,25%～50%的子宫肌瘤存在细胞遗传学的差异。分子生物学研究结果提示,子宫肌瘤是由单克隆平滑肌细胞增生而成,多发性子宫肌瘤是由不同克隆细胞形成。

二、病理

(一)巨检

为实质性球形包块,单个或多个,大小不一,大体观表面光滑,剖面灰白色,内有旋涡状结构,肿瘤表面有被压的肌纤维束和结缔组织构成的假包膜覆盖。颜色和硬度与纤维组织多少有关。

(二)镜检

主要由梭形平滑肌细胞和不等量纤维结缔组织构成。肌细胞大小均匀,排列成旋涡状或栅状,核为杆状。

三、分类

(一)按肌瘤生长部位分类

分为宫体肌瘤(90%)和宫颈肌瘤(10%)。

(二)按肌瘤与子宫肌壁的关系分类

1.肌壁间肌瘤

肌壁间肌瘤占60%~70%,肌瘤位于子宫肌层内,周围被肌层包绕。

2.浆膜下肌瘤

浆膜下肌瘤占20%,肌瘤向子宫浆膜面生长,并突出于子宫表面,由浆膜层覆盖,浆膜下肌瘤继续向腹腔内生长,基底部形成细蒂,与子宫相连时为带蒂的浆膜下肌瘤;若向阔韧带两叶腹膜间伸展,则形成阔韧带内肌瘤。

3.黏膜下肌瘤

黏膜下肌瘤占10%~15%,肌瘤向宫腔方向生长,突出于宫腔,表面仅为黏膜层覆盖。黏膜下肌瘤易形成蒂,可脱出宫颈外口突入阴道。

各种类型的肌瘤可发生在同一子宫上,称为多发性子宫肌瘤。

四、肌瘤变性

肌瘤变性是肌瘤失去原有的典型结构。常见的变性有:

(一)玻璃样变

玻璃样变又称透明变性,最常见。肌瘤剖面旋涡状结构消失,由均匀透明样物质取代。镜下见病变区肌细胞消失,为均匀透明无结构区。

(二)囊性变

子宫肌瘤玻璃样变继续发展,肌细胞坏死液化即可发生囊性变,此时子宫肌瘤变软,很难与妊娠子宫或卵巢囊肿区别。肌瘤内出现大小不等的囊腔,其间有结缔组织相隔,数个囊腔也可融合成大囊腔,腔内含清亮无色液体,也可凝固成胶冻状。镜下见囊腔为玻璃样变的肌组织构成,内壁无上皮覆盖。

(三)红色样变

多见于妊娠期或产褥期,为肌瘤的一种特殊类型坏死,发生机制不清,可能与肌瘤内小血管退行性变引起血栓及溶血、血红蛋白渗入肌瘤内有关。患者可有剧烈腹痛伴恶心、呕吐、发热,白细胞计数升高,检查发现肌瘤迅速增大、压痛。肌瘤剖面为暗红色,如半熟的牛肉,有腥臭味,质软,旋涡状结构消失。镜检见组织高度水肿,假包膜内大静脉及瘤体内小静脉血栓形成,广泛出血伴溶血,肌细胞减少,细胞核常溶解消失,并有较多脂肪小球沉积。

(四)肉瘤样变

肌瘤恶变为肉瘤仅0.4%~0.8%,多见于年龄较大妇女。肌瘤在短期内迅速长大并伴有不规则阴道流血者,应考虑有恶变的可能。若绝经后妇女肌瘤增大,更应警惕恶变可能。肌瘤恶变后组织变软且脆,切面灰黄色,似生鱼肉状,与周围组织界限不清。镜下见平滑肌细胞增生,排列紊乱,旋涡状结构消失,细胞有异型性。

(五)钙化

多见于蒂部细小、血供不足的浆膜下肌瘤以及绝经后妇女的肌瘤。常在脂肪变性后进一步分解成三酰甘油,再与钙盐结合,沉积在肌瘤内。X线摄片可清楚看到钙化阴影。镜下可见钙化区为层状沉积,呈圆形,有深蓝色微细颗粒。

五、临床表现

(一)症状

多无明显症状,仅在体检时偶然发现。症状与肌瘤部位、有无变性相关,而与肌瘤大小、数目关系不大。常见症状有如下。

1.经量增多及经期延长

多见于大的肌壁间肌瘤及黏膜下肌瘤,肌瘤使宫腔增大,子宫内膜面积增加并影响子宫收缩,此外肌瘤可能使肿瘤附近的静脉受挤压,导致子宫内膜静脉丛充血及扩张,从而引起经量增多、经期延长。黏膜下肌瘤伴有坏死感染时,可有不规则阴道流血或血样脓性流液。长期经量增多可继发贫血,出现乏力、心悸等症状。

2.下腹包块

肌瘤较小时腹部摸不到肿块,当肌瘤增大使子宫超过3个月妊娠大时可从腹部触及。巨大的黏膜下肌瘤可脱出于阴道外,可因外阴脱出肿物就医。

3.白带增多

肌壁间肌瘤使宫腔面积增大,内膜腺体分泌增多,并伴有盆腔充血致使白带增多;子宫黏膜下肌瘤一旦感染,可有大量脓样白带。若有溃烂、坏死、出血,可有血性或脓血性、有恶臭的阴道溢液。

4.压迫症状

子宫前壁下段肌瘤可压迫膀胱引起尿频、尿急,宫颈肌瘤可引起排尿困难、尿潴留,子宫后壁肌瘤(峡部或后壁)可引起下腹坠胀不适、便秘等症状。阔韧带肌瘤或宫颈巨型肌瘤向侧方发展,嵌入盆腔内压迫输尿管使上泌尿路受阻,形成输尿管扩张甚至发生肾盂积水。

5.其他

常有下腹坠胀、腰酸背痛,经期加重。可引起不孕或流产。肌瘤红色样变时有急性下腹痛,伴恶心、呕吐、发热及肿瘤局部压痛;浆膜下肌瘤蒂扭转可有急性腹痛;子宫黏膜下肌瘤由宫腔向外排出时也可引起腹痛。

(二)体征

与肌瘤大小、位置、数目及有无变性相关。

六、处理原则

根据患者年龄、症状、肌瘤大小、数目、生长部位及对生育功能的要求等情况进行全面分析后选择处理方案。

(一)随访观察

无症状肌瘤一般不需治疗,特别是近绝经期妇女。绝经后肌瘤多可萎缩或逐渐消失。可每3~6个月随访1次。

(二)药物治疗

适用于症状轻或近绝经年龄或全身情况不宜手术者。

1.促性腺激素释放激素类药物(GnRH－α)

可产生抑制 FSH 及 LH 分泌作用,降低雌二醇至绝经水平,借以缓解症状并抑制肌瘤生长使其萎缩。但停药后又可逐渐增大至原来大小。用药 6 个月以上可产生围绝经期综合征、骨质疏松等不良反应,故长期用药受限制。每月皮下注射 1 次。常用药物有亮丙瑞林,每次 3.75mg,或戈舍瑞林,每次 3.6mg。应用指征:缩小肌瘤以利于妊娠;术前治疗控制症状,纠正贫血;术前应用缩小肌瘤,降低手术难度,或使阴式手术成为可能;对近绝经妇女,提前过渡到自然绝经,避免手术。

2.其他药物

米非司酮,每日 12.5mg 口服,作为术前用药或提前绝经使用。但不宜长期使用,以防其拮抗糖皮质激素的不良反应。

(三)手术治疗

适应证:月经过多继发贫血,药物治疗无效;严重腹痛、性交痛或慢性腹痛、有蒂肌瘤扭转引起的急性腹痛;有膀胱、直肠压迫症状;导致不孕或反复流产;疑有恶变。手术可经腹、经阴道或宫腔镜及腹腔镜下手术,术式有:

1.肌瘤切除术

适用于希望保留生育功能的患者。可经腹或腹腔镜下切除,黏膜下肌瘤可经阴道或宫腔镜下切除。术后有 50％的复发机会,约 1/3 的患者需再次手术。

2.子宫切除术

不要求保留生育功能或疑恶变者可行子宫切除术,术前应行宫颈、细胞学检查,排除宫颈恶性病变。

七、护理问题

知识缺乏;个人应对无效;疲乏。

(一)相关因素

因自我知识缺乏、长期经量增多、经期延长导致贫血、抵抗力低、感染。主要表现经量增多、经期延长、白带增多、下腹坠胀、腰酸背痛,经期加重等。

如贫血出现头晕、乏力、抵抗力低,流血时间长导致宫内感染,肌瘤压迫膀胱、输尿管、直肠可致尿频、便秘、肾积水。

(二)护理措施

根据相关护理问题、主要表现等进行护理评估,制订相应的护理措施。

1.病史

多数患者无明显症状,仅在妇查或 B 超普查时发现。追溯病史应注意既往月经史,生育史,是否有自然流产史;评估并记录是否存在长期使用雌激素的诱发因素;病后月经变化情况,曾接受的治疗经过,疗效及用药后机体反应。同时,注意收集因子宫肌瘤压迫所伴随其他症状的主诉,并排除因妊娠、内分泌失调及癌症所致的子宫出血。子宫肌瘤恶变的机会极少,但当肌瘤迅速增大或停经后仍有症状出现者,应警惕肉瘤变。

2.身体状况

只有半数患者有症状。当肌瘤大到使腹部扪及包块时,患者会有压迫感,尤其是清晨膀胱充盈时更明显,向前突出压迫膀胱,可致尿频、尿急或排尿困难;向后突出压迫直肠,可致排便困难;肌壁间及黏膜下肌瘤可致月经量增多、经期延长、周期缩短的症状。黏膜下肌瘤还可刺激宫缩,引起下腹坠胀、白带增多。长期月经量过多导致继发性贫血,并伴有倦怠、虚弱和嗜睡等症状。

3.心理状况

患者对子宫肌瘤的性质缺乏了解,害怕患了恶性肿瘤,因而恐惧不安,迫切需要咨询指导如何治疗。若手术则对手术缺乏了解,怀疑手术效果,对手术成功缺乏信心,担心手术会丧失重要的功能,一些患者视子宫为产生性感和保持女性特征的重要器官,错误地认为切除子宫会引起早衰,会影响夫妻感情等,经济上是否能承受,患者及其家属都有一些精神和心理的压力。

4.诊断检查

(1)妇科检查:通过双合诊或三合诊发现,不同类型子宫肌瘤有相应的局部体征。突出于子宫口的黏膜下肌瘤呈红色,表面光滑,质实,伴有感染则表面渗出液覆盖或溃疡形成。浆膜下及肌壁间肌瘤则子宫增大,不规则,球形实质性,可活动。

(2)辅助检查:体积小,症状不明显或有囊性变或浆膜下肌瘤难以鉴别诊断时,可借助探针探测宫腔深度及方向、子宫输卵管造影、B 超、宫腔镜等检查协助诊断。

八、潜在并发症

1.失血性贫血、休克。

2.感染。

3.恶变。

4.影响生育功能。

九、护理措施

(一)心理护理

积极宣传,耐心细致地解释,增强信心。仔细评估患者所具备的子宫肌瘤相关知识及错误概念,通过连续性护理活动与患者建立良好的护患关系,讲解有关疾病知识,纠正错误认识。为患者提供表达内心顾虑、恐惧、感受和期望的机会,帮助患者分析住院期间及出院后可被利用的资源及支持系统,以减轻无助感。使患者确信子宫肌瘤属良性肿瘤,通常不会出现其他问题,消除其不必要的顾虑,增强康复信心。

(二)观察病情,认真护理

积极配合医生,缓解患者的不适,阴道流血多需住院治疗者,应严密观察并记录其生命体征变化情况。除协助医师完成各项检查外,需定血型,交叉配血以备急用。注意收集会阴垫评估出血量。按医嘱给予止血药及宫缩剂,必要时输血补液抗感染或刮宫止血。维持正常血压并纠正贫血状态。因巨大肌瘤压迫而大小便困难者,酌情导尿或导泻。需手术治疗者,按开腹、腹腔镜、阴道或宫腔镜手术护理。

1.术前准备

常规化验检查,无手术禁忌证后再行手术;术前 3d 聚维酮碘棉球阴道擦洗,每日 1 次,防止上行感染;会阴及下腹部手术范围备皮;术前 8h 禁食,6h 禁饮,手术前晚及术晨各用温肥皂水灌肠或行清洁灌肠,排空肠道以利手术;留置导尿管,避免术中损伤膀胱。

2.术后护理

及时反馈手术完成情况,告诉患者手术进行得很顺利,达到了手术的目的,让其放心。应向患者多传达有利信息,给予鼓励和支持,以免患者术后心理负担过重。

3.术后常规护理

严密观察生命体征,每半小时或1h测量一次生命体征,直至病情稳定为止;保持各种管道的通畅;保持伤口清洁、干燥,术后第3日换药;保持外阴清洁卫生;术后6h协助翻身,24h协助患者在床上活动,第2日适当下床活动,以增加肠蠕动,防止肠粘连及并发症,提高自理能力。

4.术后并发症的观察及处理

(1)术后疼痛:及早告诉患者术后伤口疼痛、腹腔镜术后疼痛原因及可能持续时间,鼓励患者用毅力战胜疼痛,术后24h内可根据疼痛情况遵医嘱给予止痛剂,帮助患者缓解疼痛。

(2)出血:及时向手术医生询问手术情况,对于不同的手术方式查找出血原因,予以正确的处理。

(3)静脉血栓形成:取膀胱截石位时间较长易致下肢压迫静脉,血液回流受阻、血流缓慢发生静脉血栓形成,术后护士应协助患者活动肢体,鼓励及早离床活动,询问患者下肢是否疼痛。

稀释性低钠血症(宫腔镜手术的并发症):术中、术后应监测血钠,一旦发生此综合征,应积极利尿,输注高钠溶液,纠正电解质及酸碱平衡紊乱。

(三)鼓励参与决策过程

根据患者能力,提供疾病的治疗信息,允许患者参与决定自己的护理和治疗方案。

(四)提供随访及出院后的健康指导

护士要努力使接受保守治疗者明确随访时间、目的及联系方式,按时接受咨询指导,以便根据病情需要修正治疗方案。向接受药物治疗者讲明药物名称、用药目的、剂量、方法,可能出现的不良反应及应对措施。术后1个月返院复查,3个月内禁性生活,半年内免重体力劳动。宫腔镜下行黏膜下肌瘤电切术,常规于术后1个月、3个月、6个月、12个月复查,以后每年门诊复查1次,了解月经情况,必要时于手术后3个月做宫腔镜检查;对有生育要求者常规于术后3~4周做宫腔镜检查,了解宫腔恢复情况,防止宫腔粘连。肌瘤剥除或切除术后根据术中情况告之患者避孕6个月到1年。病情有变化随时复诊。

第五节　子宫内膜癌

子宫内膜癌是发生于子宫内膜的恶性肿瘤,以来源于子宫内膜腺体的腺癌最为常见,又称子宫体癌,是女性生殖道常见三大恶性肿瘤之一,多见于老年妇女。近年由于人类寿命延长和肥胖人群增多,发病率在世界范围内呈上升趋势,40岁以下患者有增多趋势。

一、病因

子宫内膜癌的确切病因仍不清楚,目前认为可能有两种发病机制。一种是雌激素依赖型,可能与内膜受雌激素的长期刺激而无孕激素拮抗有关,临床上常见于无排卵性疾病(如无排卵性功血,多囊卵巢综合征)、功能性卵巢肿瘤、长期接受外源性雌激素治疗的妇女以及长期服用他莫昔芬的妇女。

实验及临床观察结果提示未婚、少育、未育或家族中有癌症史的妇女,肥胖、高血压、糖尿病、绝经延迟及其他心血管疾病患者发生子宫内膜癌的机会增多。合并肥胖、高血压、糖尿病患者临床认为是高危因素,称为子宫体癌综合征。另一种是非激素依赖型,发病与雌激素无明显关系,这类子宫内膜癌的病理形态属少见类型,如子宫内膜浆液性乳头状癌、透明细胞癌、腺鳞癌等,雌孕激素受体多阴性,预后不良。

二、病理

(一)巨检

病变大多数发生在子宫底部内膜,以子宫两个角附近为多见,其次为子宫后壁,依病变的形态和范围分为两种。

1.弥散型

子宫内膜大部分或全部为癌组织侵犯,癌变区增厚,常突向宫腔,癌组织呈灰白色,常伴出血、坏死,浸润肌层较少。晚期侵犯肌壁全层并扩展到宫颈管导致宫腔积脓。

2.局限型

癌灶局限于宫腔的一部分,多见于宫底或宫角部,呈息肉或小菜花状,易侵犯肌层,晚期可扩散于整个宫腔。

(二)显微镜检

镜下可见 4 种类型。

1.内膜样腺癌

内膜样腺癌占 80%~90%,镜下见内膜腺体增多,排列紊乱,上皮复层并形成筛孔状结构。癌细胞异型明显,核大,不规则,深染,呈多形性改变,胞质少,分裂象多。分化差的癌细胞则腺体少,结构消失,成为实性癌块。按腺癌分化程度分类:

Ⅰ级为高分化癌,Ⅱ级为中分化癌,Ⅲ级为低分化或未分化癌。

2.腺鳞癌或称混合癌

癌组织中有腺癌和鳞癌两种类型病理表现。

3.浆液性腺癌

癌细胞异型性明显,多为不规则复层排列,呈乳头状或簇状生长,1/3 伴有砂粒体。易有深肌层浸润和腹腔、淋巴及远处转移,预后极差。

4.透明细胞癌

镜下见大量大小不等的背靠背排列的小管,内衬透明的靴钉状细胞,表现为胞质少,较大并突入腔内,间质中有胶原纤维。恶性程度高,易早期转移。

三、转移途径

多数子宫内膜癌生长缓慢,局限于内膜或宫腔内时间较长,部分特殊类型(浆液性乳头状腺癌、腺鳞癌)和低分化癌可发展很快,短期内出现转移。主要转移途径有 3 种。

(一)直接蔓延

病灶沿子宫内膜生长扩散并向肌层浸润,经浆膜层蔓延到输卵管、卵巢,并可广泛种植于盆腔腹膜、直肠子宫陷凹及大网膜等,也可直接向下侵犯宫颈及阴道,向前至膀胱尿道,向后至直肠。

(二)淋巴转移

淋巴转移是子宫内膜癌转移的主要途径。淋巴转移途径与癌灶生长部位有关,按癌灶部位可分别转移至腹股沟浅、深淋巴结,髂淋巴结及腹主动脉淋巴结,有的可达卵巢,也有的通过淋巴逆流至阴道及尿道周围淋巴结。

(三)血行转移

为晚期病例,可经血行转移至肺、肝、骨等。

四、临床表现

(一)症状

极早期可无明显症状,以后出现阴道流血、阴道排液、疼痛等。

1.阴道流血

为最常见的症状,主要表现为绝经后阴道流血,量一般不多。未绝经者可表现为经量增多、经期延长或不规则阴道流血。

2.阴道排液

多为血性分泌物或浆液性分泌物,合并感染则有脓血性排液,恶臭。

3.下腹疼痛及其他

当宫颈管被癌组织堵塞致宫腔积脓时,表现为下腹胀痛及痉挛性宫缩痛。晚期因癌组织扩散侵犯周围组织或压迫神经出现下腹及腰骶部疼痛。晚期可出现贫血、消瘦及恶病质等症状。

(二)体征

早期妇科检查无异常发现。晚期可由子宫明显增大,合并宫腔积脓可有明显触痛,癌灶浸润周围组织时,子宫固定或在宫旁扪及不规则结节状物。

五、诊断

除根据临床表现及体征外,病理组织学检查是确诊的依据。

(一)病史及临床表现

对绝经后阴道流血、绝经过渡期月经紊乱,均应排除内膜癌后再按良性疾病处理。收集病史时应高度重视患者的高危因素,如老年、肥胖、高血压、糖尿病、绝经推迟、少育、不孕以及经绝后接受雌激素补充治疗等病史;询问近亲家属的肿瘤史;高度警惕育龄妇女曾用激素治疗效果不佳的月经失调史。

(二)B超检查

子宫内膜癌声像图表现为子宫内膜增厚>10mm,宫腔线紊乱,宫腔内见实质不均的回声区,形态不规则,子宫增大或大于绝经年龄,有时见肌层内不规则回声紊乱区,可提示肌层浸润的深度,有助于术前判断癌浸润深度选择治疗方案。

(三)分段诊刮

分段诊刮是目前早期诊断子宫内膜癌最常用的方法。通常要求先环刮宫颈管,刮出组织装好送病理检查,然后探宫腔,再刮子宫内膜送病理检查。病理检查结果是确诊及临床分期的依据。但诊刮带有盲目性,有时漏诊。

(四)宫腔镜检查

可直接观察子宫内膜病灶的生长情况,直视下取可疑病灶活检送病理检查。对高度可疑子宫内膜癌而诊刮未能诊断者尤为重要。

(五)细胞学检查

宫颈及后穹隆涂片细胞学检查阳性率不高,采用特制的宫腔吸管或宫腔刷,放入宫腔,吸取分泌物做细胞学检查,可提高阳性率,此项仅供筛查用。

(六)其他辅助检查

方法 MRI、CT 等检查及血清 CA125 测定可判断病变范围,有子宫外播散者其血清 CA125 值明显升高。

六、鉴别诊断

绝经后及围绝经期阴道流血为子宫内膜癌最常见症状,故子宫内膜癌应与引起阴道流血的各种疾病鉴别,如绝经过渡期功血、老年性阴道炎、子宫黏膜下肌瘤或内膜息肉、宫颈管癌、子宫肉瘤等。

七、处理原则

应根据临床分期、子宫大小、肌层是否被浸润、颈管是否累及、癌细胞分化程度及患者全身情况而定。主要治疗方式为手术、放疗及药物治疗,单用或综合应用。根据临床手术病理分期的结果及存在的复发高危因素选择辅助治疗,晚期采用手术、放射、药物等综合治疗。Ⅰa 期经腹行子宫全切+双附件切除术,Ⅰb～Ⅰc 期行扩大性子宫切除+双附件切除术,盆腔及腹主动脉旁淋巴清扫术。Ⅱ期行广泛性子宫切除、双附件切除术、盆腔腹主动脉旁淋巴清扫术。Ⅲa 期处理同Ⅱb 期手术,手术前后应用放疗。化疗为晚期或复发子宫内膜癌综合治疗措施之一。孕激素以高效、大剂量、长期应用为宜,至少应用 12 周方可评定疗效。复发者则选用放疗为主,辅以激素及化疗。

八、护理问题

焦虑;恐惧;知识缺乏;睡眠形态紊乱。

(一)相关因素

因自我知识缺乏,确诊为癌症后,精神出现反常、焦虑不安,担心手术是否顺利,预后如何,是否会有转移病灶;担心术后生活质量下降;同时还有部分人担心住院给家庭带来的重大经济负担和生活拖累。

(二)主要表现

极早期可无明显症状,以后出现不规则阴道流血、阴道排液、疼痛等。

(三)护理措施

根据相关护理问题、主要表现等进行护理评估,制订相应的护理措施。根据子宫内膜癌早期症状不明显、病程长、发生转移较晚的特点,早期病例的疗效好,护士在全面评估的基础上,有责任加强对高危人群的指导管理,力争及早发现,以增加生存机会。

1.病史

收集病史时应高度重视患者的高危因素,如老年、肥胖、高血压、糖尿病、绝经推迟、少育、不孕以及经绝后接受雌激素补充治疗等病史;询问近亲家属的肿瘤史;高度警惕育龄妇女曾用激素治疗效果不佳的月经失调史。全面复习更年期月经紊乱者进一步检查的记录资料。对确诊为了宫内膜癌者,需详细询问并记录发病经过,有关检查治疗,出现症状后机体反应等情况。

2.身心状况

绝经后阴道流血则是最典型的症状,通常出血量不多,持续性或间歇性出血。绝经后水样白带或白带中带血也是信号之一。晚期患者可出现大量阴道排液及阴道流血,还常伴全身症状,如贫血、消瘦、发热、恶病质等全身衰竭等情况。

当患者出现症状并需要接受各种检查时,面对不熟悉的检查过程充满恐惧和焦虑,担心检查结果以及检查过程带来的痛苦。当得知子宫内膜癌患者中很多人对今后的命运感到悲哀,有的惊慌失措,情绪低落。

3.辅助检查

全面了解患者所需做的各种检查必要性,为明确诊断或进行全面评估除常规检查外,子宫内膜癌患者可能需做下列检查。

(1)B超:了解子宫大小、内膜厚度、宫腔线紊乱情况、宫腔内回声、浸润子宫肌层的深度等,有助于术前判断癌浸润深度选择治疗方案。

(2)分段诊断性刮宫:是目前早期诊断子宫内膜癌最常用的方法。通常要求,先刮颈管,再探宫腔,刮子宫内膜送病理检查。病理检查结果是确诊及临床分期的依据。但诊刮带有盲目性,有时漏诊,如分段诊刮不能明确诊断,需进一步宫腔镜。

(3)宫腔镜检查:可直接观察子宫内膜病灶的部位、大小、浸润范围、生长情况,直视下取可疑病灶活检送病理检查。对高度可疑子宫内膜癌而诊刮未能诊断者尤为重要。

九、潜在并发症

(1)伤口感染。

(2)尿潴留。

(3)丧失生育能力。

(4)卵巢早衰。

十、护理措施

(1)普及防癌知识,大力宣传进行防癌检查的重要性,定期体检,中年妇女每年接受一次妇科检查,注意子宫内膜癌的高危因素和人群。重视更年期、月经紊乱及绝经后出现不规则阴道流血诊治,建议接受正规检查与治疗。正确掌握雌激素的应用指征及用药方法,加强用药期间的监护,对有高危因素的人群应有密切随访或监测。

(2)提供疾病知识,缓解焦虑,消除恐惧。针对患者的心理特征,采取不同的护理措施。在护理过程中,对情绪低落,有焦虑、恐惧心理的患者,采取保护性心理护理措施。与患者交谈,建立相互信任感,介绍诊疗计划,可能出现的不适,使患者对疾病有一定的认识,以求得主动配合治疗。

鼓励患者家属共同配合对患者进行心理安慰,使手术能够顺利进行。运用通俗易懂的语言,针对性地讲解有关疾病的发生、发展和生殖系统的解剖及生理功能,耐心解答有关疾病和治疗的疑虑,努力使患者确信子宫内膜癌的病程发展缓慢,是女性生殖器官恶性肿瘤中预后较好的一种,缓解其焦虑程度,增强治病信心,减轻患者心理压力。

(3)围术期的护理

a.皮肤、肠道及阴道准备。

术前 1d 协助淋浴、更衣、剪指甲。认真做好腹部及会阴部皮肤准备,并注意脐部的清洁。

术前 3d 进食半流质饮食,术前 1d 进流质饮食,以减轻胃肠道负担,有利于术后肠蠕动恢复;术前 3d,每日用 0.1%肥皂水灌肠 1 次,术前晚行清洁灌肠,以排空肠内粪便和积气,便于手术操作及避免术后腹胀和便秘。

术前 3d,每日用甲硝唑 0.4g 阴道上药。尤其注意后穹隆部的清洁,冲洗后拭干。有阴道流血者不宜行阴道冲洗,宜用 0.5%聚维酮碘棉球擦洗消毒。术日晨用聚维酮碘行阴道抹洗,确保阴道清洁。

b.伴有高血压、糖尿病的患者特别注意血压波动,督促服降压药及休息,糖尿病患者特别注意糖尿病饮食护理指导及餐前肌内注射胰岛素,严格控制血糖,随时复查血糖,防止血糖过高或低血糖反应。

c.术后一般护理。

患者术毕返回病房,固定好各种引流管,予吸氧、多功能心电监护,术后 24 小时内严密观察生命体征变化及全身情况。

术后 6h 内去枕取平卧位,头偏向一侧,6h 后待血压平稳可取半卧位。

手术当天禁食,肛门排气前予流质免奶无糖饮食,以避免奶制品及含糖食物经消化道产气过多引起腹胀,肛门排气后进半流质饮食并逐渐过渡到进普食。

鼓励患者床上早活动,以增加肠蠕动,促进肠功能早日恢复。

d.导尿管的护理:保持尿管固定通畅,鼓励患者经常更换卧位,多饮水,保持尿量在 1500mL/d 以上。观察并记录尿液的颜色、性质和量。每日用 0.5%聚维酮碘溶液清洁消毒外阴和尿道口 2 次,防止逆行感染。患者术后留置尿管时间一般为 2~10d。广泛性子宫切除+盆腔淋巴结清扫术的患者留置尿管时间较长,一般为 7~14d,拔除尿管前 3d 开始夹管,每 2h 开放 1 次,定时间断排尿,以促进膀胱功能恢复;拔除尿管后常规测残余尿,残余尿超过 100mL 者提示膀胱功能尚未完全恢复,重新留置尿管 3~5d,再行拔管、测残余尿,直至残余尿 100mL 以下。

e.腹膜后引流管的护理:保持引流管固定通畅,防止扭曲、受压、脱落。观察并记录引流液的颜色、性质和量。术后 48~72h 拔除引流管。

f.术后腹胀:术后腹胀是由于吞服空气或肠道酵解产生气体,加上手术麻醉,肠蠕动未能恢复,使肠腔扩张而产生的,一般于术后 24~48h 内肠蠕动恢复。超过 48h 无肛门排气,腹胀明显者向其解释原因,鼓励多翻身,取舒适卧位,尽早下床活动,遵医嘱予开塞露塞肛、新斯的明 0.5mg 肌内注射或行肛管排气。一般经对症处理后患者症状消失,肛门排气。

g.术后阴道流血:阴道残端一般用可吸收线缝合,不需要拆线,自然吸收脱落;术后 7~10

天开始由于缝线吸收脱落可出现少量阴道流血,但需严密观察并记录出血情况。此期间患者应避免长时间端坐及便秘,减少活动,保持大便通畅。

(4)孕激素治疗的护理:子宫内膜癌孕激素治疗的作用机制可能是直接作用于癌细胞,缓解 DNA 复制和 RNA 转录过程,从而抑制癌细胞的生长。常用各种人工合成孕激素制剂如己酸羟黄体酮、甲羟黄体酮、醋酸甲羟黄体酮等,通常用药剂量大,至少 8~12 周才能评估疗效,常需用药 1~2 年时间,患者需要具备配合治疗的耐心。用药的不良反应为肝脏损害,水钠潴留,但停药后即好转。

(5)他莫昔芬(TMX,三苯氧胺)治疗:他莫昔芬是一种非甾体类抗雌激素药物,也可用以治疗子宫内膜癌。不良反应有潮热、急躁等类似更年期综合征的表现,还有骨髓抑制如白细胞、血小板下降等表现。也有少数患者出现不规则少量阴道流血等。

(6)出院指导:出院后应定期随访,1 个月返院复查,鉴定恢复体力活动的程度及性生活指导。一般术后 2~3 年内每 3 个月随访 1 次,3 年后每 6 个月 1 次,5 年后每年 1 次。随访内容包括详细病史、盆腔检查(三合诊)、阴道细胞学涂片、X 线胸片、血清 CA125 检测等,注意有无复发灶。酌情调整随访的间期。术后或放疗及服药后,患者可能出现阴道分泌物减少、干枯、性交痛等症状,但不能使用雌激素制剂。可指导用局部水溶性润滑剂提高生活质量,还可服中药缓解卵巢激素缺乏症状。

第六节　卵巢肿瘤

卵巢肿瘤是女性生殖器常见的肿瘤之一。卵巢恶性肿瘤是威胁妇女生命和健康的三大恶性肿瘤之一。其发病率居第三位,病死率居第一位。卵巢是人体内最小的器官,却是肿瘤的好发部位,种类繁多,年龄不限,由于缺乏有效的诊断方法,加之卵巢深居盆腔内无法直视,而且早期无症状,很难早期诊断,一旦发现为恶性肿瘤多为晚期,晚期疗效不佳,5 年存活率一直徘徊在 20%~30%,已成为严重威胁妇女生命的肿瘤。

一、组织学分类

卵巢是女性体内最小的器官,也是肿瘤的好发部位,组织形态复杂,种类最多。目前根据世界卫生组织(WHO)制订的卵巢肿瘤组织学分类法分类。

二、常见的卵巢肿瘤及病理临床特点

(一)卵巢上皮性肿瘤

卵巢上皮性肿瘤是卵巢肿瘤中最常见的一种,约占所有原发性卵巢肿瘤的 2/3,一般根据细胞增生程度、核异型性、生长速度、转移情况等分为良性、恶性及交界性。任何年龄均可发生。

1.浆液性囊腺瘤

浆液性囊腺瘤是良性肿瘤,约占卵巢良性肿瘤的 25%。多为单侧,圆形,壁薄,大小不等,表面光滑,囊内充满淡黄透明液体,有的囊壁光滑,单房,有的内有乳头状物突出,多房,偶尔向囊壁外生长,镜下见囊壁为纤维结缔组织,内衬单房立方形或柱状上皮,间质见砂粒体。临床上无不适,肿瘤较大时可有压迫症状。多为普查时无意中发现。

2.浆液性囊腺癌

浆液性囊腺癌是最常见的卵巢恶性肿瘤。多为双侧,大小不一,囊实性,壁薄容易穿破,表面有乳头生长,囊液混浊,可有囊内出血。镜下见囊壁上皮显著增生,复层排列,癌细胞高立方形或柱状细胞,明显异型,并向间质浸润。肿瘤生长速度快,广泛种植,产生大量腹腔积液,早期无症状,中晚期表现为腹胀、腹痛,化疗效果较好,但5年存活率低,约在25%。

3.黏液性囊腺瘤

黏液性囊腺瘤是人体中生长最大的肿瘤,约占卵巢良性肿瘤的20%,多为单侧多房,壁厚,表面光滑,灰白色,囊液呈胶冻藕粉样。瘤壁破裂,黏液性上皮种植在腹膜上继续生长,并分泌黏液,形成腹膜黏液瘤。镜下见囊壁为纤维结缔组织,内衬单层高柱状上皮,产生黏液。肿瘤软、小,临床无症状,妇查或B超发现,肿瘤体积增大时可表现压迫症状,严重者呼吸困难,行动不便,破裂或扭转时腹痛。

4.黏液性囊腺癌

黏液性囊腺癌为恶性肿瘤,约占10%,多为单侧,也可双侧。瘤体一般较大,囊壁可见乳头或实质区囊液黏液状,可混合有血。镜下见腺体密集,间质较少,癌腺上皮多层,细胞明显异型并有间质浸润。临床上可有腹胀不适,晚期有压迫症状及腹腔积液,预后较差,5年存活率40%左右,对化疗较敏感。

5.交界性上皮性卵巢肿瘤

肿瘤上皮细胞增生,细胞增生活跃,并有核异型,表现为上皮细胞层次增加,但无间质浸润。是一种低度恶性肿瘤,生长速度慢,转移率低,复发较迟,愈合较好,但对化疗不敏感。

(二)卵巢性索间质肿瘤

1.卵巢颗粒细胞瘤

卵巢颗粒细胞瘤是低度恶性肿瘤,是最常见的分泌雌激素的功能性肿瘤,故有女性化作用,青春期前可出现假性性早熟,生育年龄引起月经紊乱,绝经后妇女则有绝经后阴道流血,子宫内膜增生过长,甚至合并子宫内膜癌或乳腺疾病。肿瘤表面光滑,多为单侧,大小不一,镜下见瘤细胞呈小多边形,偶呈圆形或圆柱形,胞质嗜酸性或中性,细胞膜界限不清,核圆,核膜清楚。临床上有晚期复发特点,预后良好,5年存活率达70%~80%。

2.卵泡膜细胞瘤

卵泡膜细胞瘤是良性功能性肿瘤,多为单侧,实质性,质硬,表面光滑,中等大小,可合并腹腔积液。临床上有女性化激素作用的表现。也可与颗粒细胞瘤同时存在。镜下见瘤细胞短梭形,胞质富含脂质,细胞交错排列呈旋涡状。

3.纤维瘤

纤维瘤为较常见的良性肿瘤,多为单侧,实质性,中等大小,表面光滑但呈结节状,切面灰白色,编织状,质硬。镜下见胶原纤维的梭形瘤细胞呈编织状排列。纤维瘤有时合并有腹腔积液或胸腹腔积液,手术切除肿瘤后,胸腹腔积液自行消失,称梅格斯综合征。

(三)卵巢生殖细胞肿瘤

卵巢生殖细胞肿瘤好发于青少年及儿童,占 60%～90%,常见的包括成熟畸胎瘤及未成熟畸胎瘤,无性细胞瘤及内胚窦瘤。

1.成熟畸胎瘤

成熟畸胎瘤又称皮样囊肿,由多胚层组织构成,偶见含一个胚层成分,是最常见的卵巢良性肿瘤。多为双侧,单房,中等大小,壁厚,表面光滑,腔内充满油脂毛发,有时见牙齿或骨质,触之囊实性,易发生扭转。临床上较小或未发生并发症时无不适。少数由于某种组织成分恶变,可形成各种恶性肿瘤。

2.未成熟畸胎瘤

未成熟畸胎瘤是恶性生殖细胞肿瘤,可以原发也可以恶变而形成。常为单侧,实质性,体积较大,转移及复发率均较高,病情发展较快,对化疗敏感,效果较好,化疗后有自恶性肿瘤向良性分化倾向。预后较上皮性恶性肿瘤好。

3.无性细胞瘤

卵巢无性细胞瘤属中等恶性肿瘤,实质性,单侧,中等大小,包膜光滑,好发于青春期及生育期妇女。镜下见圆形或多角形大细胞,核大,胞质丰富,瘤细胞呈片状或条索状排列,间质中常有淋巴细胞浸润。容易淋巴转移,对放疗特别敏感。早期 5 年存活率可达 80%～90%。

4.内胚窦瘤

卵巢内胚窦瘤又名卵黄囊瘤,是一种高度恶性肿瘤,常见于青少年及儿童,多为单侧,实质性,易破裂及囊内出血,体积较大,其生长迅速,易早期转移。镜下见疏松网状和内胚样结构。癌细胞扁平,立方,柱状或多角形,并产生甲胎蛋白(AFP),血清中 AFP 浓度可作为诊断、治疗及术后追踪监护的重要指标,该肿瘤预后差,近年手术及化疗联合治疗疗效有所改善。

(四)卵巢转移性肿瘤

任何部位的原发性癌均可转到卵巢。卵巢转移性肿瘤常见的是克鲁肯贝格瘤,多原发于胃肠道,是一种特殊的转移性腺癌。其特点是肿瘤实质性,肾形,双侧对称,表面光滑;体积较大,有的原发肿瘤还很小,转移性瘤体已很大;周围无粘连,可有腹腔积液。镜下见典型的印戒细胞,能产生粘连,周围是结缔组织或黏液瘤性间质。其恶性程度很高,预后很差。5 年存活率 10%左右。需外科配合治疗原发灶及化疗。

三、卵巢恶性肿瘤的转移途径

卵巢恶性肿瘤的转移途径主要通过直接蔓延和腹腔种植方式,其次是淋巴结转移,血行转移者少见。癌细胞可直接侵犯被膜,累及邻近器官表面,并广泛种植于腹膜及大网膜。卵巢有丰富的淋巴引流,随淋巴管扩散到髂区及腹主动脉旁淋巴结及横膈等部位。

四、卵巢肿瘤的并发症

常见的卵巢肿瘤并发症有蒂扭转、破裂、恶变、感染。

(一)蒂扭转

卵巢肿瘤蒂扭转是最常见的妇科急腹症。蒂扭转的患者常因突然改变体位或妊娠子宫上升到盆腔上方,随之卵巢肿瘤到达腹腔,活动的范围增大,或产后子宫位置改变时易发生。其肿瘤常常是中等大小,蒂较长,活动好,重心偏向一侧的肿瘤,最常见的是皮样囊肿。典型的症状为突然发生一侧下腹剧痛伴恶心、呕吐甚至休克,盆腔检查可触及肿块位于子宫一侧,蒂部有固定压痛点,腹痛后肿瘤增大明显。张力较大。卵巢肿瘤的蒂由骨盆漏斗韧带、卵巢固有韧带和输卵管组成。

(二)卵巢肿瘤破裂

卵巢肿瘤破裂的原因有外伤性及自发性两种。自发性破裂多为恶性肿瘤,癌细胞浸润性生长穿破囊壁,囊内容物缓慢流出到盆腹腔,多表现为慢性轻度腹痛。外伤性破裂多由于妇查挤压、性交、穿刺或其他外力作用所致。多表现为重度剧烈腹痛并蔓延到中上腹,恶心,呕吐,满腹压痛,有反跳痛等腹膜炎表现。

(三)感染

较少见,多因卵巢肿瘤扭转或破裂或邻近器官感染扩散引起,临床表现为腹痛,高热,腹部肿块粘连,有压痛,腹肌紧张,血常规白细胞升高等。

(四)恶变

肿瘤迅速生长,尤其双侧性,应考虑有恶变可能。诊断后应尽早手术。

五、处理原则

卵巢增大或卵巢囊肿有下列指征者应及早行腹腔镜检查或剖腹探查:卵巢实质性肿块、囊肿直径>5cm,青春期前和绝经后期,生育年龄正在口服避孕药,囊肿持续存在超过3个月。

确诊为卵巢肿瘤者原则上应立即手术切除肿瘤。手术范围应根据临床期别组织学类型、患者年龄、对生育的要求及对手术的耐受力来分别决定。卵巢良性肿瘤,如年轻、单侧应行卵巢肿瘤剔除术或患侧附件切除术;即使为双侧,也应争取行卵巢肿瘤剔除术,保留部分卵巢组织。

围绝经期妇女应行全子宫及双侧附件切除术。术中可疑恶性时立即冷冻切片组织学检查确定手术范围。如为恶性肿瘤,早期卵巢上皮性癌应行全面确定分期的手术,程序是:进入盆腹腔后首先留取腹腔积液或腹腔冲洗液进行细胞学检查,全面探查盆、腹腔,对可疑病灶及易发生转移部位多处取材作组织学检查,全子宫和双附件切除,尽可能切除所有明显的肿瘤病灶,大网膜、盆腔及腹主动脉旁淋巴结切除。晚期卵巢癌行肿瘤细胞减灭术,手术目的是切除所有原发灶、转移灶,残余肿瘤直径越小越好。

对下列条件的年轻患者可考虑保留对侧卵巢:临床Ⅰa期,肿瘤分化好,肿瘤为临床临界恶性或低度恶性,术中剖视对侧卵巢未发现肿瘤,术后有条件严密随访。

化学药物治疗及放射治疗:为主要的辅助治疗,根据手术后情况决定具体方案。

六、护理问题

恐惧;焦虑;知识缺乏;营养失调。

(一)相关因素

因自护知识缺乏,卵巢身居盆腔深部,不易发现,一旦发现多数需要手术,或若为肿瘤,多为中晚期,预后差。可致焦虑、恐惧。

(二)主要表现

早期无症状,很难早期诊断,晚期常出现腹胀、腹部肿块。

(三)护理措施

根据相关护理问题、主要表现等进行护理评估,制订相应的护理措施。

1.病史

是否曾经做过妇科检查,有无肿块;若有,需了解肿块发现时间、生长速度、有无影响;是否曾经治疗,其经过如何,有无并发症等;注意询问有无家族史,并收集与发病相关的高危因素;根据患者年龄、病程长短及局部体征初步判断是否为卵巢肿瘤,并对良恶性做出评估。

2.身心状况

体积小的卵巢肿瘤早期不易发现,也无临床体征,尤其肥胖及妇科检查时腹部紧张者很难发现。如体积较大的卵巢肿瘤会出现压迫症状,腹胀,自感腹部长大,原来穿的裤腰现在不能穿;如是恶性肿瘤,腹部长大更快,甚至引起呼吸困难,出现恶病质。

如判断是卵巢肿瘤,无论是良恶性,患者均紧张,急需向医护人员了解清楚是否需做手术,有什么影响,费用需多少,预后如何,是否影响夫妻的感情等问题。

3.诊断检查

缺乏特异性检查方法,常用的方法如下。

(1)妇科检查:妇科双合诊及三合诊检查,在子宫的一侧或前方或后方可扪及肿块,注意肿块的大小,质地,单侧或双侧,活动度,与周围的关系有无压痛,初步考虑良恶性。

(2)B超:可了解肿瘤的部位、来源、大小、形态、性质,与邻近器官的关系。初步鉴别肿瘤、腹腔积液、炎症积液。

(3)细胞学检查:腹腔积液或腹腔冲洗液找癌细胞。

(4)血清学检查:通过免疫学、生物化学等查肿瘤标志物(如 AFP),利用卵巢单克隆抗体0C125 检测卵巢上皮性癌患者血清中的瘤抗原(CA125)浓度等。

(5)腹腔镜:对肿块较小的早期恶性肿瘤的确诊有重要意义。可在直观下观察肿瘤的来源、大小、性质及其与周围的关系,必要时可做多点活检病理确诊。

(6)放射学诊断:CT、MRI、腹部 X 线片、淋巴造影等有助诊断。

七、潜在并发症

(1)伤口感染。

(2)癌性转移。

(3)尿潴留。

(4)丧失生育能力。

(5)卵巢早衰。

八、护理措施

(1)使患者对疾病有正确的了解,增强患者及家属的信心,主动配合治疗,协助患者应对压力。为患者提供表达情感的机会和环境,经常巡视病房,花费一定时间尽可能陪伴患者,详细了解患者的疑虑和需求,评估患者的身心状况,耐心向患者解释病情,有问必答,安排康复了的患者互访,分享感受,增强治疗信心,鼓励患者及家属亲友尽可能参与护理活动及照顾关心患者,使患者得到家属亲友的鼓励和帮助。

(2)协助患者接受各种检查和治疗:遵医嘱,向患者及家属介绍治疗计划,可能做哪些检查及治疗,取得主动配合,协助医师完成各种诊断性检查,如抽血、腹腔穿刺放腹腔积液、腹腔或胸腔内注入化疗药物,备好用物,观察患者血压、脉搏、呼吸等生命体征,发现异常反应立即报告医师处理。手术是卵巢肿瘤最主要的治疗手段,解除患者对手术的种种顾虑,按腹部手术护理常规内容认真做好术前准备,包括饮食指导、肠道、腹部、阴道准备,巨大肿瘤或大量腹腔积液者准备沙袋,术后注意体温、血压、脉搏、呼吸、心肺腹部情况,早期发现感染征象,及早得到防治,腹部伤口止痛,外阴因留置尿管注意冲洗,注意饮食指导,营养调配,术后化疗患者注意相应的护理,加强监护感染,消化道反应及血常规变化。注意电解质紊乱及肝肾功能。

(3)治疗后性生活指导及康复卵巢:良性肿瘤术后 1 个月复查,如未切子宫 1 个月后可恢复性生活,恶性肿瘤在治疗后或病情基本控制、健康恢复以后,能不能恢复正常性生活,这一问题常使患者及丈夫难以启齿询问,实际上这已成为患者及家属的另一心理负担,对患者的恢复是不利的,如癌症患者在治疗后恢复正常性生活,不仅对保持家庭、夫妻关系是必要的,而且对患者自身长远康复和健康都是十分重要的。卵巢癌术后 3 个月阴道残端愈合后即可过性生活。

(4)做好随访及加强预防保健知识的宣传:卵巢非赘生性肿块直径<5cm 者,应定期 3~6 个月接受复查,保管好病历记录及检查结果,手术后患者根据病理报告酌情复查,卵巢恶性肿瘤术后一般应做化疗及其他综合治疗,护士应协助医师向患者交代定期来院化疗,给患者提供舒适的环境,定期化疗,完成治疗计划,化疗结束后还应追踪,开始 2~3 个月 1 次,复查妇科情况,B 超或 CT,血常规及相应的其他检查。行全身检查为宜。

为了早期发现卵巢肿瘤,应大力宣传卵巢癌知识,高危因素,参加每年 1 次的妇科普查,高危人群最好半年 1 次,附件小肿块严密观察,盆腔肿块诊断不清持续存在应尽早腹腔镜或剖腹探查。凡患消化道癌、乳腺癌术后应密切观察妇科情况。

第九章　妊娠期并发症的护理

受孕和妊娠是极其复杂而又十分协调的生理过程。从受孕至胎儿及其附属物娩出的 40 周期间,各种内在因素与外界因素综合作用时常影响着母体和胎儿,若不利因素占优势,妊娠时则会出现一些并发症。

第一节　流产

一、定义

流产指妊娠在 28 周前终止,胎儿体重不足 1000g 者。流产分自然流产、人工流产。流产发生在 12 周以前为早期流产,12 周以后小于 28 周的流产为晚期流产。自然流产的发生率占全部妊娠的 10%~15%,其中早期流产占 80% 以上。

二、流产的高危因素

(一)胚胎因素

尤其是早期自然流产。有学者报道,染色体异常占 61.5%,以常染色体三体居第一位,约占全部异常的 52%,其中 16 三体约占全部流产的 1/3;其次为单体 X(45,X),占全部异常的 19%。还有调查结果表明,在妊娠 12 周内流产的染色体异常率占 60%,妊娠 24 周则降低到 7%,也就是说,流产时间发生越晚,染色体异常的频率越低。

(二)母体因素

全身疾病,如急性病,高热;细菌毒素或病毒通过胎盘进入胎儿血液循环,使胎儿死亡而流产;慢性疾病如慢性胃炎或高血压,胎盘可能发生梗死而流产;生殖器疾病;内分泌功能失调;创伤;胎盘内分泌功能不足。

(三)免疫功能异常

胚胎及胎儿属于同种异体移植物。母体对胚胎及胎儿的免疫耐受是胎儿在母体内得以生存的基础,若孕妇在妊娠期间对胎儿免疫耐受降低,易致流产。

(四)环境因素

可发生流产的有害物质,有化学物质(如镉、铅、有机汞、DDT 及吸烟等)和物理因素(如放射性物质、高温、噪声等)。

(五)强烈应激与不良习惯

如过度紧张、焦虑、恐惧、忧伤等精神创伤,吸烟、吸毒、过量咖啡等均可导致流产。

三、病理

流产多数为胚胎或胎儿先死,然后底蜕膜出血,造成绒毛自蜕膜层剥离出血,刺激子宫收缩(腹痛),导致阴道流血及妊娠产物排出。

排出时症状因妊娠的时期不同而有所不同。妊娠 8 周前,胚胎多先死亡;妊娠产物易完全自宫壁剥落而排出,出血不多。8～12周,妊娠产物不易排出,影响宫缩,出血较多;因而早期流产先出血后腹痛,妊娠12周以后,胎盘形成,流产过程与足月分娩相似,先腹痛后排出胎儿、胎盘。

四、流产特殊情况

(一)稽留流产

稽留流产指胚胎或胎儿在宫内已死亡尚未自然排出者。其临床特征是:子宫不再增大反而缩小,早孕反应消失;孕中期胎动可停止。妇科检查见子宫口未开,子宫小于停经月份,质不软。若是中期妊娠未闻及胎心。

(二)习惯性流产

习惯性流产指连续自然流产≥3次者。近几年常用复发性流产,改为连续2次及2次以上的自然流产,每次流产多发生于同一妊娠月,其临床经过与一般流产相同。

(三)流产合并感染

流产过程中,阴道流血时间长,有组织残留于宫腔内,或非法堕胎有可能引起感染。

五、诊断

诊断根据病史及临床表现加上辅助检查,如常用的是妊娠试验、B超检查,即可确诊。

六、临床表现

流产的主要症状是阴道流血和腹痛。早期流产经常是阴道流血发生在腹痛之前;晚期流产先有阵发性子宫收缩,即阵发性腹痛,而阴道流血在腹痛之后。妇科检查子宫大小,子宫口是否扩张,胎膜是否破,依妊娠的月份及流产各阶段不同而异。

七、处理原则

(一)先兆流产

卧床休息,禁性生活,必要时加用对胎儿刺激小的镇静剂。经治疗两周,症状不见缓解或反而加重者,表明胚胎发育异常,应停止治疗,让其流产。

(二)难免流产

一旦确诊,应尽早使胚胎及胎盘组织完全排出。预防出血及感染。

(三)不全流产

一经确诊,及时行吸宫术或钳刮术,清除宫内残留的组织;流血多伴休克者应同时输液、输血。出血时间较长者,应给予抗生素预防感染。

(四)完全流产

不需特殊处理。

(五)稽留流产

因胚胎组织有时机化,与子宫壁紧密粘连,刮宫困难;又因时间过久,可能发生凝血机制障碍,导致弥散性血管内凝血(DIC),造成严重出血,因此处理时需做好有关方面的检查和有关的准备工作。一次不能刮干净,可于5～7日后再作刮宫。

(六)习惯性流产

主要是在孕前查找原因,对症处理。原因不明的妇女,当有怀孕征兆时,强调休息,禁性生活,补充维生素,可按黄体功能不足给予安胎,直至妊娠超过以往发生流产的月份或安胎用药至妊娠 10 周。

各种流产过程防治感染。若流产感染,原则上首先控制感染,待控制感染后若流血不多再行刮宫,清除残留组织以止血。若流血多,控制感染的同时用卵圆钳将宫腔残留组织夹出,出血减少,待感染控制后再行彻底刮宫。若合并感染性休克,应积极纠正休克。

八、护理问题

出血;腹痛。

(一)相关因素

流产多数为胚胎或胎儿先死,然后底蜕膜出血,造成绒毛自蜕膜层剥离出血。但如果是流产的先兆出血不多,不一定是胚胎先死而是因精神心理、过度劳累或有外伤史、性交史、内分泌失平衡、免疫等。

(二)主要表现

出血。流产阶段不同,出血量不同。先兆流产出血量少于月经量,甚至点滴出血。难免流产、不全流产出血量多于月经量,甚至大出血。其他表现,伴有不同程度的腹痛;出血时间长、多,贫血致面色苍白;个别感染并有发热。

(三)护理措施

针对上述护理问题的主要表现及相关因素进行动态评估,制订相应护理措施。如休息不好给予较好的舒适环境,相对卧床休息;精神因素则调整心态,配合医护治疗;并针对流血、腹痛不同程度按照优生优育原则随时进行心理咨询和疏导。每日仔细观察生命体征及出血量、排出物,腹痛情况,如遇到问题随时与医生联系。

(四)健康指导

如经安胎治疗成功,告之回家休息,注意营养、卫生、定期产检的时间、要求及注意事项。如此次属稽留流产或完全流产,指导回家继续休息、加强营养,适当加强锻炼身体增强自身免疫。另外,避免有毒有害物质的影响,避孕半年到 1 年,进行孕前咨询或检查。

九、潜在的并发症

(一)出血性休克

晚期难免流产和不全流产大量出血,就诊或处理不及时均可发生出血性休克。有的患者出现面色苍白,血压下降甚至休克,脉搏增快,血红蛋白下降。遇此情况,根据评估情况输氧,交叉配血,输液输血;纠正休克同时,如有活动性出血,与医生配合做好准备清宫,并使用缩宫剂。预防感染,纠正贫血。

(二)有感染的危险

感染与反复出血、宫腔内组织的残留、机体抵抗力下降有关。

(三)预感性悲伤

预感性悲伤与即将失去胚胎或胎儿有关。

十、护理处理

(1)先兆流产预后的判定:目的是筛查出那些注定要流产的病例,以及协助流产的完成。

通过询问病史,早孕时的检查,妊娠试验,以及妇科检查,核实孕周。

根据 B 超检查与检测。

如经 1～2 周治疗无效或子宫大小与孕周不符者应进一步处理,绝不应长期盲目地保胎造成稽留流产。

(2)如继续妊娠者进行动态评估,严密观察阴道流血、腹痛及排出物情况。结合患者的生活环境、工作性质和家庭关系等,制订护理计划;嘱孕妇心情要舒畅,加强营养,促进胎儿的发育。一定要向孕妇及家属讲明只有胚胎发育正常保胎才能奏效,否则会带来一系列危害。

(3)妊娠不能继续,且已发展至难免或不全流产,配合医师,采取积极措施,做好终止妊娠的准备,协助医师完成手术过程,使妊娠物完全排出。

(4)预防感染,医护人员操作时应做到无菌操作;指导患者养成良好的卫生习惯,注意会阴部清洁;护理人员严密观察患者的体温、血常规及阴道流血、分泌物的量、色、味;发现有感染的征象,应及时告诉医生,且按医嘱进行抗生素处理;1 个月内禁止性交,流产 1 个月后患者来院检查。

(5)提供健康指导,协助患者顺利度过悲伤期。多次向患者及家属解释,流产对胚胎来说是一种不幸的事,但对夫妻和人类来说是一种自然选择的机制。此次好好休息,加强营养,心情舒畅,接受必要的实验室检查,查明原因,是为了以后的怀孕。

如果此次原因很明确,下次怀孕必须引起注意,在孕前处理好后再怀孕,如子宫畸形者需在妊娠前行矫治手术,再如子宫颈内口松弛需行修补术,如已妊娠则可在妊娠 14～18 周行子宫内口环扎术等。

第二节　早产

一、定义
早产是指妊娠满 28 周至不满 37 周之间分娩者。

二、治疗原则
若胎儿存活,无胎儿窘迫、胎膜未破,通过休息和药物治疗控制宫缩,尽量维持至足月;若胎膜已破,早产已不可避免时,则应尽可能地预防新生儿并发症以提高早产儿的存活率。

三、护理评估
(一)健康史
详细评估可致早产的高危因素,如既往流产、早产史或本次妊娠期有阴道出血,则发生早产的可能性大,应详细询问出血症状及接受治疗的情况。

(二)身心状况
妊娠满 28 周至不满 37 周前出现明显的规律宫缩,每 10min1 次,伴有宫颈管缩短即为先兆早产;如出现 20min≥4 次且每次持续≥30s 的规律宫缩,并伴有宫颈管缩短 75%,宫颈管扩张 2cm 以上者即为早产临产。

(三)相关检查
通过全身检查及产科检查,结合阴道分泌物的生化指标检测,核实孕周评估胎儿成熟度胎方位等;观察产程进展,确定早产的进程。

四、护理措施

(一)预防早产

(1)孕妇良好的身心状况可减少早产的发生,突然的精神创伤也可诱发早产,因此,应做好孕期保健工作,指导孕妇加强营养,保持平静的心情。

(2)应避免诱发宫缩的活动,如抬举重物、性生活等。

(3)高危孕妇必须多卧床休息,以左侧卧位为宜,以增加子宫血液循环,改善胎儿供氧,慎做肛查和阴道检查等。

(4)积极治疗并发症,宫颈内口松弛者应于孕 14～16 周或更早些时间做子宫内口缝合术,防止早产的发生。

(二)药物治疗的护理

常用的抑制宫缩的药物有硫酸镁、β-肾上腺素受体激动剂、钙通道阻滞剂和前列腺素合成酶抑制剂。

先兆早产的主要治疗是抑制宫缩,与此同时,还要积极控制感染,治疗并发症和并发症。护理人员应明确药物的作用、用法,并能识别药物的副作用,以避免毒性作用的发生,同时应对患者做好相应的健康教育。

(三)预防新生儿并发症的发生

(1)在保胎过程中应每日行胎心监护,教会患者自数胎动,有异常时及时采取应对措施。

(2)对妊娠 35 周前的早产者,在分娩前按医嘱给予孕妇糖皮质激,素如地塞米松等,可促胎肺成熟,明显降低新生儿呼吸窘迫综合征的发病率。

(四)为分娩做准备

(1)如早产已不可避免,应尽早决定合理的分娩方式,如臀位、横位,估计胎儿成熟度低,而产程又需较长时间者,可选择剖宫产结束分娩;经阴道分娩者,应考虑使用产钳和会阴切开术以缩短产程,从而减少分娩过程中对胎头的压迫。

(2)同时充分做好早产儿保暖和复苏的准备,临产后慎用镇静剂,避免复苏新生儿时出现呼吸抑制的情况;产程中应给产妇吸氧;新生儿出生后立即结扎脐带,防止过多母血进入胎儿循环造成循环系统负荷过重的状况。

(五)为孕妇提供心理支持

护士可安排时间与孕妇进行开放式的讨论,让患者了解早产的发生并非她的过错,有时甚至是无缘由的。也要避免为减轻孕妇的负疚感而给予过于乐观的保证。

由于早产是出乎预料的,孕妇多没有精神和物质准备,对产程中的孤独感、无助感尤为敏感,因此,丈夫、家人和护士在身旁提供支持较足月分娩更显重要,并能帮助孕妇重建自尊,以良好的心态承担早产儿母亲的角色。

第三节　过期妊娠

一、定义

平时月经周期规律,妊娠达到或超过42周(≥294d)尚未分娩者,称为过期妊娠。

二、治疗原则

根据胎盘功能、胎儿大小、宫颈成熟度综合分析,选择恰当的分娩方式。

三、护理评估

(一)健康史

详细询问病史,了解孕妇平时月经是否规律、末次月经时间、准确计算核实孕周。

(二)身心状况

了解早孕反应出现时间、胎动出现时间、子宫大小等有助于推算孕周。了解孕妇心理状况。

(三)相关检查

B超检查可观察胎动、胎儿肌张力、胎儿呼吸运动及羊水量;胎动次数12h小于10次视为胎盘功能减退;胎儿电子监护仪监测估计胎儿安危;羊膜镜检查可观察到羊水颜色。

四、护理措施

(1)加强孕期宣教:定期进行产前检查,使孕妇及家属认识过期妊娠的危害性。

(2)心理护理:部分孕妇和家属认为"瓜熟蒂落",不愿接受人工终止妊娠的方法,有的则要求尽快结束分娩。护士应耐心解释,纠正她们错误观点,并告诉目前胎儿的真实情况和可能发生的情况,使其以良好的心态接受阴道分娩或剖宫产。

(3)协助医生做好胎儿宫内安危监测及胎盘功能检测,鼓励孕妇进食,鼓励其积极休息,为分娩做好准备。如使用普拉睾酮促进宫颈成熟时或缩宫素引产者要做好用药观察并交代注意事项。

(4)进入产程后,指导产妇尽量左侧卧位,并给予吸氧,做好连续胎心监测,发现胎儿窘迫,报告医生及时处理。

(5)出现胎盘功能减退或胎儿宫内窘迫征象应行剖宫产尽快及时分娩,做好新生,儿的抢救准备工作。如果有羊水污染,必须在胎肩娩出前就要及时清理吸入呼吸道的黏稠羊水,胎儿娩出后立即吸出气管内容物,防止发生吸入性肺炎,减少胎粪吸入综合征的发生。

(6)产后及时纠正新生儿脱水、酸中毒、低血糖等并发症。

(7)出院指导:按产科一般出院指导从居家环境、卫生保健饮食、服药、心理、功能锻炼、新生儿等方面进行指导。

第四节　异位妊娠

异位妊娠是妇产科常见的急腹症之一,发病率约为1%,若不及时诊断和积极抢救,重者出血性休克危及母体生命,轻者贫血、继发不孕等并发症。异位妊娠的发生率近年有上升的趋势,任何年龄可发生,但40%的发生在20～29岁的妇女。10%～20%的发生第二次异位妊娠,而且有4%～5%的出现在对侧输卵管。输卵管炎治疗、输卵管吻合术后更易发生。

一、定义

正常妊娠时,受精卵着床于子宫体腔内膜。当受精卵于子宫体腔以外着床称异位妊娠,习称宫外孕。异位妊娠包括输卵管妊娠、卵巢妊娠、腹腔妊娠、宫颈妊娠等,其中输卵管妊娠最常见,占异位妊娠的95%左右。

输卵管妊娠发生的部位以壶腹部最多见,约占78%,其次为峡部,约占25%,伞部及间质较少见。

二、治疗原则

在积极纠正休克的基础上以手术为主,其次是药物治疗。

三、护理评估

(一)健康史

仔细询问月经史,准确推断停经时间,此外还应询问有无妇科手术和盆腔炎症等与发病相关的高危因素。

(二)身心状况

高度关注生命体征、宫外孕破裂出血可能导致休克、下腹疼痛情况及孕的情绪反应。

(三)相关检查

腹部检查、盆腔检查、阴道后穹隆穿刺抽出不凝血、B超检查及腹腔镜检查等均有助于确诊。

四、护理措施

(一)接受手术治疗患者的护理

护士在严密观察患者生命体征的同时,配合医师积极纠正患者休克症状,做好术前准备。

1.术前准备

(1)向患者讲解腹腔镜检查的目的操作步骤及注意事项,使其了解检查的先进性和局限性,积极配合检查。

(2)术前1d晚肥皂水灌肠,腹部皮肤准备时注意清洁脐孔。

(3)术日晨禁食水。

2.术中配合

注意观察患者生命体征的变化,发现异常及时报告医师。若盆腔视野不清,可调整患者为头低臀高15°体位。

3.术后护理

(1)拔除导尿管,嘱患者自主排尿。卧床休息半小时后即可下床活动,以尽快排除腹腔气体。向其说明出现肩痛及上腹不适等症状是因腹腔内残留气体刺激膈肌所致,会逐渐缓解或消失。

(2)患者术后当日即可进半流食,次日可摄入正常饮食。

(3)注意观察患者生命体征及穿刺口有无红肿、渗出。

(4)按医嘱给予抗生素。

(5)告知患者术后2周内禁止性交。

4.提供心理支持

护士手术前简洁明了地向患者及家属说明手术的必要性,并以亲切的态度和切实的行动赢得患者及家属的信任,保持周围环境安静有序,减少和消除患者的紧张、恐惧心理,协助患者接受手术治疗方案。术后,护士应帮助患者以正常的心态接受此次妊娠失败的现实,向她们讲述异位妊娠的有关知识,一方面可以减少因害怕再次发生异位妊娠而抵触妊娠的不良情绪,另一方面,也可以增加和提高患者的自我保健意识。

(二)非手术治疗患者的护理

对于接受非手术治疗方案的患者,护士应从以下几方面加强护理。

1.严密观察病情

尤其应注意阴道流血量与腹腔内出血量不成比例的情况,当阴道流血量不多时,不要误以为腹腔内出血量亦很少。护士应告诉患者病情发展的一些指征,如出血增多、腹痛加剧、肛门坠胀感明显等,以便当患者病情发展时,医患均能及时发现,并给予相关处理。

2.加强化学药物治疗的护理

化疗一般采用全身用药,也可采用局部用药。并注意观察患者的病情变化及药物毒副反应。

3.指导患者休息与饮食

患者应卧床休息,避免腹部压力增大,从而减少异位妊娠破裂的机会。生活护理应指导患者摄取足够的营养物质,尤其是富含铁蛋白的食物,如动物肝脏、鱼肉、豆类、绿叶蔬菜以及黑木耳等,以促进血红蛋白的增加,增强患者的抵抗力。

4.监测治疗效果

护士应协助正确留取血标本,以监测治疗效果。

(三)出院指导

输卵管妊娠的预后在于防止输卵管的损伤及感染,因此护士应做好妇女的健康指导工作,防止发生盆腔感染。教育患者保持良好的卫生习惯,勤洗浴、勤换衣、性伴侣稳定。发生盆腔炎后需立即彻底治疗,以免延误病情。另外,由于输卵管妊娠者中约有10%的再发生率和50%~60%的不孕率。因此,护士应告诫患者,下次妊娠时要及时就医,并且不要轻易终止妊娠。

第五节 妊娠期高血压

一、定义

妊娠期妇女由于全身小动脉痉挛,造成宫腔狭窄,周围阻力增大,内皮细胞损伤,通透性增加,体液和蛋白质渗漏,表现为血压升高、蛋白尿、水肿和血液浓缩等,是妊娠期特有的疾病。

二、治疗原则

镇静、解痉、降压、利尿,适时终止妊娠、预防子痫。

三、护理评估

(一)健康史

详细询问本次妊娠有无高血压、蛋白尿、水肿、抽搐等征象,既往有无相关疾病,有无家族史。

(二)身心状况

评估患者一般健康状况,重点注意有无头痛、视力改变、胸闷、恶心呕吐、上腹不适等自觉症状。多次测血压比较,留取 24h 尿检查尿蛋白,水肿程度。如已发生子痫则应特别注意发作的状态、频率、持续及间隔时间神志及有无自伤、外伤、窒息等。

(三)相关检查

根据病情进行尿常规、血液检查及心电图等检查,眼底检查视网膜小动脉变化是反映妊娠期高血压疾病严重程度的重要参考指标。

四、护理措施

(一)妊娠期高血压疾病的预防指导

1.加强孕期教育

促使孕妇自觉于妊娠早期开始接受产前检查,并主动坚持定期检查,以便及时发现异常,及时得到治疗和指导。

2.进行休息及饮食指导

孕妇应采取左侧卧位,保持心情愉快。指导孕妇合理饮食,减少过量脂肪和盐的摄入,增加蛋白质维生素以及富含铁、钙、锌的食物,对预防妊娠期高血压疾病有一定作用。

(二)一般护理

1.保证休息

保证充分的睡眠,每日休息不少于 10h。以左侧卧位为宜。

2.调整饮食

轻度妊娠期高血压孕妇需摄入足够的蛋白质(100g/d 以上),蔬菜,补充维生素、铁和钙剂。食盐不必严格限制,因为长期低盐饮食可引起低钠血症,易发生产后血液循环衰竭,而且低盐饮食也会影响食欲,减少蛋白质的摄入,对母儿均不利。但全身水肿的孕妇应限制食盐入量。

3.密切监护母儿状态

护士应询问孕妇是否出现头痛、视力改变、上腹不适等症状。每日测体重及血压,每日或隔日复查尿蛋白。定期检测血压、胎儿发育状况和胎盘功能。

4.间断吸氧

可增加血氧含量,改善全身主要脏器和胎盘的氧供。

(三)用药护理

硫酸镁为目前治疗子痫前期和子痫的首选解痉药物,护士应明确硫酸镁的用药方法、毒性反应以及注意事项。

1.用药方法

硫酸镁可采用肌内注射或静脉用药。

(1)肌内注射:25%硫酸镁溶液20mL(5g),臀部深度肌内注射,每日1～2次。以缓解疼痛刺激,注射后用无菌棉球或创可贴覆盖针孔。

(2)静脉给药:25%硫酸镁溶液20mL+5%葡萄糖溶液200mL,静脉注射(1～2g/h),每日4次。

2.毒性反应

通常主张硫酸镁的滴注速度以1g/h为宜,不超过2g/h。每日用量15～20g。硫酸镁过量会使呼吸及心肌收缩功能受到抑制甚至危及生命,中毒现象首先表现为膝反射减弱或消失。

3.注意事项

护士在用药前及用药过程中均应监测孕妇血压,同时还应监测以下指标。

(1)膝腱反射必须存在。

(2)呼吸不少于16次/min。

(3)尿量每24h不少于600mL,或每小时不少于25mL。

(四)子痫患者的护理

(1)协助医生控制抽搐。

(2)专人护理,防止受伤。

(3)减少刺激,以免诱发抽搐。

(4)严密监护。

(5)为终止妊娠做好准备。

(五)妊娠期高血压孕妇的产时及产后护理

(1)若决定阴道分娩,需加强各产程护理。

(2)开放静脉,测量血压。

(3)继续硫酸镁治疗,加强用药护理。

(六)健康指导

对轻度妊娠期高血压疾病患者,应进行饮食指导并注意休息,以左侧卧位为主,加强胎儿监护,自数胎动,掌握自觉症状,加强产前检查,定期接受产前保护措施;对重度妊娠期高血压疾病患者,应使患者掌握识别不适症状及用药后的不适反应。还应掌握产后的自我护理方法,加强母乳喂养的指导。同时,注意家属的健康教育,使孕妇得到心理和生理的支持。

第六节　妊娠期肝内胆汁淤积

一、定义
妊娠期肝内胆汁淤积症是孕中晚期出现以皮肤瘙痒和黄疸为主要特征的特有并发症。

二、治疗原则
缓解症状、恢复肝功、减低血胆酸水平、注意胎儿宫内状况。

三、护理评估

(一)健康史
询问既往孕产史，家族中母亲姐妹有无 ICP 史，有无服用硫唑嘌呤等减少胆小管转运胆汁的药物。

(二)身心状况
评估孕妇瘙痒的发生时间、程度，有无失眠、疲劳、恶心、食欲减退，出现黄疸的时间，检查肝脏质地、有无压痛，有黄疸者羊水污染、新生儿窒息、围生期病死率均显著增加。孕妇由于不适出现烦躁、紧张的情绪表现。

(三)相关检查
血清胆酸测定水平越高，病情越重，血清胆红素轻中度升高，病理检查肝小叶中央区胆红素轻度淤积，毛细胆管胆汁淤积及胆栓形成。

四、护理措施
(1)适当卧床休息，取左侧卧位，以增加胎盘血灌注量。给予间断吸氧半小时，每日 3 次；补充高渗葡萄糖、维生素及能量，既保肝又可提高胎儿对缺氧的耐受性。

(2)瘙痒时给予对症处理，衣服宽松、舒适，避免用刺激性肥皂沐浴。

(3)ICP 对胎儿的危害较大，可致胎儿宫内窘迫、死胎、死产，因此必须密切注意胎动和胎心的变化，从 34 周开始每周做无应激实验(NST)。定期复查肝功能、血胆酸了解病情。

(4)做好用药护理。常用的药物有腺苷蛋氨酸、熊去氧胆酸、地塞米松、苯巴比妥等，护士应熟悉药物的用法、作用和注意事项。

(5)加强健康教育，以提高孕妇对该病的认识，密切配合治疗，安全度过孕期。

(6)适时终止妊娠，以剖宫产为宜，以免宫缩加重胎儿缺氧。

(7)由于 ICP 时胆酸排泄减少，脂溶性维生素吸收降低，孕妇易发生产后出血，产后需密切观察子宫收缩情况，按医嘱给予宫缩剂。

(8)给予心理护理和心理支持。

第七节　妊娠剧吐

一、定义

少数孕妇早孕反应严重,频繁恶心呕吐,不能进食,以致发生体液失衡及新陈代谢障碍,甚至危及孕妇生命,称为妊娠剧吐。

二、治疗原则

纠正水电解质紊乱、止吐、补充营养。

三、护理评估

(一)健康史

询问出现早孕反应的时间,进食情况,有无胃肠道疾病等。

(二)身心状况

严重呕吐不仅可能会导致水电解质紊乱,引起代谢性酸中毒,孕妇体重减轻,皮肤干燥,尿量减少,血压降低;还可能引起维生素 K 和 B 族维生素缺乏而造成视力障碍、精神迟钝、出血倾向。孕妇精神高度紧张焦虑,生活环境及经济条件较差的孕妇易发生妊娠剧吐。

(三)相关检查

测量尿量、尿比重、酮体,注意有无尿蛋白及尿管型;血液检查可了解水电解质及酸碱平衡情况及血液浓缩情况;必要时进行眼底检查及神经系统检查。

四、护理措施

(一)心理护理

护理人员应全面了解患者的心理状态,充分调动患者的主动性,帮患者分析病情,使患者了解妊娠剧吐是一种常见的生理现象,经过治疗和护理是可以预防和治愈的,消除不必要的思想顾虑,克服妊娠剧吐带来的不适,树立妊娠的信心,提高心理舒适度。

(二)呕吐的护理

(1)呕吐时指导孕妇做深呼吸和吞咽动作即大口喘气,并暂时禁食。

(2)呕吐后要及时漱口,清理呕吐物、保持被服整洁、注意口腔卫生。

(3)遵医嘱使用止吐剂,如异丙嗪、甲氧氯普胺、B 族维生素等。

(三)静脉补液

静脉补充水、电解质、维生素等可以迅速调整脱水及补充各种营养物质,是治疗妊娠剧吐的主要手段,必要时补充氨基酸制剂、脂肪乳等。经常巡视输液情况。

(四)饮食护理

呕吐停止后应适当进食,饮食以清淡、易消化为主,还应含丰富蛋白质和糖类,可少量多餐,对患者进行营养及胎儿发育指导,把进餐当成轻松愉快的享受而不是负担,使胎儿有足够的营养,顺利度过早孕反应期。

(五)出院指导

(1)少吃多餐,选择能被孕妇接受的食物,以流质为主,避免油腻、异味,吐后应继续再吃,若食后仍吐,多次进食补充,仍可保持身体营养的需要,同时避免过冷过热的食物。必要时饮口服补液盐。

(2)卧床休息,环境安静,通风,减少在视线范围内引起不愉快的情景和异味。

(3)另外要保持外阴的清洁,床铺的整洁。

(4)关心、体贴孕妇,解除不必要的顾虑,孕妇保持心情愉快,避免急躁和情绪激动。

(5)若呕吐导致体温上升,脉搏增快,眼眶凹陷,皮肤无弹性,精神异常等表现,应立即就医。

第八节　前置胎盘

一、定义

正常胎盘附着于子宫体部的后壁、前壁和侧壁。若胎盘附着于子宫下段,甚至胎盘下缘达到或覆盖宫颈内口处,其位置低于胎儿先露部,称为前置胎盘。

本病是妊娠晚期出血的主要原因之一,为妊娠期的严重并发症,如处理及护理不当,可危及母子的生命。发病率国内报道为 0.24%～1.57%,国外为 0.5%,经产妇尤其是多产妇,可高达 5%。

二、治疗原则

抑制宫缩、止血、纠正贫血和预防感染。根据阴道流血量、有无休克、妊娠周数、产次胎位胎儿是否存活、是否临产及前置胎盘的类型等综合做出决定。

三、护理评估

(一)健康史

除了解个人健康史外还应该了解既往孕产史,注意本次妊娠经过中,特别是孕 28 周后是否有前置胎盘的症状及医疗处理情况。

(二)身心状况

患者的生命体征、一般情况出血量;孕妇及其家属的心理情绪。

(三)相关检查

产科检查、超声波检查、阴道检查;产后检查胎盘和胎膜。

四、护理措施

(一)保证休息,减少刺激

(1)孕妇绝对卧床休息,以左侧卧位为佳。

(2)禁止做阴道检查及肛查,如有必要,可在做好备血及手术准备的情况下,严格消毒行阴道检查。

(二)提高胎儿血氧供应,预防感染

(1)间断吸氧半小时,每日 3 次。

(2)保持会阴清洁,用外用消毒液行会阴擦洗,每日 2 次;禁止性生活,遵医嘱使用广谱抗

生素预防感染。

(三)监测生命体征,及时发现病情变化

密切监测胎心、胎动、宫缩和阴道流血情况,并评估出血量。发现异常及时报告医生并配合处理。备血,做好输血及急症手术的准备。

(四)积极纠正贫血,使用药物抑制宫缩

(1)除口服硫酸亚铁、输血等措施外,还应加强饮食营养指导,建议孕妇多食高蛋白及含铁丰富的食物,如动物肝脏绿叶蔬菜以及豆类等。一方面有助于纠正贫血,另一方面还可以增强机体抵抗力,同时也促进胎儿发育。

(2)期待治疗时,遵医嘱给予子宫收缩抑制剂至 36 周可适时终止妊娠,同时做好用药护理,观察宫缩抑制剂如硫酸镁、沙丁胺醇的作用及副作用。使用硫酸镁时,注意根据宫缩调整滴速,并密切观察有无中毒表现。如呼吸少于 16 次/min 或尿量少于 600mL/d 或膝反射消失,则提示硫酸镁中毒,应及时通知医师处理。

(五)预防产后出血和感染

(1)胎儿娩出后,及早使用宫缩剂,以防产后大出血;新生儿严格按高危儿护理。

(2)产妇回病房休息时严密观察产妇的生命体征及阴道流血情况,发现异常及时报告医生处理,以防止或减少产后出血。

(3)及时更换会阴垫,保持会阴清洁、干燥。

(六)健康教育

指导围孕期妇女避免吸烟、酗酒等不良行为,避免多次刮宫、引产或宫内感染,防止多产,减少子宫损伤或子宫内膜炎。加强孕妇管理,强调适时必要的产前检查及正确的孕期指导,对妊娠期出血,无论多少均应就医,做到及时诊断,正确处理。

第九节　胎盘早剥

一、定义

妊娠 20 周后或分娩期,正常位置的胎盘在胎儿未娩出之前,部分或全部从子宫壁剥离称胎盘早剥,简称胎盘早剥。

胎盘早剥是妊娠晚期出血的又一重要原因之一,也是妊娠晚期的又一种严重并发症。往往起病急,病情发展快,若不及时诊断、处理,可危及母儿生命。国内报道的发生率是 4.6‰~21‰,国外的发生率为 1%~2%。

二、治疗原则

纠正休克、及时终止妊娠、防治并发症。

三、护理评估

(一)健康史

评估孕妇在妊娠晚期或临产时突然发生腹部剧痛,有急性贫血或休克现象应高度重视。

还应结合以往妊娠期有无高血压疾病、慢性肾炎、仰卧位低血压综合征、胎盘早剥史及外伤史等,进行全面评估。

(二)身心状况

除进行阴道流血的色、量评估外,应重点评估腹痛的程度、性质,孕妇的生命体征、一般情况,以及时正确地了解孕妇的身体状况。由于情况危急,孕妇和家属常常感到高度紧张和恐惧。

(三)相关检查

产科检查可判定胎方位、胎心情况、宫高变化、腹部压痛范围和程度等;B超波检查可见胎盘后血肿,重型胎盘早剥时常伴胎心、胎动消失;实验室检查可了解产妇的贫血程度及凝血功能。

四、护理措施

(一)纠正休克,改善患者一般情况

(1)绝对卧床休息,以免活动加重胎盘剥离程度。

(2)持续吸氧、备血、建立双输液通路,补充血容量,积极防治休克。

(3)及时输入新鲜血不仅能补充血容量,还可补充凝血因子。

(4)禁止灌肠,慎行阴道检查,必要时,必须在做好输血和剖宫产准备的条件下施行。

(二)严密观察病情变化,及时发现并发症

(1)严密观察有无皮下出血呕血、咯血、尿血、少尿或无尿等,一旦发现及时报告医生并配合处理。

(2)注意宫缩、阴道流血、同时密切监测胎儿胎心、胎动状况。

(3)胎盘早剥时,宫内出血会导致子宫底不断上升,应严密观察宫底的高度及子宫是否有压痛。

(三)为终止妊娠做好准备

一旦确诊,应及时终止妊娠,减少并发症的发生,根据具体情况决定分娩方式。做好抢救及术前准备,一切抢救物品备床头。

(四)预防产后出血

(1)分娩前备血、分娩时开放静脉、分娩后及时用缩宫素并行子宫按摩,必要时做好切除子宫的准备。

(2)产后注意阴道流血及子宫复旧情况,记录出血量,预防晚期产后出血的发生。

(五)产褥期护理

(1)加强营养、纠正贫血。

(2)保持会阴清洁、更换消毒会阴垫,防止感染。

(3)根据产妇身体情况给予母乳喂养指导。死产者及时给予退乳措施,可在产后24h内尽早服用大量雌激素、束紧双乳、少进汤类,也可针刺足临泣、悬钟等穴位、水煎生麦芽当茶饮以帮助退乳。

第十节 多胎妊娠

一、定义

一次妊娠宫腔内同时有两个或两个以上的胎儿时称为多胎妊娠。

二、治疗原则

防止早产、正确助产、预防产后出血及感染。

三、护理评估

(一)健康史

询问年龄、胎次,家族史是否有多胎史,是否使用促排卵药、本次妊娠产前检查情况。

(二)身心状况

评估孕妇的早孕反应程度、食欲呼吸及水肿、静脉曲张程度及胎动情况等。多胎妊娠的妇女既有兴奋又有担心,因此还应评估孕妇的情绪。

(三)相关检查

产前检查发现子宫比孕周大,孕晚期可触及多个肢体及胎头,听到两个以上的胎心,孕妇出现不能用水肿和肥胖解释的体重过快增长。多普勒胎心仪和B超可明确诊断。

四、护理措施

(一)一般护理

(1)增加产前检查的次数,每次监测宫高、腹围和体重。

(2)注意多休息,尤其是妊娠最后2~3个月,要求卧床休息,防止跌倒意外。卧床时最好取左侧卧位,增加子宫、胎盘的血供,减少早产的机会。

(3)加强营养,尤其是注意补充铁、钙、叶酸等,以满足妊娠的需要。

(二)心理护理

帮助多胎妊娠的孕妇完成两次角色转变,接受成为两个或多个孩子母亲的事实。告知双胎妊娠虽属于高危妊娠,但孕妇不必过分担心母儿的安危,说明保持心情愉快,积极配合治疗的重要性。指导家属准备双份新生儿用物。

(三)病情观察

多胎妊娠孕妇易伴发妊娠期高血压疾病、羊水过多、前置胎盘、贫血等并发症,因此,应加强病情观察,及时发现并处理。

(四)症状护理

(1)双胎妊娠的孕妇胃区受压致胃纳差、食欲减退,因此应鼓励孕妇少量多餐,满足孕妇需要,必要时给予饮食指导,如增加铁、叶酸、维生素的供给。

(2)因双胎妊娠的孕妇腰背部疼痛症状较明显,应注意休息,可指导其做骨盆倾斜运动,局部热敷也可缓解症状。

(3)采取措施预防静脉曲张的发生。

（五）治疗配合

（1）严密观察产程和胎心率变化,如发现有宫缩乏力或产程延长,及时处理。按医嘱使用抗生素。

（2）第一个胎儿娩出后,立即断脐,协助扶正第二个胎儿的胎位,以保持纵产式,通常在等待 20min 左右,第二个胎儿自然娩出。如等待 15min 仍无宫缩,则可协助人工破膜或遵医嘱静脉滴注催产素促进宫缩。产程过程中应严密观察,及时发现脐带脱垂或胎盘早剥等并发症。

（3）为预防产后出血的发生,产程中开放静脉通道,做好输液输血准备;第二个胎儿娩出后应立即肌内注射或静脉滴注缩宫素,腹部放置沙袋,并以腹带紧裹腹部,防止腹压骤降引起休克。产后严密观察子宫收缩及阴道流血情况,发现异常及时配合处理。

（4）多胎妊娠者如系早产,产后应加强对早产儿的观察和护理。

（六）健康教育

护士应指导孕妇注意休息,加强营养,注意阴道流血量和子宫复旧情况,及早识别产后出血、感染等异常情况。并指导产妇正确进行母乳喂养,选择有效的避孕措施。

第十一节　羊水过多

一、定义

凡在妊娠任何时期内羊水量超过 2000mL 者,称为羊水过多。

二、治疗原则

取决于胎儿有无畸形孕周及孕妇自觉症状的严重程度。

三、护理评估

（一）健康史

详细询问病史,了解孕妇年龄,有无妊娠并发症、有无先天畸形家族史及生育史。

（二）身心状况

测量孕妇腹围、宫高、体重,了解有无呼吸困难、腹痛、食欲缺乏等不适症状。了解孕妇心理。

（三）相关检查

B 超是不可缺少的辅助检查方法,甲胎蛋白测定值增高,此外还应进行血型、血糖、胎儿染色体检查以了解有无并发症或先天性疾病。

四、护理措施

（一）一般护理

（1）向孕妇及其家属介绍羊水过多的原因及注意事项,包括指导孕妇摄取低钠饮食,防止便秘。

（2）减少增加腹压的活动以防止胎膜早破。

(二)病情观察

(1)观察孕妇的生命体征,定期测量宫高、腹围和体重,判断病情进展,并及时发现并发症。

(2)观察胎心、胎动及宫缩,及早发现胎儿宫内窘迫及早产的征象。

(3)人工破膜时应密切观察胎心和宫缩,及时发现胎盘早剥和脐带脱垂的征象。

(4)产后,应密切观察子宫收缩及阴道流血情况,防止产后出血。

(三)配合治疗

(1)腹腔穿刺放羊水时应防止速度过快、量过多,一次放羊水量不超过 1500mL,放羊水后腹部放置沙袋或加腹带包扎以防止血压骤降发生休克。

(2)腹腔穿刺放羊水注意无菌操作,防止发生感染,同时按医嘱给予抗感染药物。

(四)随访及预防

确诊的患者应定期随访,每 1～2 周 B 超监测羊水情况,每 2 周一次 NST。在多数情况下尚缺乏有效预防羊水过多的措施,但羊水过多又是一种相对常见的产科并发症,所以应该严密监测病程,尽可能及早明确病因,及时处理以减少不良妊娠结局。

第十二节　胎儿先天畸形及死胎

一、定义

胎儿先天畸形是胎儿在宫内发生的结构异常。妊娠 20 周后胎儿在子宫内死亡称为死胎。

二、治疗原则

一旦确诊为死胎、无脑儿、严重脊柱裂、脑积水和连体儿应尽早引产,保护产妇免受伤害。

三、护理评估

(一)健康史

详细询问病史,了解孕妇年龄,有无妊娠并发症、有无先天畸形家族史及生育史。

(二)身心状况

产前检查发现胎头异常、子宫大小与孕周不符或听不到胎心等。孕妇自责、内疚、羞愧、失落感等情绪反应较为明显。

(三)相关检查

B 超多可确诊,甲胎蛋白测定值增高,此外还应进行尿 E_3 值、胎儿染色体检查以了解有无并发症或先天性疾病。

四、护理措施

(一)做好健康宣教,广泛开展优生优育宣传活动

对生活条件差、文化素质低的偏远山区或个人应重点辅导;早建卡、定期检查、注意孕期卫生及营养,及早发现妊娠并发症及禁忌证。

(二)指导孕妇自我监测

产检时采用通俗易懂的语言教会产妇自我监测胎动,计数≥30 次/12h 为正常,＜10 次/

12h 示胎儿缺氧,应立即到医院就诊。指导孕妇卧床休息,多采取左侧卧位,以改善子宫胎盘血液循环,同时还可以防止仰卧位低血压综合征。

(三)引产的护理

(1)向产妇讲解引产的必要性,向亲人讲解引产过程及需要患者配合事宜,使她们能以积极的心态面对死胎的现实。

(2)观察引产用药的时间,药物作用时间及不良反应。

(3)保证产妇安全的情况下尽量缩短产程,第三产程及早使用缩宫素预防产后出血。

(4)正确处理死产儿,避免刺激产妇。

(5)及时给予退乳措施,可在产后 24h 内尽早服用大量雌激素、束紧双乳、少进汤类,也可针刺足临泣、悬钟等穴位、水煎生麦芽当茶饮以帮助退乳。

(四)心理护理

对于胎死宫内的孕妇,引产前的心理护理至关重要,直接影响到生产过程的产力、产程,对预防滞产和产后出血具有积极的作用。护士应用安慰性语言疏导产妇,并从优生角度向孕妇耐心地讲解,使她们从心理上比较容易和愿意接受这种现实。关心体贴产妇、动作轻柔、态度和蔼,使产妇能感受到来自医护人员的关爱,从而在心理上得到一点补偿。死胎产妇比正常产妇更容易引起产后忧郁症,对于哭泣、紧张、焦虑的产妇,应说明不良情绪对身体健康可造成不良影响,鼓励产妇控制情绪,战胜自我。

(五)出院指导

根据死胎产妇特有的心理、生理、社会特点,做好产后心理疏导,针对胎儿死亡原因提供相关优生优育知识,使产妇对下次妊娠充满信心;加强营养、劳逸结合,为下次妊娠打好基础;产后 42d 按时门诊随访;必要时抽血做染色体检查;做好避孕指导。

第十三节　胎膜早破

一、定义
胎膜早破是指在临产前胎膜自然破裂。

二、治疗原则
期待疗法终止妊娠。

三、护理评估

(一)健康史
详细询问孕产史,进食营养状况、有无妊娠晚期性交、阴道炎症等。

(二)身心状况
孕妇诉大量液体自阴道流出,肛诊将胎先露上推见阴道流液量增加,护士应评估阴道流液量、颜色及性质,注意孕妇心理焦虑、情绪不安变化。

(三)相关检查

产科检查有无头盆不称,阴道液 pH≥6.5 提示胎膜早破,羊膜镜检查看不到前羊膜囊,B超显示羊水量减少。

四、护理措施

(1)加强围生期宣教与指导,妊娠后期禁止性生活,避免腹压突然增加。积极预防治疗生殖道炎症和牙周炎。补充足量的钙、维生素、锌、铜等营养素。宫颈内口松弛者,于 14～16 周行宫颈环扎术并卧床休息。

(2)妊娠 28～35 周、胎膜早破不伴感染者,尽量保胎至足月。胎头未固定者,绝对卧床休息并适当抬高床尾,防止脐带脱垂。

(3)密切观察病情变化,测体温每日 3 次,观察胎心及产兆,注意羊水的颜色及性质。

(4)注意个人卫生,保持会阴清洁,会阴擦洗每日 2 次。

(5)不足 35 周者,无宫缩应卧床休息。遵医嘱给予抗生素预防宫腔感染,地塞米松、维生素 K,促使胎儿肺成熟和预防颅内出血。胎心异常时,立即给予吸氧,左侧卧位,遵医嘱给药,以纠正胎儿宫内缺氧情况。

(6)妊娠 35 周以上者,破膜后 24h 未临产者,遵医嘱静脉滴注催产素促使临产或行剖宫产终止妊娠。做好新生儿复苏准备。

(7)给予心理护理和心理支持。

第十章　异常分娩的护理

妊娠满 28 周后,胎儿及其附属物全部由母体娩出的过程称为分娩。决定分娩能否顺利完成,取决于 3 个因素:产力、产道及胎儿,在各因素均正常并能相互适应的条件下分娩称正常分娩或顺产;其中任何一个或一个以上的因素异常,或三个因素相互不能适应,分娩过程受阻,称异常分娩或难产。难产与顺产在一定条件下可以相互转化。若处理不当,顺产可以变为难产;若处理及时得当,难产则可变为顺产。

异常分娩包括产力异常、产道异常、胎位及胎儿发育异常。

第一节　产力异常

将胎儿及附属物从子宫内娩出的力量称为产力。产力包括子宫收缩力、腹肌和膈肌收缩力及肛提肌收缩力,其中以子宫收缩力为主。在分娩过程中,子宫收缩的节律性、对称性、极性不正常或强度、频率有改变,称为子宫收缩力异常。子宫收缩力异常分类如下。

一、子宫收缩乏力

(一)有关因素

1.精神因素

孕妇对分娩有喜悦、期盼、惧怕及担心胎儿是否正常等复杂心情,对本人和婴儿是否安全无意外、是否需要手术、是否能耐受宫缩有较大的顾虑,加上从亲戚或朋友中听到的分娩时的感受和经验,常给孕妇造成精神压力。临产后精神过度紧张,以致大脑皮质发生功能紊乱,使儿茶酚胺和催产素释放减少可影响正常的子宫收缩,加上睡眠不足,进食少及过多的体力消耗导致子宫收缩乏力。多见于初产妇,尤其是高龄初产妇。

2.产道及胎儿因素

骨盆的大小及形态异常,致使产道狭窄,胎儿过大或胎位异常形成相对性头盆不称,阻碍胎先露下降,不能紧贴子宫下段和子宫颈,因而不能引起有效的反射性宫缩,易导致继发性宫缩乏力。

3.子宫因素

子宫发育不良或子宫畸形,子宫过度膨胀(双胎、羊水过多、巨大儿等)致子宫肌纤维弹性差,子宫肌纤维变性或子宫肌瘤等均可引起子宫收缩乏力。

4.内分泌、电解质异常

妊娠末期参与分娩过程的主要激素如雌激素、孕激素、催产素、前列腺素、儿茶酚胺类物质等的分泌和功能不协调,子宫肌肉敏感性降低致收缩力减弱;电解质浓度(如钾、钠、镁、钙等)异常,均可影响子宫肌纤维收缩能力;肌球蛋白、能量供应物质(ATP、磷酸肌酸)等的异常,亦可致子宫收缩乏力。产程延长后引起的电解质、蛋白质及酶类的新陈代谢障碍可加重子宫收缩乏力。

5.其他因素

临产后过早过量使用镇静止痛药如哌替啶、吗啡等,可使子宫收缩力受到抑制;对产妇饮食、休息护理不当,膀胱充盈未及时处理等均可影响收缩力。孕妇体质因素如单纯性肥胖、营养不良、严重贫血和其他慢性疾病亦可影响产力。

(二)临床分类及临床表现

1.临床分类

按发生时期不同可将子宫收缩乏力分为原发性和继发性两种。原发性宫缩乏力指产程开始时就乏力,宫口不能如期扩张,先露不能如期下降,产程延长。原发性宫缩乏力往往是不协调性乏力,需与假临产相鉴别。继发性宫缩乏力指产程开始时正常,只是产程进展到某一阶段(多在活跃期或第二产程)时子宫收缩力转弱,产程进展缓慢甚至停滞,临床上常表现为协调性乏力。此种情况常出现在骨盆狭窄、持续性枕后位或枕横位等头盆不称时。

按性质不同分为协调性和不协调性两类。

(1)协调性(低张型)子宫收缩乏力:子宫收缩具有正常的节律性、对称性和极性,但收缩力弱,宫腔压力低(<15mmHg),持续时间短,间歇时间长且不规律,宫缩<2 次/10 分钟。当子宫收缩达高峰时,子宫体不隆起和变硬,用手指压宫底部肌肉仍可出现凹陷,产程延长或停滞。

(2)不协调性(高张型)子宫收缩乏力:子宫收缩极性倒置,宫缩不是起自两侧子宫角部,宫缩的兴奋点来自子宫的一处或多处,节律性对称性丧失,宫缩时下段强,上段弱,宫缩间歇期子宫壁不能完全放松,收缩间歇消失影响子宫有效地收缩和缩变,致使宫口不能扩张,胎先露不能下降,为无效宫缩。此类宫缩多发生在潜伏期。

2.临床表现

类型不同临床表现也不同,但两种类型的结局一样。

(1)协调性宫缩乏力:产程刚开始时无不适感,只因产程过长或滞产,产妇休息差,进食少,出现脱水、电解质紊乱、尿潴留等产妇衰竭的表现。由于宫腔内压力低,对胎儿影响不大。

(2)不协调性宫缩乏力:产妇自觉下腹部持续疼痛,拒按,烦躁不安,肠胀气等,胎心音听不清或不规律,胎儿窘迫发生早。产程延长或停滞。

(3)产程曲线异常:上述各类子宫收缩乏力,其结局一样,均可导致产程曲线异常。

潜伏期延长:从临产开始至宫口开大 3cm 为潜伏期。正常约需 8h,>16h 称潜伏期延长。

活跃期延长:宫口开大 3cm 至宫口开全为活跃期。正常约需 4h,>8h 为活跃期延长。

活跃期停滞:进入活跃期后,子宫口不再扩张达 2h 以上,称活跃期停滞。

第二产程延长或停滞:第二产程初产妇>2h,经产妇>1h 尚未分娩者,称第二产程延长。第二产程中胎头下降无进展长达 1h,称第二产程停滞。

胎头下降延缓及胎头下降停滞:活跃晚期至宫口开大 9～10cm,胎头下降速度每小时<1cm,称胎头下降延缓。胎头停留在原处不下降达 1 小时以上,称胎头下降停滞。

滞产:总产程超过 24h,称为滞产。

（三）对母儿的影响

1.对产妇的影响

（1）体力消耗：因产程延长、产妇休息差、进食少，甚至恶心、呕吐，重者引起脱水及酸中毒；产妇精神疲惫及体力消耗，可出现肠胀气、尿潴留等，加重子宫收缩乏力。

（2）产伤：因第二产程异常，胎头挤压盆底，持续压迫膀胱或直肠，导致组织缺血、坏死、脱落，可形成生殖道瘘。

（3）产后出血：因子宫收缩乏力，不利于胎盘剥离娩出及子宫血窦关闭，易发生产后出血。

（4）产后感染：产程进展慢、滞产、肛查或阴道检查次数多、胎膜早破、产后流血等均易增加产后感染的机会。

2.对胎儿、新生儿的影响

因产程延长子宫收缩不协调而致胎盘血液循环受阻，供氧不足，或因胎膜早破脐带受压或脱垂易发生胎儿窘迫，新生儿窒息或死亡；又因产程延长，手术干预机会增多，产伤增加，新生儿窒息、颅内出血等发病率和病死率增加。

（四）处理原则

对协调性子宫收缩乏力，首先分析影响分娩的 3 个因素，找出原因，并针对原因给予相应处理。如发现头盆不称致继发宫缩乏力，估计胎儿不能从阴道分娩者，应及时行剖宫产术。估计胎儿能从阴道分娩者，则为孕妇提供休息的条件，补充营养、水分，加强子宫收缩。对子宫因素所致宫缩乏力，应对因处理，慎选分娩方式，根据宫口开大、先露下降情况做出妥当处理。

不协调性宫缩乏力的处理原则是调节宫缩力，使其恢复子宫收缩正常极性，给予哌替啶 100mg 或吗啡 10～15mg 肌内注射，使产妇休息后，多数能恢复为协调性子宫收缩，如为假临产的不协调宫缩乏力则宫缩消失。若不协调性宫缩已被控制，子宫收缩力仍弱者，可按协调性乏力处理。经上述处理，不协调宫缩未能纠正或伴有胎儿宫内窘迫或伴头盆不称者，均应立即行剖宫产结束分娩。

（五）护理评估

1.病史

评估产前检查的一般资料，如身高、体重、血压、骨盆测量值、胎儿大小、头盆关系等；各种生化检查的结果，以了解各重要器官的功能情况；既往病史，尤其是妊娠史和分娩史。临产后重点评估产妇休息、进食、排泄情况；持续评估宫缩的节律性、对称性及极性、强度及频率，产程的进展及使用镇静剂或止痛药的情况；其次评估孕妇的文化程度和接受产前教育的情况，对分娩的认识和期望；评估孕妇支持系统情况，家属及亲友对分娩和对新生儿的期望值。

2.身心状况

协调性宫缩乏力者，产程刚开始时，孕妇无特殊不适，精神好，进食正常，休息好，能谈笑自如，随意走动，只盼早点分娩见到孩子，进入母亲角色。当产程出现异常时，尤其是同时入院的同伴已顺利分娩时，产妇心理开始不平衡，出现焦虑状态，并反复询问医务人员："别人都生了，我为什么还不生？我到底什么时候能生？"休息差，进食少，甚至出现肠胀气、尿潴留等，产妇此时容易对阴道分娩失去信心，家属不忍目睹产妇强烈的疼痛表现（如大声地呻吟、不停地辗转翻身或自虐等）而失去信心，通常要求尽快手术解除其痛苦。

不协调性宫缩乏力者,于临产开始就持续腹痛,呼痛不已,烦躁不安。进食休息均差,孕妇显得疲惫乏力,痛苦不堪,不喜别人触摸腹部,胎心音不规则,或>160 次/min,或<120 次/min,检查子宫硬且放松不好,产程停滞。此时,产妇及家属通常否定分娩的生理过程,显得焦虑恐惧,担心母儿安危,并请求医护人员尽快帮助孕妇解除痛苦,结束分娩。

3.诊断检查

(1)一般检查:测孕妇体温、脉搏、呼吸、血压,观察神志、瞳孔及皮肤弹性,口唇是否干裂,口腔有无异味,测宫高腹围,四步触诊估计胎位及胎儿大小,听诊胎心音是否正常,观察腹形是否为悬垂腹,膀胱是否充盈或肠胀气。

(2)产程观察:临产后,仔细用传统手法触摸腹部或用监护仪监测宫缩的节律性,强度和频率的改变情况。重点在于区别是协调性还是不协调性宫缩,是否假临产。临产后描绘产程图,判断产程进展情况。行肛查或阴道检查进一步证实宫口扩张缓慢,先露下降延缓,提示产程停滞,及至发现头盆不称。听诊胎心可发现节律和频率的异常,协调性宫缩乏力胎心变化较晚,而不协调性宫缩乏力,较早出现胎心音变化。

(3)实验室检查:尿液分析可出现尿酮,血液生化检查可出现 K^+、Na^+、Cl^-、Ca^{2+} 的改变,CO_2CP 可降低。

(六)护理问题

1.疼痛

疼痛与子宫收缩不协调,子宫肌纤维间歇期不能完全放松有关。

2.疲乏

疲乏与产程延长,水电解质平衡紊乱,孕妇体力消耗有关。

3.有体液不足的危险

体液不足与产程延长进食少致脱水有关。

4.焦虑

焦虑与知识经验缺乏,产程进展异常,担心母儿健康有关。

(1)主要表现:不协调性宫缩乏力者,于临产开始就持续腹痛,呼痛不已,烦躁不安。进食休息均差,孕妇显得疲惫乏力,痛苦不堪,不喜别人触摸腹部,胎心音不规则,或>160 次/min,或<120 次/min,检查子宫硬且放松不好,产程停滞。尿液分析可出现尿酮,血液生化检查可出现 K^+、Na^+、Cl^-、Ca^{2+} 的改变,二氧化碳结合力可降低。产妇休息差,进食少,甚至恶心,呕吐,重者引起脱水及酸中毒;产妇精神疲惫及体力消耗,可出现肠胀气、尿潴留等,加重子宫收缩乏力,导致产程延长。因产程延长子宫收缩不协调而致胎盘血液循环受阻,供氧不足,或因胎膜早破脐带受压或脱垂易发生胎儿窘迫,新生儿窒息或死亡,导致手术产和助产率增加,新生儿产伤和颅内出血率增加。

(2)护理措施:针对上述护理问题的主要表现及相关因素进行动态评估,制订相应护理措施。评估产前检查的一般资料,如身高、体重、血压、骨盆测量值胎儿大小、头盆关系等;各种生化检查的结果,以了解各重要器官的功能情况;既往病史,尤其是妊娠史和分娩史。临产后重点评估产妇休息、进食、排泄情况;持续评估宫缩的节律性、对称性及极性强度及频率、产程的进展及使用镇静剂或止痛药的情况;其次评估孕妇的文化程度和接受产前教育的情况,对分娩的认识和期望;评估孕妇支持系统情况,家属对分娩和对新生儿的期望值。临产后,仔细用传统手法触摸腹部或用胎心监护仪监测宫缩的节律性,强度和频率的改变情况。重点在于区别是协调性还是不协调性宫缩,是否假临产。根据临产后描绘的产程图,判断产程进展情况。产程延长孕妇往往出现心率增快、脱水、代谢性酸中毒、电解质平衡紊乱、肠胀气、尿潴留等征象。经肛查或阴道检查进一步了解宫口扩张,先露下降情况,确认产程停滞,及发现头盆不称。听诊胎心可发现节律和频率的异常,协调性宫缩乏力胎心变化较晚,而不协调性宫缩乏力,较早出现胎心音变化。

(3)健康指导:孕妇的心理状态是直接影响子宫收缩的重要因素,不良心理状态可提高其对疼痛的敏感性,从而影响其疼痛耐受和疼痛行为。护士必须重视评估孕妇的心理状态,并及时给予解释和支持,防止精神紧张,减少焦虑和恐惧。讲解分娩的生理过程,多举成功的例子,给予积极的暗示。

产房护士在与产妇初次交往时即应与之建立起良好的人际关系,可将有经验的老教授或助产士介绍给其认识,使其对医护人员充满信任感,产生一种安全感。医务人员平时应加强业务知识和各种人文知识的学习,才能够做到与不同类型、不同层次的孕妇打交道时老成稳重、处事不惊。护士应重视孕妇因分娩而产生的种种精神不适,应当以同情和理解的态度给予鼓励,对于极度烦躁、耐受力及自控力极差的产妇应保持平静耐心的态度,不能冷言恶语相对,应避免伤害性的语言,多使用美好的语言,善于引导孕妇将内心害怕担心的事情讲出来。

(七)潜在的并发症

产后出血,产程异常,感染,新生儿窒息,软产道损伤,新生儿产伤和生殖道瘘等。

(八)护理处理

1.预防子宫收缩乏力的发生

(1)加强孕期保健:对孕妇及其支持系统进行产前教育,告之分娩是绝大多数妇女能够胜任的自然生理过程;告之临产后可能发生的疼痛情况及对疼痛的应对措施,让孕妇有充分的思想准备,增强自信心和自控能力。

有研究表明良好的心理准备,可提高疼痛的阈值和耐受性而改变产妇的疼痛行为。有较好心理准备的孕妇对较强的疼痛而只出现较轻微的疼痛行为;而没有心理准备的孕妇可增加其对疼痛的敏感性而影响其行为。介绍定期产前检查的重要性。若发现头盆不称或其他异常,及早制订分娩计划,对未发现异常者,应告之临产的征象,适时的住院时间,避免过早住院,过早进入待产妇的角色。

(2)提供舒适的待产环境:给孕妇提供空气流通的舒适的待产室,医护人员应态度热情和蔼可亲,认真负责,避免高声谈笑与工作无关的事情或来回地穿梭。待产室的环境要尽量家庭化,安静、清洁舒适,避免噪声刺激,操作时做到"四轻"(走路轻,说话轻,操作轻,移物轻),有条件的医院可用隔音的单间,以避免多个产妇相互影响。可设由有经验的家属陪伴的"康乐待产室",也可由有经验、有爱心、有责任心的助产士提供分娩全程的陪伴和护理,称为"导乐待产"。无条件的医院可设屏风隔挡,避免相互视觉干扰而产生恐惧等情绪。

(3)加强产时监护:关心孕妇的营养、休息、大小便情况。因食欲下降,应多鼓励进食,嘱进富含营养、易消化的半流质饮食,保证食物成分适合孕妇口味、咀嚼及吞咽水平。呕吐严重者可禁食,并给予静脉输液补充能量。每隔 2~4h 嘱排小便 1 次,自行排尿困难者先行诱导排尿,无效者可消毒后行导尿术。

无灌肠禁忌证者应于临产初期用温肥皂水清洁灌肠,可促进肠蠕动,排除粪便及积气,减少污染,反射性刺激宫缩。宫缩时教孕妇使用腹部按摩法、深呼吸等放松技巧以缓解疼痛。定时听诊胎心音,肛查 2h 左右 1 次为宜,以了解宫口扩张、先露下降、产程进展,仔细描述产程图,1~2h 触摸宫缩了解频率、强度及持续时间,发现异常宫缩,及时报告医师处理。

2.配合治疗,积极处理

(1)协调性宫缩乏力:不论为原发性和继发性,一旦发生应配合医师查明原因。明显头盆不称者,应做好剖宫产的术前准备;若可从阴道分娩,则应积极改善全身状况,按医嘱给予哌替啶或地西泮镇静休息;进食少者可给予葡萄糖、维生素 C 静脉滴注,酸中毒者,应补充 5% 碳酸氢钠。经上述处理 2~4h 后,子宫收缩力应转强,若子宫收缩力仍弱,产程无进展,可选用下列方法加强宫缩使达最佳状态宫缩,即 10min 内 3~5 次,每次持续 40~60s 中等强度的宫缩。

人工破膜:宫口扩张≥3cm,无头盆不称,胎头已衔接者,可在宫缩间歇期行人工破膜术,用手指将胎膜破口扩大一些并结合徒手宫口扩张法,经 1~2 次宫缩待胎头下降一些后,再将手取出,以使胎头直接紧贴子宫下段及宫颈,引起反射性宫缩,加速产程进展。也有学者主张胎头未衔接者也可行人工破膜,认为破膜后可促进胎头下降,对疑有头盆不称者破膜后可早期明确诊断。破膜时,必须立即听胎心有无改变,有无脐带脱垂,根据 Bishop 提出的宫颈成熟度评分法估计加强宫缩措施的效果。若孕妇得分在 3 分以下,人工破膜后往往效果不好,还易形成宫颈水肿,应改用其他方法。评分在 4~6 分者成功率为 50%,7~9 分成功率为 80%,9 分以上者均成功。

地西泮静脉推注:地西泮能使宫颈平滑肌松弛并软化宫颈,促进宫颈扩张,适用于活跃期宫颈扩张缓慢及宫颈水肿,有效率达 94.4%,常用剂量为 10mg,缓慢静脉推注,3~4 分钟注完,间隔 2~6h 可重复应用,与缩宫素联合应用效果更佳。地西泮静脉注射后可立即起效引起暂时性意识模糊,故应加强护理防坠床。该药对膀胱括约肌和肛门括约肌也有明显松弛作用,故有大小便的感觉,为了鉴别真假,用药前应嘱排空膀胱和直肠,用药后有排便感不必下床。对于继发性宫缩乏力者,估计加强宫缩后在 2h 内可结束分娩则不用地西泮,因地西泮半衰期约为 2h,2h 内血中浓度较高,影响产妇肌张力而影响使用腹压,影响新生儿肌张力可致新生儿窒息。

遵医嘱静脉滴注缩宫素:适用于协调性宫缩乏力、胎心良好、胎位正常、头盆相称者。使用缩宫素时应有专人守护观察宫缩、胎心、血压。目前临床上尚没有统一的使用标准,一般用 5% 葡萄糖加缩宫素 2.5U,从 8 滴/min 开始,根据宫缩强弱每 30min 调整 1 次,通常不超过 30~40 滴,使达到有效宫缩,即维持宫腔压力达 50~60mmHg,宫缩间歇 2~3min,持续 40~60s。对于不敏感者可增加缩宫素浓度,可按 0.5U 递增,若发现宫缩持续 1 分钟以上或不协调或胎心率有变化,应立即停止滴注。缩宫素在母血中半衰期仅为 2~3min,停药后能迅速好转。必要时可用镇静剂或硫酸镁抑制其作用。若发现血压升高,应减慢滴速,还应警惕水中毒的发生。

前列腺素的应用:前列腺素 E_2 及 $F_2\alpha$ 均有促进子宫收缩的作用,给药途径有口服、静脉滴注及局部用药。现临床上常用米索前列醇(200μg/片),可口服,也可肛塞或阴道后穹隆给药,常能引起有效的子宫收缩,但需注意适应证及禁忌证。

经上述处理后,一般宫缩转为正常进入第二产程,此时应做好阴道助产和抢救新生儿的准备,若处理4~6h后宫口开大不明显,先露下降延缓或停滞于 S^{-2} 以上或出现胎儿窘迫征象时,应及时行剖宫产术。

第二产程若无头盆不称出现子宫收缩乏力时,也应加强宫缩,给予缩宫素静脉滴注,产程进展,若胎头双顶径已过坐骨棘平面,等待自然分娩或行阴道助产;若胎头未衔接,或双顶径在坐骨棘平面以上,或伴有胎儿宫内窘迫,应行剖宫产结束分娩。

第三产程期间应与医师继续合作,预防产后出血或感染。当胎儿前肩露于阴道口时,可用缩宫素10U肌内注射或静脉滴注以预防产后出血。对于子宫下段收缩欠佳的产妇产后可用卡前列素氨丁三醇1mg肌内注射,必要时可重复注射。

胎儿娩出后可加大宫缩剂用量防治产后出血。凡破膜>12h,总产程24h,肛查或阴道检查次数多者,应按医嘱予抗生素预防感染。第三产程结束至产后2h,有人称为第四产程,应继续维持滴注缩宫素,每5~10h观察宫缩1次,包括压宫底了解宫底高度、子宫收缩情况,阴道流血情况,应及时将宫腔淤血挤出,防止因淤血块堵住子宫口阴道流血少而内出血越来越多的情况发生。

当挤出的阴道排出物为浅红色血清样液体时,说明宫腔内有淤血沉积,必须引起足够重视,避免隐性产后出血发生。应准确估计产后出血量,称重法为最理想的方法。若发现产后出血倾向,应及时处理。产后24h仍应密切注意宫缩和阴道排出物的情况。

(2)不协调性宫缩乏力:按医嘱给予强镇静剂如哌替啶100mg肌内注射或吗啡10~15mg肌内注射,使孕妇充分休息,并做好心理护理稳定其情绪,多数孕妇能恢复为协调宫缩。若宫缩仍不协调或伴胎儿宫内窘迫而短时间内不能结束分娩者应及时通知医师并做好手术和抢救新生儿的准备。转为协调宫缩后仍乏力者,按协调性宫缩乏力处理。

3.提供心理支持,减少焦虑

有临床调查证明,护士对患者是否有同情心是患者是否愿意和护士交谈的关键。如果护士对孕妇没有感情投入,就会缺乏对她的同情心,孕妇就不会向护士表达自己的内心想法,包括对医疗护理的要求和意见及自己对分娩的理解、担心,这样护士就失去了进行心理护理的基础资料。对于接受心理护理的孕妇,在耐受力及克制力加强,产程取得进展时应给予及时表扬和鼓励,以增强其对分娩的信心。

护士还要善于使用非语言性沟通技巧,如面对产妇始终面带笑容,投去赞许和鼓励的目光,遇紧急情况沉着冷静不惊慌,可根据个人喜爱抚摸孕妇腹部或腰骶部,紧握其双手,帮助擦汗、喂水等。

当作一些必要的检查和治疗时应遵循知情同意的原则以取得良好的合作,而不是默默无语机械地操作,检查后应将主要结果用通俗的语言告诉孕妇及家属,以解除其对孕妇和胎儿情况的担忧;对生理情况也应做必要的解释,对病理情况尤应给予关注,要指导其配合治疗,使其相信医护人员采取的处理对策是从孕妇的根本利益出发全面考虑而做出的结论。第三产程应继续加强心理护理,如当婴儿性别不合心意或出现新生儿窒息等情况时,往往会影响产妇情绪,引起产后宫缩乏力致产后出血,应及时予以处理。

4.重视对分娩疼痛的护理

疼痛为不舒适中最严重的一种。而临产后宫缩和宫颈扩张引起疼痛是不可避免的。疼痛可使孕妇产生焦虑、恐惧的心理而引起宫缩乏力,因此对疼痛的护理十分重要。而目前我国尚无一种满意而安全的镇痛方法或镇痛药物,或是对母儿及产力有不同程度的影响,或是方法不简便,或是效果不明显。

临床观察中证明分娩疼痛与产妇的精神状态有密切关系,恐惧、焦虑、疲惫、缺乏信心及周围环境的不良刺激都能影响产妇的痛阈,以致轻微的疼痛常引起强烈的反应。

产妇的剧烈疼痛与紧张情绪均能导致胎儿宫内窘迫和酸碱平衡失调,亦可引起宫缩乏力和产程异常,因此,心理护理尤显重要,分娩镇痛法首选精神预防无痛法,具体的方法是:

(1)掌握疼痛的情况。医护人员要善于观察患者的疼痛反应,如面部表情、咬牙握拳、大汗淋漓、深沉的呻吟等。不同的人对疼痛耐受不同,护士应耐心听取患者的诉说,并表示出对其疼痛的同情和理解。家属或丈夫陪伴在旁,产妇可随时表达疼痛,并得到家属的理解和重视,有助于缓解疼痛。

(2)提供有关分娩生理过程的知识,让产妇及家属有充分的思想准备,增加自信心和自控感而改变疼痛反应。

(3)通过心理治疗缓解患者的疼痛,分散其注意力可有效地减轻疼痛的知觉,如把注意力集中到阅读、听故事、听轻音乐、看电视节目或与来访者交谈上来,沉思、引导想象也是分散注意力的好方法。

(4)指导产妇或家属运用放松技巧,如按摩腹部或腰骶部、深呼吸。允许其选择认为舒适的卧位或坐位。

(5)遵医嘱合理使用镇痛药和麻醉药,可缓解疼痛,但要仔细观察用药后产妇及胎儿对药物的反应。

5.健康教育及出院指导

鼓励产妇早期下床活动,有利于子宫收缩和恶露排出,提倡母乳喂养,告之母乳喂养的好处并行指导。提倡产后锻炼,既健美又有利于身体的恢复;注意乳房、会阴部、会阴伤口清洁以防产褥感染。一旦出现发热、恶露臭等感染征象或产褥期阴道流血等,应嘱其随诊。无异常者,嘱其产后42d到产科门诊做产后检查。

二、子宫收缩过强

(一)相关因素

目前尚不十分明确,但与下列因素有关。

(1)急产几乎都发生于经产妇,其主要原因是软产道阻力小。

(2)孕妇的精神过度紧张、产程延长、极度疲劳、胎膜早破及粗暴地多次宫腔操作均可引起子宫壁某部肌肉呈痉挛性不协调性宫缩过强。

(3)缩宫素应用不当,如使用缩宫素时剂量过大,误注宫缩剂,个体对缩宫素过于敏感。分娩遇有阻力或胎盘早剥血液浸润肌层,可导致强直性子宫收缩。

(二)临床分类及表现

1.协调性子宫收缩过强

子宫收缩的节律性、对称性和极性均正常,仅子宫收缩力过强、过频(10min 内有 5 次以上的宫缩且持续时间达 60s 或更长)者。若产道无阻力,胎位正常且头盆相称,宫口在短时间内迅速开全,分娩在短时间内结束,总产程<3h,称为急产,多见于经产妇。产妇往往有痛苦面容,大声叫喊,由于宫缩强而频,易致胎儿缺氧、胎死宫内或新生儿外伤等。

2.不协调性子宫收缩过强

有以下两种表现:

(1)强直性子宫收缩:并非子宫肌纤维功能异常,几乎均是外界因素异常造成的子宫口以上部分的子宫肌层出现强直性痉挛性收缩。产妇烦躁不安,持续性腹痛,拒按,胎方位触诊不清,胎心音听不清。有时可在脐下或平脐处见一环状凹陷,即病理性缩复环。导尿时可发现血尿、子宫下段明显拉长、压痛等先兆子宫破裂征象出现。

(2)子宫痉挛性狭窄环:为子宫壁某部位肌肉呈痉挛性不协调性收缩所形成的环状狭窄,持续不放松。表现在子宫上、下段交界处胎体某一狭窄部如胎颈、胎腰处常见。孕妇持续腹痛烦躁,宫颈扩张慢,胎先露下降停滞,胎心律不规则。此环特点是不随宫缩上升,阴道检查时在宫腔内触及较硬而无弹性的狭窄环。

(三)对母儿的影响

1.对母体的影响

子宫收缩过强、过频,产程过快导致急产,易引起产妇软产道损伤,若有梗阻则可发生子宫破裂,危及母儿生命。接产时来不及消毒可致产褥感染。产后子宫肌纤维缩复不良可导致产后出血、胎盘滞留。子宫痉挛性狭窄环虽不是病理性缩复环,但因产程长、产妇疲乏无力而容易致产妇衰竭,手术产机会增多。

2.对胎儿、新生儿的影响

强烈而过频的子宫收缩影响子宫胎盘的血液循环,易发生胎儿窘迫、新生儿窒息或胎死宫内;胎儿娩出过快或产程停滞均可使颅内压改变致新生儿颅内出血;亦可因胎儿娩出时措手不及而发生坠地,引起脐带断裂、骨折等严重意外损伤;感染机会也增多。

(四)处理原则

(1)凡有急产史者在预产期间 1～2 周内不宜外出,可提前住院。产兆发动即应做好接生准备,产后应仔细检查软产道及新生儿,积极预防母儿并发症的发生。

(2)强直性子宫收缩,一旦确诊,应及时与医师联系采取积极措施抑制宫缩,若属梗阻性,宜急诊剖宫产术。

(3)子宫痉挛性狭窄环

应仔细寻找原因及时给予纠正。停止一切刺激如阴道及宫腔内检查,停用缩宫素,若无胎儿宫内窘迫,临床上因意外情况如对缩宫素过于敏感,误注宫缩剂等而发生强直性子宫收缩时,应紧急采取措施抑制宫缩,可给予哌替啶 100mg 或吗啡 10～15mg 肌内注射,或用硫酸镁静脉滴注,一般可停止异常宫缩。当宫缩恢复正常时,可行阴道助产或等待自然分娩。若经上述处理,子宫痉挛性狭窄环不能缓解,宫口未开全先露部高或伴有胎儿窘迫征象,均应立即行剖宫产术。若胎死宫内,可行乙醚麻醉,行毁胎术从阴道分娩。

(五)护理问题

焦虑:与担心自身与胎儿安危有关。

1.主要表现

多见于经产妇。产妇往往有痛苦面容,大声叫喊,由于宫缩强而频,易致胎儿缺氧、胎死宫内或新生儿外伤等。发现宫缩持续时间长,宫缩时宫内压很高,宫体硬,间歇时间短,松弛不良。触诊胎方位不清,胎心听诊不清。如产道无梗阻,产程进展快,胎头下降迅速。如遇产道梗阻,可在腹部见到一环状凹陷,即病理性缩复环。

2.护理措施

针对上述护理问题的主要表现及相关因素进行动态评估,制订相应护理措施。认真复习产前检查记录,包括骨盆测量值、胎儿情况及妊娠并发症等情况,经产妇需了解有无急产史。重点评估临产的时间、宫缩频率、强度及孕妇的情况状态、产程中有无使用缩宫素及阴道内操作史等。急产者,虽然产程很短,但孕妇毫无思想准备,突感腹部疼痛难忍,显得束手无策,大声喊叫;尤其只身在外时,在周围无医护人员及家属的情况下,孕妇有恐惧和极度无助感,担心胎儿与自身的安危。不协调宫缩过强使产妇持续腹痛,显得烦躁不安。宫口扩张缓慢,产程长,产妇往往出现衰竭,孕妇及家属焦急万分,医护人员应马上为孕妇提供有效措施以减轻其痛苦,挽救母儿生命。

3.健康指导

有急产史者提前2周住院待产,嘱其勿离开病房外出,以防院外分娩造成损伤和意外。临产后维持左侧卧位,提供缓解疼痛、减轻焦虑的支持性措施。鼓励孕妇做深呼吸,不向下屏气,以缓解分娩过程。

(六)潜在并发症

急产,胎儿窘迫,新生儿窒息,软产道损伤,产后出血,新生儿产伤等。

(七)护理处理

1.预防宫缩过强所致的危害

有急产史者提前2周住院待产,嘱其勿离开病房外出,以防院外分娩造成损伤和意外。每日巡视孕妇,一旦出现产兆即卧床休息,不灌肠,每次大小便前需做肛查了解宫口开大和胎先露的下降情况,以免分娩在厕所造成意外伤害。

临产后维持左侧卧位,提供缓解疼痛、减轻焦虑的支持性措施。鼓励孕妇做深呼吸,不向下屏气,以缓解分娩过程。多陪伴,多与之交谈以分散其注意力,及时说明产程进展及胎儿状况以减轻孕妇的焦虑及紧张。

2.持续评估宫缩,观察产程进展

常规监测宫缩、胎心率及母体生命体征的变化。了解产程进展,若发现异常反应及时妥善处理。如属急产,提早做好接生准备及抢救新生儿的准备。分娩时尽可能行会阴侧切术以防会阴严重撕裂,产后应仔细检查软产道,遇有撕裂及时缝合。新生儿常规给予维生素 K_1 5mg 肌内注射,预防颅内出血。若发现不协调性宫缩过强,应立即停用缩宫素或停止阴道操作。为孕妇提供舒适的环境,提供更多的心理支持和帮助,随时向孕妇及家属解释目前的产程进展和

治疗计划以减轻其焦虑程度,取得合作。子宫收缩恢复正常后,充分做好阴道助产或剖宫产的术前准备以保证母儿安全。

3.做好产后护理、健康教育及出院指导

使产妇了解异常产褥的一些情况,一旦出现应及时到产科门诊就诊。新生儿如有不测,需帮助产妇及家属顺利度过哀伤期。

第二节 产道异常

产道异常包括骨产道(骨盆)异常和软产道(子宫下段、子宫颈、阴道)异常,临床上以骨产道异常多见。

一、骨盆异常的类型及临床表现

骨盆径线过短或形态异常,致使骨盆腔小于胎先露可通过的限度,阻碍胎先露下降,影响产程顺利进展,称为骨盆狭窄。骨盆狭窄可为一个径线过短或多个径线过短,也可以为一个平面狭窄或多个平面狭窄。

当一个径线狭窄时需观察同一平面其他径线的大小,再结合整个骨盆的大小形态进行全面的衡量才能做出比较正确的估计。在临床实践中常遇到的是临界或相对狭窄骨盆,是否构成难产,与胎儿的大小、胎位、胎头的可塑性、产力、软组织的阻力和处理是否及时正确有密切关系。狭窄骨盆分类如下。

(一)入口平面狭窄

入口平面呈横扁圆形或肾形。常有单纯扁平骨盆和佝偻病性扁平骨盆两种。骶耻外径<18cm,前后径<10cm,对角径<11.5cm。

临床表现:胎头于临产后衔接受阻,不能入盆,前羊水囊受力不均,易致胎膜早破。或者胎头呈不均倾入盆,或胎头骑跨在耻骨联合上方(即跨耻征阳性),表现为继发性宫缩乏力,潜伏期和活跃早期延长。胎头双顶径一旦通过入口平面,可经阴道分娩。但跨耻征阳性者强行阴道分娩可致子宫破裂。

(二)中骨盆及出口狭窄

常见于漏斗骨盆,即骨盆入口各径线均正常,两侧骨盆壁向内倾斜,状似漏斗。其特点是中骨盆及出口平面明显狭窄,坐骨棘间径<10cm,坐骨结节间径<8cm,耻骨弓角度<90°。坐骨结节间径与后矢状径之和<15cm,常见于男性骨盆。根据骶耻外径、对角径、坐骨结节间径、坐骨结节间径加后矢状径的长短将骨盆分为六级。

中骨盆及出口狭窄临床表现:胎头进入骨盆入口平面下降至中骨盆平面后,胎头俯屈和内旋转受阻,而使胎头双顶径阻于狭窄部以上,呈持续性枕后位、枕横位,产程进入活跃晚期及第二产程后进展迟缓,甚至停滞。

(三)骨盆 3 个平面狭窄

骨盆外形属女性骨盆,但骨盆每个平面的径线均小于正常值 2cm 或更多,称均小骨盆,多见于身材矮小、体形匀称的妇女。

胎儿小、产力好、胎位正常者可借助胎头极度俯屈和变形经阴道分娩,中等大小以上的胎儿经阴道分娩则有困难。

二、软产道异常及临床表现、处理原则

软产道异常所致的难产较少见,但易被忽视,应在妊娠早期常规行妇科检查,了解软产道有无异常,以估计阴道分娩的可能性。

(一)阴道异常

常见阴道纵隔、阴道横隔、阴道狭窄。当隔膜软薄而完全时,可因先露扩张和压迫自行断裂,隔膜过厚影响胎儿娩出时,可给予切开。如阴道横隔位置过高且过厚,则宜采用剖宫产术。阴道狭窄,多因分娩外伤、药物腐蚀所致瘢痕性狭窄,位置低或瘢痕小者可行大的会阴切开术自阴道分娩。位置高、范围广及阴道瘘修补术后的孕妇宜行剖宫产术。此外,阴道尖锐湿疣于妊娠期生长迅速,患者于分娩时容易发生阴道裂伤、血肿及感染,新生儿感染后可患喉头乳头状瘤,因此,宜早期积极治疗;若体积大、范围广,以剖宫产为宜。阴道壁囊肿穿刺抽空后,可经阴道分娩。

(二)宫颈异常

宫颈外口粘连、宫颈水肿、宫颈坚韧、宫颈瘢痕等均可造成宫颈性难产,影响胎头下降、宫口开大,产程延长,引起产妇衰竭等。需结合不同的情况制订不同的处理计划。如宫颈水肿、宫颈坚韧经过镇静剂、局部封闭无效者可考虑剖宫产术。少见的宫颈癌、宫颈肌瘤或卵巢囊肿嵌入盆腔,堵塞产道时,也需行剖宫产术;合并子宫肌瘤者,在剖宫取胎的同时可考虑行肌瘤剔除术。

三、产道异常对母儿的影响

(一)对母体的影响

骨盆入口狭窄时,影响先露部衔接,易发生胎位异常;临产后胎先露下降受阻,造成继发性宫缩乏力、产程延长或停滞,产妇衰竭;或因子宫收缩过强,出现病理性缩复环,进一步发展可致子宫破裂,危及产妇生命。中骨盆狭窄,影响胎头内旋转及俯屈,发生持续性枕横位、枕后位,造成难产;胎头长时间嵌顿于产道内压迫软组织,造成组织水肿、坏死,可致生殖道瘘;由于容易发生胎膜早破、产程延长等,阴道检查与手术机会增多,感染发生率高,也容易发生子宫收缩乏力而致产后出血。

(二)对胎儿、新生儿影响

如上所述易发生胎位异常;胎先露不能紧贴宫颈,羊膜囊受力不均易发生胎膜早破或脐带脱垂,故易发生胎儿窘迫、胎死宫内、新生儿窒息、新生儿死亡等。胎头在下降过程中受阻,极度变形受压易发生颅内出血。手术产或感染机会增多易致新生儿产伤和感染,围生儿病死率增加。

四、处理原则

骨盆狭窄的处理原则是:明确骨盆狭窄的类型和判断头盆不称的程度,结合孕妇及胎儿具体情况综合分析,选择合理的分娩方式,以提高母儿安全性。一般来说,绝对性骨盆狭窄较少见,临床上遇到的多为相对狭窄或临界狭窄。绝对狭窄不能经阴道分娩临界狭窄和相对狭窄

只有通过充分试产才能判断胎儿是否能经阴道分娩。

五、护理问题

子宫破裂;感染与胎膜早破、产程延长、手术操作机会多有关;缺乏有关头盆不称及其相关并发症的知识。

(一)主要表现

骨盆入口狭窄时,影响先露部衔接,易发生胎位异常;临产后胎先露下降受阻,造成继发性宫缩乏力、产程延长或停滞,产妇衰竭;或因子宫收缩过强,出现病理性缩复环,进一步发展可致子宫破裂,危及产妇生命。中骨盆狭窄,影响胎头内旋转及俯屈,发生持续性枕横位、枕后位,造成难产;胎头长时间嵌顿于产道内压迫软组织,造成组织水肿、坏死,可致生殖道瘘;由于容易发生胎膜早破、产程延长等,阴道检查与手术机会增多,感染发生率高也容易发生子宫收缩乏力而致产后出血。胎先露不能紧贴宫颈,羊膜囊受力不均易发生胎膜早破或脐带脱垂,故易发生胎儿窘迫、胎死宫内、新生儿窒息、新生儿死亡等。胎头在下降过程中受阻,极度变形受压易发生颅内出血。手术产或感染机会增多易致新生儿产伤和感染,围生儿病死率增加。

(二)护理措施

针对上述护理问题的主要表现及相关因素进行动态评估,制订相应护理措施。复习孕妇产前检查资料,尤其是骨盆测量值提示产道异常的有关记录。曾经历的处理情况及生理反应。询问既往生育史、内外科疾病史,如佝偻病史、脊柱和髋关节结核及外伤史等。若为经产妇,应了解既往有无难产史及发生原因,新生儿有无产伤等。

一般检查:身高<145cm 者,应警惕均小骨盆;观察孕妇体型是否匀称,步态有无跛足,有无脊柱及髋关节畸形,米氏菱形窝是否对称,有无悬垂腹等体征。测宫高、腹围,结合 B 超检查估计胎儿大小;检查头盆相称的程度,即检查跨耻征,如跨耻征阴性表示胎头可入盆,头盆相称。跨耻征阳性表示头盆明显不称,应改变骨盆倾斜度后再次检查,若转为阴性,提示为骨盆倾斜度异常而非头盆不称。

(三)健康指导

明确骨盆狭窄的类型和判断头盆不称的程度,结合孕妇及胎儿具体情况综合分析,选择合理的分娩方式,以提高母儿安全性。绝对狭窄不能经阴道分娩,临界狭窄和相对狭窄只有通过充分试产才能判断胎儿是否能经阴道分娩。

六、潜在并发症

(1)子宫破裂头盆不称未及时发现、及时处理。

(2)产程异常宫缩乏力、精神紧张、进食休息不好等有关。

(3)软产道损伤胎头压迫第二产程延长、阴道粗暴操作、阴道助产。

(4)产后出血与上述原因有关、宫缩乏力、凝血机制障碍。

(5)新生儿产伤等。

七、护理措施

(一)协助医师执行医嘱

1.明显头盆不称(绝对头盆不称)

凡骶耻外径<16.0cm,入口前后径<8.5cm,足月活婴不能从阴道分娩,需在临近预产期

或临产后按医嘱做好剖宫产术前准备。

2.轻度头盆不称(相对性头盆不称)

即骶耻外径 16.5～17.5cm,入口前后径 8.5～9.5cm,足月活婴,胎心正常者,遵医嘱在严密监护下试产后才能决定分娩。如同时伴有出口狭窄,则不宜试产。试产中的护理要点是:

(1)专人守护,做好孕妇心理护理:向家属及产妇说清楚阴道分娩的可能性及优点,增强其信心;认真解答他们提出的疑问,随时告之产程的进展及下一步计划措施,并与之协商以取得合作。使孕妇能保持良好的情绪,并能接受试产失败的结局。

(2)保证良好的产力:临产后应关心孕妇的饮食、营养、水分、体重,少做肛查,禁止灌肠。试产过程中一般不用镇静、镇痛药。必要时补充水、电解质、维生素 C。

(3)密切观察胎儿情况及产程进展。勤听胎心,破膜后立即听胎心音,观察羊水性状,了解有无脐带脱垂,若胎头未衔接,应抬高臀部或床尾,卧床休息。在良好的宫缩下试产 2～4 小时,胎头仍未入盆或伴有胎儿窘迫则停止试产,立即做好剖宫产手术准备。

(4)注意子宫破裂的先兆:用传统手法触摸或胎儿电子监护仪监测子宫收缩情况,注意胎心音的变化,发现异常情况立即停止试产,立即通知医师及早处理,预防子宫破裂的发生。

3.中骨盆狭窄者

主要影响胎头俯屈和内旋转,易发生持续性枕后位、枕横位。产前或产程早期对明显中骨盆狭窄或轻度狭窄但胎儿较大者,应尽早剖宫产结束分娩。产程晚期因继发性宫缩乏力或枕横位、枕后位而发现中骨盆狭窄者,则应根据先露高低决定分娩方式。

4.出口狭窄者

不宜试产,临产开始即行剖宫产术;若出口横径＋后矢状径之和>15cm,少数可经阴道分娩;两者之和为 13～15cm 者,多数需阴道助产;两径之和<13cm 应行剖宫产结束分娩。

(二)提供心理支持

让产妇和家属积极参与分娩方式的选择和产程的管理,解除因未知造成的焦虑。向他们讲清产道异常对母儿的影响,并承诺提供最佳的服务,最大限度保证母婴安全,使他们对医护人员充满信任,缓解恐惧心理,增强顺利分娩的信心。

(三)预防感染及产后出血

胎儿娩出后应及时注射大剂量宫缩剂。破膜超过 12 小时应遵医嘱使用抗生素,保持外阴部清洁,擦洗会阴,每日 2 次,使用消毒会阴垫;胎先露长时间压迫产道或出现血尿时,应及时保留导尿管 8～12d,并保证导尿管通畅,以防止生殖道瘘。每日更换引流袋,并做好导尿管的护理,预防感染。

(四)新生儿护理

胎头在产道压迫时间过长或经手术助产的新生儿应按产伤处理,严密观察颅内出血或其他损伤的征象。

(五)做好产后护理、健康教育及出院指导

使产妇了解异常产褥的一些情况,一旦出现应及时到产科门诊就诊。新生儿定期到儿保中心行身体检查,及时行预防接种。

第三节　胎位及胎儿发育异常

分娩时除枕前位(占 90%)为正常胎位外,其余胎位均为异常胎位,约占 10%。其中胎头位置异常居多,如持续性枕后位、枕横位、面先露、额先露等占 6%～7%;胎产式异常的臀先露占 3%～4%,肩先露已少见,为 1‰～2.5‰。

一、胎位异常及临床表现

(一)持续性枕后位、枕横位

在分娩过程中,>70%的枕后位、枕横位可自然向前旋转 135°或 90°为枕前位而自然分娩。若胎头的枕骨持续不能转向前方,直至分娩后期仍位于母体骨盆的后方或侧方而致分娩发生困难,称持续性枕后位或枕横位,临床上多见。产生持续性枕后位、枕横位的原因尚不十分清楚,但与影响分娩的三大因素(产道、产力、胎儿)均明显相关,并且常常是几种因素同时作用的结果。产程特点表现为宫缩乏力、宫口扩张缓慢、产程延长,尤其表现在活跃晚期的减速期延长。枕后位因胎头枕骨持续性位于骨盆后方,压迫直肠,产妇往往在宫口未开全时过早出现排便感而使用腹压,易致疲劳,宫颈前唇水肿,胎头水肿。第二产程由于胎头下降阻力大,常发生第二产程延长或停滞,出现继发性宫缩乏力。

(二)臀先露

臀先露是最常见的异常胎位,占妊娠足月分娩总数的 3%～4%。因为胎头比胎臀大,分娩时常致后出头困难,加之脐带脱垂多见,围生儿病死率是枕先露的 3～8 倍。臀先露以骶骨为指示点,有 6 种胎方位,即骶左前、骶左横、骶左后、骶右前、骶右横、骶右后。根据胎儿两下肢所取的姿势又可分为单臀先露或腿直臀先露,完全臀先露或混合臀先露,以及不完全臀先露。其中以完全臀先露(胎儿双髋关节及膝关节均屈曲呈盘膝状,以臀部和双足先露)较多见。孕妇常感肋下及上腹部有圆而硬的胎头,由于胎臀不能紧贴子宫下段及宫颈,致宫缩乏力,产程延长,亦易导致胎膜早破、脐带脱垂、胎儿窘迫甚至胎死宫内。手术产机会增多。

(三)肩先露

肩先露为横产式,胎体横卧于骨盆入口之上,先露为肩者称肩先露。约占妊娠足月分娩总数的 0.1%～0.25%,是对母儿最不利的胎位。临床分为肩左前、肩左后、肩右前、肩右后 4 种胎方位。临床表现:先露不能紧贴子宫下段,宫颈缺乏直接刺激,容易发生宫缩乏力、胎膜早破、胎儿上肢及脐带脱垂等,导致胎儿窘迫,甚至死亡。如宫缩不断增强,羊水流尽,胎肩与胎胸一部分被挤入盆腔内,胎体呈折叠弯曲,胎颈被拉长,上肢脱出于阴道口,胎头、胎臀阻于骨盆入口上方,则形成嵌顿性或忽略性肩先露。子宫收缩继续加强,子宫上段越来越厚,下段被动扩张越来越薄,上、下段之间形成病理性缩复环,若不及时处理,可发生子宫破裂危及母儿生命。

(四)面先露

面先露多于临产后发现,因胎头极度仰伸,使胎儿枕部与胎背接触。面先露以颏为指示点,可分为颏左前、颏左横、颏左后、颏右前、颏右横、颏右后 6 种胎方位。经产妇多于初产妇,发生率为2%。临床表现:颏前位时,胎儿颜面部不能紧贴子宫下段及宫颈,引起子宫收缩乏力,产程延长。颜面部骨质不易变形,易发生会阴撕裂。颏后位可发生梗阻性难产,处理不及时,可致子宫破裂危及母儿生命。

(五)其他

1.胎头高直位

胎头矢状缝落于入口平面的前后径上称为胎头高直位,分高直前位和高直后位两种。高直后位为严重的胎位异常,很难经阴道分娩,一旦确诊,应立即剖宫产。高直前位部分可经阴道分娩,但往往出现产程异常。

2.前不均倾位

胎头以枕横径入盆,胎头矢状缝不在骨盆入口的中轴横径上而靠近骶骨时前顶骨先露称前不均倾,反之称为后不均倾。前不均倾时,胎膜早破发生率高,先露难以衔接,宫口扩张3~6cm不再扩大,产程过长,可发生滞产。胎头前顶部压迫膀胱,在产程早期即有尿潴留,宫颈前唇出现水肿。

阴道检查时感觉胎头前部紧嵌于耻骨联合后,前盆腔充满,后盆腔空虚,胎头矢状缝与骨盆横径平行,随产程进展而移向骶骨岬。前不均倾应早期诊断,一旦确诊应行剖宫产结束分娩。除非产力好、骨盆正常、胎儿较小可行短期试产。

3.额先露

发生率约为6%,以前额为指示点,到达盆底,后额位于耻骨联合下方。常表现为产程延长,一般需行剖宫产。

4.复合先露

发生率为1.43‰~1.66‰,常常是胎头或胎臀伴有肢体同时进入骨盆入口,称复合先露,常见头与手的复合先露,头与足复合先露较少见。表现为产程进展缓慢,产程延长。

二、胎儿发育异常及临床表现

(一)巨大胎儿

体重达到或超过4000g的胎儿,称为巨大胎儿。约占出生总数的6.4%。临床表现为:妊娠期子宫增大较快,妊娠后期孕妇可出现呼吸困难,自觉腹部及肋两侧胀痛等症状。

临产后在待产过程中,即使胎位、产力、产道均正常,也常常发生,头盆不称和肩难产而需手术助产。新生儿并发症及产伤发生率也较高。因此,确诊为巨大儿后应慎选分娩方式以减少母婴并发症。

(二)胎儿畸形

1.胎儿脑积水

胎头脑室内外有大量积液(500~3000mL或更多)潴留于颅腔内,使颅腔体积增大,颅缝明显增宽,囟门增大,称为脑积水。发生率约为5‰。临床表现:明显头盆不称,跨耻征阳性,若处理不及时可致子宫破裂。

2.其他

连体儿发生率为2/10万,可经B超确诊。此外,胎儿颈、胸、腹等处发生肿瘤或发育异常,使局部体积增大致难产,通常于第二产程出现先露下降受阻,经阴道检查时才被发现。

三、对母儿的影响

1.对母体的影响

胎位异常、胎儿发育异常均可致产程延长,常需手术助产,致产褥感染、产后出血、软产道损伤发生率增加。如胎头位置异常,长时间压迫软产道,容易形成生殖道瘘。臀位行阴道助产时,强行牵拉易造成宫颈撕裂,严重者均可发生头盆不称,一旦处理不当,可发生子宫破裂。

2.对胎儿、新生儿的影响

因胎膜早破脐带先露,脐带脱垂等引起胎儿窘迫、胎死宫内、新生儿窒息、外伤甚至新生儿死亡。

四、处理原则

(一)临产前

1.胎位异常者

定期产前检查,妊娠 30 周以前听其自然;妊娠 30 周以后胎位仍不正者则根据不同情况给予矫治,若矫治失败,提前一周住院待产,以决定分娩方式。

2.巨大胎儿

定期产前检查,一旦发现巨大儿或巨大儿病史,应检查孕妇有无糖尿病。经证实为糖尿病应积极治疗。孕 36 周后可根据胎儿情况,胎盘功能及血糖控制情况择期引产或行剖宫产术。

3.脑积水等

定期产前检查,无脑儿等各种畸形儿一经确诊,及时终止妊娠。

(二)临产后

根据孕妇及胎儿具体情况,综合分析,权衡利弊关系后,选择阴道分娩或剖宫产。

五、护理问题

有子宫破裂的危险;胎儿受伤与胎儿脐带受压、手术助产有关;恐惧与知识缺乏,担心胎儿和自身安危有关;感染与检查次数多、胎膜早破、产程延长、手术助产等有关。

(一)主要表现

异常胎产式或胎儿发育异常均可导致梗阻性难产、产程延长。产妇疲乏容易失去信心而产生急躁情绪;胎膜易早破,有脐带先露或脐带脱垂的危险,导致胎心不规则甚至死亡。产妇十分恐惧,担心自身及胎儿安危。

(二)护理措施

针对上述护理问题的主要表现及相关因素进行动态评估,制订相应护理措施。了解有无分娩巨大儿、畸形儿等家族史,询问过去分娩情形,注意有无头盆不称,有无糖尿病史。腹部、肛门或阴道检查。

1.持续性枕横位、枕后位

持续性枕横位、枕后位为纵产式,腹部子宫呈纵椭圆形,大部分可在腹部一侧或侧前方扪及胎肢,相对应处触及胎背,胎心在母体腹侧或偏外侧最响亮、清晰。枕后位有时可在耻骨联合上扪及胎儿的下颌,枕横位可在耻骨联合上扪及胎头枕额径,常感觉胎头较大与胎体不相称。当宫口部分开大或开全时,肛查或阴道检查可感觉盆腔后部空虚,胎头矢状缝在骨盆斜径或横径上,提示为枕后位或枕横位。再根据前、后囟的方向判断具体胎方位。如前囟在骨盆右前方,后囟在骨盆左后方则为持续性枕左后位,反之则为枕右后位。若出现胎头水肿、颅骨重叠,囟门往往触不清,需阴道检查借助胎儿耳郭及耳屏方向来判断胎位,若耳郭朝向骨盆左后方可诊断为枕左后位,反之则为枕右后位,耳郭朝向骨盆侧方则为枕横位。

2.臀位

臀位也为纵产式,宫底处可触及圆而硬、按压时有浮球感的胎头,在耻骨联合上可触及软而宽且不规则的胎背,有时可触及胎足,胎心音在脐部左或右上方听得最清楚。临产前先露部较高,肛查时可经腹部下推宫底,胎先露降低以便肛查更清楚。臀位时肛查可触到不规则的软的胎臀或胎足,而不是圆而硬的胎头。临产后宫口开大更有助于诊断。

3.肩先露

腹部望诊呈横椭圆形横产式,触诊宫底高度低于相应孕周,宫底处和耻骨联合上方均空虚触不到胎臀或胎头,于腹部一侧触及胎头,对侧摸到胎臀。肩前位时,胎儿背部朝向母体腹壁,触之宽大而平坦;肩后位时,胎儿肢体朝向母体腹壁,触及不规则的小肢体,胎心在脐周两旁最清楚。肩先露时先露往往较高,肛查不易触及,需做阴道检查以明确诊断。宫口已扩张,胎膜破裂后阴道检查可触及胎肩峰、肋骨、肩胛及腋窝或胎儿上肢。

4.面先露

由于胎头仰伸胎体直伸,胎先露下降缓慢,宫底较高,颏前位时,母体腹壁可触及胎儿肢体,胎心在胎体处由前胸传出,心音响亮。颏后位时可在耻骨联合上扪及明显高起的胎头枕部,胎头枕部与胎背之间有明显的凹沟,胎心音因胎儿挺胸离开腹壁,故胎心音较枕前位弱。肛查可触到高低不平软硬不均的面部,常因胎儿面部水肿,与胎臀不易鉴别,需行阴道检查方能确诊。阴道检查可触及胎儿口鼻、颧骨、眼眶等面部特征,偶尔将胎口误为肛门,双颧骨误为坐骨结节而误诊为臀位,胎肛门与双坐骨结节在同一水平线上,而胎口与双颧骨则形成一个三角形,可以此鉴别面先露与臀先露。

5.其他

如腹部检查只能触及胎背而摸不到胎体,触胎头较小与胎体不符可能为高直前位。高直后位时在腹部可扪及多个胎儿肢体。肛查矢状缝位于骨盆入口的前后径上,左右偏斜不超过15°,先露位置较高均在坐骨棘平面以上,由于胎头紧嵌于骨盆入口,常有胎头水肿和宫颈水肿;望诊腹部明显隆起,宫高>35cm,胎体粗大,先露高浮。如为头先露,在耻骨联合上方可扪及宽大、骨质薄软、有弹性的胎头,胎头过大与胎体不相符,跨耻征阳性,肛查感胎头很大,颅缝宽,囟门大而紧张,颅骨质薄而软如乒乓球的感觉则考虑可能为脑积水;查体发现胎先露旁有肢体则为复合先露。无论肛查或阴道检查次数均不宜过多,肛查一般少于10次。阴道检查则控制在2~3次,每次检查前均严格消毒防止感染。第一次多在产程出现异常时进行,目的是了解骨盆的内部情况,胎先露高低及胎方位,宫颈开大及软硬度,有无水肿,有无头盆不称,尽可能手法纠正异常胎位,决定处理方案。第二次阴道检查多在试产一段时间后进行,了解分娩进展情况以决定分娩方式。

B超检查:于临产前检查胎头双顶径、股骨长度、腹围等指标估算胎儿体重,探测胎头位置及形态,估计头盆是否相称,做出多胎妊娠、脑积水、无脑儿、巨大儿等的诊断。

实验室检查:可疑为巨大儿的孕妇,产前应做血糖、尿糖分析或糖耐量试验,孕晚期可抽羊水做胎肺成熟度检查,胎盘功能检查。疑为脑积水合并脊柱裂者,妊娠晚期可查孕妇血清或羊水中的 AFP 值。

(三)健康指导

明确胎方位类型和判断头盆不称的程度,结合孕妇及胎儿具体情况综合分析,选择合理的分娩方式,提高母儿安全性。高直后位、前不均倾位、面先露和横位不能经阴道分娩,应剖宫产及时终止妊娠。

六、潜在并发症

产程异常,产后出血,胎膜早破,脐带脱垂,新生儿颅内出血、产伤,软产道损伤,感染等。

七、护理处理

1.及早发现胎位异常及胎儿发育异常个案,并确定处理方案

(1)加强产前检查:大力宣传产前检查的重要性,督促孕妇接受产前系列检查和培训,并详细记录,定时抽查。发现异常胎位及时协助医师予以矫正,并计划选择最佳分娩方式。

(2)根据产前检查所得的资料进行综合分析尽早发现胎儿发育异常病例,协助医师制订处理方案。

一旦发现脑积水等畸形儿,配合医师给予终止妊娠。巨大胎儿需查明原因,36 周后根据肺成熟度、胎盘功能及孕妇血糖控制情况等择期引产或行剖宫产。妊娠 30 周后仍为臀位、肩先露者,应指导孕妇行膝胸卧位。

具体方法是:让孕妇排空膀胱后,松解裤带,双膝跪于床上,身体前俯,胸部尽量贴在床面,大腿与床面垂直,如此持续 10～15min,每日 2 次,持续 1～2 周后复查,成功率可达 70%～80%。这种卧位的目的是使胎臀退出盆腔,借助胎儿的重心改变,使胎头与胎背所形成的弧形顺着宫底弧形滑动完成。或艾灸、激光照射至阴穴,每日 1 次,每次 15min,5 次为一个疗程,1周后复查。

如上述方法效果不佳,32～34 周可行外倒转术转成头先露后及时包扎腹部以固定胎头。若无显效,提前一周住院待产,胎儿较大者考虑剖宫产术。

(3)提供有关信息:护士注意将产前所获得的孕妇资料,随时向家属及孕妇进行通报,进行必要的解释、宣传,使其理解并取得合作。

2.加强分娩期的监测与护理,减少母儿并发症

(1)明显头盆不称、胎位异常或确诊为巨大胎儿的孕妇,按医嘱做好择期剖宫产术的术前准备。

(2)若决定阴道分娩,需重视以下护理要点。

保持产妇良好的精神、营养状况,减少紧张,维持水电解质平衡,必要时予以输液。临产后指导产妇保存体力,取适当的卧位,如为枕后位不要过早屏气用力,以防宫颈水肿及软产道受压,过早疲乏,同时指导其朝向胎背对侧方向侧卧,以利于胎头转向前方。

防止胎膜早破:异常产式的孕妇在待产中应少活动,尽量少做肛查,不灌肠。一旦胎膜破裂,应立即观察胎心音,嘱其侧卧或抬高臀部,如发现胎心音有改变,立即行肛查或阴道检查,及早发现脐带脱垂。

预防滞产及产后出血:指导孕妇在宫缩间歇期使用呼吸及放松技巧以减轻产时不适。注

意排空膀胱,以免影响子宫收缩。第二产程协助医师做好会阴侧切、阴道助产和新生,儿抢救的用物准备,必要时可阴道助产以缩短第二产程。第三产程应仔细检查软产道有无撕裂,胎膜及胎盘的完整性,必要时遵医嘱使用宫缩剂及抗生素以预防产后出血,或感染。

准确及时绘制产程图:发现异常时及时处理。应用产程图观察产程可一目了然地看到产程经过,便于及时发现产程异常。有人主张宫口开大 2cm 以上时才开始记录产程图,以避免假临产的产程图记载冗长,误导处理方案。

对潜伏期有延长倾向(即已达到或超过 6～8h)时,处理方法有镇静剂缓解紧张情绪,保证良好休息睡眠且使宫缩恢复协调;静脉滴注缩宫素维持良好的宫缩;人工破膜加速产程进展;宫颈坚韧或水肿者,行局部封闭加徒手宫口扩张。经积极处理 4～6h,仍未进入活跃期或虽开大 3cm 但先露在 S_2 以上且跨耻征阳性可疑者应诊断头盆不称,行急症剖宫产术。

活跃期宫口扩张缓慢及停滞或(和)胎先露下降延缓及阻滞时,应仔细做阴道检查,注意胎位异常或头盆不称,胎膜未破者行人工破膜。当宫口扩张 4～5cm 时出现产程异常常为胎头在入口处受阻,应注意骨盆入口有无狭窄或胎头高直位,前不均倾位、额先露、巨大儿等;宫口扩张 7～8cm 后出现延缓或阻滞应注意持续性枕横位、枕后位及中骨盆狭窄的可能。诊断为胎方位异常者应尽可能手法旋转胎位至枕前位,如产力欠佳,排除头盆不称可静脉滴注缩宫素加强宫缩,如经上述处理,宫口开全,胎头双顶径过坐骨棘平面,可选择阴道助产或等待自然分娩;经上述处理无效或虽宫口开全但先露双顶径未下达坐骨棘水平,应行剖宫产术结束分娩。

(3)提供产妇及家属情绪支持:在待产中产妇及家属会产生疑问甚至恐惧。常常会问:为什么产程比别人长,医疗处理比别人多,在分娩过程自身及胎儿是否出了问题或有危险?针对这些疑问,护士在执行医嘱或护理照顾时应给予适当的解释,将持续评估的母儿状况及时告诉待产妇及家属,并指出孕妇所处的环境是安全的,避免因无知而引起恐惧,如待产中出现意外情况,医护人员也将尽全力保证母婴安全。

护理人员可提供一些使孕妇在分娩时舒适的措施,如抚摸腹部、持续的关照、及时鼓励并表扬其良好的配合行为,以增加对分娩的信心。凡异常产式的婴儿如面先露或臀先露的新生儿,由于在产道内受挤压,可致面部、臀部甚至外生殖器水肿、淤血,父母担心有畸形,有的产妇甚至没有勇气接受。护理人员有必要向家属及产妇解释清楚这只是暂时现象。并向他们介绍正常新生儿的生理状态、病理新生儿的表现,出院时,与产妇共同制订喂养和随访新生儿的计划。

3.做好产后护理、健康教育及出院指导

使产妇了解异常产褥的一些情况,一旦出现应及时到产科门诊就诊。新生儿定期到儿保中心行身体检查,及时行预防接种。

第四篇　儿科护理

第十一章　新生儿护理

第一节　新生儿红臀

新生儿红臀也称尿布皮炎,是新生儿期的一种常见和多发的皮肤损害性疾病。表现为肛周、会阴部和腹股沟皮肤潮红、糜烂、溃疡,伴散在红色斑丘疹,或脓点及分泌物。红臀是由于臀部长期过于潮湿及尿便共同作用引起的。据有关报道,新生儿红臀的发生率为14.1%,有腹泻的婴儿发生率更高。

一、临床表现

红臀发生在尿布包裹的部位,如臀部、会阴、阴囊、大腿内侧等处。轻症表现为皮肤血管充血,臀部皮肤发红粗糙,表面干燥。严重者会有明显的皮肤糜烂,有渗出液,还伴有红色丘疹、水泡,可发生皮肤出血、破溃,并可导致继发感染,引起败血症。红臀可根据皮肤损害程度分为三度。

二、预防要点

(一)做好日常护理

保持臀部清洁干燥,勤换尿布。每次换尿布时都用柔湿巾由前至后擦净臀部,大便时用温水清洗干净。臀部皮肤可涂鞣酸软膏、凡士林油膏和婴儿护臀膏。

(二)避免湿热环境

病房内保持空气流通新鲜,定时消毒,室温调节在22～24℃,湿度保持在55%～65%。避免使用不透气的塑料布和橡皮布,有大便时及时更换尿布,防止臀部皮肤始终处于湿热的环境中。

(三)调整喂养方式

提倡母乳喂养,母乳易消化吸收,产生的粪便刺激性小,能降低红臀的发生。

(四)减少机械刺激

选用质地柔软,吸水性好的尿布,包裹时松紧适宜,并经常更换,腹泻时增加更换次数,保持臀部清洁干燥,并经常更换体位,减少皮肤局部受压。

(五)防止交叉感染

护理操作时须洗净双手,严格执行消毒隔离制度。

三、患儿的护理和管理

(一)一般护理

(1)保持室内空气新鲜,环境温度保持在22～24℃,早产儿室温在24～26℃,湿度保持在55%～65%,定期进行空气消毒。

(2)做好基础护理:保持患儿皮肤清洁干燥,每日或隔日沐浴1次,每次换尿布用温水洗净臀部或用柔湿巾擦净臀部,避免用肥皂和热水烫洗,避免使用含有乙醇的湿巾,待皮肤干后再换上干净的尿布。若使用非一次性尿布,必须清洗干净,以减少对皮肤的刺激。接触患儿前后洗净双手,防止交叉感染。

(3)勤换尿布:每次大小便后均需更换尿布,选用质地柔软、透气性好、吸水性好的尿布,必须大小合适,包裹时松紧适宜。研究者建议:有大便时立即更换,非新生儿更换 1 次/3~4h;国内护理常规是新生儿更换 1 次/2~3h,对于腹泻的患儿,加强观察,尿布上有大便即予更换。

(4)观察病情:对腹泻、光疗等患儿要及时观察患儿的病情变化,并记录尿布皮炎的进展和消退情况以及大便的次数、形状和颜色。

(5)饮食护理:奶具严格消毒,奶温保持适宜,尽量母乳喂养。腹泻和乳糖不耐受的患儿,可给予去乳糖奶粉,必要时加用肠道收敛药物如蒙脱石散等。

(二)物理措施

局部氧疗,温暖的氧气吹入能促进臀红部位的皮肤干燥,局部血管扩张,促进局部血供,能增加局部组织的供氧,在创面形成一定的高氧环境,氧化分解坏死组织,加快正常组织细胞氧合,提高新陈代谢,有利于创面修复,同时杀灭尿布皮炎部位的厌氧菌,加快红臀的愈合。氧疗时氧气管距离皮肤 0.5~1cm,用未经湿化的纯氧,直吹臀部。

(三)药物治疗

1.皮肤保护膜

保护膜是临床上预防和护理红臀较为有效的一种液体敷料。此膜能在皮肤上形成一层无色、防水、防摩擦的保护膜,使皮肤和外界刺激物有效隔离,从而避免了对破损皮肤的化学刺激和物理摩擦,避免了细菌感染,保护了皮肤的完整性,促进受损皮肤的愈合。

2.加用皮肤护肤粉

护肤粉能在皮肤表面形成一层天然保护屏障,阻隔汗渍、尿液等对皮肤的刺激,并能有效吸收排泄物,保持皮肤的干燥。

3.润肤油

植物性润肤油含有丰富的不饱和脂肪酸,能诱导血管扩张,在局部皮肤喷洒后,能改善受损皮肤的微循环,并可形成脂质保护膜,防止水分流失,防止尿液、汗液等对皮肤的浸渍。也可与皮肤保护膜联合应用。

4.维生素类

脂溶性维生素 D、维生素 E,这两种维生素均能在患儿臀部皮肤上形成一层保护膜,能促进细胞间质中黏多糖合成的功能,从而保持上皮细胞的完整性,维生素 D 能增加患儿的细胞和体液免疫功能,增强上皮和黏膜的抵抗力,发挥预防感染的作用。

5.抗真菌药物和抗生素药膏

对于真菌感染引起的尿布皮炎可用抗真菌药膏涂臀,每日 2~3 次,臀部有湿疹时可涂含激素类适合新生儿使用的药膏进行涂抹。另外,抗生素和抗真菌药联合使用对治疗感染导致的尿布皮炎效果显著。换尿布时将药膏用棉签轻轻涂于患处,每日 2~3 次。

6.其他药膏

根据临床情况可以选择氧化锌、炉甘石洗剂以及一些中药进行红臀的治疗。炉甘石洗剂具有消炎、止痒、吸湿、收敛、保护皮肤等作用。也可与碘合用,联合应用时能有效保护局部皮肤,促进创面修复,增强抗感染作用。

第二节 新生儿硬肿症

新生儿硬肿症(scleredema neonatorum)是由于寒冷损伤、感染、早产和窒息等多种原因引起的,以皮肤、皮下脂肪变硬,伴有水肿为特点的一组症状群。常伴有低体温,可继发肺出血、休克、多脏器功能衰竭,是新生儿期的危重急症。其中以寒冷损伤为多见,称寒冷损伤综合征。主要发生在冬春寒冷季节,与产后环境温度有关,早产儿发病率高。

一、临床表现

主要发生在冬春寒冷季节,或重症感染时。多发生于生后一周内新生儿,以早产儿多见。主要表现为低体温和硬肿。

(一)一般表现

吮乳差或拒乳,哭声弱或不哭,反应低下,也可出现呼吸暂停。

(二)低体温

全身及肢端冰凉,轻度低体温36~36.4℃,中度低体温32~35.9℃,重度低体温<32℃,低体温时常伴有心率减慢。

(三)硬肿

皮肤紧贴皮下组织,不易提起,按之似橡皮样感,严重时肢体僵硬不能活动。皮肤先深红色后转为暗红色,严重者呈青紫色,伴水肿者有指压凹陷,硬肿呈对称性。

1.硬肿发生的顺序

小腿→大腿外侧→下肢→臀部→面颊→上肢→全身。

2.硬肿面积估计

头颈部约占20%、双上肢约占18%、前胸及腹部约占14%、背部及腰骶部约占14%、臀部约占8%、下肢约占26%。严重硬肿可妨碍关节活动,胸部受累可致呼吸困难。

(四)多器官功能损害

早期不吃、不哭、反应低下,随着体温降低,硬肿加剧,可出现心音低钝、心率减慢、尿少或无尿等微循环障碍的表现。严重者可导致呼吸、肾脏、循环等多脏器功能损害,合并弥散性血管内凝血而危及生命,肺出血是较常见的并发症。

二、诊断要点

(一)病史

在寒冷季节,环境温度低或保温不足;或有诱发本病的疾病,如严重感染史,窒息;摄入不足或能量供给低下。

(二)临床症状

(1)低体温,轻度低体温36~36.4℃,中度低体温32~35.9℃,重度低体温<32℃,夏季感

染者不一定出现低温。

（2）对称性的皮肤硬肿，多发生在全身皮下脂肪积聚部位，皮肤紧贴皮下组织不能移动，表现为硬、亮、冷、肿、色泽暗红，严重时肢体僵硬，不能活动。

（3）多器官功能受损甚至衰竭，常合并肺炎、败血症。

新生儿由于腋下含较多棕色脂肪，寒冷时氧化产热，使局部温度升高，腋温高于或等于肛温。正常状态下，棕色脂肪不产热，腋温低于肛温。重症硬肿症因产热棕色脂肪耗尽，腋温低于肛温。因此，腋－肛温差可作为棕色脂肪产热状态的指标。

三、治疗原则

复温是治疗低体温患儿的关键措施，低体温持续时间过长，病情易于恶化。正确复温防止复温后休克及肺出血。合理供给液量及热卡，积极去除病因，合理用药，维持脏器功能，积极纠正器官功能紊乱。

（一）复温

复温是治疗新生儿硬肿症低体温的重要措施之一，近几年主张快速复温，复温方式方法以1990年全国新生儿学术会议所制定的复温方法为依据，以高于体温的 $1\sim2℃$ 的暖箱温度复温。

研究表明，采用上述快速复温法比传统复温法（将患儿置于预热至 26℃ 的暖箱内，以后每小时提高箱温 1℃，6h 后至 32℃ 恒温复温）能明显缩短复温时间和硬肿消退时间。

（二）热量和液体补充

复温过程中营养、水分和氧气的供给：复温的一方面是增加自身产热，而自身产热需要充足的热卡和水分的供给。

（三）控制感染

根据血培养和药敏结果应用敏感、肾毒性小的药物。严格遵守无菌操作原则，加强手卫生，做好消毒隔离工作。

（四）纠正器官功能紊乱

1.纠正休克改善微循环

对有微循环障碍及有休克表现的患儿，在维持心功能前提下及时纠酸、扩容，心率低者首选多巴胺，$5\sim10\mu g/(kg\cdot min)$，小剂量多巴胺有扩张肾、脑血管的作用，可增加尿量。

2.DIC

在血小板减少高凝状态立即用肝素，首剂 1mg/kg，6h 后按 0.5～1mg/kg 给予，若病情好转改为 8h1 次，逐渐停用，两剂肝素后应给予新鲜全血或血浆 20～25mL，或低分子肝素钙 10～20U/(kg·d)。

3.急性肾衰竭

尿少或无尿应严格限制液量，在循环量保证前提下给予呋塞米 1～2mg/kg。若并发高血钾，应限制钾的摄入，严重者给予胰岛素静脉输注或 10% 葡萄糖酸钙静脉滴注，以拮抗钾对心脏的毒性作用。心率快者可酌情使用毒毛花苷。

4.肺出血的治疗

肺出血一经确认，应尽早给予气管插管，正压通气治疗，以扩张肺泡减少渗出。同时给予注射用蛇毒巴曲酶或凝血酶原复合物及纤维蛋白原,并可输注新鲜全血或新鲜血浆,合用止血剂如维生素 K_1 等。并积极治疗肺出血的原因,如 DIC、肺水肿、急性心肾衰竭等。

5.中药治疗

以温阳祛寒、活血化瘀为主,可用丹参等注射。

四、患儿的护理和管理

(一)遵循正确的复温原则

复温是护理低出生体重儿的关键措施,低体温持续时间过长,病情易于恶化。按照硬肿症正确的复温方法进行复温,入院后用低温计测量肛温,做好记录,然后根据不同体温进行处理,方法同治疗原则中的复温法。

复温过程中用低体温计测量肛温,每 2h1 次,体温恢复正常 6h 后改为 4h1 次,并做好记录。暖箱的温度要定时监测,操作尽量在暖箱内进行,避免打开大门,而影响箱内温度的恒定。

(二)合理喂养

除了恢复体温外还要及时补充热量,喂养困难者可采用部分或完全静脉营养,早产儿吸吮力弱或硬肿吞咽困难者,可予滴管或鼻饲喂养。喂养时要耐心、细致、少量多次,间歇喂养,以保证足够的营养和热量的摄入。病情好转后,逐渐增加奶量。喂养过程中要严密观察患儿的面色,以免呕吐引起窒息。重症患儿可用全静脉营养,待肠道功能恢复后开始喂养。

(三)预防感染

严格遵守无菌操作原则,接触患儿前后要洗手,保持皮肤的完整性,经常更换体位,操作时动作轻柔,防止损伤皮肤而引起感染。

(四)病情观察

(1)严密观察体温、脉搏、呼吸、硬肿范围与程度的动态变化,观察暖箱的温度与湿度,及时调整并做好记录。

(2)观察尿量:尿量有无和多少是估计预后的重要指标。认真记录尿量,每小时小于 1mL/kg 应及时报告,尽早处理,防止肾衰竭。

(3)观察患儿皮肤颜色和循环状况,随着体温的恢复,皮肤颜色可由青紫转为红润,肢端温度凉转为温暖。

(4)观察有无出血倾向:肺出血是硬肿症患儿死亡的重要原因。如突然面色青紫,呼吸增快,肺部湿啰音增多,呼吸道内吸出血性液体,提示有肺出血,及时报告医生并做好抢救准备。

(五)合理用氧

硬肿症患儿多为早产儿,呼吸中枢不健全,易发生缺氧和呼吸暂停,对有窒息史、感染合并缺氧及休克的患儿给予氧气吸入,合理控制用氧浓度,防止氧中毒。并密切观察用氧疗效,及时调整用氧浓度。

(六)并发症的护理

发生肺出血呼吸衰竭者给予气管插管正压呼吸,并及时清理呼吸道分泌物,保持呼吸道通畅。休克时及时补充血容量,改善微循环,并严格控制补液速度和液体量,防止补液过快而引起肺水肿和心力衰竭。

合并 DIC 时,应在实验室检查监测下于早期高凝状态时慎用肝素治疗,有出血倾向或已有出血者可应用止血药物,如维生素 K_1、酚磺乙胺等。

第三节　新生儿医源性皮肤损伤

一、新生儿医源性皮肤损伤的类型及分析

(一)新生儿常见医源性皮肤损伤

医源性皮肤损伤是指在医疗上由于操作不当或仪器故障所造成的与原发病无关的皮肤损伤。

1.粘贴敷料的方法不正确

一般的黏胶中均含有乳胶颗粒,由于新生儿皮肤的特点,更易引起过敏。粘贴敷料时,若将敷料绷紧,先贴于皮肤的一部分,再贴剩余的部分,就会引起敷贴下皮肤张力的改变,正由于新生儿皮肤解剖结构上的特点,在外力的作用下,更易导致张力性损伤,这可能被许多人忽视。

2.皮肤消毒剂的影响

新生儿入院时抢救紧急,穿刺消毒液未彻底干燥即粘贴敷贴,其皮肤受损的原因与皮肤消毒剂的影响不无关系。

3.割伤划伤

进行头皮静脉穿刺时,一般需将穿刺处毛发剔除,而在剃发过程中,极易造成头皮上肉眼所忽视的细微损伤。患儿指甲长,又躁动,易抓伤自身皮肤;还有衣被破损或是线头缠绕指(趾)端,引起指(趾)端发紫甚至坏死。

4.摩擦伤

主要见于躁动患儿,尤其是裸体暴露于蓝光箱及暖箱保暖的患儿。蓝光箱床的底面及四周是硬质的有机玻璃板、暖箱睡垫的周围也是较硬的材质。患儿因哭闹,活动过多碰撞、摩擦引起骨突处皮肤破损,活动过多引起双足外踝皮肤擦伤;因大腿内侧与一次性尿裤粘贴处摩擦引起皮肤发红,甚至破损;给患儿擦澡时用力过猛,也易引起摩擦伤。

5.压伤

使用改良鼻塞持续气道正压,鼻塞对鼻中隔的压伤;NCPAP 管道装置本身有一定重量,为了防止管道内水分倒流入鼻腔,NCPAP 管道必须低于鼻腔,从而对鼻腔产生一定的压力,当这种压力长时间作用于局部皮肤,超过毛细血管的正常压力时,即可阻断毛细血管对组织的灌注,引起组织缺血、缺氧甚至坏死。

6.烫伤

抢救台感温探头脱落或未贴紧皮肤,没有及时发现致烫伤;沐浴用水或热水袋、暖箱、蓝光箱、烤灯使用不当引起烫伤。

(二)药物外渗护理原因分析

1.药源性因素

新生儿皮肤细嫩,血管壁薄,通透性高,过酸或过碱均可导致酸碱平衡失调,影响上皮细胞吸收水分,血管通透性增加,组织缺血缺氧,干扰血管内液的正常代谢和机能,引起静脉损伤。人体血浆渗透压的正常范围为 $280\sim310mOsm/L$。当输入高渗液体时,由于溶液的高渗可使毛细血管内皮细胞脱水,发生萎缩和坏死,产生无菌性炎症。新生儿常见外渗药物包括外渗性的化学物质、高分子抗生素、高营养性物质和血管收缩剂等。外渗患儿局部皮肤表现:皮肤呈苍白或红晕,静脉血管周边逐渐肿胀。头皮静脉输液外渗局部一般会有肿块鼓起,较易发现;上肢静脉肿胀呈弥散性,较难察觉。在静脉滴注脂肪乳剂外渗时,局部皮肤不红肿,但有白色颗粒状沉积物稍突出表面;苯巴比妥静脉外渗皮肤会出现苍白或微红、青紫、丘疹、水疱、紫黑色甚至溃烂;如使用20%甘露醇、10%葡萄糖酸钙、氯化钙、抗生素、抗病毒类药物、能量合剂和多巴胺等药物外渗所致皮肤损伤时,若为轻度炎症改变:局部组织出现大片红肿、肿痛、沿血管出现条索状的红线;若为重度:局部皮肤苍白继而出现水疱,更严重者皮肤直接由红变为紫黑色,形成溃疡。

2.患儿因素

新生儿的皮肤稚嫩,角质层薄,皮下毛细血管丰富,局部防御能力差。新生儿血管细短、管壁薄、弹性差、耐受力差,早产儿比足月儿的血管更细、弹性更差。新生儿静脉穿刺部位面积小,难以固定,加之不受约束等常易引起静脉输液外渗。

3.护士因素

选择静脉穿刺的部位不当,静脉穿刺技术不熟练,固定方法不正确,观察巡视不到位。

二、常见医源性皮肤损伤的预防及处理

(一)静脉外渗造成的皮肤损伤

1.加强输液操作管理

认真评估、选择适合的部位及血管,提高穿刺成功率;针柄处根据情况用小棉球衬垫,禁止覆盖穿刺点;输液针柄用条形胶布交叉固定于肝素帽上;输注特殊药物时有明确的床头标识,15~30分钟观察1次,做到"一看二摸三对比",如有渗漏及时报告,根据药物性质采取不同处理方法;沐浴时使用一次性手套保护留置针;需长期输入强刺激性药物的患儿选用PICC,很多护理机构限制外周静脉输注葡萄糖的浓度不超过12.5%,而氨基酸浓度不超过2%,钙和钾的浓度也要比中心静脉输注的更加稀释。

2.透明质酸酶的应用

任何一个发生静脉外渗的新生儿都是透明质酸酶(hyaluronidase,HAase)的适用者。这样可以减少疼痛和组织受损的程度,同时可以使静脉外渗的机体朝着一个比较好的方向发展,透明质酸酶是一种多黏多糖,它可以提高药物的分布和吸收,如发生静脉外渗,需立即拔针,抬高外渗处的肢体,外渗处的皮肤不能采用湿热敷,抬高肢体将会促进静脉的修复,湿热敷可能使组织软化,但随后将会使软化的组织发生坏死,治疗必须迅速或在发生静脉外渗后1小时内进行。及时发现和治疗是最重要的,透明质酸酶的使用可以使之向好的结果发展,建议以15单位/mL的浓度给药,透明质酸酶可以使药物在短时间内迅速吸收,从而避免组织的坏死和

脱落,外渗静脉周围皮下注射透明质酸酶,用 1mL 的注射器向穿刺点和 4 个部位分次注射 0.2mL 的溶液。每次注射时需要更换针头,避免交叉感染。

3.酚妥拉明的应用

对于静脉使用多巴胺以及肾上腺素而出现局部皮肤发白,应立即予以处理:①甲磺酸酚妥拉明注射液,配制成 1mg/mL 皮下注射,再用余液外用湿敷坏死处皮肤。酚妥拉明是短效的非选择性 α 受体($α_1$,$α_2$)阻滞剂,能拮抗血液循环中肾上腺素的作用,使血管扩张而降低周围血管阻力,改善微循环,其半衰期短,约 1.5h,使用时要严密观察心率与血压,如出现血压降低,心率增快,休克,低血糖,心律失常等,应慎用。②在外敷药物同时,需轻柔按摩患处,加快血液循环,促使外敷药物充分吸收,有利于坏死皮肤尽快修复。

4.留置针的透明敷贴的选择

可选用低敏性、透气性能良好的透明敷贴,降低致敏的可能性。正确使用皮肤消毒剂,应待消毒剂完全自然干燥后,再粘贴敷料。正确粘贴敷料,将敷料自然下垂,将穿刺点置于敷料的中央,从穿刺点向四周轻压透明敷贴。

(二)压伤的预防和处理

为保证 NCPAP 很好的密封性,又不会引起皮肤不适、鼻组织的压迫性坏死和疼痛,应用亲水性敷料粘贴于患儿鼻部,避免早产儿鼻中隔受损,可以取得良好的效果。根据患儿的鼻孔间距大小,将亲水性敷贴用剪刀进行裁剪。亲水性敷料是一种具有低过敏、亲水性的敷料,透气、防水、防菌,常用于促进伤口愈合,也可用于保护完好无损但有可能受损的皮肤,亲水性敷料有一定厚度,柔软,贴合性好,可以降低鼻塞对鼻中隔的压力,减少鼻塞和鼻塞底托与早产儿皮肤机械性摩擦。除了压力外,该方法应用简单,效果确切,可以在临床推广。其他还应注意定期(每 2~4h)检查受压部位,对于 NCPAP 可以采用鼻塞鼻罩交替使用的方法减少压伤的发生,选择合适大小的鼻塞和鼻罩以及帽子、应用正确的佩戴方法对于预防 NCPAP 导致的鼻部压疮很重要,另外一旦有发生的迹象也可以考虑使用高流量鼻导管与 NCPAP 交替使用。

(三)烫伤的预防和处理

经常检查抢救台肤温探头贴紧皮肤,暖箱感温器有无被其他物品覆盖,沐浴时做好水温监测,热水浴时先放冷水,再冲热水,水温控制在 37~39℃,以手臂内测试水温以热而不烫为宜;安全使用暖箱,光疗箱,辐射台,加强巡视,2~4h 监测体温 1 次,并记录箱温,做好交班;不主张使用红外线烤灯照射。一旦发生烫伤,现场立即用冷水冲洗或冷敷创面,创面未污染,水疱表皮完整者,不去除水疱,创面用灭菌生理盐水冲洗后,水疱低位刺孔引流,用无菌纱布轻拭创面,再外用重组人表皮生长因子衍生物喷洒创面,然后用烫伤膏例如磺胺嘧啶银油纱布换药覆盖无菌纱布包扎,隔日换药 1 次。对于水疱表皮已破损者,则去除疱皮,动作要轻柔,以防再损伤,然后用生理盐水冲洗,外喷重组人表皮生长因子衍生物后用烫伤膏油纱布换药包扎。对于小面积烫伤和一些特殊部位的烫伤,如头面部、颈部、会阴部、臀部创面,予灭菌生理盐水冲洗后暴露,外喷重组人表皮生长因子衍生物,轻轻擦拭上烫伤膏冷霜,每日 2 次,并保持创面清洁干燥。后期用具有生肌作用的烧伤湿润膏换药。

第四节　新生儿压疮

压疮(pressure ulcer)又称压力性溃疡,是身体局部组织长期受压,引起血液循环障碍,局部持续缺血缺氧,组织营养缺乏,致使皮肤失去正常功能而出现软组织溃烂和坏死。2007年,美国国家压疮专家组将压疮定义更新为:压疮是皮肤或皮下组织由于压力、剪切力或摩擦力而导致的皮肤、肌肉和皮下组织的局限性损伤,常发生在骨隆突处。

一、新生儿压疮的危险因素

(一)外在因素

压疮的发生主要与压力、剪切力和摩擦力有关,其首要因素是压力。

1.压力、剪切力、摩擦力

(1)压疮的发生与压力的大小和受压时间长短有关。除了自身身体的压力外,还有来自外力,如持续正压给氧时CPAP鼻塞子对鼻中隔的压力,机械通气时气管插管对鼻部的压力,及各种管路对皮肤局部的压力等。

(2)为了预防新生儿VAP及新生儿胃食管反流的发生,将患儿体位抬高15°～30°。但抬高患儿上身同时会对其产生剪切力。

(3)摩擦力作用于皮肤会损伤皮肤的角质层。在NICU,患儿裸露在暖箱中,烦躁时易与包被或床面形成摩擦。

另外,在搬动患儿时拖、拉、拽可形成摩擦力而损伤皮肤。

2.潮湿的环境

新生儿因发热、出汗、呕吐、大小便、引流物等,使皮肤长期处于潮湿的环境中。过度潮湿可引起皮肤软化及抵抗力降低,潮湿会浸润皮肤组织,削弱皮肤角质层的屏障作用,造成局部皮肤水肿,有害物质易于通过且利于细菌繁殖,使得上皮组织更容易受到损伤,从而引起压疮。并可增加皮肤表面的摩擦力易产生水疱或破溃。

3.体位因素

新生儿头部占了整体身体总长的1/4比例,头部所占比重最大,呼吸机患儿由于体位的限制,昏迷患儿无自主活动,当他们仰卧时枕部成了最主要的受压点,加上新生儿头发稀少,皮下脂肪少增加了对压力和剪切力的敏感性,因此仰卧时的危重儿压疮多发生在枕后。全身及局部水肿患儿,除了头枕部外,足跟及足踝部也成为压疮的高发部位。

4.手术

手术对患儿来讲也是一个危险因素,手术过程中患儿处于麻醉状态,肌肉松弛,感觉丧失,长时间固定于一个体位,增加了对局部皮肤的压力。

5.药物

对于一些重症患儿,血管加压药的使用和液体复苏会导致压疮的发生。大剂量血管活性药物的α受体效应可引起外周组织血管收缩,进一步加重缺氧、缺血。而液体复苏会导致循环受损、水肿以及阻碍毛细血管对营养物质的交换。

(二)自身因素

1.营养状况

营养不良是导致压疮发生的因素之一,也是直接影响其愈合的因素。

2.全身水肿

重症新生儿有低蛋白血症、全身体位性水肿是发生压疮的高危因素。水肿时组织间隙过量的液体积聚使组织细胞与毛细血管之间的距离加大,氧与营养物质运输时间延长,水肿液的堆积还可压迫局部毛细血管,致使局部血流量减少,造成细胞营养障碍、循环障碍。因此水肿部位易发生组织损伤、溃疡,并且不易愈合。

3.生理因素

新生儿皮肤薄嫩,皮下毛细血管丰富,角质层发育差,局部防御能力弱,加上新生儿免疫功能差,皮肤黏膜屏障抵抗力弱,受外界刺激后易破损感染。

4.疾病因素

因缺血缺氧导致患儿意识障碍,不同程度的昏迷,自主活动减少或无自主活动,或机械通气的患儿体位和活动受限,重症新生儿无改变自主活动的能力,长时间受压使受压部位神经麻痹,血液循环障碍,造成皮肤长时间缺血,皮下组织坏死而形成压疮。

5.其他因素

与护理人员素质相关,危重新生儿因病情危重,护理人员往往注重患儿的抢救措施及治疗等方面,而忽略了对压疮的评估及预防。

二、NICU 患儿压疮的好发部位

(一)头枕部

头枕部是新生儿发生压疮最常见的部位。因为新生儿头占身体总长的 1/4 比例,年龄越小头部重量占身体比重越大,重力主要集中在头部,因此头枕部发生压疮的危险性最大。

(二)鼻中隔

危重新生儿的呼吸支持会使用机械辅助呼吸或持续气道正压给氧(CPAP),长期 CPAP 的鼻塞和气管插管会对患儿的鼻部皮肤产生长时间的压力,易使鼻中隔和鼻部皮肤破损,出现压疮。因为鼻梁部属缺乏脂肪组织保护、肌肉层较薄的骨隆突处,一旦受压,引起血液循环障碍。

(三)留置针固定处

静脉留置针尾翼和肝素帽较硬,留置时间较长,而新生儿皮肤娇嫩,长时间留置和透明敷料压迫过紧易致局部皮肤产生压疮。另外,患儿因哭闹出汗,敷料又不透气,增加了压疮的危险。

(四)各管路压迫处

危重新生儿留置管路较多,如胃管、气管插管、引流管、输液管等,若放置不妥或固定方法不对,管路压于患儿身下,极易造成局部皮肤压伤。另外,氧饱和度探头缠绕过紧、不及时更换位置也会使缠绕处皮肤形成压伤。

(五)新生儿外踝

新生儿仰卧时四肢呈蛙状,裸露在暖箱中,双足外踝与床面接触时间最长,哭吵时活动度大,使外踝部与床面摩擦而出现破损。

三、新生儿压疮的分期

美国压疮协会(national pressure ulcer advisory panel,NPUAP)将压疮分为 6 期,具体描述如下:

(一)可疑深部组织损伤

皮下软组织受到压力或剪切力的损害,局部皮肤完整可出现颜色改变,紫色或暗红色,或出现血疱。其相比于周围组织会有疼痛、硬结、糜烂、皮温增高或降低的变化。

(二)淤血红润期

为压疮的初期,又称为Ⅰ度压疮。皮肤受压部位出现暂时的血液循环障碍,呈暗红色,并有红、肿、热、痛或麻木感。解除压力 30 分钟后,皮肤颜色不能恢复正常,但皮肤完整。此期可逆,解除压力后可阻止进一步发展。

(三)炎性浸润期

炎性浸润期又称Ⅱ度压疮。病变累及真皮层,受损皮肤呈紫红色,有完整的或破裂的充血性水疱,水疱底面潮湿红润,或有表浅的溃疡。

(四)浅度溃疡期

浅度溃疡期又称Ⅲ度压疮。全层皮肤破损,皮下组织受损或坏死,可延及但不穿透浅筋膜。此期水疱进一步扩大感染后有脓液覆盖。

(五)坏死溃疡期

坏死溃疡期又称Ⅳ度压疮。全层皮肤破损,深度组织坏死,肌肉、骨或肌腱、关节或关节囊等支持性结构受损;可出现邻近组织的破坏和窦道形成。坏死组织发黑,脓性分泌物多,有臭味。

(六)无法分期

全层伤口,失去全层皮肤组织,被坏死组织(黄色、黄褐色、灰色、绿色或棕色)或焦痂(黄褐色、棕色或黑色)所覆盖,只有去除这些坏死组织后才能分期。

四、新生儿压疮的风险评估

使用压疮评估量表可对患儿发生压疮的危险因素做定性、定量的综合分析,以协助筛选易于发生压疮的患儿。关于新生儿压疮风险评估量表,国外采用的是新生儿皮肤风险评估量表(NSARS)。

五、新生儿压疮的预防措施

(一)水床和水枕的使用

危重新生儿入院后第一时间给予水床或水枕,可采用 3L 输液袋制作水床和水枕。

(二)更换体位

定时翻身更换体位是缓解局部受压的主要预防措施。

(三)新型敷料的应用

在高危人群可能受压部位贴新型敷料是临床上预防压疮的重要手段。临床上常用的敷料有自黏性泡沫敷料、水胶敷料、液体敷料等。新型敷料的使用可在受压皮肤表面形成一层保护屏障,减少受压部位的剪切力,改善局部供血供氧情况,阻碍水分和各种微生物侵入保持皮肤正常 pH 和适宜温度,有效预防压疮。

1.头部压疮的敷料使用

对有水肿和进行亚低温治疗的患儿尽早剃净头发,并且在头部枕骨、耳后骨隆突处等贴上新型泡沫敷料以保护患儿皮肤。泡沫型敷料可减轻头部受压部位的压力。

2.鼻部压疮的敷料使用

对应用 CPAP 鼻塞或气管插管的患儿,在使用前将新型泡沫敷料剪成大小尺寸与患儿鼻部相符的工字形,贴于患儿鼻部,需将新型泡沫敷料能较好地覆盖于鼻部,包括鼻中隔、双侧鼻翼和上唇近鼻部,再固定气管插管,CPAP 鼻塞需选择大小合适的,勿固定太紧,减少对局部皮肤的压迫。

3.导管压疮的敷料使用

外科术后各类导管固定不当会对皮肤造成压迫,固定前可以将新型泡沫敷料先贴在皮肤上,再用透明敷贴将导管贴于敷料上,使导管不直接受压于皮肤,而预防压疮的发生。

(四)保护患儿的皮肤

保持患儿皮肤清洁干燥,床单位干燥平整无杂物,各类导管或导线需妥善固定,勿压于患儿身下。

(五)营养支持

营养不良不仅是压疮发生的内因,也是直接影响压疮愈合的因素。危重患儿应积极治疗原发病,消除引起水肿的原因,改善心、肺、肾功能,改善全身营养情况,纠正低蛋白血症,降低压疮风险。

六、新生儿压疮伤口的护理

每日评估伤口的性质、颜色,判断伤口的分级和进展。

(一)压疮初期的处理

避免局部继续受压,增加翻身次数,新型泡沫敷料覆盖减压保护,促进上皮组织的修复。

(二)水疱的处理

未破溃的小水疱应减少局部摩擦,防止破裂,让其自行吸收;大水疱则应在无菌条件下,用注射器穿刺抽吸疱内渗液,消毒皮肤后再覆盖无菌敷料。此期也可配合硝酸甘油按摩,但要注意避开水疱,在水疱周围的皮肤处按摩,以免水疱破裂。

(三)开放性伤口的处理

应每日换药,以清除坏死组织、清洁创面和预防感染为主。保持局部清洁,以外科无菌换药法处理创面,每次清创要彻底,先剪去压疮边缘和底部的坏死组织,直至出现渗血的新鲜创面,以利于健康组织的修复和生成。清创过程中用生理盐水冲洗,直至伤口彻底干净。然后选择新型敷料贴于患处,如银离子敷料、水胶体或泡沫敷料等。

(四)感染性伤口的处理

根据伤口性质,考虑有感染者给予做分泌物培养和药敏试验,并针对性使用全身抗生素。

NICU 患儿由于自身生理、病理及治疗干预形成了压疮的危险因素。其中压力、摩擦力、潮湿、运动受限、营养不良是导致患儿压疮发生的居于前几位的危险因素。及时评估患儿发生压疮的危险因素,采取针对性的有效预防措施,可以极大限度地降低医院获得性压疮的发生率,提高护理质量。

第五节 新生儿大疱表皮松解症

大疱性表皮松解症(epidermolysis bullosa,EB)是一组较为罕见的常染色体显性或隐性遗传性多基因水疱样皮肤疾病,发生率为 1/50000 活产儿,根据皮肤分离的显微结构分为 3 型:单纯型、营养不良型和交界型。其特征为皮肤受压或摩擦后即可引起大疱,被归于机械性大疱病,易发生在受外力影响的部位,如四肢关节等处。临床表现变异性大,内脏器官可受累。伤口修复后可遗留皮肤损害和结痂。

一、临床表现

(一)单纯型

本型较常见,一般多在生后 24h 内起病。可分为 11 种不同亚型,其中最严重的亚型在出生时即可明显表现。3 种最为常见的亚型均为常染色体隐性遗传,包括泛发性大疱性表皮松解症、局限性大疱表皮松解症和疱疹样大疱性表皮松解症。其中泛发性大疱性表皮松解症起病于新生儿,皮损多见于手、组合四肢,也可见掌、跖过度角化和脱屑,不累及甲、牙齿和口腔黏膜。疱疹样大疱性表皮松解症出生时即可起病,是最严重的亚型,水疱分布于全身,可累及口腔黏膜,躯干和四肢。少数水疱严重,易于继发感染,但很少危及生命,一般青春期症状可减轻。

(二)营养不良型

本型患儿往往有明确的家族史。临床表现因遗传方式不同而有差异。

1.显性营养不良型

皮损松弛大疱,愈后留有萎缩性瘢痕、白斑和棕色斑,常伴有粟粒疹。毛发、牙齿常不累及。

2.隐形营养不良型

除皮损松弛大疱外,可有血疱,愈后留有萎缩性瘢痕、白斑和棕色斑。黏膜易累及。

(三)交界型

本型较为严重,愈后差。最常见的类型为 Herlitz 型、mitis 型和泛发性良性营养不良型。其中 Herlitz 型又称为致死型,患儿死于婴儿期,是最严重的大疱表皮松解症,出生时即可发病,可累及多功能脏器,常合并呼吸道梗阻,部分可侵犯消化道和泌尿系统。

二、诊断检查

本病主要特征为皮肤受压或摩擦后即可引起大疱。主要根据临床表现,病史及体征进行诊断。可参考病理诊断:电镜,免疫及荧光法进行分型。

三、治疗原则

新生儿大疱表皮松解症的治疗依据以下原则:保护创面,无菌操作;皮肤护理,预防感染;

给予营养支持,保持水电解质平衡;大剂量维生素 E 治疗;皮肤外用辅料使用,促进保护伤口;并发症处理。

四、患儿的护理和管理

EB 患儿由于基因缺失影响皮肤的附着性,压力、摩擦和热力等均可引发水疱、血疱,如不及时处理,小水疱融合成大水疱,形成皮损,带来疼痛。

(一)基础护理

患儿置暖箱,裸体暴露,更换尿布及任何操作动作应轻柔,避免与皮肤摩擦。做好口、脐、臀护理,保持患儿皮肤的清洁,防止感染。

(二)疱与创面护理

伤口愈合过程包括 3 个阶段,即炎症期、肉芽组织形成期和瘢痕形成期。EB 患儿由于基因问题,愈合过程容易停留于炎症期,如果处理不当可能导致广泛区域的慢性溃疡。处理原则:选择合适的敷料促进炎症期愈合进展,减少肉芽组织形成期和瘢痕形成期的再损伤。

创面用银离子敷料和泡沫敷料进行换药,严格采用无菌操作,清洁皮肤时戴无菌手套,局部先用无菌生理盐水脉冲式冲洗创面,将坏死组织和血痂尽量冲洗干净。为减少小水疱受压后张力引起水疱范围拓展,积极处理水疱,以 1mL 空针针头"十字对穿"水疱,让水疱内液体自然流出,无感染的创面浮皮予以保留。换药时注意观察皮肤有无感染,对腐败的痂皮要彻底清除,再用生理盐水冲洗伤口至洁净。

采用使用银离子敷料,经裁剪后粘贴在伤口表面,范围超过边缘 2cm,再以泡沫敷料无边形敷料覆盖,弹力绷带缠绕固定。不能以纱布绷带固定,以免脱落的棉线缠绕伤口造成皮损。手足指趾破溃处以美皮康包裹后应戴上无菌柔软小布套。隔日换药。用柔软无菌棉垫抬高、分隔双腿,双足悬空,避免摩擦导致伤口愈合不良。每次换药时应注意有无新的水疱出现。银离子敷料是一种新型抗菌敷料,银离子敷料作用是接触和杀死机制,具有高效杀灭致病微生物的作用。

泡沫敷料湿性敷料是一种新型的软聚硅酮泡沫敷料,具有以下优点:垂直吸收,防止浸渍;不粘连伤口,防止再创和疼痛;具有高吸收能力和减压能力,换药时间和换药周期极大降低;良好的创面保湿、保温和透气能力;顺应性好,患儿感觉舒适。

(三)疼痛护理

针对口腔水疱,我们喂养时给予软奶头,减轻吮奶疼痛。对于奶头应每日消毒更换,预防口腔感染。EB 换药时引发剧烈的疼痛,可遵医嘱给予镇痛剂或者镇静剂。结合口服糖水的方法使患儿保持安静配合的状态。

(四)输液护理

患儿手足均有水疱,应选择粗大的静脉,如腋下静脉、腹股沟静脉,避免反复穿刺增加皮损,同时避免在四肢进行穿刺。穿刺区皮肤以透明敷贴无张力的粘贴在穿刺部位,直型留置针连接肝素帽下可垫棉球防止压迫造成新的水疱,尽量不再粘贴过多的胶布于皮肤,采用泡沫敷料右边边缘的胶布固定。

(五)保护性隔离

患儿安置在暖箱中,暖箱和床单位彻底消毒,婴儿床单位用物均高压灭菌,每日更换。暖箱每日使用消毒湿巾纸擦拭内外表面,更换暖箱水槽内的无菌水,每周予更换暖箱终末消毒。给予适宜箱温及湿度。

医护人员进行各种检查,护理操作前后均应以 3M 快速洗手液洗手。听诊器、体温表专人使用,定时消毒。每次医护人员进入病房穿隔离衣,戴口罩,进行护理操作时,戴无菌手套,严格执行无菌操作,各种治疗护理集中进行。

(六)观察病情变化

每小时观察患儿生命体征、反应、面色、哭声、皮肤颜色、吮奶、有无呕吐、四肢活动、肢温情况并记录。观察患儿有无新的大疱发生,以及伤口敷料是否干燥,有无渗液。

(七)以家庭为中心的护理

患儿家庭如有家族史,家长容易产生恐惧和自卑感。应积极沟通仔细讲解本病的相关知识,允许家长洗手穿隔离衣进入病室探视患儿,指导他们如何正确护理皮肤创面、选择合适的伤口敷料、减少机械力对皮肤的伤害,出院后帮助患儿过正常生活,获得医疗护理支持。帮助家属树立信心,如果需要再生育,可通过产前诊断帮助优生优育。

第六节　新生儿高未结合胆红素血症

新生儿高胆红素血症以高未结合胆红素血症较为常见,新生儿高未结合胆红素血症(unconjugated hyperbilirubinemia of newborn)是指由于胆红素生成过多、肝胆对胆红素摄取和结合能力低下、肠肝循环增加所致,临床表现为皮肤、巩膜黄染,粪便色黄,尿色正常,血清未结合胆红素升高等。

一、临床表现

母乳喂养的新生儿出现黄疸,足月儿多见,黄疸在生理性黄疸期内(2d~2 周)发生,但不随生理性黄疸的消失而消退。黄疸程度以轻度至中度为主,重度较少见,血胆红素浓度在 205.2~342μmol/L(12~20mg/dL),极少数可达到 342μmol/L(20mg/dL)以上。以未结合胆红素升高为主。患儿的一般状况良好。生长发育正常,肝脏不大,肝功能正常,HBsAg 阴性。目前母乳性黄疸分为早发型和迟发型两类。

早发型母乳性黄疸与新生儿生理性黄疸比较,前者在出生后第 3~4 日胆红素的峰值可超过生理性的平均值。且黄疸消退时间较长。迟发型母乳性黄疸的出现时间稍晚,可在生理性黄疸减轻后又加重,即常在出生后 7~14d 出现,不论早发型或迟发型母乳性黄疸,一旦停喂母乳或改喂配方乳 48~72h,黄疸即可明显减轻,若再开始喂哺母乳,黄疸可重新出现,但不会达到原来的程度。

二、治疗

本病确诊后无须特殊治疗,对于足月健康儿,一般不主张放弃母乳喂养,而是在密切观察下鼓励母乳少量多次喂哺。美国儿科协会(AAP)近年已制订母乳性黄疸的处理方法,确诊后无须特殊治疗,应在密切观察下给予少量多次喂奶,并监测血清胆红素浓度。

三、护理和管理

(一)评估患儿

(1)病史的询问,新生儿的体格检查及实验室数据的收集在新生儿高未结合胆红素血症的评估中占有重要的作用。

(2)评估新生儿黄疸进展状况。

皮肤:皮肤有无苍白、出血点、脓疱疹。

脐部:有无红肿及分泌物。

呼吸系统:有无呼吸困难、肺部啰音。

消化系统:有无肝脾大。

神经系统:出现神萎、激惹、凝视、肌张力降低、肌张力增高、生理反射减弱、生理反射消失,应警惕胆红素脑病的发生。

(3)正确区分高未结合胆红素血症和高结合胆红素血症。

(二)母乳喂养的护理

1.产妇的护理

分娩前向产妇及家属宣教母乳喂养的重要性,母乳喂养对产妇的预后、生理功能的恢复及新生儿免疫力的影响,鼓励产妇母乳喂养。确诊母乳性黄疸后,如果是轻度或中度的黄疸主张继续母乳喂养,当产妇采取乳房亲授喂养,可通过增加母乳喂养次数来增加母乳的摄入量,每日 8~12 次,不仅可预防早发型母乳性黄疸,增加喂奶次数也可刺激肠道蠕动,通过增加排便次数减少粪便中的胆红素吸收,给予肠道最佳的管理。初乳是天然的泻药,可以促进胎粪的排出,减少胆红素的吸收。

2.新生儿的护理

(1)生后持续评估 4~14d 胆红素的指标,胆红素指标有一个逐渐地下降过程,对于大多数的新生儿,没有必要中断母乳,即使胆红素达到了光疗水平。

(2)观察黄疸的程度,可见性黄疸首先出现在头部和脸部,然后从头至尾进展。四肢的皮肤特别是在掌部及足底表面,最后被影响。轻者仅限于面颈部,重者可延及四肢躯干部和巩膜,粪便色黄,尿色正常。

(3)胆红素的测量:黄疸程度的判断不能仅依靠于视觉,应通过经皮胆或血清胆红素的测量。经皮胆红素(transcutaneous bilirubin,TcB)测量具有无创、操作简单等特点,测定部位包括额部(额眉弓连线中点上 1cm 皮肤)和胸部(胸骨平第二肋间水平皮肤)。测量时,探头面应与皮肤紧密垂直接触,不留空隙,待测试仪闪光,读取显示屏上的数据。

(4)新生儿在离开产院前,医院应为新生儿父母提供书面告知内容,包括黄疸疾病的介绍,新生儿黄疸监测的 4 个方面包括:精神状况、喂养状况、皮肤的颜色、大便的颜色和新生儿黄疸监测的必要性。

(三)出院前护理

护理人员应为每一例新生儿建立高胆红素血症的危险因素评估的记录,对于生后 72h 即将出院的新生儿尤为重要。评估方法是出院前检测血清总胆红素(total serum bilirubin,TSB)或 TcB,并把结果绘成曲线图。根据危险因素的评估,给予针对性的随访,减少严重高胆红素血症的发生。美国儿科学会最新新生儿黄疸诊疗指南中将胎龄≥35周新生儿黄疸危险因素进行分类。

第七节　新生儿高结合胆红素血症

新生儿高结合胆红素血症(conjugated hyperbilirubinemia of newborn)是由于多种病因导致肝细胞和(或)胆道对正常胆汁的分泌和(或)排泄功能障碍或缺损,伴有结合胆红素增高。

临床上黄疸出现较迟,但呈进行性,黄疸渐由淡黄转深黄,新生儿可因皮肤瘙痒而烦躁,可有肝脾大,血中以结合胆红素增多为主,尿色深黄,尿三胆阳性,粪呈淡黄色或陶土色,粪胆元阳性,临床以肝炎综合征为最常见。主要为肝损害,严重程度不等。

一、护理评估

(一)评估对象

生后2周出现黄疸的新生儿。

(二)评估内容

家族史、妊娠期、出生前后的病史、体格检查。一旦胆汁淤积伴有结合性胆红素增高就诊断确立,半乳糖血症、脓毒症、甲状腺功能减退、对胆道闭锁的评估也至关重要。胆道闭锁手术的成功也取决于其尽早地评估。

二、皮肤的观察与护理

黄疸是本病的主要症状,随着病情的好转,黄疸应逐渐减退,若是进行性加重或出现烦躁,嗜睡,应及时与医师联系,防止肝硬化的发生。由于血清胆红素的增高,经皮肤排泄刺激机体产生瘙痒,应保持患儿的皮肤清洁,床单位的整洁,及时修剪指甲,防止因皮肤抓伤引起的感染。

三、营养状况的观察及喂养护理

观察患儿的胃纳情况,皮下脂肪厚度情况,体重情况,采取合理饮食。合理饮食可促进肝细胞的再生和修复,有利于肝功能的恢复,延缓疾病的进展。对于拒乳、呕吐、腹泻等胃肠功能紊乱的新生儿还应加强口腔护理。

四、出血倾向的观察

注意前囟是否隆起,饱满,有无贫血貌。全身皮肤有无出血点,如发现针刺部位渗血不止,皮肤黏膜有出血点和瘀斑时,应及时与医生沟通。

五、大小便的观察

人巨细胞病毒(CMV)的感染可导致胆管完全闭塞,大便颜色变浅呈陶土色,小便颜色变黄。护理中应密切观察患儿的尿液的色、泽、量,并及时留取标本。

六、婴儿听力损害

早期干预除常规完成营养脑细胞药物的治疗外,可以给患儿定时播放音乐,或听母亲的心跳声,引导家属通过听觉刺激法,促进患儿残余听力的恢复。

七、感染的观察及预防

患儿抵抗力低,对自身感染与交叉感染具有高度易感倾向。为预防感染应采取隔离措施,限制探视,医护人员接触患儿前后洗手,防止交叉感染。

八、并发症的护理

胆汁淤积症常见并发症为瘙痒、吸收障碍、营养不良。

(一)瘙痒

在新生儿中这一表现并不明显,多数发生在年长儿和成人。

(二)吸收的障碍

胆汁酸传输给肠道过少,形成胆汁淤积,导致脂肪和脂溶性维生素吸收不良。必需脂肪酸的缺乏导致长链三酰甘油摄入不足和吸收不良,表现为生长障碍、干燥鳞片状皮疹,血小板减少症和免疫功能受损。

(三)营养的管理

营养管理从最初的入院开始,包括生长参数的记录,入院时做好营养评估,每周测量体重和身高,记录体重年龄比和身高体重比。胆汁淤积性黄疸的患儿可给予中链脂肪酸(MCT)配方奶。中链脂肪酸更容易吸收,它是脂肪热量的更好来源。严重营养不良的胆汁淤积症患儿应该给予额外的卡路里以赶超生长,如果日间口服奶量不够,可以增加夜间肠道喂养,尽可能的全肠道喂养。

第八节　新生儿高胆红素脑病

新生儿高胆红素脑病(bilirubin encephalopathy)为新生儿高胆红素血症的严重并发症,由于血中过高的游离间接胆红素通过未成熟的血-脑屏障(blood-brain barrier,BBB)进入了中枢神经系统,导致神经细胞中毒变性,轻者一般无临床症状,严重者可出现核黄疸(kernicterus)。

一、临床表现

胆红素脑病指胆红素对基底节及各种脑干神经核毒性所致中枢神经系统临床表现,胆红素侵犯基底神经核(苍白球/丘脑下核)导致肌张力异常,手足徐动症。侵犯动眼神经核导致斜视,凝视性瘫,特别是不能上视。侵犯听神经(螺旋神经节、听神经细胞体)导致神经感觉性听力丧失表现为脑干诱发电位异常,因结构无异常,耳声反射正常。胆红素脑病分为急性胆红素脑病和慢性胆红素脑病,前者是指生后1周出现的胆红素毒性的急性期表现,后者又称核黄疸,是指胆红素毒性所致的慢性、永久性临床后遗症。

二、预防和治疗

防止新生儿高胆红素血症的发生是预防高胆红素脑病的关键。一旦出现高胆红素血症必须及早进行处理,降低血清胆红素,防止未结合胆红素的游离,防止其发展为核黄疸。

（一）清蛋白的输注

早产儿一般都会面临低蛋白血症，因此清蛋白的结合位点少。新生儿及早产儿黄疸应及时输注清蛋白，提升血清蛋白的总量。

（二）药物

有些药物（水杨酸酯、苯甲酸钠、磺胺类制剂）会与胆红素竞争清蛋白结合位点或取代那些与位点松散连接的胆红素。服用磺胺类药物时同时注射清蛋白时，会出现清蛋白与药物主动结合，而影响了黄疸的治疗效果。

（三）纠正酸中毒和低氧血症

氢离子的产生和无氧代谢可以阻止清蛋白对胆红素的绑定，当血清 pH 7.1 时，清蛋白绑定胆红素的能力下降一半。在缺氧状态时产生的游离脂肪酸也会竞争清蛋白位点。

三、护理和管理

（一）病情观察

观察黄疸出现的时间，黄疸色泽变化，了解黄疸的进展。区分生理性与病理性黄疸，密切观察患儿体温、脉搏、呼吸、吸吮力、肌张力和脐带、皮肤颜色及大小便情况。观察患儿皮肤颜色，贫血程度及肝脏大小变化，早期预防和治疗心力衰竭，同时注意观察黄疸患儿的全身症状，以便对重症患儿及早发现及时处理。

（二）预防感染

新生儿免疫功能较差，易遭细菌等侵袭。严格无菌操作，尤其要防止交叉感染，医护人员接触患儿前后应洗手，各种治疗护理集中操作，防止皮肤破损后细菌侵入后引起感染，细菌毒素可加速红细胞的破坏并抑制葡萄糖醛酸转移酶的活性，使血中未结合胆红素浓度增高，因此要注意保护婴儿皮肤、脐部及臀部清洁，防止破损感染。

（三）液体与营养

保证充足的水分和营养供应，特别是采用光疗时，为防止不显性失水，根据日龄及体重给予静脉液体输注，当奶量达到全肠内营养时不用再额外补充液体。

（四）抚触护理

抚触护理能增加新生儿的食欲，加速肠道正常菌群生长，尿胆原生成增多，未结合胆红素生成减少，减少肠肝循环，同时使胆汁分泌增多，胆红素排泄增多，降低新生儿血中的胆红素含量。对防止早产儿胆红素脑病的发生，降低神经系统后遗症，提高新生儿生存率及生活质量均有着举足轻重的作用。抚触时从患儿头面部、胸部，再到腹部、四肢、背部进行有序抚触。如患儿烦躁、哭闹则停止抚触，待患儿情绪稳定后再抚触。护士可将抚触护理教会患儿母亲和家属，出院后可继续进行。

（五）抽搐的护理

患儿抽搐时，记录抽搐持续的时间、频率及表现。抽搐时患儿常伴有 SPO_2 下降，及时给予氧气吸入，缓解缺氧的症状。对于抽搐持续状态的患儿，遵医嘱使用止痉药物，并评估患儿的止痉效果及呼吸系统有无抑制。保持环境安静，置暖箱，各种治疗护理集中操作，减少对患儿的干扰和刺激，诱发抽搐。

(六)光疗的护理

详见新生儿光照疗法及换血护理。

(七)换血的护理

详见新生儿光照疗法及换血护理。

(八)健康宣教

(1)做好患儿家属的健康教育,宣传新生儿黄疸的预防知识,了解患儿黄疸的情况和程度,取得家长的配合。

(2)确诊的胆红素脑病后期应尽早给予康复护理,脑组织在出生后 0～6 个月尚处于迅速生长发育阶段,异常姿势和运动尚未完全固定化,因此在这一时期及时干预,包括视觉、听觉、嗅觉、触觉、运动刺激。早期的干预及神经功能锻炼可促进脑结构发育和功能的代偿,对神经系统发育和智能成熟有重要的影响。所以,早期及时对患儿进行相关康复护理干预,对新生儿的神经系统发育和智能恢复具有重要的作用。

第九节 新生儿溶血病

新生儿溶血病(hemolytic disease of the newborn,HDN)是因母婴血型不合引起的同族血型免疫性疾病,临床上以胎儿水肿和(或)黄疸、贫血为主要表现,严重者可致死或遗留严重后遗症。

一、临床表现

新生儿溶血病的临床表现轻重不一,取决于抗原性的强弱、个体的免疫反应、胎儿的代偿能力和产前的干预措施等因素。Rh 溶血病临床表现较为严重,进展快,而 ABO 溶血病的临床表现多数较轻。Rh 溶血病一般不发生在第一胎,而 ABO 溶血病可发生在第一胎。主要表现有胎儿水肿、黄疸、贫血、肝脾大、胆红素脑病、其他如低血糖,出血倾向。

二、治疗及预防

(一)光疗

如怀疑溶血病,首先给予积极光疗,并随访评价病情。

(二)药物治疗

静脉丙种球蛋白封闭新生儿网状内皮系统吞噬细胞 FC 受体,抑制溶血。如胆红素明显上升,或存在低蛋白血症时可给静脉清蛋白输注,增加与胆红素的联结,减少游离胆红素进入脑内。

(三)换血疗法

如病情继续发展,尤其是确诊为 Rh 溶血病,需进行换血疗法,防止发生核黄疸,减少血型抗体。换血指征:血清胆红素达到换血标准,出现胎儿水肿或早期胆红素脑病表现。

但现在更强调预防,给 Rh 阴性妇女注射抗—D 免疫球蛋白,预防时机为:①在分娩 Rh 阳性婴儿 72h 内;②流产后;③产前出血、宫外孕;④输入 Rh 阳性血制品。在下次妊娠 28 周时再注射抗－D 免疫球蛋白。

三、护理

(一)疾病的评估

新生儿溶血性疾病的患儿可能出现黄疸和苍白,伴有严重贫血、胎儿水肿或在出生时表现为完全正常。患有新生儿溶血病婴儿的胰腺细胞有畸形生长的风险,从而有低血糖的风险。仔细的体格检查可以及时发现存在的头皮血肿或其他病变。全身有瘀点或瘀斑的发生可能与宫内感染或败血症有关。先天畸形应当引起重视,染色体疾病可增加黄疸的发生。黄疸和脐疝与先天性甲状腺功能不全也有关。

(二)黄疸的监测与评估

(1)每 4～6 小时监测 TcB 或血清胆红素,判断其发展速度。

(2)观察新生儿有无核黄疸的早期症状,当出现食欲缺乏、嗜睡、呕吐、声音低、拥抱反射低、肌张力强直、手足不完全弯曲,应考虑为胆红素侵袭神经系统表现,晚期可出现角弓反张、颈后倾。

(3)当未结合胆红素超过清蛋白运载能力或超过肝脏代谢负荷,血中增高的游离胆红素可通过血－脑屏障,弥散入脑组织而致脑细胞受损,导致胆红素脑病,新生儿并发胆红素脑病会出现呼吸暂停、癫痫、昏迷甚至死亡。

(4)观察大小便排出情况,注意量、性质、次数及颜色。

(5)观察有无出血倾向,体检中发现胎儿有头部血肿,身上有瘀斑、出血点或紫癜,考虑宫内感染或败血症可能。

(三)病情观察

1.生命体征

观察体温、脉搏、呼吸及有无出血倾向;光疗照射时注意保暖,确保体温稳定,24 小时心电监护观察 SPO$_2$ 的波动,必要时给予吸氧改善缺氧症状,同时防止因光疗诱发的呼吸暂停。

2.神经系统

伴有新生儿溶血的黄疸极易引起脑损伤,临床护理中观察患儿哭声、吸吮力和肌张力,判断有无核黄疸发生。

3.大小便观察

大小便次数、量及性质,通过尿胆素的氧化,大便的颜色为棕色,当存在胎粪延迟排出,应考虑有无胎粪栓塞或外科疾病,及时发现配合对症处理,促进大便及胆红素排出。

4.处理感染灶

观察皮肤有无破损及感染灶,脐部是否有分泌物,如有异常及时处理。

(四)临床护理

1.胎儿水肿的管理

患儿由于软组织的水肿会出现全身肿胀,大量的液体聚集在胸膜、心包和腹膜之间,由于心肌缺氧表现出呼吸困难,护士应配合尽早地机械通气改善通气不足,实时监测血气分析,及时纠正代谢性酸中毒。

2.耐心喂养患儿

黄疸期间常表现为吸吮无力、食欲缺乏,护理人员应按需调整喂养方式如少量、多次、间歇喂养等,保证奶量的摄入。

3.补液管理

合理安排补液计划,及时纠正酸中毒。根据不同补液内容调节相应的速度,切忌快速输入高渗性药物,以免血－脑屏障暂时开放,使已与清蛋白联结的胆红素进入脑组织。

4.药物的管理

高胆红素血症药物的使用,可以加快正常代谢途径,清除胆红素,抑制胆红素的肝肠循环,干扰胆红素形成。输注清蛋白可加速胆红素的排出,丙种球蛋白可以降低胆红素上升的速度,特别是 TSB 接近于换血指标时降低同族免疫性溶血的换血需要。剂量为 $500mg\sim1g/kg$ 静脉维持 $2\sim4h$,必要时 $12h$ 后重复使用 1 次。输注血制品时,应双人核对,单独一路静脉使用,输入 20% 人血清蛋白时,为减少对外周血管的损伤应与等渗液体 $1:1$ 稀释。

5.皮肤的保护

胎儿水肿或头部血肿的患儿应使用安全剃发器剔除头部毛发,头部安放水枕,给予必要的缓冲,减轻头部与床单位产生的压力,全身水肿明显的患儿可以在身体下方安置水袋,减少局部皮肤的受压,并每隔 $2\sim4h$ 翻身检查皮肤情况并更换体位。血肿的患儿,每班观察记录血肿的大小,翻身时防止压迫。

6.光照疗法的护理

参见新生儿光照疗法及换血护理。

7.换血疗法的护理

参见新生儿光照疗法及换血护理。

(五)健康教育

(1)疾病的宣教:解释黄疸的原因及告知必要的治疗与检查,使家长了解病情,取得家长的配合。

(2)对于新生儿溶血症,做好产前咨询及孕妇预防性服药。

(3)发生胆红素脑病者,给予康复治疗和护理。

(4)若为红细胞 G-6-PD 缺陷者,需忌食蚕豆及其制品,患儿衣物保管时勿放樟脑丸,并注意药物的选用,以免诱发溶血。

第十节　新生儿光照疗法及换血

一、新生儿光照疗法

太阳光照对降低孩子黄疸有好处,应用光疗(phototherapy)治疗新生儿高胆红素血症最早是在 1958 年由英国 Cremer 及其同事提出。如今光疗已成为新生儿高胆红素血症的常规治疗。

（一）光疗的指征

光疗是高胆红素血症最普通的治疗，不仅可有效地降低胆红素并阻止进一步的上升，并能减少换血的需要，光疗也可减少超低出生体重儿神经系统的损伤。目前比较公认的是2004年美国儿科学会推荐的光疗参考标准。

各种原因所致的高未结合胆红素血症均可进行光疗，除应根据监测的胆红素浓度外，黄疸出现的时间及患儿的出生体重及临床症状是光疗指征的评估因素。

（二）光疗的方法

光疗通过光的能量来改变胆红素的形状和结构，将胆红素转换为光胆红素结构异构体。光胆红素结合体不需要结合并且可在胆汁和尿液中迅速排出。

常用的光疗光源有日光、白色或蓝色荧光管、卤素灯，发光二极管（LED）。最有效的光疗光源是蓝色荧光管或特别设计的发光二极管。特殊蓝光管比普通蓝光管提供更多的辐射。特殊蓝光管提供的光主要是蓝绿光谱，胆红素对蓝绿灯光谱的吸收最佳。特别在蓝色光谱区域接近460nm，当灯光的光谱在425～475nm光穿透皮肤良好而且最大限度地被胆红素吸收。光纤光疗毯也是有效的，他们利用高强度的卤素灯源通过光纤束传递光源。光纤光疗方便实用既不会影响母婴的接触，也可适用于门诊患儿的治疗。目前的光疗方法有单面光疗法（简称单光）、双面光疗（简称双光）、冷光源光疗床、毯式光纤治疗仪、密集型光疗。

（三）光疗照射时间和剂量

光疗照射有连续照射和间断照射，后者照射6～12h后停止2～4h再照，也有照8～12h后停16或12h，临床以实际情况而定。若为Rh溶血病或黄疸较重的ABO溶血病则照光时间较长，需48～72h，高胆红素血症需24～48h可获得满意效果。

（四）光疗的效果及影响因素

光疗的效果取决于光源能量的输出（光的辐射），从光源到新生儿的距离，新生儿在光源下暴露的区域。光疗的效力不仅仅取决于灯光的剂量，同时高胆红素的原因及严重程度也要考虑。

（五）新生儿光疗的护理

光疗的护理工作很重要，护理工作的质量对光疗的效果产生直接的影响。

1.光疗前的准备

任何新生儿光疗开始之前先进行实验室与体格检查评估，一旦光疗开始，每4～12h监控血胆红素，因为视觉的评估不再可靠。新生儿溶血病还应检测血细胞比容。

（1）设备的检查：普通灯管式光疗设备使用前应检查灯管是否全亮并擦去灯管上的灰尘，使用前及使用中发现有不亮的灯管应及时调换。

（2）环境准备：暖箱内或光疗箱内光疗时，待灯下温度在30℃时，将患儿放入，置远红外上光疗时，设置肤温36.5℃后给予光疗。光疗前在患儿的四周围上白色床单，既可以增加光的反射又可避免患儿与周围物体的碰撞。

（3）患儿准备：光疗前，保持患儿皮肤清洁，根据患儿的疾病危重度选择擦身或沐浴，洗澡后不应扑粉，以免阻碍光线照射皮肤，患儿全身不要抹乳霜、油和任何液体防止光线的照射引起灼伤。患儿全身裸露，除会阴部给予大小合适的光疗尿布保护，尽可能多地暴露皮肤面积。

光疗前剪短指甲,防止因哭闹或烦躁抓破皮肤。

(4)仪器准备:光疗过程中应给予患儿心电监护,监测生命体征,预防意外发生。

2.光疗过程中的护理

(1)保证患儿安全:光疗箱内光疗时,患儿的肘部、踝部给予透明敷贴保护以防止患儿烦躁与物体产生摩擦。光疗对视网膜会产生毒性作用,新生儿在接受光疗时需佩戴合适的眼罩。光疗时,患儿应处于全程心电监护中,便于病情变化的观察。

(2)患儿体位的安置:光疗前,患儿应置于床中央,确保患儿的全身皮肤可以被照射。若患儿烦躁、移动体位,巡回时应及时纠正,并及时调整光疗灯的位置。护理中传统的概念认为,翻身可以增加胆红素的暴露,但最近有研究结果显示光疗时定时翻身,并不增加光疗效果。

(3)温度控制:当患儿面对光疗时,皮肤面积最大化的暴露,此时处于全身裸露状态,睡在暖箱内的新生儿,由于光疗照射在暖箱的有机玻璃上,环境温度升高,因此新生儿的体温需要更好地被监测。每4h测量体温1次,测量体温时应关闭光疗灯,减少误差。肤温≥37.5℃时<38℃给予下调环境温度0.5℃,当肤温≥38℃,遵医嘱给予降温处理。

(4)保证体液的平衡:光疗下的足月儿及近足月儿易哭闹、出汗,显性失水增加,早产儿在光疗下的不显性失水造成的体液平衡失调对其影响更大,因此每4h必须监测患儿的千克体重尿量,必要时给予体液补足。传统的光疗会产生新生儿热环境的急速变化,增加外周血流速度和不显性水分丢失,但LED灯管的热量输出相对较低,引起不显性失水的可能性较低。有研究提出对于足月儿只要给予足够的奶量,额外的静脉补液通常是不需要的。

(5)病情的观察:光疗时,注意观察患儿的全身情况,有无抽搐、呼吸暂停及青紫的表现,对于烦躁的患儿应及时给予安抚及镇静防止意外的发生。观察时,应关闭光疗灯,结果更可靠。观察患儿的皮肤情况,如出现大面积的光疗皮疹或青铜征,通知医生考虑暂停光疗。

(6)胆红素监测:光疗能改变血胆红素的结果,当患儿接受光疗时,胆红素水平应该通过实时监测来评估光疗的效果,并决定是否需要换血。当护士抽取总胆红素时,应该关闭光疗灯。

3.光疗后护理

光疗结束后应再次进行全身沐浴或擦身,并检查全身有无破损及炎症。如在暖箱内进行的光疗,患儿体温采用的是箱温控制,光疗停止后,应将暖箱温度上调同光疗前温度。光疗停止后,胆红素水平至少应随访24h防止明显反弹的发生。

4.光疗的并发症及其护理

(1)青铜症:患儿在皮肤、血清、尿液会出现深灰棕色的变色。这种现象的发病机制不是完全清楚,可能的原因是光疗后产生的胆红素分解产物在皮肤上沉积,仅发生在伴有胆汁淤积的新生儿中,当光疗停止或胆汁淤积解除后,着色消失。

(2)皮疹:罕见的紫癜和大疱爆发被报道在伴有严重胆汁淤积的新生儿给予光疗时。近来有研究指出给予密集型光疗有可能会增加学生时代黑色素痣的数量。光疗时,由于组胺的释放,患儿的皮肤出现皮疹,暂停光疗后皮疹逐渐消退。

(3)不显性水分丢失和体温控制:传统的光疗会产生新生儿热环境的急速变化,会增加外周血流速度和不显性水分丢失。暴露在光疗下,特别是低出生体重新生儿和辐射床上新生儿,不显性失水明显增加,严重者可出现脱水。在暖箱或伺服控制器中心的新生儿会出现体温过高,在婴儿床的新生儿会出现肢端凉和紧张。光疗中的新生儿同样会表现出大便水分丢失的增加,或出现暂时性的乳糖不耐症。因此新生儿的体温、体重、摄入和排泄每班监测。当足月儿给予足够的喂养护理时,通常不需要给予额外的静脉补液。

(4)眼部损害:动物研究证明灯光存在潜在的视网膜毒性反应。新生儿在接受光疗时需佩戴合适的眼罩,完全覆盖但防止过多的压力在眼睛上,放置时避免把鼻子封住。每4h去除眼罩并评估新生儿的眼睛,每次喂奶及家属探望时摘下眼罩,可以和患儿产生互动。

(5)发热:光疗灯管开启后会产生热能,患儿的体温会随着环境温度的上升而出现发热,因此,患儿应置于带有温度伺服器的暖箱或辐射台下光疗,每4h测量体温,观察体温的变化,同时测量体温时应关闭光疗灯管,以防止灯管的照射引起的误差。

(6)腹泻:大便稀薄呈绿色,每日4~5次,主要原因与光疗分解产物经肠道排出时,刺激肠壁引起肠蠕动增加。注意观察患儿出入量的平衡,做好大便次数、形状、量的记录,观察有无脱水貌。大便后,及时更换尿布,涂抹鞣酸软膏,防止红臀的发生。

5.情感支持

黄疸疾病及高胆红素血症的治疗会使家长感到不安或内疚。提供给家长和家庭始终一致的信息,心理支持十分必要,应该减轻父母的恐惧、内疚和害怕,同时帮助家庭度过他们的困难时刻。医护人员应强调高胆红素血症是新生儿出生后的一个短暂现象,都要去适应。

家长经常会担心灯光会对新生儿的眼睛造成永久性的伤害。第一次使用光疗前,应向家长做好解释工作。暖箱,光疗灯会增加生理和情感的屏障,在父母和他的孩子之间产生分离感。父母亲可能会避免进入新生儿室与他们的孩子在一起,不情愿触碰或参与护理,因为他们害怕打断了孩子的光疗,潜在地妨碍了孩子的治疗进程。医护人员应该鼓励家长在光疗期间继续探视,在医护人员的指导下喂养和照护孩子。光疗休息时可以去除眼罩,让父母亲参与喂奶,与患儿有更多的社交活动和面对面交流。

二、新生儿换血

换血在新生儿黄疸病史中占有独特的地位,除立即控制高胆红素血症,换血还可纠正严重的贫血,去除溶血性疾病的致敏红细胞和抗体,去除额外的非结合胆红素,防止核黄疸的发生。

(一)换血指征

如溶血患者积极光疗失败,TSB水平在4~6h内下降达不到1~2mg/dL($17\sim34\mu$mol/L),或TSB水平上升速率在48h内达到25mg/dL(428μmol/L),就需考虑换血。目前比较公认的对晚期早产儿和足月儿可参考2004年美国儿科学会推荐的换血参考标准。

(二)换血的方法与步骤

1.血源选择

Rh血型不合应采用Rh血型与母亲相同,ABO血型与患儿相同的血源;ABO血型不合者可用O型的红细胞加AB型血浆的混合血;其他罕见血型溶血应根据具体的血型抗体类别来决定血源,其他原因高胆红素血症可选用与患儿同型血。

2.换血前准备

(1)核对换血知情同意书,并有家长签字。

(2)物品准备:带有辐射的远红外台、心电监护仪、氧气设备、吸引装置、输液输血加温器、竖式输液泵＊2、横式输液泵＊2、电子秤、一次性注射器、输血器、10％GS 500mL，0.9％NaCl 250mL、体温计、三通接头、留置针、无菌手套等。

（3）环境准备：换血操作应在手术室或经消毒处理的环境中进行。

（4）患儿准备：术前停喂奶1次，并抽出胃内容物以防止呕吐。置患儿于远红外台，给予必要的约束，烦躁的患儿遵医嘱给予镇静剂镇静。选择合适的外周血管，建立2个静脉通道（常规补液、输血）和1个动脉通道（出血），动脉条件差的患儿可用大静脉通道替代动脉通道。传统方法为通过脐血管换血，近年越来越多地采用周围血管换血，并可根据患儿脐带保留情况及周围血管置管难易情况，将脐血管与周围血管组合应用。

（5）实验室检查：换血前、中、后抽取血标本，送检生化、血气分析、血糖等以判断换血效果及病情变化。

（6）换血量的计算：新生儿血容量的2倍，换血量为150～180mL/kg。双倍换血量可换出85％～90％的致敏红细胞，降低60％的胆红素和抗体。换血前，血液经双人床旁核对，核对内容见输血制度。

3.换血中

整个换血中要严格无菌操作，操学者穿戴无菌手术衣，佩戴无菌手套。从动脉端抽出血，从静脉端输入血，抽出和注入同时进行。

（1）根据患儿的生命体征及换血耐受情况，换血速度从少量开始，采取先慢后快的原则，整个换血过程为2～2.5h。

（2）输出量与输入量的设定：排血泵的速度＝输血泵的速度＋肝素生理盐水注射泵的速度。换血过程中注意保暖，密切观察全身情况及反应，每5min测量T、P、R、BP，并在换血记录单上记录。

（3）注射器内不能有空气进入，防止空气栓塞，每换出50mL血，用10IU/mL的肝素稀释液冲洗动脉通路，防止动脉通路阻塞。

（4）每换出100mL血，监测血糖，根据血糖情况及时调整补液速度。

（5）两袋血之间用0.9％NaCl冲洗输血器。

（6）换血中严密观察有无抽搐、呼吸暂停、呼吸急促等表现。

（7）换血达到一半时，再次送检血气、血生化、电解质、血清胆红素。

（8）换血时观察输出血量与进入量是否一致，换血过程中如出量处或进量处有一处暂停，另一处必须同步停止，防止发生失血性休克或体液过多引起肺水肿。

（9）备血的使用会引起糖电解质的紊乱。抗凝剂溶液中枸橼酸钠会结合二价离子如钙和镁，因此在整个流程中试验室检测钙镁是必须的。每换100mL血需要评估血钙。临床低血钙症状包括激惹，心动过速。如果发现低血钙，给予缓慢输注10％葡萄糖酸钙1mL。

（10）外周动静脉同步换血时，置管技术及保持动静脉畅通在换血过程中至关重要。换血过程中确保肝素不可进入患儿体内。同时观察置管肢体远端皮肤颜色，换血中出现手部皮肤苍白或轻微发绀，肤温稍凉，经抬肢、热敷后好转，考虑为输入血液温度过低致血管痉挛。

4.换血后

（1）血生化的监测：由于血源为库存血，大量的换入极易引起高血钾、低血钙，换血后常规抽血查血生化,注意观察有无高血钾、低血钙症状。如高血钾时可引起心律失常,严重时致心脏停搏;低血钙时心动过缓、抽搐、喉痉挛、发绀等。

(2)换血完毕后,病情稳定的患儿可考虑拔除动脉。

(3)观察黄疸程度和核黄疸症状:因换血后组织内的胆红素可回入血浆,加上骨髓或脾脏中致敏红细胞的分解,以及换入红细胞的衰老破坏,均可使血清中胆红素再次升高或超过换血前浓度。因此,术后每 4h 测胆红素值 1 次;密切观察患儿黄疸程度,有无核黄疸的早期表现:如嗜睡、肌张力低下、吸吮反射减弱等,必要时按换血指征再次换血。

(4)换血后继续光疗,密切观察患儿的黄疸程度及有无拒食、烦躁、抽搐、呼吸等变化。根据血红蛋白决定是否需要输血。

(5)换血后,观察 3～4h,情况良好,可正常喂养。

部分研究报道,换血可降低 45％～85％ 的胆红素水平,在换血前 1h 给予 25％ 清蛋白按每千克体重 1 克的使用,可以增加 40％ 的胆红素换出量。输注后血浆和组织水平达到平衡,胆红素上升到大约换血前 60％ 的水平,但它可使血容量暂时增加,因此充血性心力衰竭或严重贫血患儿不宜使用。

(三)换血的并发症

在换血的过程中,存在许多的并发症,国外研究显示因换血引起的病死率达 0.5％,因此选择换血应慎之又慎,操学者应熟悉其并发症,并且换血应当在医疗资源相对丰富的医疗环境下执行。

1.感染

菌血症、肝炎、巨细胞病毒感染、疟疾、AIDS。

2.血管并发症

血凝块或气泡栓塞、下肢动脉痉挛、血栓形成、有可能发生重要脏器的栓塞。

3.凝血功能紊乱

凝血功能紊乱可能由于血小板减少或凝血因子减少引起。两倍换血后血小板可能减少50％以上。

4.电解质紊乱

主要表现高血钾和低血钙。

5.低血糖

低血糖很可能发生在母亲糖尿病的婴儿以及胎儿骨髓成红血细胞增多症的婴儿。

6.代谢性酸中毒

库存血源比枸橼酸磷酸盐葡萄糖抗凝的血源较少引起代谢性酸中毒现象。

7.代谢性碱中毒

代谢性碱中毒可能是由于肝脏对血源中的枸橼酸盐防腐剂的清除迟缓所致。

8.坏死性小肠结肠炎

有人提出在换血后坏死性小肠结肠炎的发病率会增加。因此,换血后尽可能地把脐静脉导管拔除。换血后有发生肠梗阻的可能性,因此建议至少观察 24h 后再喂养。

（四）换血常见护理问题

1.动脉留置针置管脱出

留置针固定不牢，患儿躁动不安时易使留置针脱出。

2.感染

未按要求严格无菌操作，环境污染，常会导致术后败血症。

3.患儿四肢抖动，抽搐

换血可引起不良反应，如低血糖、低血钙、血钾异常等。

4.心血管功能异常

（1）输入低温的库血和库血中钾的含量过高。

（2）入量与出量不同步。

（五）护理对策

1.保持患儿安静

置患儿于舒适温暖的远红外线保暖台上；术前按医嘱使用镇静药镇静，以减轻因患儿哭闹不安给穿刺置管带来的难度；并准备好安慰奶嘴，如术中患儿觉醒，及时给予吸吮安慰，减少因饥饿带来的四肢乱动和哭闹；术中及时更换湿尿布，减少大小便对患儿的刺激，增加患儿的舒适感；有肢体约束带固定的患儿，应采用柔软的夹板棉垫，松紧适度。

2.严格无菌操作

换血应在手术室内进行，保证环境的清洁无菌，换血前应准备好所需的药物和器械，检查各种导管和器械的完好，避免因准备不足而增加人员走动次数；换血时各管道连接严密，避免反复打开管道接头，最好采用全密封式换血，防止引起败血症的感染。

3.严密观察病情变化

术中除常规监测患儿的生命体征外，还要注意患儿的意识变化、皮肤黄染的进展、四肢肌张力情况，有无四肢抽搐抖动等；及时抽血送血标本，动态监测胆红素值、血钙、血糖、血钾等，如检查提示低钙、低糖，每换血 100mL 按医嘱静脉注射葡萄糖酸钙和静脉注射 5％～10％葡萄糖 1～2mL。

4.把好血液质量关

尽量使用 3d 内的新鲜血液，避免库血中的高血钾引起的心室纤维性颤动、心脏停搏。库血未经逐渐复温而立即输入，可引起心血管机能障碍。换血时，使用带有加温功能的输液器，对血液进行加温 37～37.5℃。换血使用的输液泵要保证良好的运转功能，严密观察输入量与输出血量，换血前电子秤对血液收集袋去皮归零，每 30min 观察电子秤的数据，保证输入量与输出量相一致。换血中同时有持续静脉补液应尽量减慢流速，避免输液过量过速导致心力衰竭。

第十一节 新生儿颅内出血

一、早产儿生发层基质－脑室内出血

(一)临床表现

早产儿 IVH 的临床表现虽不特异,但若患儿突然出现病情恶化、血压下降、代谢性酸中毒需立即完善头颅 B 超明确有无颅内出血,其最终诊断主要依赖床旁头颅 B 超,根据超声严重度可将其分为四期,Ⅰ期局限于生发层基质的出血,Ⅱ期出现脑室内出血但不伴脑室扩张,Ⅲ期脑室内出血>50%伴脑室扩张,随着颅内出血的进展致静脉回流受阻、继而使白质出现Ⅳ期改变、即出血性脑实质梗死(HPI)。

(二)处理原则

主要是在急性期维持脑灌注压、体液和电解质平衡,避免缺氧、高碳酸血症、酸中毒发生,避免快速输注高渗溶液或扩容,合理地进行呼吸机管理避免气胸的发生,动态随访头颅 B 超及监测头围生长,了解出血的进展程度及有无脑积水的发生。虽然部分中心已通过对重度颅内出血患儿早期行腰椎穿刺或侧脑室穿刺放脑脊液以减少脑积水的发生,但和保守治疗比较并不具备统计学优势、需进一步的证据支持。

二、蛛网膜下隙出血

(一)临床表现

少量的蛛网膜下隙出血(subarachnoid hemorrhage,SAH)在早产儿和足月儿中较常见,多为自限性、预后较好,临床往往缺乏特异性症状。少量的出血可无临床表现,尤其是在足月儿中缺乏特异性表现。

出血严重时,足月儿可在生后 2~3d 出现激惹或反应差,继而出现惊厥,但很少会进行性恶化或危及生命;早产儿若合并严重的围生期窒息则会危及生命。

(二)处理原则

对于易发生 SAH 的高危儿(早产、产伤、窒息缺氧)需要密切观察有无出现激惹、反应差或惊厥等表现。处理以支持治疗为主。对于发生惊厥的患儿需给予止惊药物对症处理,保持气道开放。

出血量大时,需输血支持、维持血压循环稳定;记录 24h 出入液量,完善血电解质和生化,明确有无继发性的抗利尿激素分泌异常综合征,维持体液和电解质平衡。监测头围大小,明确有无出血后脑积水发生。

三、硬脑膜下出血

(一)临床表现

硬脑膜下的出血可以自行缓慢吸收,因此临床症状不多见。若有严重的产伤且出血量较多时,因血液的积聚可以引起急性颅内压增高的临床表现,患儿可较早表现为反应低下、激惹、喂养不耐受、局灶性抽搐、前囟隆起、头围增大、出血部位对侧肢体肌张力减低、出血部位同侧的第Ⅲ对颅神经(动眼神经)功能受限;少量的出血可形成蛛网膜下隙血肿,引起蛛网膜下隙的渗出,继而逐渐出现颅内压增高的表现。

(二)处理原则

MRI、CT可以用于临床诊断,而MRI在评估出血量、渗出程度和大脑后颅窝部位的病变时优于CT。头颅B超在观察大脑后部病变时并不具备优势。需观察口唇黏膜颜色,注意有无贫血发生,需动态随访血红蛋白和血细胞比容,出血量多时需要输血支持;出血、血肿可使黄疸消退延迟,需动态随访胆红素避免胆红素脑病的发生;维持体液、电解质、循环、呼吸的稳定,密切观察神经系统表现,若出现惊厥需给予止惊对症处理。

四、新生儿颅内出血的护理和管理

(一)一般护理

室内温度保持在24~26℃,湿度保持在55%~65%,体位适宜,抬高肩部,侧卧,避免分泌物或呕吐物吸入呼吸道造成窒息和吸入性肺炎,对抽搐、分泌物多的患儿应及时吸痰,保持呼吸道通畅。保持皮肤口腔的清洁,静脉输液时速度宜慢,以防快速扩容加重出血。

(二)防止噪声及镇静

保持患儿绝对安静,换尿布、喂奶等动作要轻,治疗和护理操作集中进行,尽量少搬动患儿头部,避免引起患儿烦躁,加重出血,必要时按医嘱给予镇静剂,用药时要记录用药的时间、剂量及效果。

(三)病情观察

1.意识和精神状态的观察

注意观察有无烦躁不安、反应迟钝、嗜睡或昏迷现象,患儿出血量较少或小脑幕出血为主者,早期常表现为兴奋状态,不易入睡,哭闹不安,如病情继续发展,则出现抑制状态,嗜睡、反应低下甚至昏迷,因此需要动态观察,及时发现细微的意识变化,报告医生并做好记录,给予相应的处理。

2.观察瞳孔和各种反射

瞳孔大小不等、边缘不规则表示颅内压增高;双侧瞳孔扩大,对光反应和各种反射均消失,表示病情危重。

3.囟门的观察

前囟饱满紧张提示颅内压增高,颅内出血量大,应及时报告医生采取处理措施,以免引起脑疝。

4.观察患儿喂养中的反应

出血早期禁止直接哺乳,以防因吸奶用力或呕吐而加重出血。可用奶瓶喂养,当患儿出现恶心、呕吐则提示颅内压增高。注意观察患儿的吃奶情况。因患儿常有呕吐及拒食,甚至吸吮反射、吞咽反射消失,故应观察患儿热量及液体摄入情况,以保证机体生理需要。脱水治疗时应密切观察患儿精神状态、囟门、皮肤弹性、尿量及颜色变化,以防脱水过度导致水电解质平衡失调。

(四)健康教育

临床一旦发现患儿有脑损伤时,应尽早指导家属早期功能训练和智能开发,并鼓励家属坚持长期治疗和随访,以提升患儿生存质量。

（五）颅内出血的预防

新生儿尤其早产儿在生后前 4d 很容易发生颅内出血，有研究显示大约 50％的出血发生在生后 24h 内，因此对新生儿颅内出血的预防应该从出生之后立即开始。

第十二节　新生儿缺氧缺血性脑病

缺血缺氧性脑病（hypoxic ischemic encephalopathy，HIE）是新生儿死亡和儿童致残的主要原因，文献报道，10％～60％的 HIE 新生儿死亡，至少 25％的存活儿存在远期的神经系统发育后遗症。

一、亚低温的实施条件

合适的亚低温起始、持续时间、温度和降温方式选择是保证亚低温安全有效实施的关键。

（一）治疗窗

缺氧缺血所致脑损伤可分为两个阶段，原发性损伤主要为缺氧缺血即刻引起细胞损伤和再灌注损伤，继发损伤主要为继发的能量衰竭和迟发性脑细胞死亡。脑保护作用随着损伤后亚低温实施时间的推移进行性降低。尽量争取在早期（缺氧缺血后 6 小时内）给予亚低温治疗，可最大限度降低脑损伤。

（二）亚低温持续时间

1.短时间亚低温

持续 0.5～3h 亚低温在缺氧缺血损伤后即刻实施，在不同模型中神经保护作用不一。有学者研究表明，持续 3h 的亚低温治疗，神经保护作用可持续 6 周以上，提示短时间亚低温可能对相对轻的损伤有效，但必须即刻实施，若延迟至原发损伤后 15～45 分钟则无效，其机制可能与抑制再灌注损伤有关。

2.低温持续时间

长达 72h 的亚低温治疗有显著的神经保护作用。

（三）亚低温程度

有研究表明体温降至 29℃，无神经保护作用，可能与血黏滞度增加、使心输出率降低、脑血流量下降有关，在脑保护和副作用之间，可能存在一个界限温度。

（四）选择性头部降温

可根据脑保护目的不同选择降温方式，若需全脑保护，以全身降温为好，若注重皮层保护，选择性头部降温为佳。

（五）其他

细胞成熟度直接影响缺氧缺血后亚低温的脑保护。亚低温只能延缓、不能阻断缺氧缺血的脑损伤，但可延长缺氧缺血后治疗窗，激活体内自身保护机制或与其他药物治疗起协同作用。

二、亚低温对各脏器功能的影响

文献表明体温低于 32℃ 可能发生一系列并发症,主要有以下几种。

(一)心功能不全、低血压

新生儿缺氧缺血后存在不同程度心肌损伤,低温可进一步加重损伤,导致心排出量降低。对 11 个 RCT 的 Cochrane 系统综述结果表明,亚低温组较对照组更易发生窦性心动过缓。

(二)影响肾功能

有学者研究新生兔发现体温降低 2℃ 可明显影响肾血流动力学和肾小管水钠的重吸收引起寒冷性多尿。

(三)血液系统影响

低温可致血黏滞度升高、血细胞比容升高、血管容积降低,影响血小板功能,使 PT 和 PTT 时间延长、出血时间延长,引起循环衰竭和 DIC 等。

(四)肺出血和新生儿出血性坏死性小肠炎(NEC)

文献报道新生儿体温<30℃ 多有肺出血表现,可能与左心排出量下降,肺水肿和外周血血小板降低有关;NEC 与低温造成肠道缺血有关。

(五)影响代谢

低温可使代谢率升高、氧离曲线左移、氧利用率降低、药物代谢降低、离子钾细胞内移致低钾血症、系统酸中毒等。

(六)影响内分泌功能

成人研究表明,体温下降 1℃,肾上腺素水平升高 400%,同时皮质醇、氧耗明显升高、TSH 升高、ADH 降低,新生儿无相关报道。

(七)影响免疫功能

低温可引起免疫抑制,尤其是细胞免疫功能;中性粒细胞活力降低(吞噬作用);体温降至 29℃ 时,骨髓中内毒素刺激的中性粒细胞释放减少,有病例报道连续 5 天 34℃ 治疗,肺炎发生、脓毒血症升高、肺炎等。

三、亚低温的入组标准

目前国内某医院新生儿科对于满足以下 3 个条件的 HIE 患儿,在生后 6h 内即开始亚低温治疗:

(1)患儿≥36 周(可不考虑体重)且在出生后 6h 内。

(2)且满足以下任何 1 条。

生后 Apgar 评分持续到 10min 仍小于 5 分。

生后需要持续复苏≥10min。

生后 60min 内动/静脉血气 pH≤7.0。

碱剩余≥16mmol/L。

(3)生后出现中度到重度缺氧缺血性脑病表现如下。

意识水平改变:反应差、嗜睡甚至昏迷加任何以下一项。

躯干或四肢姿势异常。

异常反射(包括膝腱反射和瞳孔反射异常等)。

吸吮、拥抱和恶心等原始反射减弱或消失。

临床抽搐发作。

符合以下任一项的患儿不予亚低温治疗：①患儿胎龄＜36 周，不考虑体重。②已知明显的波及主要脏器的先天性发育畸形或染色体病变（21，18，13－三体等）。③严重贫血（小于10g/dL）。④严重宫内感染。⑤严重（中度以上）活动性颅内出血或 DIC 状态。⑥发绀型先天性心脏病。

四、亚低温治疗的护理和管理

(一)温度的控制与管理

亚低温治疗时保持核心温度是整个亚低温治疗的关键。必须保证直肠温度探头插入为 4cm，避免随排便反射使体温探头脱出导致测量不准。保护冰毯不受脑电极片或其他锐器损伤。同时依据有否寒战、心率与血压变化逐步调整降温的速度，直到体温稳定在指定范围内，以免体温过度下降。亚低温治疗结束必须复温，一般选择自然复温方法，每 4h 复温 1℃，至体温升至 35℃，可维持 2～3h 再继续复温。需在 12h 以上使患儿体温恢复至 37℃左右。严禁复温过快而导致血管扩张、回心血量减少，造成低血容量性休克，甚至颅内压反跳等一系列并发症。

(二)病情观察

根据缺氧缺血性脑病及亚低温可能出现的不良反应或并发症进行观察并记录。

(1)观察患儿意识、反应、四肢肌张力情况以及有无激惹惊厥发生，缓慢复温时需观察有无出现惊厥等异常表现。复温后动态观察患儿的神经系统表现，开奶后观察有无喂养不耐受、吸吮吞咽功能落后等表现，可给予一定的功能训练。

(2)观察患儿的心率以及血压变化，亚低温治疗过程中可能会引起心率减慢、各种心律失常，血压下降等临床症状，应持续动态心电、血压监护，必要时可行 24 小时有创血压持续监护。尽量少搬动患儿，保持患儿的安静。换尿布时忌过度抬高臀部，以免引起颅内压的改变。

(3)低温时咳嗽反射和吞咽反射均减弱，易致呼吸道分泌物不易排出而发生肺炎或肺不张，应及时进行雾化吸入、吸痰以预防肺部感染。

(4)记录 24 小时出入液量，测量体重，观察有无穿刺点渗血不止、消化道出血等表现，亚低温期间出现的严重凝血功能障碍等并发症，有时需提前终止亚低温治疗。

(三)皮肤护理

患儿行亚低温治疗时，需注意全身皮肤情况。如出现皮肤花纹，说明末梢血液循环差，需加强皮肤护理，可以予以按摩，特别是受压部位，严防冻伤发生；小幅度更换体位，防止压疮。复温后，注意观察有无硬肿发生。

第十三节　新生儿脑室周围白质软化

脑室周围白质软化(periventricular leuko－malacia,PVL)是早产儿发生脑损伤和脑瘫的主要原因,包含两大类:①局灶型;②弥散型。PVL与远期运动认知障碍相关,目前早产儿更多见的是弥散型脑室周围白质损伤,局灶型较少见。

一、临床表现

可以早期(生后7～14d)通过床旁头颅B超检查了解有早期侧脑室外上方对称性回声增强及后期(纠正胎龄36周)有无局灶性囊腔形成,但在弥散型PVL中的应用价值有限,因此可选择头颅MRI(纠正胎龄足月)。局灶型PVL主要累及大脑深部白质,因而可损伤支配下肢运动功能额皮质脊髓束下行纤维,因此可遗留明显的对称性运动缺陷,包括:对称性痉挛性双侧瘫、下肢重于上肢,智力低下。弥散型PVL损伤严重,可累及视觉、听觉和躯体感觉功能相关的神经纤维,出现视听感觉障碍、皮质盲、失聪、癫痫等。

二、处理原则

预防早产、围生期窒息缺氧、感染以及避免低碳酸血症对于减少PVL发生率是至关重要的,而产前给予母亲硫酸镁、早产儿亚低温治疗和吸入一氧化氮治疗是否具有保护作用尚未可知。

应该指出,早产儿脑白质损伤的发生与早产儿自身脑血管发育及局部代谢特点有关,重在预防。产科在预防早产的同时,及时处理母亲孕期的并发症,避免有可能引发的胎儿新生儿脑血流动力学改变。

常规的床边颅脑超声检查,可及时发现白质早期损伤,在疾病早期积极去除病因,保证脑的血液供应,对逆转白质的损伤性水肿是十分重要的。对白质损伤的患儿,应纳入随访对象,及时发现智力运动、视听感官功能发育过程中存在的问题,予以个体化的后期治疗,包括不同月龄促进小儿智能发育一系列干预性措施,物理康复、视听功能训练等。这些患儿经合理的治疗,会在功能上得到一定程度的恢复。

三、患儿的护理与管理

(一)一般护理

护理原则主要在于维持患儿体温恒定,避免低体温发生;注意动态监测血压、心率,维持血压、心排出量的稳定。

(二)病情观察

监测24h出入液量、体温、喂养,及时发现有无感染症状;加强手卫生、按需清理气道、及早拔出中心静脉,减少呼吸机相关肺炎和院内感染的发生。

(三)疼痛干预

集中操作,注意动作轻柔,以减少疼痛刺激,鼓励袋鼠式护理,进行早产儿疼痛评估,给予合适的干预以减少疼痛导致的脑血流波动。

(四)对症处理

对于肢体痉挛或体位异常的患儿,需给予保护、辅助关节适度活动、避免失用性萎缩的发生;对于吞咽障碍、依赖鼻饲喂养的患儿,需耐心训练吞咽功能、减少呛咳后发生吸入性肺炎的风险。

(五)随访宣教

PVL 患儿需在出院满 1 个月后随访,根据患儿的纠正年龄,满 40 周未满 1 个月时做体格检查、营养评估、NBNA 评分;纠正年龄满 1 个月未满 12 个月时做体格检查、营养评估、Amil－Tison(52 项神经运动)检查;随访血常规,查看贫血情况;根据住院期间的情况,指导家属完善眼底 ROP 的检查及听力筛查、随访 CT、脑电图、磁共振等检查。指导患儿至康复科做 GMS 评估;至患儿 12、18 个月,至儿保门诊或康复科做智力测试及运动评估。此外,对于 PVL 患儿在出院时即应指导家属做早期干预(口腔按摩训练、新生儿按摩和被动操)治疗。

PVL 是造成早产儿脑损伤和脑瘫的高危因素,一旦确诊脑瘫将会对整个家庭和社会造成沉重负担,而研究证实通过一定的肢体功能训练、视听功能训练等早期康复治疗,可明显改善患儿预后。患儿出院时,医务人员务必明确告知家属早期干预的重要性,鼓励家属坚持长期随访,根据干预结果及时调整干预手段和干预周期,共同为提升患儿生存质量而努力。

四、预后

局灶型 PVL 与脑瘫密切相关,弥散型 PVL 与远期认知和行为缺陷有关。患儿早期头颅 B 超若提示出现囊腔形成和脑室扩张,则 60%~90% 的远期会遗留神经学发育异常。

第十四节　新生儿脑积水

一、定义

脑积水(hydrocephalus)指由于脑脊液蓄积及脑脊液循环障碍导致脑室系统扩张,多伴有颅内压增高和头围显著增大(>2SD),少部分患儿可仅有脑室扩张而无明显的头围增大。

二、临床表现

由于颅内压增高和出血后脑积水,患儿每周头围增长多≥2cm,伴有头皮静脉曲张、颅缝分离、前囟饱满、头部听诊可闻及血管杂音(Galen 静脉畸形)、呼吸暂停、心动过缓、喂养不耐受(伴或不伴呕吐)、双眼落日征、激惹或反应差等。

三、处理原则

孕 15~18 周行胎儿超声检查明确有无胎儿脑积水存在,了解母亲有无梅毒、弓形虫、巨细胞等感染。羊水穿刺可以明确有无合并脑积水的染色体畸形(13－三体、18－三体)、X－连锁的中脑导水管狭窄(可伴有拇指屈曲畸形)、脑先天发育畸形(Dandy－Walker 综合征)、测甲胎蛋白的水平了解有无发生神经管缺损的高危因素。

对于新生儿,全身体格检查明确有无合并其他畸形。眼底检查明确有无宫内感染引起的脉络膜视网膜炎。每周动态随访头围,若头围增长速度>2cm/w,提示脑室扩张进展迅速,必要时临床医生需给予多次腰椎穿刺放脑脊液(每次 $10 \sim 15mL/kg$)、脑室穿刺、药物治疗以改善颅内压,目前的主要治疗方法为脑室腹膜腔分流手术(适合大多数脑积水患儿)、第三脑室造瘘术(适合非交通性和部分交通性脑积水患儿及因脑室内条件所限,如出血、感染、隔膜等无法放入分流管的患儿)。

四、预后

目前对于接受分流术治疗患儿,其存活率可高达 90%。然而,当存在以下几种情况时往往提示预后不佳:

(1)分流术前大脑皮层厚度<1cm。

(2)Dandy—Walker 畸形预后最差,其次为中脑导水管狭窄,交通性脑积水和脊髓脊膜膨出预后稍佳。

(3)胼胝体体积减小多伴有非言语性认知功能和运动功能障碍。

(4)早产儿出血后脑积水,若存在有重度 IVH、脑室周围出血后梗死、脑室周围白质软化、需 VP 分流缓解颅高压、分流后感染等,往往提示预后较差。

五、患儿的护理和管理

(一)术前护理

(1)护理时需观察患儿有无出现呼吸暂停、心动过缓、喂养不耐受(伴或不伴呕吐)、激惹或反应差。保证呼吸道通畅、循环血压的稳定,部分危重患儿尚需呼吸机辅助通气。保持病房空气流通,定时通风换气。

(2)减少搬动,头下垫以软枕头偏向一侧,可抬高床头 $15° \sim 30°$,预防压疮。

(3)饮食:术前合理喂养,保证营养。

(4)做好父母支持,帮助家长树立起战胜疾病的信心。

(5)应用甘露醇降压时一定要快速滴入,在半小时内滴完,不可漏入皮下,以防局部皮肤组织坏死。

(6)做好术前准备,术前禁食 $4 \sim 6h$,给予备皮(剃头),以含氯己定葡萄糖酯的清洗液清洁头、颈、胸、腹部及脐孔的皮肤。

(二)术后护理

(1)密切观察患儿的神志、瞳孔及其他生命体征的变化。观察患儿有无头痛、头晕、恶心、呕吐,及其程度和特点。

(2)观察头部及腹部伤口敷料,发现敷料渗血渗液、脱落及时通知医生更换。

(3)监测体温波动情况,一般每日 2 次,如发现体温超过 38℃时,须同时监测血常规、神经呼吸系统改变等提示继发中枢感染的症状。遵医嘱正确使用抗生素、止血药和营养神经药物,并根据患儿情况及时进行补液及补充电解质。

(4)患儿术后 6h 平卧,6h 后尽量保持 $15° \sim 30°$ 的斜坡健侧卧位,避免体位突然改变,后期需经常更换体位,避免长时间压迫手术部位及储液囊部位,出现头皮溃疡甚至储液囊外露。

(5)饮食:禁食禁水 6h,6h 后予喂奶,并予少量多餐。

(6)观察患儿的腹胀、腹痛情况,保持患儿大便通畅,必要时给予缓泻剂。

(7)做好患儿家属的心理护理,消除紧张恐惧心理。

(8)脑室外引流的护理：出现颅内感染、分流管堵塞时，可以通过放置脑室外引流管将脑脊液引流至体外，放置时间 5～7d。引流管滴定管需高出侧脑室 10～15cm，即外耳道水平。

遵医嘱控制引流速度及引流量，若引流过快过多，易出现低颅压性头痛、恶心、呕吐，此时应抬高或暂夹闭引流管。头部活动应适当限制，搬运时应暂夹闭引流管。

观察引流液液平面是否随咳嗽上下波动，不波动表明引流管出现堵塞，应及时通知医生。

观察引流液情况，出现混浊、呈毛玻璃状或有絮状物提示颅内感染。

更换引流管时，注意严格无菌操作，先夹闭引流管，给予安尔碘棉签离心式消毒接口处至少 2 次，更换后予无菌纱布或无菌薄膜敷贴包裹接口处，护理时动作轻柔，避免牵拉引流管。

(9)并发症的护理。

分流管堵塞：最多见，发生率为 14%～58%。表现多同于术前，可出现意识障碍、反应迟钝、呕吐、囟门膨隆、头围继续增大。应密切观察患儿的神志、瞳孔及其他生命体征的变化，观察切口及皮下隧道是否有积液。可通过按压分流泵判断分流管堵塞情况，行头颅 CT 检查，确诊患儿是否存在分流管堵塞。严重者应手术拔除分流管。

感染：发生率为 7%～10%。表现为高热、局部手术切口裂开等。应观察体温变化，头部及腹部伤口敷料是否干燥，保持患儿皮肤清洁、干燥。新生儿术后应适当约束，防止误抓敷料及伤口。经常更换体位，避免长时间压迫致压疮。保持空气清新，避免人多的场合。一旦出现感染征象，应及时就诊。

分流过度：造成低颅压。观察患儿有无恶心、呕吐、嗜睡、囟门凹陷及原有神经症状加重等表现。需要注意体位改变时(卧位变为直立位)，动作幅度不宜过大。需到神经外科门诊随访，如植入物为可调压分流管，医生可体外调节阀门，降低分流速度。

(三)健康指导

(1)术后患儿应避免头部的碰撞、意外，避免暴力撞击分流管所经皮肤区域及颈部剧烈活动，防止折断。婴幼儿因其没有安全意识，动作发育的关键时期如练习爬、坐、站立、行走、跑、跳等，容易摔倒，家属应加强监护。

(2)注意补充与脑密切相关的物质，主要有脂肪(不饱和脂肪酸)、蛋白质、糖、维生素 C、B 族维生素、维生素 E、钙、微量元素锌、铜、硒等。

第十五节 新生儿败血症

新生儿败血症(neonatal septicemia)系指病原体侵入新生儿血液循环，并在其中生长繁殖，产生毒素所造成的全身性感染。其发病率及病死率均较高，尤其是早产儿和长期住院者。

新生儿败血症有早发型与晚发型之分，对早发型败血症的时间界定目前尚没有定论：澳大利亚界定值在生后 48h 内；美国定在生后 72h 内；也有定 5d 的，而多数国家定在 7d，国内目前采用的标准是以 7d 为界。

一、病因

(一)病原菌

引起败血症的病原菌在不同年代有着较大的变化。国内的致病菌以葡萄球菌最多,其次为大肠埃希菌等肠道细菌,GBS 感染也有增加趋势。凝固酶阴性葡萄球菌(coagulase—negative staphylococci,CONS)等条件致病菌仍是主要致病菌。金黄色葡萄球菌主要见于皮肤化脓性感染。

新生儿革兰氏阴性菌败血症为 15.1%～26.2%,其中大肠埃希菌仍占有重要地位,克雷伯菌属败血症在发达城市呈上升趋势,其次为铜绿假单胞菌和阴沟肠杆菌,其他假单胞菌、不动杆菌属、沙雷菌属等也占一定比例。

(二)感染途径

1.产前感染

母孕期血内细菌可经胎盘感染胎儿。

2.产时感染

胎膜早破、产程延长时,细菌上行污染羊水,或胎儿通过产道时吸入、吞入该处细菌使胎儿感染,再发展为败血症。

3.产后感染

细菌从脐部、皮肤黏膜损伤处侵入,也可由呼吸道、消化道等侵入血液。

二、临床表现

早发型败血症与晚发型败血症临床表现相似,无特异性。

(一)全身表现

1.体温改变

足月儿常发热,早产儿和低出生体重儿常体温不升。

2.一般状况

患儿常表现为精神欠佳、食欲缺乏、哭声减弱、体温不稳定、体重不增等。患儿病情发展较快,如不及时治疗很快即可不吃、不哭、不动、面色不好、精神萎靡、嗜睡。

3.黄疸

有时是败血症唯一的表现,常为生理性黄疸延迟消退,或生后一周开始出现黄疸,黄疸迅速加重或退而复现,严重时可发展为胆红素脑病。

4.休克表现

患儿面色苍白,皮肤出现大理石样花纹,脉细速,尿少、尿闭,肌张力低下,血压降低(<2000g 者<30mmHg,>3000g 者<45mmHg)。指压皮肤发白后恢复原有肤色需时越长表明周围循环越差。

(二)各系统表现

1.皮肤、黏膜

硬肿症,皮下坏疽,脓疱疮,脐周或其他部位蜂窝织炎,甲床感染,皮肤烧灼伤,瘀斑、瘀点。抽血针孔处渗血,甚至弥散性血管内凝血(DIC)。

2.消化系统

食欲缺乏、腹胀、呕吐、腹泻,严重时可出现中毒性肠麻痹或新生儿坏死性小肠结肠炎。

3.呼吸系统

气促、发绀、呼吸不规则或呼吸暂停。

4.中枢神经系统

易合并化脓性脑膜炎,表现为嗜睡、激惹、惊厥、前囟张力及四肢肌张力增高等。

5.血液系统

可合并血小板减少,出血倾向,抽血针孔处渗血,呕血、便血、血尿、肺出血,甚至 DIC。贫血迅速加重提示有溶血或出血。

6.其他

泌尿系统感染、骨关节化脓性炎症及深部脓肿等。

三、实验室检查

1.血培养:血培养是诊断的"金标准"。

2.直接涂片找细。

3.检测细菌抗原。

4.其他检查

(1)外周血常规:白细胞总数$<5.0\times10^9$/L 或未成熟的中性粒细胞/总的中性粒细胞(Immature/Total neutrophils,I/T)$\geqslant$20%有诊断价值。

(2)急相蛋白:C-反应蛋白(c-reactive protein,CRP)$\geqslant$15mg/L 提示败血症。

(3)血沉:微量血沉$\geqslant$15mm/h 提示败血症(并发 DIC 时则可减慢)。

四、治疗

(一)抗菌治疗

对病原菌不明的败血症常用青霉素类加氨基糖苷类,一旦有药敏结果,尽量选用一种针对性强的抗生素。一般采用静脉滴注,疗程 7~14d。GBS 及 G-菌所致化脓性脑膜炎疗程14~21d。

(二)对症支持治疗

及时纠正酸中毒、电解质紊乱,休克患儿可用血浆和清蛋白扩容。纠酸扩容后无改善可静脉滴注多巴胺和多巴酚丁胺,平均每分钟 5~20μg/kg,小剂量开始,按心率、血压增减剂量。纠正缺氧,黄疸较重者及时予以蓝光光疗防止胆红素脑病。有抽搐时用镇静、止痉药,有脑水肿及时给予降颅压处理。

(三)其他治疗

可少量多次输血或输血浆以增加机体抵抗力等。

五、护理和管理

(一)产时护理

孕妇分娩过程中和脐带结扎应严格执行无菌技术操作,对胎膜早破、产程延长的新生儿应进行预防性治疗,对有感染及发热的母亲应用广谱、能通过胎盘屏障的抗生素,复苏窒息的新生儿尽量减少交叉感染的机会。复苏用 T-组合器(或简易呼吸器)、面罩、喉镜、听诊器、辐射台等用物一人一用一消毒,复苏环境空气、地面、台面常规消毒。

(二)加强新生儿基础护理

1.皮肤护理

新生儿皮肤黏膜娇嫩,很多眼睛看不到的小破损常会成为细菌入侵的门户,做好皮肤护理至关重要。应选择面料柔软、吸汗及透气性强的衣服和包被。保持皮肤清洁干燥,每日行沐浴或床上擦浴,动作轻柔,注意颈下、腋下、腹股沟等皮肤褶皱部位的清洁,洗头时注意不能让水进入外耳道。勤换尿不湿,防止尿布皮炎发生。

2.口腔护理

新生儿口腔黏膜不能擦伤,切记不能挑"马牙"。口腔清洁可用无菌棉签蘸生理盐水轻轻擦拭内颊部、上颚、牙龈、舌上下等,对气管插管患儿可采用1%碳酸氢钠漱口水进行擦拭,每4小时1次。

3.脐部护理

保持脐部皮肤清洁、干燥,不需要特殊处理。如脐部渗血、渗液可用0.2%~0.5%碘附或75%的酒精由脐根部向外擦洗,根据具体情况决定频次。尿布不能遮盖脐部,防止尿液污染导致脐部感染。

(三)其他护理

(1)每日测体温4次,体温不稳定者每1~2h测1次,维持体温恒定。当体温不升或低体温时,及时予以保暖措施;当体温过高时,予以松开包被、温水擦浴或沐浴等物理降温措施,新生儿一般不予药物降温。

(2)保证抗菌药物有效进入体内,观察用药疗效,注意药物间的配伍禁忌和毒副反应。

(3)及时处理局部感染灶,如脐炎、鹅口疮、脓疱疮、皮肤破损等,防止感染继续蔓延扩大。

(4)保证营养供给,静脉营养可补给经口喂养热卡的不足。

(5)加强巡视,密切注意患儿生命体征,观察有无黄疸、休克或各系统的异常表现,发现问题及时通知医生,积极处理。

(6)向家属讲解新生儿败血症相关知识,指导家属如何居家照顾新生儿,教会家属识别新生儿败血症异常表现,告知家属随访时间和注意事项等。

第十六节　新生儿细菌及真菌感染

新生儿感染起病隐匿,症状缺乏特异性,很难与非感染性疾病鉴别,但进展迅速,在数小时内即可出现休克,多脏器功能损害甚至导致死亡。

一、细菌感染

新生儿细菌感染发病率高,尤其是早产儿、极低出生体重儿。国外败血症、脑膜炎、尿路感染的早产儿比足月儿高3~10倍,国内发病率更高,是导致新生儿死亡的重要原因。

(一)病原菌及感染途径

1.病原菌

常定植在人体内的细菌或在周围环境内的腐生菌,一般对成人无致病性,但均可引起新生儿感染。

(1)全身感染:国内以葡萄球菌最常见,其次是大肠埃希菌等肠道杆菌。

(2)肺炎:产时感染美国以 GBS 常见,国内以大肠埃希菌最多。

(3)尿路感染:75%以上的为大肠埃希菌,其次为克雷伯菌、铜绿假单胞菌、变形杆菌等。

(4)化脓性关节炎、骨髓炎:85%的为金黄色葡萄球菌。

(5)腹泻:致病性及产毒性大肠埃希菌以及鼠伤寒沙门菌最常见。

(6)皮肤化脓性感染:国内常见,以表皮葡萄球菌、腐生葡萄球菌为主。

(7)化脓性结膜炎:是新生儿最常见的眼部疾患,以沙眼衣原体为首。

(8)中耳炎:2 周内以 GBS、革兰氏阴性(G^-)菌、葡萄球菌为主,2 周后足月儿以肺炎链球菌、流感杆菌、卡他布兰汉菌常见。

2.感染途径

(1)产前感染:通过胎盘血行感染胎儿导致新生儿感染者以病毒为主。

(2)产时感染:常见于胎膜早破、产程延长等细菌上行污染羊水,胎儿吸入污染羊水或血性分泌物所致。

(3)产后感染:胎儿娩出后,金葡菌迅速定植于脐部、鼻腔,院内主要通过医护人员手及污染的诊疗用品传播。

(二)临床表现

1.局部表现

肺炎、化脓性皮肤感染、结膜炎、脐炎、尿路感染、腹泻、骨髓炎或关节炎。

2.全身表现

常见于败血症,体温改变,精神食欲欠佳、哭声减弱、体重不增等出现较早,不吃、不哭、不动、面色不好、气促、发绀、呼吸暂停、神萎、嗜睡、黄疸、腹胀、腹泻,严重时可出现坏死性小肠结肠炎(NEC)、弥散性血管内凝血(DIC),甚至感染性休克。合并化脓性脑膜炎时有中枢神经系统症状,如激惹、双目凝视、惊厥、前囟张力及四肢张力增高。

(三)诊断检查

1.细菌学检查

(1)细菌培养:血培养是诊断金标准。还可做分泌物培养,脑脊液培养,尿培养等。

(2)病原菌抗原及 DNA 检测。

2.非特异性检查

hs-CRP 可作为新生儿败血症的理想初筛指标,并联合 WBC、I/T 及 PLT 可以互补,降低诊断新生儿败血症的漏诊率。

(四)治疗原则

1.抗菌治疗

在使用抗生素前应尽可能做细菌培养,根据药敏结果合理选择抗菌药物。革兰氏阳性菌可以选择广谱抗生素,革兰氏阴性菌对氨基糖苷类和头孢类敏感。革兰氏阳性菌中以肺炎链球菌和表皮葡萄球菌为主,万古霉素仍然是治疗革兰氏阳性球菌感染的最有效药物。金黄色葡萄球菌感染,萘夫西林和苯唑西林是最常用的。耐甲氧西林金葡菌对半合成类青霉素耐药时,可以选择万古霉素。李斯特菌常用氨苄西林治疗。Shigellaand 沙门氏菌对氨苄西林和第三代头孢菌素敏感等。

2.支持治疗

静脉补液及对症治疗。

3.其他治疗

输血、静脉注射人免疫球蛋白、清除局部感染灶。

二、真菌感染

真菌属于条件致病菌,可存在于健康人的皮肤及黏膜处,当机体免疫力低下时可侵袭机体,引起机会性感染。它不但可侵犯皮肤、黏膜,而且可以侵犯肌肉、骨骼和内脏。由真菌引起的感染较为顽固,病程较长,容易反复。

(一)临床表现

1.念珠菌感染

(1)局部感染:鹅口疮、尿布皮炎、脐带炎、泌尿道感染、腹膜炎。

(2)全身性感染:呼吸困难、喂养不耐受、体温不稳定、血小板减少症。

2.隐球菌病

主要侵犯肺部,临床症状不典型,病初表现为吃奶差,哭声异常或嗜睡,逐渐出现肢体痉挛或惊厥,角弓反张,常伴有黄疸和肝脾极度肿大,发热。可有血小板减少症。

3.曲霉菌病

常累及多个器官,发生慢性炎症。极其少见,新生儿以肺曲霉病为主。

4.毛霉菌病

常引起呼吸道和消化道感染,无特异症状。

(二)诊断检查

细菌学培养是真菌感染确诊的依据。

(三)治疗原则

抗真菌治疗,常用两性霉素 B,氟康唑,伏立康唑。此外保证水、电解质及能量的供给,根据患儿临床表现进行对症支持治疗。

三、护理和管理

新生儿细菌及真菌感染大多为继发性感染,重在预防,为新生儿提供良好的生活环境,基础护理方法得当,注意营养供给提高其自身免疫力等可有效预防感染的发生。

(1)病情观察:加强巡视,注意观察患儿的生命体征,面色,神志,意识,有无双目凝视、惊厥、颅内压增高等,观察患儿有无呼吸困难、心律失常、血压下降、皮下出血,眼睑水肿等全身和局部异常表现,如有发现立即报告医生,及时给予处理。

(2)加强病区管理。

(3)落实隔离措施。

（4）做好基础护理。

（5）保持呼吸道通畅。

（6）合理使用药物：使用抗生素前先做细菌学培养，采集血标本时最好两人配合，严格无菌操作，避免标本污染，影响检查结果。如有局部感染灶时应做好局部感染灶分泌物培养。根据药敏结果和医嘱合理使用抗生素等药物，严格控制液体速度及总量，保证液体准确及时进入患儿体内。

（7）合理供给营养：根据患儿体重、日龄、病情等给予合理的喂养，必要时给予鼻饲喂养以及遵医嘱使用静脉营养。

（8）心理护理：及时与患儿家属沟通患儿病情，提供心理支持，增加家属支持患儿治疗的信心。

第十七节　新生儿先天性梅毒

先天性梅毒（congenital syphilis，CS）又称胎传梅毒，是梅毒螺旋体（treponema pallidum，TP）经胎盘直接侵入胎儿所致。

一、临床表现

（一）皮肤黏膜损害

胎传梅毒新生儿中，有15％的会出现皮肤黏膜损害，即出现鼻炎。后期可出现鼻阻塞、软骨炎、鼻中隔穿孔、马鞍鼻畸形，声音嘶哑，哭泣无声等临床症状。多数先天性梅毒患儿以不同特征皮损就诊（水疱、脓疱、红斑、糜烂、皲裂等），主要为暗红色斑丘疹伴皮肤脱屑样改变及出血点，以四肢为主，尤其手心、足心为多见。

（二）网状内皮系统表现

大多数具有早期胎传梅毒的临床症状的患儿会出现肝脾大，肝大可单独出现，脾大往往和肝大同时出现。

1/3肝受累的患儿会直接或间接地出现黄疸。25％～50％的患儿可见全身性坚硬、有弹性、无压痛的淋巴结肿大。一般认为肱骨内上髁淋巴结肿大是胎传梅毒的重要特征。

（三）骨骼系统损害

大多数骨骼受累的患儿无任何症状，偶尔可产生疼痛和假性麻痹，后者又称帕罗假性麻痹。患儿骨骼梅毒的体征仅限于骨骺炎的体征，包括桡骨、股骨、肱骨等骨骺部位依次均可累及。骨梅毒主要表现为长骨干骺端出现透明带，骨膜下骨样组织增生增厚，临时钙化带增宽，可见低密度的骨质破坏。

（四）血液学表现

早期胎传梅毒主要血液学特点有贫血、白细胞增多或白细胞减少和血小板减少。

（五）中枢神经系统损害

胎传梅毒神经系统受累，可从无症状到急性梅毒性脑膜脊膜炎。在新生儿梅毒病例中，

40%～60%的可出现脑脊液异常,但神经梅毒的临床表现一直要到出生后3～6个月时才能比较明显地出现。

(六)眼损害

早期胎传梅毒可出现3种眼损害:脉络膜视网膜炎、青光眼和葡萄膜炎。

(七)肾脏病变

肾病综合征在2～3个月时出现,伴有水肿、腹腔积液、低蛋白血症、蛋白尿,伴有血尿和管型尿的肾小球肾炎较少见。

(八)其他表现

梅毒性肺炎(白色肺炎)一般不常见;早期胎传梅毒可出现腹泻,可因胰腺炎导致吸收不良或直接累及肠黏膜所致。

二、检查诊断

(一)梅毒螺旋体检查

取早期梅毒皮损表面分泌物等作暗视野显微镜检查,找到有活动能力的苍白螺旋体,即为阳性结果,具有诊断价值。

(二)非梅毒螺旋体血清试验

(1)性病研究实验室试验(VDRL)。

(2)快速血浆反应素(RPR)及环状玻片试验/甲苯胺红布加热血清试验(TRUST):RPR是VDRL试验的改良法,容易判断结果。TRUST主要用于梅毒的筛选和疗效观察。

(3)梅毒螺旋体血清试验:以梅毒螺旋体作为抗原检测血清中的特异性抗体,可用于肯定诊断。

(4)X线检查:梅毒螺旋体累及骨骼,X线上可见干骺端增宽,其远侧有一带状密度增高区,为钙化软骨区。严重者可见骨骺分离。干骺端周围可见片骨膜增生,呈骨膜炎表现。多为对称性。

三、治疗

以早期发现、早期诊断、早期治疗为原则。先天性梅毒是一种可预防的疾病,产前检查及孕期梅毒治疗是预防先天性梅毒的重要措施。

(一)药物治疗

青霉素为治疗先天性梅毒的首选药物,且一定要依据不同型的梅毒采取相应的治疗剂型、剂量和疗程;治疗方法为使用足量青霉素。为阻止神经梅毒,患儿应被予以足量的青霉素:100～150U/kg,静脉注射,分成2～3次/d,至少10～14d。若新生儿不能随访时,部分医生推荐单剂量苄星青霉素50000U/kg肌内注射。

(二)治疗后随访

每2～3个月随访1次RPR,梅毒母亲新生儿如果出生时RPR阴性,应随访到6个月均阴性;如果RPR开始阳性,随访应持续到RPR转阴性,或连续两次抗体滴度下降超过4倍。

四、护理和管理

(一)有效隔离

因梅毒患儿发育相对较差,抵抗力低,易患肺炎、肠炎等疾病,应单独隔离或与其他梅毒患儿同处一室,实行保护性和接触隔离。患儿亲属在探视期间,应穿戴隔离服,减少探视时间及次数,防止交叉感染发生。

护理人员在日常的医疗护理操作过程中,应加强自我防护。保持病室空气新鲜、温湿度适宜,做好环境消毒。患儿用过的衣物、被服打包后待集中回收消毒处理。患儿用过的诊疗用具,如暖箱、输液泵、听诊器等用消毒剂进行擦拭消毒。

(二)皮肤护理

入院后予更换消毒过的柔软棉内衣,避免穿化纤衣裤。脓疱疹溃烂处用0.5%的碘附消毒后涂以抗生素软膏,4次/d。若患儿皮肤干裂明显,则涂抹鱼肝油,防止皮肤裂伤。加强翻身,用纱布或人工皮保护患儿骨突处,以防压疮形成。加强患儿基础护理:眼部用生理盐水清洗,如分泌物较多,清洗后给予眼部滴眼液;采用生理盐水或1%碳酸氢钠溶液清洁患儿口腔,如有鹅口疮可用制霉菌素溶液涂擦;保持脐部皮肤清洁、干燥,如脐部渗血、渗液可用0.2%~0.5%碘附或75%的酒精由脐根部向外擦洗,根据具体情况决定频次;每次大小便后,及时清洗臀部,更换尿不湿,防止红臀尿布皮炎发生。各种操作集中进行,动作应轻柔,尽量减少对患儿不必要的刺激。

(三)梅毒假性麻痹护理

梅毒患儿大都有不同程度的骨损害,较严重的出现梅毒假性麻痹,这些患儿四肢呈弯曲状态,张力大,不能自然放松伸直,牵拉时患儿出现尖叫,提示有剧烈疼痛。梅毒假性麻痹患儿常常出现哭闹、烦躁不安,因此在治疗护理操作时动作轻柔,不采取强行体位。

(四)用药观察

青霉素治疗过程中,护士应注意观察是否出现皮肤红疹、皮炎等皮肤过敏反应现象,用药后加强巡视,以防不良反应的发生,如因螺旋病毒被大量杀死引起的吉海反应。

(五)病情观察

注意患儿生命体征及一般情况的观察。加强全身检查,及时发现皮疹、斑疹、大疱及脱皮现象及其他皮肤变化。观察甲床,口腔黏膜及角膜有无炎症表现。观察患儿是否出现张口呼吸、脓血样分泌物及鼻前庭湿疹样溃疡等梅毒性鼻炎症状。观察有无黄疸及贫血,有无神经系统症状如颈项强直、角弓反张、惊厥等。由于新生儿先天性梅毒常累及到心、肝、脾、肺、皮肤黏膜等器官和神经系统、血液系统等。在护理过程中应加强对患儿以上各器官、系统表现的观察,做到尽早发现,尽早治疗。

(六)出院指导

向患儿家长讲解有关先天性梅毒的相关知识及注意事项,并告知患儿家长随访以及复诊检查对疾病治疗和康复的重要意义,以保证患儿得到正确、全程、彻底的治疗。患儿出院后继续隔离,并避免接触各种传染患者,以免交叉感染。叮嘱患儿家长出院后应带患儿进行为期1年的复诊,每隔2个月来医院复诊1次进行血清学检查,在复诊期间,当血清学检查结果呈现阳性或血清学滴度升高,呈现出疾病复发的症状时应及时入院再治疗。神经梅毒患儿应每6个月进行脑脊液检查直至细胞数正常、VDRL阴性。

第十八节 新生儿钙镁磷代谢紊乱

一、低钙血症

血清总钙＜1.8mmol/L(7.0mg/dL)或血清游离钙＜0.9mmol/L(3.5mg/dL)定义为低钙血症(hypocalcemia)。

(一)临床表现

症状轻重不同,轻症可以无临床表现;严重者主要表现为神经肌肉的兴奋性增高。①心动过缓呼吸暂停,QT间期延长或心律失常;②神经肌肉激惹如惊跳、惊厥、敲击面神经/肌肉抽搐(Chvostek征)、手足搐搦(新生儿少见)、喉痉挛(新生儿少见)。

慢性低钙血症的临床表现:常有维生素D缺乏病,呼吸暂停,佝偻病的临床表现、骨矿化不全、碱性磷酸酶增加、肋骨长骨骨折等表现。

(二)诊断检查

(1)血清或血浆总钙(tCa)和游离(iCa)、镁、磷(P)、清蛋白(与总Ca平行变化)、血肌酐(Cr)、血气分析(酸碱状态影响iCa)。

(2)心电图:QT间隔延长。

(3)血清或血浆甲状旁腺激素、维生素D代谢物测定,应与钙同时监测。

(4)其他检查:血糖、EEG、脑影像学检查、惊厥或怀疑败血症者腰椎穿刺。

(三)治疗原则

静脉补钙可能会造成不良反应,包括肾结石、心律不齐、心搏骤停,皮下钙沉积可导致皮肤坏死。因此对早期表现的低钙血症或无症状的低钙血症可以等待观察而不是干预治疗。有严重症状的低钙血症才需要静脉补钙。最好通过中心静脉进行补钙。

1.早期低钙血症

如果血总钙＜1.5mmol/L或存在低钙血症症状,10～20mg/kg元素钙(10%葡萄糖酸钙或10%CaCl$_2$每毫升分别提供9mg和27mg的元素钙);加入葡萄糖液中在EKG监护下缓慢输注,必要时重复。如果存在低镁血症,进行治疗。治疗直到症状缓解或游离钙正常,随后给予含钙的配方乳或合适奶制品喂养。

2.晚期低钙血症

应积极寻找病因,针对病因进行治疗。由于多数可以经肠道喂养,可以口服钙剂,50～75mg/kg元素钙,直到离子钙正常,然后减半,口服2d停止。非母乳喂养婴儿可给予数周的低磷配方奶;某些疾病有时可能需要长期钙和维生素D治疗。

(四)患儿的护理与管理

1.监测血钙

生后24～36h测血钙;患儿出现低血钙症状时测血钙。治疗低血钙期间每日测血钙。

2.遵医嘱补钙

血液电解质总钙小于1.8mmol/L,游离钙小于0.9mmol/L。10%葡萄糖酸钙1～2mL/kg,加

5%葡萄糖1～2倍稀释后放入开放瓶滴入;临床在输注葡萄糖酸钙时,建议使用中心静脉输注或大血管。

选择单独一路通畅外周静脉连接开放瓶滴入;观察静脉滴入情况;静脉滴注完用生理盐水冲管确保无药液外渗;注意毒副反应。

钙剂静脉滴注过快可导致心脏停搏而致死,如心率<100次/min应暂停注射;钙剂外溢渗可造成组织坏死;有甲状旁腺功能不全的患儿除补钙外遵医嘱予口服维生素D_3;低钙血症伴低镁血症时,单纯补钙惊厥不易控制,甚至使血镁更低,应遵医嘱同时补镁;在记录单上描述静脉滴入情况,双人核对有无钙剂外渗,确认后签名。有症状者补钙每8h1次,症状控制后补钙每日1次并持续3d。

3.钙剂外渗处理

一旦钙剂外渗,应即刻停止静脉滴入,同时使用透明质酸酶对症处理。处理越早,则预后越好。

二、低磷血症

国内定义为血磷<1.5mmol/L,对于早产儿定义为<1.0mmol/L。国外有文献定义为血清磷<4mg/dL(1.29mmol/L)。

(一)临床表现

轻、中度多无明显临床症状。严重者[血清磷<1.0mg/dL(0.32mmol/L)]较少见,多发生于肠外营养时磷的摄入量不足。

严重的低磷血症可出现肌无力,反射低下,惊厥或昏迷,呼吸衰竭及脱机困难,并可能与多脏器功能障碍有关。

1.骨骼发育异常

佝偻病或早产儿代谢性骨病。低磷血症是早产儿代谢性骨病或佝偻病常见异常发现,多由于钙磷缺乏导致。

2.神经肌肉系统

可出现肌电图异常,肌酸磷酸激酶(CPK)增高,脑电图呈现混乱性慢波和弥散性异常,神经传导速度下降,引起肌无力、肌张力减退、抽搐、腱反射消失、意识障碍、昏迷等。

3.呼吸系统

主要表现为呼吸困难,严重者导致呼吸衰竭和撤机困难。

4.循环系统

低血磷导致能量生成障碍,ATP供能不足,影响心肌舒缩,导致心肌受损、心肌收缩力减弱;严重者发生心力衰竭。

5.血液系统

可导致溶血,有核红细胞增多、白细胞功能不全和血小板减少。白细胞功能减退,趋化性及吞噬功能减低,抗感染能力下降。

(二)诊断检查

血磷、尿磷检查,PTH。必要时检测维生素D代谢。红细胞脆性实验,血小板计数等。X线、骨密度检测等对诊断骨骼病变有帮助。

(三)治疗原则

1.合理喂养

纯母乳喂养的新生儿可以每 100mL 母乳中加入 5～10mg 无机磷可以维持血清磷的浓度,减少钙的排泄,提高钙在体内的储存。早产儿给予母乳喂养时可给予母乳添加剂,尽量不用足月儿配方奶喂养早产儿。

2.肠外营养时注意磷的补充

0.4mL/(kg·d) 的甘油磷酸钠可以避免磷缺失。如果已经发生低磷血症,可给予 1～2mL/(kg·d)甘油磷酸钠持续静脉滴注。补充磷的同时注意钙的补充,一般给予 10% 葡萄糖酸钙 1～2mL/(kg·d)。

3.减少肾脏磷的排泄

停用利尿剂、治疗低镁血症,避免血容量过多,积极纠正碱中毒等。

4.病因治疗

补充维生素 D_3,治疗甲亢等。

(四)患儿的护理与管理

1.高危人群的管理

持续性代谢性酸中毒、呼吸窘迫综合征的患儿也可发生钙磷比例不合适,此时酸碱失衡,碳酸盐增加或高碳酸血症减少了肾小管对磷的重吸收,导致相对的低磷血症和高钙血症,尿磷和钙的分泌增多,发生肾钙化的风险增加。临床一般需积极纠正原发病,对症处理。

2.遵医嘱补充磷元素

对于肠内营养未建立者均应常规补充磷元素。临床护理人员在静脉补磷时必须使用输液泵匀速输注;此外,磷元素与脂肪乳剂存在配伍禁忌,两者应分两路输注。

三、低镁血症

血清镁的正常值为 0.6～1.1mmol/L,血清镁低于 0.6mmol/L(<1.5mg/dL)称为低镁血症(hypomagnesemia)。

(一)临床表现

无特异性,以神经肌肉的兴奋性增高为主,如烦躁、惊跳、抽搐等。惊厥每日可达 1～10 次,每次持续数秒或数分钟自行缓解。新生儿可仅表现为眼角、面肌小抽动。四肢强直及两眼凝视,有的可表现为阵发性屏气或呼吸停止。严重低镁血症可出现心律失常。

低镁血症与低钙血症在临床表现上难以区分,且 2/3 低镁血症伴发低钙血症,因此在低钙血症患儿经钙剂治疗无效时应考虑有低镁血症的可能。

(二)诊断检查

血镁低于 0.6mmol/L(1.6mg/dL)时诊断可成立,但血镁并不能完全反映体内镁的情况,测 24h 尿镁比血镁更能反映实际情况,尿镁排出是低的。或做镁负荷试验,如只保留 40% 可出现症状。

1.一般检查

血清镁、总钙和离子钙、磷、血糖(每 12～24h 检测 1 次,共 2 次)、血肌酐(Cr)、胎粪/尿液毒物检查毒。

2.特殊检查

甲状旁腺激素、消化道引流液检查(镁、钾、和锌)、其他检查(例如,母亲血清镁和钙)。

3.ECC

主要表现为 T 波平坦、倒置及 ST 段下降,无特异性。QT 间期正常,可与低钙血症鉴别。

(三)治疗原则

早期配方乳喂养或肠外营养可减少低镁血症的发生。

(1)紧急处理:临床出现抽搐时可立即肌内注射 25％硫酸镁 0.2～0.4mL/kg,或静脉注射 2.5％硫酸镁 2～4mL/kg。

(2)有症状者:静脉给予镁元素,0.1～0.2mmol(2.5～5mg)(25％硫酸镁 0.1～0.2mL/kg),10～15min,根据临床症状改善可重复,每 8～12h1 次。如果无静脉通路,也可肌内注射同样剂量。如果临床需要也可口服给予。

(3)无症状者:口服 50％硫酸镁 0.2mL/(kg·d),稀释 4～6 倍分次给予,吸收最好,不良反应最少。新生儿期应用其他镁制剂的资料较少。

(4)在伴有低钙的低镁血症,用钙剂及维生素 D 治疗多数无益,甚而可使血镁更低,此时应强调单独用镁治疗。

(5)治疗原发病:慢性肠道丢失者、可同时缺乏钾和锌,需要同时治疗。

(四)患儿的护理与管理

1.遵医嘱补充镁元素

对无症状者可口服 50％硫酸镁;有症状者常静脉补充 25％硫酸镁,早产儿不做肌内注射,注射过浅可致局部坏死。给硫酸镁治疗过程中,尤其在静脉给药时,如患儿出现肌张力低下,深腱反射消失或呼吸抑制等血镁过高表现时,需立即静脉注射 10％葡萄糖酸钙 2mL/kg,以降低体内磷的水平。

2.病情观察

低镁血症与低钙血症在临床表现上难以区分,但严重低镁血症可出现心律失常。因此,当患儿出现不明原因心律异常时,医务人员应思考是否为低镁血症所致。

第十九节　新生儿软骨发育不全

软骨发育不全(achondroplasia,ACH)是最常见的遗传性骨骼发育异常,本病由成纤维细胞生长因子受体基因突变引起,以额部隆起、面中部发育不全、耳鼻系统功能障碍和肢端性身材矮小等为特征。

一、临床表现

(一)头大、肢端侏儒

患儿体态特殊,从外表可做出诊断。前额突出,鼻梁塌陷,上臂较前臂、大腿较小腿短,胸廓扁平短小,肋缘外翻及肋骨串珠,腹部相对较长且大,四肢皮肤褶皱明显,腰椎后凸。手指粗短,头围明显大于胸围。婴儿期肌张力较低下,运动发育常较迟缓,但至 2~3 岁时趋于正常,此时腰椎后凸多变为腰椎前凸而臀部后翘。出牙正常,但应上颌骨发育不良,可使牙齿偏离上牙弓的正常位置而造成牙错位。

(二)智力正常

由于颅顶骨发育正常,大脑皮质等脑实质发育不受影响,如无脑积水发生,则智力与正常无异。但由于体态特殊,可因自卑而不愿与他人交往,智力发育比同龄儿稍差。

二、诊断检查

(一)X 线摄片

可以确诊。

(二)B 超检查

在妊娠晚期可见胎儿肢端短,头围轻度增大,双顶径增宽。

三、治疗原则

常需骨科会诊处理,脊髓、延髓受压表现,应及时手术减压,以免造成不可逆性损害,甚至死亡。患儿耳咽管短,易患中耳炎及慢性浆液性中耳炎,不及时治疗可致传导性耳聋。

四、患儿的护理和管理

ACH 是一种严重影响患儿生存质量的致残性疾病,其致病基因已基本明确,且为存在极高频率的突变热点。因此,通过 FGFR3 基因突变检测可明确 ACH 患儿的遗传机制,对于有生育需求的 ACH 患儿,可通过有效的产前分子诊断预防 ACH 患儿的出生。一旦该类患儿出生,若是纯合子则预后不良,严重者在宫内或生后不久即可死亡,枕骨大孔越小预后越差。若患儿为杂合子,一般可正常存活。

(一)体位

由于患儿胸廓狭小,易继发呼吸系统并发症,加之枕骨大孔及锥孔狭窄可压迫延髓导致通气不良,尤其在睡眠时,颈部脊髓受压影响支配肋间肌及膈肌的神经纤维而使潮气量下降。呼吸暂停可导致婴儿猝死。因此在住院期间,应密切观察患儿呼吸情况,注意体位的更换,每 2h 应更换体位 1 次,更换时,注意动作轻柔,以俯卧位为主,可增加胸廓容积,有利于患儿通气。同时,在床旁必备急救用物,包括吸引器、复苏囊、面罩等,必要时,可行气管插管辅助通气。

(二)机械辅助通气支持

机械通气下观察患者的呼吸频率,有无呼吸困难、烦躁等人机对抗表现,自主呼吸和血氧饱和度情况,每班观察患者的血气分析结果,动脉血氧分压维持在 60%~80%,动脉二氧化碳分压维持在 35%~45%,经皮氧饱和度维持在 85%~95%。机械通气间观察患者的呼吸机调节参数,当病情稳定患者自主呼吸活跃时及时配合医生拔管,减少呼吸机相关性肺炎的发生。

(三)情感支持

对父母而言,大多数病例是由未患病父母发生了完全不能预测的基因突变所致。染色体疾病往往具有高致畸率,出生后无有效的治疗方案,给家庭和社会带来沉重的经济和精神负担,目前只能依靠产前诊断达到防止此类患儿的出生。对患儿而言,即使存活也会存在出生后侏儒、短肢、手短及胸腔狭窄等骨骼畸形。骨骼畸形至青春期后不再加重,但身高受限,一般不超过 139cm,但由于体态特殊,患儿常存在自卑等心理问题,应重视患儿的心理健康。

(四)病情观察

由于颅底枕骨与蝶骨的骨化中心过早闭合,造成颅底与枕骨大孔狭窄,影响了脑脊液的正常循环,可造成脑积水。临床应由于椎管狭小,稍有创伤极易致椎间盘突出,可产生脊髓受压表现甚至截瘫。因此,临床医务人员因密切观察患儿前囟、瞳孔等变化,发现异常及时处理。

第十二章 血液系统疾病患儿的护理

第一节 儿童造血及血液特点

一、造血特点

儿童造血分胚胎期造血及生后造血两个阶段。

(一)胚胎期造血

1.中胚叶造血期

约自胚胎第3周出现卵黄囊造血,之后开始中胚叶造血,主要产生原始的有核红细胞。自胚胎第6~8周,中胚叶造血开始减退,原始的有核红细胞逐渐减少,至第12~15周消失。

2.肝脾造血期

胎儿中期以肝脏造血为主。肝脏造血自胚胎第6~8周开始,4~5个月达高峰,至胎儿期6个月后肝造血逐渐减退。胚胎第8周左右脾脏参与造血,至胚胎第5个月后停止造红细胞、粒细胞,仅保留造淋巴细胞功能。胸腺在胚胎第6~7周出现,并生成淋巴细胞。自胚胎第8~11周淋巴结开始生成淋巴细胞并持续终生。

3.骨髓造血期

骨髓从胚胎第4个月开始造血,并成为胎儿后期主要的造血器官,出生2~5周后骨髓成为唯一的造血场所。

(二)生后造血

1.骨髓造血

骨髓是出生后主要造血器官。婴幼儿期所有骨髓均为红骨髓,全部参与造血,以满足生长发育的需要。5~7岁后红骨髓逐渐被脂肪组织(黄骨髓)代替,至成人时红骨髓仅限于脊椎、胸骨、肋骨、颅骨、锁骨、肩胛骨、骨盆。

2.骨髓外造血

在正常情况下,骨髓外造血极少,但出生后,尤其在婴儿期,当遇到感染性贫血或溶血等造血需要增加的情况下,肝、脾和淋巴结可随时适应需要,恢复到胎儿时期的造血状态,因而出现肝、脾、淋巴结增大的体征,同时外周血液中可出现有核红细胞或(和)幼稚中性粒细胞。这是儿童造血器官的一种特殊反应现象,称"髓外造血",当感染及贫血矫正后可恢复正常。

二、血液特点

不同年龄儿童的血常规有所不同,各有特点。

(一)红细胞数及血红蛋白量

由于胎儿期处于相对缺氧状态,故红细胞数和血红蛋白量较高,出生时红细胞数为$(5.0\sim7.0)\times10^{12}/L$,血红蛋白量为$150\sim220g/L$。胎儿红细胞寿命较短,随着自主呼吸的建立,血氧含量增加,过多的红细胞将自行破坏(生理性溶血),加之婴儿生长发育迅速,循环血量迅速增加,红细胞数和血红蛋白量逐渐降低,至 2～3 个月时红细胞数降至 $3.0×10^{12}$/L,血红蛋白量降至 100g/L 左右,出现轻度贫血,称为"生理性贫血(physiologicalanemia)"。"生理性贫血"呈自限性,一般不需治疗,3 个月后,红细胞数和血红蛋白量又逐渐增加,约 12 岁时达成人水平。

网织红细胞数在初生 3d 内为 0.04～0.06,于生后 4～7d 内迅速下降至 0.02 以下,并维持在较低水平,约 0.003,以后随生理性贫血恢复而短暂上升,婴儿期以后约与成人相同,为 0.005～0.015。

(二)白细胞数与分类

初生时白细胞总数(15～20)$×10^9$/L,生后 6～12h 达(21～28)$×10^9$/L,然后逐渐下降,1 周时平均为 $12×10^9$/L,婴儿期白细胞数维持在 $10×10^9$/L,8 岁后接近成人水平。

出生时中性粒细胞约占 65%,淋巴细胞约占 30%。随着白细胞总数下降,中性粒细胞比例也相应下降,生后 4～6d 时两者比例约相等,形成交叉曲线,称为第一次交叉;随后淋巴细胞比例上升,婴幼儿期淋巴细胞占 60%,中性粒细胞占 35%,至 4～6 岁时两者又相等,形成第二次交叉;6 岁以后中性粒细胞比例增多,分类逐渐达成人水平。嗜酸性粒细胞、嗜碱性粒细胞及单核细胞各年龄期差异不大。

(三)血小板数

与成人差别不大,为(150～300)$×10^9$/L。

(四)血红蛋白种类

正常成人红细胞内含有三种血红蛋白(简称 Hb),即 HbA(成人占 90% 以上)、HbA_2(成人占 2%～3%)及胎儿型血红蛋白(HbF,不超过 2%)。胎儿 6 个月时 HbF 占 90%,而 HbA 仅占 5%～10%,以后 HbA 合成增加,至出生时 HbA 约占 30%,HbF 约 70%。出生后 HbF 迅速为 HbA 所代替,1 岁时 HbF 不超过 5%,2 岁后不超过 2%。

(五)血容量

儿童血容量相对较成人多,新生儿血容量约占体重的 10%,平均 300mL 儿童占体重的 8%～10%,成人占体重的 6%～8%。

第二节 营养性贫血

贫血(anemia)是指外周血液中单位容积内血红蛋白(Hb)含量、红细胞(RBC)计数和血细胞比容(HCT)低于正常。其中血红蛋白的含量最为重要。

新生儿期血红蛋白(Hb)<145g/L,1～4 个月时 Hb<90g/L,4～6 个月时 Hb<100g/L 者为贫血。6 个月以上则按世界卫生组织的标准:6 个月～6 岁 Hb<110g/L,6～14 岁 Hb<120g/L 为贫血。海拔每升高 1000 米,血红蛋白上升 4%。

根据外周血的血红蛋白含量可将贫血分为轻、中、重、极重四度。

一、营养性缺铁性贫血患儿的护理

营养性缺铁性贫血(iron deficiency anemia,IDA)是由于体内铁缺乏导致血红蛋白合成减少而引起的一种小细胞低色素性贫血。任何年龄均可发病,但以 6 个月至 2 岁的儿童最多见,是儿童贫血中最常见的一种,是我国儿童重点防治的"四病"之一。

(一)病因

任何引起体内铁缺乏的原因均可导致贫血。

1.先天储铁不足

胎儿储存铁主要在胎儿期最后 3 个月从母体获得,故早产、双胎、孕母患缺铁性贫血等都可导致胎儿储存铁减少。

2.铁摄入不足

食物铁供应不足是儿童缺铁性贫血的主要原因。人乳、牛乳、谷物中含铁量均低,如果不及时添加含铁较多的辅食或年长儿偏食,容易发生缺铁性贫血。

3.生长发育快

婴儿期和青春期儿童生长发育迅速,易发生缺铁。青春期少女月经出血,也是发病因素。

4.丢失过多

正常婴儿每日排铁量相对较成人多,长期慢性失血亦可致铁缺乏,如肠息肉、梅克尔憩室、膈疝、钩虫病等可致慢性失血;用不经加热处理的鲜牛奶喂养的婴儿可因对牛奶过敏而致肠出血。

5.吸收障碍

饮食搭配不合理可影响铁的吸收,慢性腹泻(乳糜泻)、反复感染可减少铁的吸收。

(二)发病机制

铁缺乏对造血及多种组织器官的功能均有影响。

1.对血液系统的影响

缺铁时血红素生成不足,血红蛋白合成也减少,导致新生的红细胞内血红蛋白含量不足,细胞质减少,细胞变小;而缺铁对细胞分裂、增生影响较小,故红细胞数量减少程度较轻,从而形成小细胞低色素性贫血。

2.对其他系统的影响

缺铁可影响肌红蛋白的合成,并可使多种含铁酶(如细胞色素 C、单胺氧化酶)的活性减低,故铁缺乏时造成细胞功能紊乱,尤其是单胺氧化酶的活性降低,造成重要的神经介质如5-羟色胺、去甲肾上腺素、肾上腺素及多巴胺发生明显变化,因而患儿表现为体力减弱、易疲劳、表情淡漠、注意力不集中、记忆力减退和智力减低等。缺铁还可引起组织器官的异常,如口腔黏膜异常角化、舌炎、胃酸分泌减少、脂肪吸收不良和反甲等。此外,缺铁还可引起细胞免疫功能降低,易患感染性疾病。

(三)治疗要点

主要是去除病因及补充铁剂。

1.去除病因

对饮食不当者应纠正不良的饮食习惯,合理喂养,6 个月以上婴儿及时正确添加辅助食品,如强化铁的米粉、动物内脏等。如有慢性失血性疾病、钩虫病、消化道畸形等疾病应积极治疗。

2.铁剂治疗

铁剂是治疗缺铁性贫血的特效药。二价铁盐较易吸收,常用制剂有硫酸亚铁(含元素铁20%)、富马酸亚铁(含元素铁33%)、葡萄糖酸亚铁(含元素铁12%)等。如无特殊原因,多采用口服,疗程至血红蛋白正常后 2~3 个月停药。口服铁剂不能耐受或吸收不良者可采用注射铁剂,包括山梨醇枸橼酸铁复合物、右旋糖酐铁。

3.输红细胞

重症贫血并发心力衰竭或明显感染者可输给浓缩红细胞或压积红细胞。

(四)护理评估

1.健康史

了解患儿出生后的喂养方法和饮食习惯,是否及时添加强化铁的辅食,儿童饮食结构是否合理,有无偏食、挑食等;评估小婴儿母亲的孕产史,如孕期母亲是否有严重贫血,是否是早产、多胎等;评估生长发育水平,有无慢性疾病可致铁吸收减少,消耗或丢失过多的因素。评估是否有化学性物质、放射性物质、有毒物质接触史及特殊药物服用史。

2.身体状况

(1)一般表现:皮肤、黏膜苍白为突出表现,观察甲床、眼结膜及唇黏膜的颜色比较可靠。患儿易疲劳,不爱活动,年长儿诉头晕、目眩、耳鸣、乏力等。

(2)髓外造血表现:肝、脾大,肿大程度与年龄、病程和贫血程度有关。

(3)非造血器官表现。

消化系统:可有食欲减退、呕吐、腹泻、口腔炎、舌炎或舌乳头萎缩。少数有异食癖,如喜食泥土、粉笔、煤渣等。

神经系统:常有烦躁不安、精神萎靡,年长儿可出现注意力不易集中,记忆力减退,学习成绩下降,智力多低于同龄儿。

心血管系统:心率增快,心脏扩大,心前区可闻及收缩期吹风样杂音,重者可发生心力衰竭。

(4)其他:由于患儿细胞免疫功能降低,常合并感染而发热。

3.辅助检查

(1)外周血常规:Hb 减少比 RBC 减少明显,呈小细胞低色素性贫血。网织红细胞数正常或轻度减少。白细胞、血小板一般无改变,个别极严重者可有血小板减少。

(2)骨髓检查:骨髓幼红细胞增生活跃,以中、晚幼红细胞增生为主,各期红细胞均较小。粒细胞和巨核细胞系一般无明显异常。

(3)铁代谢检查。

血清铁蛋白(serum ferritin,SF):低于 $12\mu g/L$ 提示缺铁。

血清铁(serum iron,SI)、总铁结合力(total iron binding capacity,TIBC)和转铁蛋白饱和度(transferrin saturation,TS):反映血浆中铁含量。SI 正常值为 $12.8\sim31.3\mu mol/L$,$<9.0\sim10.7\mu mol/L$ 有意义;TIBC$>62.7\mu mol/L$ 有意义;TS$<15\%$ 有诊断意义。

红细胞游离原卟啉(free erythrocyte protoporphyrin,FEP):FEP>0.9μmol/L 提示细胞内缺铁。

骨髓穿刺涂片和铁染色:骨髓可染色铁显著减少甚至消失、骨髓细胞外铁明显减少(0～+)(正常值:+～+++)、铁粒幼细胞比例<15%)。

4.心理—社会状况

评估家长对合理安排儿童膳食,培养良好饮食习惯重要性的认识程度;评估患儿及家长对本病的病因及防护知识的是否清楚,是否焦虑;评估患儿的家庭经济状况;评估患儿是否因记忆力减退、成绩下降或智力低于同龄儿而产生自卑、焦虑或恐惧等心理。

(五)常见护理诊断/问题

1.活动无耐力

活动无耐力与贫血致组织器官缺氧有关。

2.营养失调

低于机体的需要量与缺铁导致消化系统功能障碍有关。

3.知识缺乏

知识缺乏与家长及年长患儿缺乏贫血的防护知识有关。

4.潜在并发症

心力衰竭。

(六)预期目标

1.患儿的活动耐力逐步增加,而无缺氧症状。

2.家长和患儿能正确选择含铁丰富的食物,纠正不良饮食习惯。

3.家长及年长患儿能正确服用铁剂。

4.住院期间不发生并发症。

(七)护理措施

1.合理安排休息与活动

根据患儿贫血程度,结合活动耐受情况制订适合个体的运动方案,详细的休息方式、活动强度及持续时间。

(1)贫血程度较轻者,一般不需卧床休息,但生活要有规律,睡眠要充足,避免剧烈运动。

(2)重症患儿应限制其活动量,并协助患儿的日常生活,减少机体耗氧量,防止发生心力衰竭。

2.合理饮食

(1)补充含铁丰富且易吸收的食物,合理搭配膳食。婴儿4～6月龄后,应及时添加辅助食品。建议首选含强化铁的婴儿米粉,以后逐渐添加肉类、肝脏等富含血红素铁的动物性食物、富含维生素C的新鲜蔬菜水果的摄入。

(2)对足月儿,添加铁剂不应晚于6个月龄,对早产儿和低体重儿自1个月左右给予铁剂预防,直至矫正年龄1岁。

3.指导正确应用铁剂,观察疗效和副作用

(1)指导家长掌握服用铁剂的正确剂量和疗程。血红蛋白正常后再用2～3个月,以补充铁的贮存量,不要过早擅自停药;但长期服用可致铁中毒。

(2)为减少胃肠道反应,口服铁剂宜从小剂量开始,逐渐加至足量,在两餐之间服用。服药时可喝含维生素 C 的果汁,如橙汁、柠檬汁等促进吸收,与胃蛋白酶合剂、稀盐酸合用,也有利于铁的吸收。铁剂不宜与牛乳、茶叶、钙剂、咖啡同服,以免影响铁的吸收。液体铁剂可使牙齿染黑,可用吸管或滴管服之。口服铁剂可致胃肠道反应如恶心、呕吐、腹泻或便秘、厌食、胃部不适及疼痛等;患儿大便变黑,停药后恢复,应向家长说明原因。

(3)口服不能耐受或吸收不良的患儿可采用注射铁剂,注射铁剂时应精确计算剂量,分次深部肌内注射,每次更换注射部位,减少局部刺激,抽药和给药必须使用不同的针头,以防铁剂渗入皮下组织,造成注射部位疼痛、皮肤着色等副作用,并观察有无不良反应。偶见注射右旋糖酐铁引起过敏性休克,故首次注射后应观察 1h。

(4)观察疗效,服用铁剂后 12~24h 后倦怠乏力等临床症状好转,食欲增加。36~48 小时后骨髓出现红系增生现象。网织红细胞 2~3d 后升高,5~7d 后达高峰,2~3 周后降至正常。血红蛋白 1~2 周后逐渐上升,一般 3~4 周达到正常。无效者应积极找病因。

4.预防心力衰竭

(1)向家属讲解贫血造成的组织缺氧对机体的损伤。重症贫血患儿要注意休息,减轻心脏负担,必要时吸氧。

(2)控制输液速度及输液的总量,输液或输血时速度宜慢,以 6~8 滴/min 为宜,必要时记录 24 小时出入液量。

5.健康教育

(1)向家长及患儿讲解预防本病的知识和喂养要点。

(2)指导坚持正确用药,铁剂治疗后的疗效观察,及时制止儿童的异食行为,帮助家长学会观察苍白、苍黄、感染等现象,使之认识到早期发现、早期治疗本病的重要性。如有智力减低、成绩下降,应告知原因部分是贫血所致,减轻患儿的焦虑和自卑心理。

(八)护理评价

经过治疗及护理,患儿乏力等症状是否改善,活动耐力是否逐步提高;患儿及家长是否能选择含铁丰富的食物,并正确服用铁剂;贫血是否纠正;患儿是否发生心力衰竭等情况。

二、营养性巨幼细胞性贫血患儿护理

营养性巨幼细胞性贫血(nutritional megaloblastic anemia,NMA),是由于缺乏维生素 B_{12} 和(或)叶酸所引起的一种大细胞性贫血,临床特点为贫血、神经精神症状,红细胞体积变大,骨髓中出现巨幼红细胞,维生素 B_{12} 和(或)叶酸治疗有效,多见于 6 个月~2 岁儿童。

(一)病因

引起维生素 B_{12} 和叶酸缺乏的常见原因如下。

1.摄入不足

单纯母乳喂养而未及时添加辅食的婴儿,尤其是乳母长期素食或患有维生素吸收障碍疾病者,可致维生素 B_{12} 摄入不足。单纯以羊乳喂养者,容易致叶酸缺乏。饮食中缺乏动物性食物及新鲜绿叶蔬菜可导致维生素 B_{12} 缺乏和叶酸缺乏。

2.需要量增加

未成熟儿、新生儿及婴儿期生长发育迅速,造血物质需要量相对增加。反复感染时,维生素 B_{12} 与叶酸消耗增加,需要量增多而易导致缺乏。

3.吸收和利用障碍

慢性腹泻、小肠切除等肠道疾病皆可影响维生素 B_{12} 与叶酸的吸收,肝脏疾病、急性感染、胃酸减少或维生素 C 缺乏,应用某些药物如氨甲蝶呤、乙胺嘧啶、苯妥英钠、异烟肼等,皆可影响维生素 B_{12} 与叶酸的代谢或利用。

4.代谢障碍

遗传性叶酸代谢障碍、某些参与叶酸代谢的酶缺陷也可致叶酸缺乏。

(二)发病机制

体内叶酸经叶酸还原酶的还原作用和维生素 B_{12} 的催化作用后变成四氢叶酸,后者是 DNA 合成过程中必需的辅酶。维生素 B_{12} 或叶酸缺乏都可致四氢叶酸减少,进而引起 DNA 合成减少。幼稚红细胞内的 DNA 合成减少,分裂和增生时间延长,导致细胞核的发育落后于胞浆的发育,因而红细胞的胞体变大,形成巨幼红细胞。由于红细胞生成速度慢,加之巨幼红细胞在骨髓内易被破坏,进入血循环的成熟红细胞寿命也较短,从而造成贫血。维生素 B_{12} 与神经髓鞘中脂蛋白的形成有关,能保持中枢和外周有髓鞘的神经纤维的完整功能。维生素 B_{12} 缺乏时,上述神经纤维发生病变,因而出现精神神经症状。叶酸缺乏主要引起情感改变。

(三)治疗要点

去除病因,加强营养,维生素 B_{12} 和叶酸治疗是本病治疗关键。具体包括以下几点。

1.一般治疗

注意营养,及时添加辅食,防止感染。

2.去除病因

对引起维生素 B_{12} 和叶酸缺乏的原因应去除,如治疗肠道疾病。

3.维生素 B_{12} 和叶酸治疗

有神经精神症状者,应以维生素 B_{12} 治疗为主,肌内注射,直至临床症状好转,血常规恢复正常。叶酸缺乏者应口服叶酸的同时口服维生素 C。因使用抗叶酸代谢药物而患病者,可用亚叶酸钙治疗。

(四)护理评估

1.健康史

(1)了解患儿的喂养方法和饮食习惯,是否单纯羊乳喂养,是否及时添加动物性食物和维生素 C 丰富的水果和蔬菜。

(2)评估小婴儿母亲的饮食习惯,是否是素食者或饮食中缺乏蔬菜。

(3)评估患儿的营养状态和生长发育水平。

(4)评估患儿有无慢性疾病可致维生素 B_{12} 和叶酸吸收减少。

2.身体状况

以 6 月~2 岁儿童多见,起病缓慢。叶酸缺乏者,4~7 个月发病,而维生素 B_{12} 缺乏者则在 6 个月后发病。主要临床表现如下。

(1)一般表现：多呈虚胖或颜面轻度水肿，毛发纤细稀疏、黄色，严重者皮肤有出血点或瘀斑。

(2)贫血表现：皮肤常呈现蜡黄色，睑结膜、口唇、指甲等处苍白，偶有轻度黄疸，疲乏无力；因贫血而引起骨髓外造血反应，故常伴有肝、脾大。

(3)神经精神症状：可出现烦躁不安、易怒等神经症状。维生素 B_{12} 缺乏者表现为表情呆滞、目光发直、对周围反应迟钝、嗜睡、不认亲人，少哭不笑，智力、动作发育落后甚至退步。重症病例可出现不规则性震颤，手足无意识运动，甚至抽搐、感觉异常、共济失调、踝阵挛和巴宾斯基征阳性等。叶酸缺乏者不发生神经系统症状，但可出现情感淡漠。

(4)消化系统症状：常出现较早，如厌食、恶心、呕吐、腹泻和舌炎等。舌面可光滑，舌乳头由舌尖沿两侧缘逐渐向中心萎缩，或舌乳头充血粗糙、舌下溃疡。

3.辅助检查

(1)血常规：呈大细胞性贫血，红细胞胞体变大，中央淡染区不明显；网织红细胞正常或减少；白细胞计数常减少，以中性粒细胞计数减少明显，细胞体积大，核分叶过多(核右移)；血小板大多减少。

(2)骨髓象：骨髓增生活跃，以红细胞系统增生为主，各期红细胞均出现巨幼变，胞体变大，核染色质粗松，细胞核的发育落后于胞浆；粒细胞系也出现巨幼变，分叶过多；巨核细胞的核有过度分叶现象。

(3)血清维生素 B_{12} 和叶酸含量测定：维生素 B_{12} <100ng/L(正常 200～800ng/L)、叶酸<3μg/L(正常 5～6μg/L)。

4.心理—社会状况

评估家长对合理安排儿童膳食，培养良好饮食习惯重要性的认识程度；评估患儿及家长对本病的病因及防护知识是否清楚；评估患儿的家庭经济状况是否可以导致患儿喂养不当；评估家长有无因患儿住院产生焦虑、内疚等心理。

(五)常见护理诊断/问题

1.活动无耐力

活动无耐力与贫血致组织缺氧有关。

2.营养失调

低于机体的需要量与贫血致消化系统功能障碍有关。

3.生长发展迟缓

生长发展迟缓与营养不良、贫血及维生素 B_{12} 缺乏影响生长发育有关。

4.口腔黏膜受损

口腔黏膜受损与舌炎、口腔溃疡有关。

5.知识缺乏

家长缺乏相关知识。

(六)预期目标

1.患儿的活动耐力逐步增加，无缺氧症状。

2.家长和患儿能正确选择维生素 B_{12} 和(或)叶酸丰富的食物，纠正不良饮食习惯。

3.患儿生长发育正常。

4.患儿口腔溃疡愈合,未发生感染。

5.家长及患儿掌握相关的知识。

(七)护理措施

1.合理安排休息与活动,做好安全护理

根据患儿的活动耐受情况安排休息与活动,一般不需卧床休息。严重贫血者应适当限制活动。精神神经症状明显者,应做好患儿的安全防护,防止患儿自伤。

2.合理营养

婴儿提倡母乳喂养,乳母应平衡膳食,如不能进行母乳喂养,首选婴儿配方奶粉喂养。羊乳喂养的患儿,应及时添加叶酸,牛奶喂养者应按时添加含维生素 B_{12} 及叶酸丰富的食物;年长儿则应纠正偏食。

3.监测生长发育,进行训练和干预

评估患儿的智力、体格、运动发育情况,对发育落后者加强训练和教育。

4.加强口腔护理,防止感染

震颤严重者可用牙垫,以防咬伤口唇或舌尖,加强口腔护理,用 3% 过氧化氢溶液清洁口腔,溃疡面涂 5% 金霉素鱼肝油、锡类散等。

5.密切观察病情变化,防止并发症发生

治疗初期,由于大量红细胞产生,使细胞外钾转移至细胞内,可引起低血钾,应观察有无低血钾的表现,及时补钾。

6.健康教育

(1)向家长讲解引起此疾病的原因、表现,做好喂养指导,纠正偏食,指导给予含叶酸和维生素 B_{12} 高的食物,维生素 B_{12} 在动物性食物如肝、肾、肉类、贝壳类动物及家禽中含量丰富,其中尤以肝内含量最多,蛋及奶中含量较少,植物类食物中几乎不含维生素 B_{12}。肝、肾、坚果、新鲜绿叶与黄叶蔬菜、豆类、柠檬、柑橘中均富有叶酸,肝中含量最高,其他肉类食物、新鲜蔬菜、谷类也较高。注意食物烹调不要过度。

(2)坚持治疗,观察疗效,不要擅自停药,按时复查外周血常规。维生素 B_{12} 治疗后 6~7h 骨髓内巨幼红细胞可转为正常幼红细胞,精神症状 2~4d 后好转。网织红细胞 2~4d 开始增加,6~7d 达高峰,两周后降至正常。服用叶酸 1~2d 后食欲好转,骨髓中巨幼红细胞转为正常;2~4d 网织红细胞增加,4~7d 达高峰;2~6 周红细胞和血红蛋白恢复正常。

(八)护理评价

经过治疗及护理,患儿的活动耐力是否逐渐增强;家长是否能说出含维生素 B_{12} 和叶酸的食物,是否纠正不良饮食习惯;是否发生口腔感染及低血钾并发症,患儿生长发育是否逐渐恢复正常。

第三节 出血性疾病

一、免疫性血小板减少症患儿的护理

免疫性血小板减少症(immune thrombocytopenia,ITP),既往也称为特发性血小板减少性紫癜,是儿童最常见的出血性疾病,系血小板免疫性破坏,外周血中血小板减少而引起的出血性疾病。临床主要特点为皮肤、黏膜自发性出血、血小板计数减少、出血时间延长和血块收缩不良。

按其起病缓急可分为急性及慢性两型,急性型多见于儿童,慢性型多见于成人,以女性常见。

(一)病因及发病机制

免疫因素的参与可能是 ITP 发病的重要原因。病毒感染后机体产生相应的抗体——血小板相关性抗体(PAIgG)。抗体与血小板膜发生交叉反应,使血小板受到损伤而被单核吞噬细胞系统吞噬。

此外,抗原-抗体复合物可附着于血小板表面,使血小板容易被单核吞噬细胞系统吞噬和破坏。抗血小板抗体同样作用于骨髓中的巨核细胞,导致巨核细胞成熟障碍。此外,还可继发于疫苗接种、感染(CMV、Hp、HCV、HIV 等)、抗磷脂综合征、SLE、免疫缺陷病、药物、骨髓移植的副作用等。

(二)治疗要点

1.一般治疗

急性期出血明显者应卧床休息,减少活动,避免外伤。忌用抑制血小板功能的药物,如阿司匹林和非甾体类抗感染药。

2.糖皮质激素

常用泼尼松口服治疗。严重出血者,可用冲击疗法。

3.抗 CD20 单克隆抗体

静脉滴注每周 1 次,共 4 次。

4.血小板生成素(TPO)受体激动剂

多应用于慢性 ITP。

5.输血小板和红细胞

严重出血危及生命时可输血小板。但尽量少输,因反复输注可产生抗血小板抗体。贫血者可输浓缩红细胞。

6.手术治疗

脾脏切除后血小板抗体生成可减少,血小板数量可提高,为慢性、难治性 ITP 治疗的有效手段。

7.免疫抑制剂

包括环孢素、长春新碱、环磷酰胺和硫唑嘌呤等。

(三)护理评估

1.健康史

了解患儿发病前情况,有无病毒感染史;近期是否接种疫苗,家族中有无出血性疾病史,评估生长发育水平,以往住院史。

2.身体状况

本病分为急性型和慢性型。多见于1～5岁儿童,起病前1～3周常有病毒感染史。

急性型起病急骤,多数患者发病前无任何症状,以自发性皮肤和黏膜出血为突出表现,多为针尖大小的皮内和皮下出血点,或为瘀斑和紫癜,四肢多见,尤其是在容易碰撞的部位。鼻出血、牙龈出血及舌出血常见,偶见便血、血尿和颅内出血。出血严重者可伴贫血。肝脾偶见轻度肿大。

急性型病程多在4～6周恢复,10%～20%的患者病程超过半年转为慢性。

3.辅助检查

(1)外周血常规:血小板计数<100×10^9/L,血小板平均体积增大;血小板功能一般正常。

(2)骨髓象:急性型骨髓巨核细胞数量轻度增多或正常,慢性型骨髓巨核细胞数显著增多;巨核细胞发育成熟障碍,产生血小板的巨核细胞显著减少,细胞质中有空泡形成、颗粒减少或量少。

(3)血小板抗体测定:血小板相关免疫球蛋白(PAIgG)增高。

(4)其他检查:出血时间延长,血块收缩不良,束臂试验阳性。

4.心理—社会状况

评估患儿及家长对免疫性血小板减少症病因及防护知识的了解程度,有无家族史,家长及患儿对此病的反应,有无焦虑、恐惧情绪。

(四)常见护理诊断/问题

1.组织完整性受损

组织完整性受损与血小板减少出血有关。

2.有出血的危险

出血与血小板减少有关。

3.有感染的危险

感染与使用糖皮质激素、免疫抑制剂有关。

4.焦虑

焦虑与担心疾病迁延不愈有关。

(五)预期目标

(1)患儿出血停止,皮肤瘀点、瘀斑消失。

(2)患儿住院期间不发生严重的出血。

(3)患儿住院期间不发生感染。

(4)患儿焦虑减轻,对疾病有正确的认识。

(六)护理措施

1.止血

对口腔和鼻腔出血,采用1%麻黄碱或0.1%肾上腺素棉球、纱条或吸收性明胶海绵压迫止血,必要时遵医嘱输注血小板。

2.预防出血

(1)避免外伤:避免造成身体损伤的一切因素,如剪短指甲,防止抓伤皮肤;禁用牙签剔牙或用硬毛牙刷刷牙;避免对抗性体育运动,如扑打、拳击、骑自行车或滑板、登山等;衣着应宽松。

(2)注意环境安全,床头、床栏及家具的尖角用软垫包裹,避免接触锐利器械和玩具。

(3)根据病情可选用含高蛋白、高维生素、少渣流食、半流食或普食。

(4)如采取肌内注射或深静脉穿刺抽血,应延长压迫时间,以免形成深部血肿。避免使用可能引起血小板减少或抑制其功能的药物,如阿司匹林、双嘧达莫、吲哚美辛、保泰松、右旋糖酐等。

(5)因便秘、剧烈咳嗽时会引起血压升高,诱发颅内出血,故便秘时要用泻药或开塞露,剧咳者可用抗生素及镇咳药积极治疗。

3.密切观察病情变化,预防感染

(1)观察皮肤瘀点(瘀斑)变化,观察有无其他出血情况发生,如便血、尿血等。

(2)监测生命体征,观察面色、神志情况。

(3)患儿住单间或与感染患儿分室居住。保持出血部位清洁,注意个人卫生。

4.用药护理

(1)肾上腺糖皮质激素:长期服用大剂量糖皮质激素易出现库欣综合征、高血压、感染、血糖增高等,用药期间向患者及家属解释药物副作用。还应定期为患者检查血糖、血压、白细胞计数,发现血糖增高、血压升高或感染迹象,应及时报告医生。

(2)遵医嘱输血时,注意监测输血反应,如发热、寒战等。

5.心理护理

向患者及家属讲述本病为慢性病,病程易反复,使其了解疾病的特点,通过避免诱因可减少发作,以缓解患者的焦虑,增强治病信心。

6.健康教育

(1)向患者及家属介绍本病的知识,服用肾上腺糖皮质激素的副作用,注意保暖,预防感染的重要性。

(2)指导患儿适度活动,避免对抗性运动,预防各种外伤;血小板在 $50 \times 10^9 / L$ 以下时,不要做强体力活动。

(3)教育家长及患儿避免使用可能引起血小板减少或抑制其功能的药物,如阿司匹林、双嘧达莫、吲哚美辛、保泰松、右旋糖酐等。教会家长识别出血的征象和正确加压止血方法。

(4)定期门诊复查血小板计数、血糖等。

(七)护理评价

经过治疗及护理,患儿的出血是否停止;是否发生感染;家长及患儿是否能合理安排患儿的活动;是否了解使用药物的知识。

二、血友病患儿的护理

血友病(hemophilia)是一组由于血液中某些凝血因子的缺乏而导致患者产生严重凝血障

碍的遗传性出血性疾病,包括血友病 A 型(第Ⅷ因子缺乏症)、血友病 B 型(第Ⅸ因子缺乏症)。表现为患儿轻度外伤后出血不止。我国的血友病中,血友病 A 型最常见。

(一)病因及发病机制

血友病 A 型、B 型均属于性连锁隐性遗传性疾病,由女性传递。致病基因位于女性 X 染色体上,也就是女性携带基因,导致下一代男性发病,而下一代女性均为正常人。常见的遗传模式是女性从上一代获得发病基因(携带者,不发病),然后遗传给下一代男性,也称"隔代遗传"。

因子Ⅷ和因子Ⅸ缺乏均可使凝血过程第一阶段中的凝血活酶生成减少,引起血液凝固障碍,导致出血倾向。

(二)治疗要点

1.替代治疗

(1)尽快输注凝血因子:血友病 A 应用因子Ⅷ浓缩制剂,每 12 小时输注 1 次。血友病 B 应用因子Ⅸ制剂、凝血酶原复合物或用新鲜冰冻血浆。

(2)冷沉淀:由血浆制成,可用于血友病 A 的治疗。

(3)凝血酶原复合物:用于血友病 B 的治疗。

(4)输血浆或新鲜全血:一般按 1mL 新鲜血浆含凝血因子 1U 计算,每输入 1mL/kg 血浆,可提高患者因子Ⅷ或因子Ⅸ水平 2%和 1%。

2.局部止血

压迫止血、加压包扎。

3.药物治疗

止血药物应用:1-脱氧-8 精氨酸加压素缓慢静脉注射;达那唑和复方炔诺酮有减少血友病甲患儿出血的作用。

4.预防治疗

预防治疗以维持正常关节和肌肉功能为目标,血友病 A 型患者:因子Ⅷ制剂 10U/kg,每周 2 次;血友病 B 患者:因子Ⅸ制剂 10U/kg,每周 1 次。

5.预防出血

对活动性出血的患儿,应限制其活动范围和活动强度。一般血友病患者,应避免剧烈或易致损伤的活动,减少出血的危险。尽量避免肌内注射和手术,必须手术时应补充所缺乏的凝血因子。

6.物理治疗和康复训练

在非出血期积极、适当的运动对维持身体肌肉功能正常并保持身体平衡至关重要。

(三)护理评估

1.健康史

(1)评估患儿的年龄、营养状态及活动能力,关节活动情况,家族中其他人发病情况。

(2)了解患儿既往发病情况,有无出血情况。

2.身体状况

血友病 A 型和 B 型大多在 2 岁时发病。本组疾病的主要表现为出血症状,终生有轻微损伤或小手术后长时间出血倾向为其特征。

(1)皮肤、黏膜出血:皮下组织、口腔、齿龈黏膜出血常见。出血轻重程度与血友病类型及相关因子缺乏程度有关。血友病 A 型出血较重,血友病 B 型则较轻。血友病的出血多为自发性或轻度外伤、小手术后(如拔牙、扁桃体切除)出血不止。也可发生鼻出血、咯血、呕血、黑便、血便和血尿、颅内出血等。

(2)关节积血:关节积血是血友病最常见的临床表现,多见于膝关节,其次为踝、髋和肘关节最常受累,且在同一部位反复发生。关节出血可分为 3 期。

急性期:因关节腔及周围组织出血,导致局部红、肿、热、痛和功能障碍。关节多处于屈曲位。

关节炎期:初发血肿可于数日或数周内完全吸收,疼痛消失,功能恢复。反复关节出血,血肿吸收不全,可致骨质和肌肉破坏,导致慢性关节炎、滑膜增厚。

后期:关节纤维化,或关节强直畸形、功能丧失,肌肉萎缩。膝关节反复出血,导致膝屈曲、外翻、腓骨半脱位,患儿表现为特征性血友病步态。

(3)肌肉出血和血肿:重症患者可发生肌肉出血和血肿,深部肌肉出血可形成血肿,导致局部肿痛和活动受限,引起局部缺血性损伤和纤维变性。

3.辅助检查

(1)筛选试验:凝血时间延长、部分凝血活酶时间延长、凝血酶原消耗不良及简易凝血活酶生成试验异常,有助于血友病的诊断及分型。

(2)确诊试验:通过凝血活酶生成试验及纠正试验,可确定血友病的分型。

(3)测定凝血因子:FⅧ、C、FⅪ抗原及活性测定。

(4)基因诊断:多用于产前诊断或血友病携带者监测。

4.心理—社会状况

评估患儿及家长对血友病病因及处理知识的了解程度、家庭经济状况、父母受教育水平,评估患儿及家长是否因疾病不能治愈产生悲观、甚至厌世情绪。

(四)常见护理诊断/问题

1.组织完整性受损

组织完整性受损与凝血因子缺乏致出血有关。

2.疼痛

疼痛与关节腔出(积)血及皮下、肌肉血肿有关。

3.躯体活动障碍

躯体活动障碍与关节腔出血、肿痛、活动受限及关节畸形、功能丧失有关。

4.潜在并发症

颅内出血。

5.无望感

无望感与疾病不能治愈有关。

(五)预期目标

(1)患儿出血停止。

(2)患儿疼痛减轻。

(3)患儿能逐渐恢复日常活动。

(4)住院期间患儿不发生危及生命的出血。

(5)患儿能接受患病事实,未出现无望感。

(六)护理措施

1.防治出血

(1)预防出血:①急性期卧床休息,减少活动,避免损伤,不接触锐利物品。②注意口腔卫生,用软毛刷刷牙,禁用牙签,防止牙龈出血;禁挖鼻孔,每日早、晚各1次用液状石蜡或氯己定涂鼻。③尽量避免肌内注射和深部组织穿刺。必需肌内注射时,应采用细小针头,注射后延长按压时间,10~15min。患儿因各种原因必须手术治疗时,应选择全身麻醉,不宜行局部或神经阻滞麻醉,禁忌采用深部阻滞麻醉。

(2)止血:①局部压迫:如皮肤出血可行加压包扎止血;口腔、鼻黏膜出血可用棉球、吸收性明胶海绵浸肾上腺素或新鲜血浆填塞;云南白药、三七粉局部使用可达局部止血作用。关节和肌肉血肿早期,可用弹性绷带加压包扎出血,并抬高患肢保持在功能位。②尽快输注所缺乏的凝血因子,密切观察生命体征变化,及早发现内脏及颅内出血,以便组织抢救。

2.减轻疼痛

用冰袋冷敷出血部位,限制其活动。遵医嘱使用镇痛药,避免使用阿司匹林和非甾体类抗感染药。

3.预防致残

关节出血停止、肿痛消失后,可做适当的关节活动,以防长时间关节固定造成畸形和僵硬。对因反复出血已致慢性关节损害者,需指导其进行康复锻炼。

4.密切观察病情变化

观察生命体征、神志、皮肤黏膜瘀斑瘀点增减及血肿消退情况,记录血压变化及出血量,及时发现内脏及颅内出血,并积极组织抢救。

5.心理护理

鼓励年长儿参与自身的日常生活护理,增强自信心和自我控制感。提供适龄的游戏活动,安排同伴探望,减轻孤独感。与患儿讨论疾病,并支持孩子做出选择,这有助于孩子的成长。告知如积极配合治疗和预防出血,生活基本和正常人一样。

6.健康教育

(1)指导家长了解本病的预防知识,为患儿提供安全的活动环境,如较硬的平面放置软垫,并告知学校其病情,以配合限制活动。

(2)指导家长对患儿出血症状的观察,如黑色柏油样便提示消化道出血,睡眠时过多的吞咽动作可提示鼻腔出血。教会家长及年长儿必要的应急护理措施如局部止血法,以便能得到尽快处理。

(3)鼓励患儿规律、适度的运动,增强关节周围肌肉的力量和强度,延缓出血或使出血局限化。

(4)对家长进行遗传咨询。基因携带者孕妇应行产前基因分析检查。

（5）忌用抑制血小板的药物，如阿司匹林、吲哚美辛、双嘧达莫等。

（七）护理评价

经过治疗及护理，患儿的出血是否逐渐减轻；疼痛是否减轻，血肿是否得到吸收；是否逐渐恢复活动，能否参加康复锻炼；家长及患儿是否掌握疾病的防护知识。

第四节　急性白血病

急性白血病（acute leukemia）是造血系统的恶性增生性疾病，造血组织中某一细胞系统过度增生，导致骨髓中异常原始细胞及幼稚细胞（白血病细胞）大量增生并浸润肝、脾、淋巴结等脏器，使正常造血受抑制。15 岁以下儿童发病率为 3/10 万～4/10 万，占儿童各种恶性肿瘤的首位。

根据增生的细胞种类不同，可分为急性淋巴细胞白血病（急淋，ALL）和急性非淋巴细胞白血病（急非淋，ANLL）两大类。儿童以急淋多见。

目前，常采用形态学（M）、免疫学（I）、细胞遗传学（C）及分子生物学（M），即 MICM 综合分型，有利于对白血病的治疗指导和预后判断。形态学分型（FAB 分型）将急性淋巴细胞白血病分为：L_1 型：原始和幼淋巴细胞以小细胞为主，占 80%；L_2 型：原始和幼淋巴细胞以大细胞为主，大小不一；L_3 型：原始和幼淋巴细胞以大细胞为主，大小较一致，细胞内有明显空泡，胞质嗜碱性，染色深。国内外一般按德国柏林－法兰克福－蒙斯特的临床分型标准，分为标危型急性淋巴细胞白血病（SR－ALL）、中危型急性淋巴细胞白血病（IR－ALL）、高危型急性淋巴细胞白血病（HR－ALL）。

根据形态学分型将急性非淋巴细胞白血病分为：M_1：未分化的原粒细胞白血病；M_2：部分分化的原粒细胞白血病；M_3：急性早幼粒细胞白血病；M_4：急性粒、单核细胞白血病；M_5：急性单核细胞白血病；M_6：急性红血病或红白血病；M_7：急性巨核细胞白血病。德国柏林－法兰克福－蒙斯特的临床分型将急性非淋巴细胞白血病分为标危型和高危型。

一、病因
目前病因尚不清楚，可能与下列因素有关。

（一）病毒感染
多年研究已证明属于 RNA 病毒的反转录病毒与人类 T 淋巴细胞性白血病有关。

（二）物理与化学因素
电离辐射、放射、核辐射等可激活隐藏体内的白血病病毒，使癌基因畸变或抑制机体的免疫功能而致白血病。苯及其衍生物、重金属、氯霉素、保泰松和细胞毒药物等可诱发白血病。

（三）遗传因素
研究证明同卵双生中一个儿童发生白血病，另一个儿童患白血病的可能为 20%～25%，表明与遗传因素有关。

二、发病机制

骨髓中原始细胞和幼稚细胞大量增生,导致正常成熟细胞产生过少,因此出现外周血常规中正常红细胞、白细胞、血小板过少。贫血主要是由于骨髓造血干细胞受抑制导致正常红细胞产生过少所致。

出血的主要原因有:①骨髓被白血病细胞浸润,巨核细胞受抑制使血小板的生成减少和功能不足;②白血病细胞浸润肝脏,使肝功能受损,纤维蛋白原、凝血酶原和凝血因子Ⅴ等生成不足;③感染和白血病细胞浸润使毛细血管受损,血管通透性增加;④并发弥散性血管内凝血。在各类型白血病中,以 M_3 型白血病出血最为显著。正常白细胞过少,使机体免疫力低下,容易发生感染。而白血病细胞浸润肝、脾、淋巴结等各种脏器,出现肝大、脾大和淋巴结肿大并压痛。

三、治疗要点

目前主要采用以化疗为主的综合治疗措施。

(一)原则

(1)早期诊断、早期治疗、严格分型、按型选方案、争取尽快完全缓解。

(2)早期预防中枢神经系统白血病和睾丸白血病。

(3)重视支持疗法。

(4)造血干细胞移植。

(二)联合化疗

1.化疗原则

联合、足量、间歇、交替、长期、规律。

2.化疗程序

通常按次序、分阶段进行。

(1)诱导缓解:联合数种化疗药物,最大限度杀灭白血病细胞,使达完全缓解。常用药:①急淋:长春新碱(VCR)、泼尼松(Pred)、环磷酰胺(CTX)、柔红霉素(DNR)等;②急非淋:方案中阿糖胞苷(Ara—C)、DNR、依托泊苷(VP—16)等。

(2)巩固、强化治疗:在缓解状态下,最大限度杀灭微小残留白血病细胞,防止早期复发。①急淋常用方案为 CAM 方案:环磷酰胺(CTX)、Ara—C、6—巯嘌呤(6—MP)等;②急非淋:采用原来的方案治疗一至两个疗程,根治性强化治疗为含有 Ara—C 的方案等。

(3)防治髓外白血病:防止骨髓复发和治疗失败,使患儿获得长期生存。常用药:Ara—C、MTX、地塞米松(Dex)。

(4)维持及加强治疗:巩固疗效,达到长期缓解或治愈。常用药:6—MP 或 6—硫鸟嘌呤+MTX 等。

(5)预防性治疗的常用方法为:①三联鞘内注射法(IT):MTX、Ara—C、Dex3 种药物联合鞘内注射;②大剂量氨甲蝶呤—四氢叶酸钙(HDMTX—CF)疗法;③颅脑放射治疗。

3.支持疗法

(1)使用抗生素或抗真菌药物防治感染。

(2)集落刺激因子的应用以及根据血常规采用成分输血。

(3)水化和碱化尿液,预防高尿酸血症、高磷酸盐血症、低钙血症和高钾血症(肿瘤溶解综合征),采用别嘌呤醇可预防高尿酸血症。

4.造血干细胞移植

由于儿童 ALL 和早幼粒细胞白血病治愈率高,故不作为首选,如需移植,应严格掌握指征和时机,如对高危 ALL 和 M₃以外的急非淋,应在化疗缓解后早期移植,标危型 ALL 一般不用。

四、护理评估

(一)健康史

1.评估患儿的年龄、营养状态及生长发育史。

2.了解患儿既往住院病史,有无反复呼吸道感染史及反复出血史,了解患儿的预防接种史,家族中是否有人患血液病,生活环境中有无经常接触放射性物质、重金属等化学物质,家庭近期有无装修。

(二)身体状况

各型白血病的临床表现大致相同,主要表现为发热、贫血、出血、白血病细胞浸润所致的症状和体征。

1.起病

大多较急,少数缓慢。早期症状有面色苍白,精神不振,乏力,鼻出血和(或)齿龈出血等;少数以发热和类似风湿热的骨关节疼痛为首发症状。

2.发热

为最常见症状。热型不定,一般不伴寒战,抗生素治疗无效。合并感染时,出现持续高热,常见呼吸道感染、齿龈炎、皮肤疖肿、肾盂肾炎、败血症等。

3.贫血

出现较早,并随病情加重而加重。表现为苍白、头晕、虚弱无力、活动后气促。

4.出血

以皮肤和黏膜出血多见,表现为紫癜、瘀斑、齿龈出血、消化道出血和血尿,偶有颅内出血,M₃白血病的出血最为显著。

5.白血病细胞浸润的症状和体征

(1)肝、脾、淋巴结肿大:可有压痛,纵隔淋巴结肿大时可致压迫症状如呛咳、呼吸困难和静脉回流受阻。

(2)骨关节疼痛:多见于急性淋巴细胞白血病。25%的以四肢长骨及肩、膝、腕、踝等关节疼痛为首发症状,常伴有胸骨压痛或叩击痛。

(3)中枢神经系统白血病:白血病细胞侵犯脑实质、脑膜导致头痛、呕吐、嗜睡、视神经盘水肿、惊厥、昏迷、脑膜刺激征等,脑脊液可发现白血病细胞。

(4)睾丸白血病:表现为睾丸肿大,触痛,阴囊皮肤可呈黑色。

(5)其他器官浸润:白血病细胞浸润眶骨、颅骨、胸骨、肋骨或肝、肾、肌肉等组织,在局部呈块状隆起而形成绿色瘤;皮肤、心脏、肾脏、口腔黏膜、齿龈等组织器官均可因白血病细胞浸润而出现相应的症状和体征。

(三)辅助检查

1.血常规

多数患者白细胞计数增多,甚至可大于 100×10^9 个/L,分类检查中可见原始细胞和(或)幼稚细胞,一般为 30%～90%,甚至高达 95% 以上,部分患者白细胞数正常或减少。红细胞及血红蛋白均减少,属正细胞正色素性贫血。早期血小板轻度减少或正常,晚期明显减少,可伴出血时间延长。

2.骨髓象

骨髓有核细胞显著增生,多为明显活跃或极度活跃,主要为白血病原始细胞和幼稚细胞,占非红系细胞的 30% 以上。正常粒系、红系细胞及巨核细胞系统均显著减少。

3.其他检查

由于大量白血病细胞被破坏,白血病患者血液中尿酸浓度及尿液中尿酸排泄量均增加,在化疗期间更显著。

4.脑脊液检查

怀疑中枢性白血病时应作脑脊液检查,脑脊液色清或微浊,压力增高,细胞数增多,蛋白增多,将脑脊液涂片检查可发现白血病细胞。

(四)心理—社会状况

评估患儿及家长对儿童白血病知识的了解程度,患儿家庭居住环境、家庭经济状况及有无住院经历;评估家长及患儿对儿童白血病的心理反应,有无绝望、悲观情绪。

五、常见护理诊断/问题

(一)体温过高

体温过高与大量白细胞细胞浸润、坏死和(或)感染有关。

(二)有感染的危险

感染与患儿免疫力低下、化疗抑制免疫有关。

(三)有出血的危险

出血与血小板减少有关。

(四)活动无耐力

活动无耐力与贫血致组织缺氧有关。

(五)营养失调

低于机体需要量与疾病过程中消耗增加,抗肿瘤治疗致恶心、呕吐、食欲下降,摄入不足有关。

(六)恐惧

恐惧与侵入性治疗、护理技术操作多,预后不良等有关。

(七)预感性悲哀

预感性悲哀与白血病久治不愈有关。

(八)体像紊乱

体像紊乱与化疗所致形象改变有关。

六、预期目标

(1)患儿体温恢复正常。

(2)患儿住院期间不发生感染。

(3)患儿住院期间不发生危险性大出血。

(4)患儿缺氧改善,逐渐恢复日常活动。

(5)患儿恶心呕吐减轻,食欲正常。

(6)患儿恐惧减轻。

(7)患儿情绪正常,预感性悲哀消失。

(8)患儿接受身体形象改变。

七、护理措施

(一)维持体温正常

监测体温,患儿高热时给予物理降温,或根据医嘱给予药物降温。忌用安乃近和酒精擦浴以免降低白细胞和增加出血倾向。有细菌或病毒感染者应及时给予抗生素或抗病毒药物。

(二)预防感染

(1)保护性隔离采取保护性隔离措施。粒细胞及免疫功能明显低下者,有条件者置于空气层流室或单人无菌层流床,以免发生交叉感染。

(2)注意个人卫生进食前后用温开水或漱口液漱口;每日清洁鼻前庭并涂氯己定油膏;勤换衣裤,每日沐浴有利于汗液排泄,减少发生毛囊炎和皮肤疖肿的风险;保持大便通畅,便后用温水或盐水清洁肛周,防止肛周脓肿。注意饮食卫生,食物应高温烹制,不吃凉拌菜,水果应清洗并削皮。

(3)严格执行无菌操作技术:进行任何穿刺前,必须严格消毒。各种管道或伤口敷料应定时更换,以免细菌生长。对粒细胞减少的患者进行穿刺操作时,除常规消毒外,宜用浸过乙醇的无菌纱布覆盖局部皮肤 5 分钟再行穿刺。

(4)白血病患儿化疗期间避免接种麻疹、风疹、水痘、流行性腮腺炎等减毒活疫苗和口服脊髓灰质炎糖丸,以防发病。

(三)合理安排休息与活动

(1)在身体条件许可的情况下,鼓励患儿做一些家务或参加一些社会活动,但避免劳累。

(2)严重虚弱的患儿应卧床休息,并协助患儿日常生活护理,如洗漱、进食、大小便及个人卫生等,以满足患儿的生理需求。

(四)合理营养

(1)给予高蛋白、高维生素、高热量易消化的饮食,以补充机体消耗,提高对化疗的耐受性。鼓励患儿进食,不能进食者,可鼻饲或静脉补充营养。

(2)化疗前遵医嘱预防性使用止吐药。

(五)用药护理

1.熟悉常用化疗药的特点及给药途径,正确给药

(1)化疗药物多有较强的刺激性,应避免药液外渗而导致局部疼痛、红肿,甚至软组织坏死。出现外渗时,立即停止注射,局部用 25% 硫酸镁热敷或局部封闭。

(2)光照可使某些药物如依托泊苷、替尼泊苷等分解,在静脉滴注时应用黑纸包裹避光。

(3)鞘内注射时,药物浓度不宜过大,药液量不宜过多,应缓慢推入,术后需去枕平卧4～6小时,以减少不良反应。

(4)护士要注意自我保护,化疗药最好在中央药房集中配制,无中央药房者应在生物安全柜下配制,减少污染;配药时戴手套、口罩、面罩、护目镜,以免药液污染操学者。一旦溅在皮肤、黏膜上马上冲洗。

2.观察及处理化疗药物副作用

(1)绝大多数化疗药物均可致骨髓抑制,应监测血常规,观察有无出血倾向,防治感染;恶心、呕吐严重者,用药前半小时给予止吐药。

(2)环磷酰胺可致出血性膀胱炎,应保证液量摄入;可能致脱发者应先告知家长及年长儿,脱发后可戴假发、帽子或围巾。

(3)水化和碱化尿液,预防高尿酸血症、高磷酸盐血症、低钙血症和高钾血症(肿瘤溶解综合征),给予别嘌呤醇可预防高尿酸血症。

(4)糖皮质激素长期应用可致高血压、免疫功能降低、库欣综合征、骨质疏松及情绪改变,要定期监测血压,补充钙剂,让患儿及家长了解可能出现的形象改变,并告知停药后可恢复正常。

(5)蒽环类药物可引起不可逆性心脏毒性,应注意观察有无心律失常、低血压、心肌收缩功能下降的表现;有些患儿长时间应用后甚至会发生慢性心力衰竭和扩张性心肌病。应联合使用其他保护心脏的药物,如右丙亚胺、β受体阻滞剂、他汀类、维生素类、中药类。

(七)心理护理

(1)热情帮助、关心患儿,向年长儿和家长提供病情好转的信息及其所关心的国内外的治疗进展。如目前已认为白血病不再是不治之症,急淋5年连续完全缓解率已高达70%;急非淋3～5年连续完全缓解率已达40%左右,让他们树立战胜疾病的信心。

(2)为患儿家长提供相互交流的机会,如定期召开家长座谈会或病友联谊会(自助组),让患儿、家长相互交流成功护理经验和教训,如何采取积极的应对措施以渡过难关等,从而提高自护和应对能力,增强治愈的信心。

(3)帮助患儿应对化疗引起的形象改变,如脱发患儿可以戴假发,发放统一的帽子等,告诉患儿这只是暂时的改变。

(八)健康教育

(1)向家长及年长患儿讲解白血病的有关知识、化疗药的作用和毒副作用。

(2)教会家长如何预防感染及出血,出现异常及时就诊。

(3)让家长及年长患儿明确坚持定期化疗的重要性。

(4)鼓励患儿参加体格锻炼,增强抗病能力。

(5)定期随访,监测治疗方案执行情况。

(6)家长应重视患儿的心理状况,正确引导,使其身心全面正常发展。

(7)如有PICC管道,需向患儿及家长讲解PICC管道维护知识,如定时冲管,预防原发病并发症,强调定时换药,洗澡时保护好穿刺点上下10cm,不能游泳、浸浴,敷料如浸湿应按无菌技术换药。教会患者观察导管相关感染的表现,如穿刺点有分泌物、局部红肿疼痛、沿静脉走向出现条索状的红肿热痛现象。

八、护理评价

经过治疗及护理,患儿体温恢复正常;住院期间是否发生感染;是否发生危险性大出血;患儿恶心呕吐是否减轻,食欲是否正常;患儿是否缺氧改善,逐渐恢复日常活动,情绪稳定,预感性悲哀是否消失;患儿是否接受身体形象改变并积极应对,是否发生 PICC 相关感染、血栓等并发症。

第十三章　感染性疾病患儿的护理

传染病又称感染性疾病,是由各种病原体引起的能够在人与人、人与动物、动物与动物之间互相传播的一类疾病,具有传染性、流行性、地方性、季节性、病后免疫性和可预防性等特征,但由于儿童的年龄特点,也决定了其疾病谱和临床特点与成人不同。

第一节　麻疹

麻疹(measles)是由麻疹病毒引起的一种急性出疹性呼吸道传染病。临床上以发热、结膜炎、流涕、咳嗽、口腔麻疹黏膜斑(又称柯氏斑 Koplik's spots)及全身斑丘疹,疹退后糠麸样脱屑并留有色素沉着为主要表现。本病传染性极强,易并发肺炎。病后免疫力持久,大多终身免疫。

一、病因和病理生理

麻疹系全身性疾病,当病毒侵袭任何组织时均出现多核巨细胞(Warthin-Finkeldeygiant cells)是其病理特征。皮疹处见典型上皮合胞体巨大细胞,并见角化不全和角化不良,海绵层细胞间水肿和细胞内水肿;表面血管扩张伴周围少量淋巴细胞与组织细胞浸润。颊黏膜下层的微小分泌腺炎症致浆液性渗出及内皮细胞增生而形成麻疹黏膜斑。

病程中出现两次病毒血症:病毒经鼻咽部侵入,在局部上皮细胞内繁殖,而后播散到局部淋巴组织,在感染后第 2～3 日形成第一次病毒血症;此后病毒在局部和远处器官的单核-吞噬细胞系统内繁殖,大量病毒再次侵入血流,造成第二次病毒血症(感染后第 5～7 日),随后病毒到达皮肤和内脏,引起全身广泛性损害而出现一系列临床表现如高热和出疹。至感染第 15～17 日,病毒血症逐渐消失,器宫内病毒快速减少至消除。

麻疹病毒属于副粘病毒科麻疹病毒属。已发现 8 个不同基因组共 15 个基因型,但仅有一个血清型。麻疹病毒体外生存力弱,对热(56℃、30 分钟)、酸(pH<4.5)、紫外线和消毒剂均敏感,但在低温下能长期存活。

二、流行病学

患者是唯一的传染源,从眼结膜及鼻咽分泌物、血和尿中排出病毒。主要通过直接接触和呼吸道分泌物飞沫传播。自出疹前 5 天至后 4 天传染性最强。有并发症者传染性可延长至出疹后 10d。

应用麻疹疫苗前,麻疹呈周期性流行,患者多为 9 岁以下儿童。广泛使用麻疹疫苗后,流行形式主要为散在发病。近年来,8 月龄以下和 15 岁以上年龄组发病明显增加。

三、治疗要点

治疗原则:无特效抗病毒药物,主要为加强护理,防治并发症。

（一）对症治疗

体温超过40℃者酌情给予小量（常用量的1/3～1/2）退热剂，咳嗽剧烈时可服镇咳祛痰剂或雾化吸入，伴有烦躁不安或惊厥者给予镇静剂。注意补充维生素，尤其是维生素α和D。保持水、电解质及酸碱平衡，必要时静脉补液。

（二）并发症治疗

根据各种并发症，给予相应治疗。

四、护理评估

（一）健康史

评估患儿的年龄、营养状况及既往疾病病史。了解既往有无传染病患者的接触史；是否接种过麻疹疫苗及接种时间。近期有无接受过主动或被动免疫，如注射丙种球蛋白等。

（二）身体状况

评估有无发热、喷嚏、流涕、咳嗽等上呼吸道感染症状，有无流泪、畏光，口腔有无麻疹黏膜斑。注意有无皮疹，皮疹的性质、分布、颜色，疹间皮肤是否正常，以及出疹的顺序。有无肺炎、喉炎、脑炎等并发症表现。

1.典型麻疹

（1）潜伏期：为6～21d，一般为10～14d，免疫者可延长至28d。

（2）前驱期：发热开始至出疹，持续3天。主要症状有：①发热：为首发症状，热型不定，多为中度以上发热；②结膜炎：充血、流泪、畏光；③上呼吸道感染症状：在发热同时出现喷嚏、流涕、干咳等；④麻疹黏膜斑：为麻疹的特征体征。在发疹前1～2d出现，为灰白色斑点（直径0.5～1mm），初见于两侧颊黏膜上相对于下白齿对应处，周围有红晕，常迅速增多，部分可融合，于出疹后2～3d内消失。

（3）出疹期：持续3～5d。皮疹先见于耳后、发际、颈部到颜面部，然后从上而下延至躯干、四肢，最后到手掌、足底。皮疹初为玫瑰色斑丘疹，疹间可见正常皮肤，逐渐融合成片，转为暗红。出诊时，全身中毒症状加重，体温升高、咳嗽加剧，肺部可闻干、湿啰音，伴嗜睡或烦躁。

（4）恢复期：一般为3～5d。皮疹按出疹先后顺序消退，消退处可有糠麸样脱屑及淡褐色色素沉着，1～2周后完全消失。体温随之下降，全身情况好转，呼吸道症状也逐渐消失。

2.其他类型麻疹

（1）轻型麻疹：见于体内尚有一定免疫力者。潜伏期延长，前驱期症状轻，麻疹黏膜斑不典型或不出现，皮疹稀疏、色淡，疹退后可见脱屑，但可不遗留色素沉着，无并发症。

（2）重型麻疹：见于体弱、有严重继发感染者。表现为起病即高热持续40℃或体温不升。中毒症状重，皮疹密集融合，或疹出不透，或皮疹骤退、或皮疹呈出血性，并伴有黏膜和消化道出血。

（3）注射过麻疹减毒活疫苗的患儿还可出现皮疹不典型的异型麻疹（非典型麻疹综合征），再次感染者常无典型的黏膜斑，患儿持续高热、肌痛、乏力、头痛或伴有四肢水肿。

3.常见并发症

（1）肺炎：是最常见、较严重、病死率高的并发症。原发性肺炎在病程早期发生，常在出疹及体温下降后消散，但免疫缺陷患儿预后较差，病死率高。继发细菌感染性肺炎，常见肺炎链球菌、流感杆菌、金黄色葡萄球菌或腺病毒等,多发生于出疹期。

(2)喉炎:原发于麻疹病毒,或继发细菌感染所致,可有声音嘶哑、犬吠样咳嗽,可致气道阻塞,严重者可窒息死亡。

(3)麻疹脑炎:大多发生在出疹后2～6d或前驱期或恢复期,其临床表现和脑脊液检查同一般病毒性脑炎。脑炎的轻重与麻疹轻重无关,与其他病毒性脑炎相似,但病死率高,后遗症多。

(三)辅助检查

1.一般检查

血白细胞总数减少,出疹期间淋巴细胞相对增多。

2.病原学检查

发热期间从患儿呼吸道分泌物中分离出麻疹病毒,或用免疫荧光法从呼吸道分泌物或尿沉渣脱落细胞检测到麻疹病毒抗原。

3.血清学检查

多采用酶联免疫吸附试验(ELISA法)进行麻疹病毒特异性IgM抗体检测,可诊断急性期感染。

(四)心理－社会状况

评估患儿及其父母的心理状况、对疾病的应对方式;了解家庭对疾病的了解程度、防治态度。

五、常见护理诊断/问题

(一)体温过高

体温过高与麻疹病毒感染有关。

(二)有皮肤完整性受损的危险

皮肤完整性受损与皮疹有关。

(三)营养失调

低于机体需要量与食欲下降、高热消耗增加有关。

(四)潜在并发

肺炎、脑炎、喉炎。

六、预期目标

(1)患儿体温降至正常范围。

(2)患儿皮疹消退,皮肤完整。

(3)患儿住院期间体重不明显下降。

(4)患儿不发生并发症或并发症得到及时发现和处理。

七、护理措施

(一)维持体温正常

1.卧床休息

卧床休息至皮疹消退、体温正常为止。保持室内空气新鲜,每日至少开窗通风2次。温湿度适宜,衣被合适保持衣物清洁、干燥。

2.监测体温

高热时,可温盐水灌肠,给予小剂量退热剂降温,切忌退热幅度过大引起虚脱。

(二)皮肤护理

(1)保持皮肤清洁,勤换内衣,及时评估出疹情况,勤剪指甲,避免患儿抓伤皮肤引起继发感染。

(2)多饮水,并用生理盐水漱口,保持口腔清洁;室内应保持光线柔和,可用生理盐水清洁双眼,去除分泌物,再滴入抗生素眼药水或眼膏,同时加服鱼肝油预防干眼症;防止眼泪或呕吐物流入耳道,引起中耳炎;及时清除鼻痂,保持鼻腔通畅。

(三)合理营养

给予清淡、易消化、营养丰富的流食、半流食,如牛奶、豆浆等,少量多餐。鼓励多饮水,利于退热和加速代谢。恢复期应添加高蛋白、高能量及多种维生素的食物,无须忌口。

(四)密切观察病情变化

密切观察患儿生命体征、神志、肺部体征,及时发现并发症表现并及时处理。出现抽搐、嗜睡、脑膜刺激征等为脑炎的表现;出现声嘶、气促、吸气性呼吸困难、三凹征等为并发喉炎的表现;出现高热不退、咳嗽加剧、呼吸困难及肺部细湿啰音等为并发肺炎的表现。

(五)控制感染传播

1.控制传染源

采取呼吸道隔离至出疹后 5d,并发肺炎者延长至出疹后 10d。密切接触的易感儿,应隔离观察 3 周,若接触后接受过免疫抑制剂者则延至 4 周。

2.切断传播途径

病室每日通风换气,并用紫外线消毒患儿房间。患儿衣物在阳光下曝晒 2h,限制易感患儿探视。医护人员接触患儿前后应洗手、更换隔离衣或在空气流动处停留半小时。

3.保护易感人群

8 个月以上未患过麻疹者均应接种麻疹减毒活疫苗,7 岁时进行复种。流行期间可应急接种,体弱易感儿接触麻疹 5d 内注射丙种球蛋白可预防患病,接触 5d 后注射只能减轻症状。流行期易感儿应尽量避免去公共场所。托幼机构应加强晨间检查。

(六)健康教育

应向家长讲解麻疹的流行特点、临床表现、并发症和预后,使其有充分的心理准备,积极配合治疗。无并发症的患儿可在家中护理,指导家长做好消毒隔离、皮肤护理以及病情观察等,防止继发感染。

八、护理评价

经过治疗及护理,患儿体温是否降至正常;皮疹是否出齐,皮肤是否完整;是否合并其他感染;患儿家长是否了解麻疹的有关知识,能否配合做好消毒隔离、皮肤护理等。

第二节　水痘

水痘(varicella,chickenpox)是由水痘－带状疱疹病毒(varicella－zoster virus,VZV)引起的急性出疹性疾病,具有高度传染性的。临床特点为皮肤和黏膜相继出现并同时存在丘疹、疱疹及结痂。感染后可获得持久免疫,多见于儿童。

一、病因和病理生理

(一)病因

水痘－带状疱疹病毒属疱疹病毒科 α 亚科,人是唯一宿主。该病毒在体外抵抗力弱,对热、酸和各种有机溶剂敏感,在痂皮中不能存活。

(二)发病机制和病理

病毒经口、鼻黏膜进入人体,在局部淋巴结内繁殖进入血液,感染后 5 天出现第一次病毒血症,可在肝脾和其他脏器内繁殖后再次入血,引起第 2 次病毒血症而发病。病变主要损害皮肤,也可累及其他脏器,免疫低下或缺陷者更容易出现器官受损。由于病毒侵入血液往往是间歇性的,故临床表现为皮疹分批出现。多核巨细胞和核内包涵体形成是特征性病理表现。皮肤病变仅限于表皮棘状细胞层,呈退行性变和水肿,由于细胞裂解、液化和组织液的渗入,形成水疱,疱液内含大量病毒。

二、流行病学

水痘患者是唯一的传染源。主要通过呼吸道飞沫或直接接触疱疹液传播。发病前 1～2 天至疱疹结痂为止均有很强的传染性。人群普遍易感,多见于儿童,以 2～6 岁为高峰。四季均可发病,以冬春季最多。

三、治疗要点

(一)一般治疗

皮肤瘙痒时可局部应用炉甘石洗剂或口服抗组胺药。高热时给予退热剂,避免使用水杨酸类药物如阿司匹林。有并发症时进行相应对症治疗。

(二)抗病毒治疗

阿昔洛韦(acyclovir)为目前首选抗 VZV 药物。在水痘症状出现 72 小时开始治疗可缩短病毒传染期和疱疹神经痛。

四、护理评估

(一)健康史

评估患儿的年龄、营养状况及既往疾病病史。了解既往有无传染病患者的接触史;如有,接触方式是什么;是否接种过水痘疫苗;近期有无接受过主动或被动免疫,如注射丙种球蛋白等。

(二)身体状况

1.典型水痘

潜伏期多为 10～21d,平均 2 周。前驱期仅 1d 左右,婴幼儿多无明显前驱症状,年长儿可表现为低热、不适、厌食、流涕、咳嗽等。出疹期:皮疹初见于发际处,其特点为:①皮疹呈向心性分布,躯干头面部多,四肢少。②皮疹开始为红色斑疹或斑丘疹,迅速发展为水痘疱疹,周围伴有红晕。疱液先透明而后混浊,2~3d 开始干燥结痂。各期皮疹可同时存在是水痘的特征性表现。疱疹脱痂后一般不留瘢痕。③皮疹伴有瘙痒,也可出现在口腔、咽、眼结膜、生殖器等处,易破溃形成溃疡,疼痛明显。水痘多为自限性疾病,10d 左右自愈。

2.重型水痘

发生于免疫功能低下的患儿,特别是在潜伏期接收化疗后淋巴细胞绝对计数低的患儿。表现为全身中毒症状,持续高热,弥散性水痘疹,皮疹呈离心性分布,为有脐状凹陷的大疱型疱疹或出血性皮疹,可继发感染甚至引起败血症,病死率高。

3.先天性水痘

孕妇在妊娠 20 周前患水痘时可累及胎儿,2‰胎儿可致先天性水痘综合征,导致多发性先天性畸形和自主神经系统受累,最突出的临床特征为锯齿状皮肤瘢痕,常有有严重神经系统伤残,肢体发育不良,眼部异常等。

4.并发症

常见为皮肤继发性细菌感染。水痘脑炎多发于出疹后第 2~6 天,也可发于出疹前,临床表现与一般脑炎相似。轻度水痘肝炎也较为常见,水痘肺炎多见于免疫缺陷儿童和新生儿。

(三)辅助检查

1.血常规

病初 3 天内,外周血白细胞总数稍低,随后淋巴细胞增多。

2.疱疹刮片

刮取新鲜疱疹基底组织和疱疹液涂片,瑞氏染色见多核巨细胞;苏木素－伊红染色可查到细胞核内包涵体。

3.血清学检查

血清水痘病毒特异性 IgM 抗体检测,可早期协助诊断;双份血清特异性 IgG 抗体滴度 4 倍以上升高提示近期感染。

(四)心理－社会状况

评估患儿及其父母的心理状况、对疾病的应对方式;了解家庭对疾病的了解程度、居住环境、家庭经济状况,防治态度。评估患儿有无因进入陌生的住院环境而产生焦虑和恐惧。

五、常见护理诊断/问题

(一)皮肤完整性受损

皮肤完整性受损与水痘病毒感染及继发感染有关。

(二)体温过高

体温过高与病毒血症有关。

六、预期目标

(1)患儿皮疹消退,皮肤完整。

(2)患儿体温降至正常范围。

七、护理措施

(一)皮肤护理

(1)室内温湿度适宜,保持衣被干燥、清洁、舒适。勤换内衣,保持皮肤清洁。剪短指甲,小婴儿可戴连指手套,避免搔破皮肤,继发感染或留下瘢痕。

(2)减少皮疹瘙痒:疱疹无破溃者,可温水洗浴,局部涂炉甘石洗剂或 5%碳酸氢钠溶液,也可遵医嘱口服抗组织胺药物;疱疹已破溃者、有继发感染者,局部用抗生素软膏,或遵医嘱口服抗生素控制感染。

(二)密切观察病情变化

注意观察患儿精神状态、体温、食欲和有无呕吐。观察皮肤感染征象。水痘临床过程一般顺利,偶可发生播散性水痘,注意观察患儿有无嗜睡、烦躁、脑膜刺激征和呼吸困难等并发症。

(三)控制感染传播

1.控制传染源

大多数无并发症患儿多在家中隔离治疗,应隔离至疱疹全部结痂为止。易感儿接触后应隔离观察 3 周。

2.保护易感人群

保持室内空气流通,托幼机构应做好晨间检查、空气消毒,防止扩散。对免疫功能低下者更应避免接触易感者,同时避免接种水痘疫苗。对使用大剂量激素、免疫功能受损、放化疗患儿以及孕妇,在接触水痘后 72h 内肌内注射水痘-带状疱疹免疫球蛋白(varicella-zoster immune globulin,VZIG),可起到预防或减轻症状的作用。水痘减毒活疫苗接种能预防各型水痘,防止发生严重水痘。

(四)健康教育

介绍水痘患儿隔离时间,以免引起家长焦虑。指导家长给予患儿足够的水分和营养。为家长示范皮肤护理方法,注意检查皮肤情况,防止继发感染。对社区人群进行疾病病因、表现特点、治疗护理要点知识宣教,还要加强预防知识教育,如流行期间避免易感儿去公共场所。

八、护理评价

经过治疗及护理,患儿体温是否降至正常;水痘疹是否出齐,皮肤是否完整,是否合并其他感染;患儿家长是否了解水痘的有关知识,能否配合做好消毒隔离、皮肤护理等。

第三节　流行性腮腺炎

流行性腮腺炎(mumps,epidemic parotitis)是由腮腺炎病毒引起的以腮腺肿大、疼痛为特征的儿童时期常见的急性呼吸道传染病。

一、病因和病理生理

(一)病因

腮腺炎病毒为 RNA 病毒,属副黏液科腮腺炎病毒属,仅一个血清型,存在于患者唾液、血液、尿及脑脊液中。

(二)发病机制和病理

腮腺炎病毒侵入后先在上呼吸道黏膜上皮细胞中增生,引起局部炎症和免疫反应,之后播散至淋巴结,而后入血液产生病毒血症。病毒经血液至全身各器官,唾液腺感染最为突出,之后包括颌下腺、舌下腺、胰腺、性腺等发生炎变,也可侵犯神经系统。如再次侵入血循环,散布至第一次未曾侵入的其他器官,引起炎症,临床上呈现不同器官相继出现病变的症状。

病变腺体呈非化脓性炎症,包括间质水肿、点状出血、淋巴细胞浸润和腺泡坏死等,致使腺管周围间质水肿和局部炎症反应。炎性渗出物阻塞,唾液淀粉酶排出受阻,经淋巴系统进入血液,而使血、尿淀粉酶均增高。其他器官如胰腺、睾丸等亦可发生类似的病理改变。

二、流行病学

人群普遍易感,15岁以下儿童是主要的易感者,在幼儿园、学校中容易造成流行,感染后可获持久免疫。全年散发,多见于冬春两季。患者和隐性感染者为本病的传染源。自腮腺肿大前7天到消肿后9天均有传染性。病毒主要通过呼吸道途径传播;孕早期可经胎盘感染患儿。

三、治疗要点

本病为自限性疾病,主要为对症处理及支持治疗。对高热者给予退热剂或物理降温。腮腺肿痛严重时可给予镇痛剂。睾丸炎者局部冷敷并用阴囊托将睾丸抬高以减轻疼痛,重症患儿必要时可短期使用肾上腺激素治疗。

四、护理评估

(一)健康史

评估患儿的年龄、营养状况及既往疾病病史。了解既往有无传染病患者的接触史;如有,接触方式是什么;近期有无接受过主动或被动免疫,如注射丙种球蛋白等。

(二)身体状况

典型病例临床上以腮腺炎为主要表现。潜伏期12~25d,平均18d。前驱期可无或很短。可有发热、头痛、厌食、不适和呕吐。

1.腮腺肿大

为腮腺炎的主要表现。通常先起于一侧,数日内累及对侧,其他唾液腺如下颌下腺和舌下腺可同时肿大。腮腺肿大以耳垂为中心呈马鞍形,向前、后、下发展,伴局部过敏、胀痛和轻压痛,咀嚼食物时疼痛加重。在上颌第二磨牙旁的颊黏膜处,可见红肿的腮腺管口。腮腺肿大持续4~5d,整个过程6~10d。可有不同程度发热,持续时间不一,亦有体温始终正常者。

2.并发症

(1)神经系统并发症:常见脑膜炎和轻度脑膜脑炎,其次为脑炎。可在腮腺炎后3~10d出现。表现为发热、头痛、呕吐、颈项强直,少见惊厥和昏迷,脑脊液呈无菌性脑膜炎样改变。大多预后良好,少数留有神经系统后遗症者。

(2)睾丸炎:10岁以上男童多见,多为单侧受累,多发生于腮腺炎后8d内。常突起发热、寒战、下腹痛,睾丸肿胀疼痛和变硬,约半数病例可发生萎缩,双侧萎缩者可导致不育症。

(3)急性胰腺炎:常见轻度或亚临床型胰腺受累,严重胰腺炎较少见。常发生于腮腺后3~

7d。出现中上腹剧痛,有压痛和肌紧张,伴发热、寒战、呕吐、腹胀、腹泻或便秘等。

(三)辅助检查

1.外周血白细胞大多正常或稍增高。90%的患儿血、尿淀粉酶增高。

2.特异性抗体测定:血清中腮腺炎病毒特异性 IgM 抗体阳性提示近期感染。

(四)心理－社会状况

评估患儿及其父母的心理状况、对疾病的应对方式;了解家庭对疾病的了解程度、居住环境、家庭经济状况及防治态度。

五、常见护理诊断/问题

(一)疼痛

疼痛与腮腺非化脓性炎症有关。

(二)体温过高

体温过高与病毒感染有关。

(三)潜在并发症

脑膜脑炎、睾丸炎、腮腺炎。

六、预期目标

(1)减轻疼痛。

(2)患儿体温降至正常范围。

七、护理措施

(一)减轻疼痛

(1)保持口腔清洁,防止继发感染。

(2)补充水分和营养,给予流质或软食,忌酸、辣食物,以免因唾液分泌及咀嚼使疼痛加剧。

(3)可局部冷敷,以减轻炎症充血及疼痛。

(二)维持体温正常

必要时给予物理或药物降温,鼓励患儿多饮水。发热伴有并发症者应卧床休息至热退。

(三)密切观察病情变化

注意观察病情,及时发现并发症。如:有无脑膜脑炎、睾丸炎、急性胰腺炎等临床征象,并予相应治疗和护理。发生睾丸炎时可用丁字带托起阴囊,局部间歇冷敷以减轻疼痛。

(四)控制感染传播

发现腮腺炎患儿后立即采取呼吸道隔离措施,直至腮腺肿大完全消退为止。有接触史的易感儿应观察 3 周。房间内应开窗通风,对患儿口、鼻分泌物及污染物应进行消毒。推荐 1 岁以上儿童普遍接种减毒腮腺炎活疫苗。

(五)健康教育

无并发症的患儿可在家中隔离治疗,指导家长做好隔离、用药等护理,学会病情观察,必要时应及时送医院就诊。做好患儿和家长的心理护理,使患儿配合治疗。

八、护理评价

经过治疗及护理,患儿体温是否降至正常;疼痛是否减轻;能否配合做好消毒隔离。

第四节　手足口病

手足口病(hand foot and mouth disease，HFMD)是由肠道病毒引起的急性传染病，多发生于学龄前儿童，以 3 岁以下年龄组发病率最高。主要临床表现是手、足、口腔等部位出现斑丘疹、疱疹。少数病例进展迅速，可出现脑膜炎、脑炎、脑脊髓膜炎、神经源性肺水肿、循环衰竭等。

一、病因和病理生理

(一)病因

引起手足口病的肠道病毒以肠道病毒 71 型(EV71)、柯萨奇病毒 A 组 16 型(CoxA16)最为常见。肠道病毒能抵抗乙醚和乙醇。56℃ 30min 可灭活，煮沸立即死亡。干燥环境，紫外灯照射 0.5～1h 可灭活。

(二)发病机制和病理

经上呼吸道侵入人体后，主要在局部黏膜上皮细胞内增生，在局部淋巴组织中繁殖，释放入血产生第一次病毒血症。大部分为隐性感染，产生特异性抗体。少数人因机体免疫力低下，病毒可进入血液产生病毒血症，进而侵犯不同靶器官造成感染的播散。

二、流行病学

患者和隐性感染者均为传染源。疾病早期经唾液或口鼻分泌物排出病毒，急性期大量病毒从粪便中排出。粪便排毒时间可长达 3～5 周。所以传播途径主要为粪－口传播、飞沫传播或密切接触传播。人群普遍易感，临床以年幼儿童患者为主，感染后可获得持久免疫力。全球性流行，夏秋季为高峰季节。

三、治疗要点

(一)普通病例

注意隔离，避免交叉感染。适当休息，饮食清淡忌食酸辣等刺激性食物，多饮水。做好口腔和皮肤护理，口腔溃疡可用碳酸氢钠含漱液含漱。高热者可用退热剂。并发细菌感染可用抗生素。

(二)重症病例

神经系统损害，需控制颅内压，限制入量，使用甘露醇等脱水治疗，必要时使用利尿剂；酌情应用丙种球蛋白、糖皮质激素；及时应用血管活性药，同时给予氧疗和呼吸支持；根据病情使用呼吸机辅助呼吸。

(三)恢复期治疗

给予支持疗法，促进各脏器功能恢复；肢体功能障碍者予康复治疗。

四、护理评估

(一)健康史

评估患儿的年龄、营养状况及既往疾病病史。了解既往有无传染病患者的接触史；如有，接触方式是什么；有无接种手足口疫苗；近期有无接受过主动或被动免疫。

(二)身体状况

潜伏期平均2～14d。根据病情发展,将病程分为以下5期,普通病例仅有第1期表现。

1.第1期(出疹期)

急性起病,主要表现为不同程度发热,伴有咳嗽、流涕、食欲缺乏等。手、足、口、臀部出现红色斑丘疹,很快转为疱疹,疱疹周围有炎性红晕,疱内液体较少。口腔内见散发疱疹或溃疡,多位于咽喉部、舌部、硬腭、唇和颊黏膜处。部分患儿仅表现为皮疹或疱疹性咽峡炎,个别患儿可无皮疹。此期为手足口病普通病例,绝大多数患儿在1周内痊愈,预后良好。

2.第2期(神经系统受累期)

少数患儿累及中枢神经系统,多在病程第1～5d内出现,表现为精神差、嗜睡、易惊、头痛、呕吐、肢体抖动、颈项强直等症状,此期为手足口病重症病例重型。

3.第3期(心肺功能衰竭前期)

多发生在病程5d内,由重症病例发展而来,表现为呼吸和心率增快、出冷汗、面色苍灰、皮肤花纹、四肢发凉、毛细血管再充盈时间延长、血压升高及血糖升高,此期为手足口病重症病例危重型。

4.第4期(心肺功能衰竭期)

由重症病例危重型发展而来,表现呼吸急促或窘迫、口唇发绀、咳粉红色泡沫样痰或血性液体,持续低血压或休克,此期病例属于手足口病重症病例危重型,病死率较高。

5.第5期(恢复期)

心肺衰竭纠正,病情逐步好转,神经系统受累症状和心肺功能逐渐恢复,少数可遗留神经系统后遗症状。

(三)辅助检查

1.血常规

白细胞正常或降低,病情危重者白细胞计数可明显增高。

2.病毒分离

自鼻咽拭子、呼吸道分泌物、粪便或疱疹液可分离出肠道病毒。

3.血清学检查

急性期与恢复期CoxA16和EV71等肠道病毒中和抗体有4倍以上的升高可确诊。

(四)心理－社会状况

评估患儿及其父母的心理状况、对疾病的应对方式;了解家庭对疾病的了解程度、居住环境、学校环境、家庭经济状况及防治态度。评估患儿有无因进入陌生的住院环境而产生焦虑和恐惧。

五、常见护理诊断/问题

(一)皮肤完整性受损

皮肤完整性受损与肠道病毒引起的皮疹及继发感染有关。

(二)体温过高

体温过高与病毒感染有关。

（三）潜在并发症

脑膜炎、肺水肿、呼吸衰竭、心力衰竭。

六、预期目标

（1）患儿皮疹消退，皮肤完整。

（2）患儿体温降至正常范围。

（3）患儿不发生并发症或并发症得到及时发现和处理。

七、护理措施

（一）皮肤护理

（1）室内温度适宜，保持患儿贴身衣物清洁、舒适。剪短指甲，避免搔破皮疹，引起继发感染或留下瘢痕。勤更换尿布，保持臀部皮肤清洁干燥。

（2）疱疹无破溃者，可涂炉甘石洗剂或5%碳酸氢钠溶液；疱疹已破溃者、有继发感染者，局部用抗生素软膏。

（3）保持口腔清洁、黏膜湿润，多饮水。

（二）维持体温正常

遵医嘱用药物及物理方法进行降温，对于中枢性高热可用冰帽或遵医嘱使用亚冬眠疗法，注意保持呼吸道通畅，监测生命体征。给予高热量、高维生素、清淡、易消化、无刺激性的温凉流质或半流质，避免饮用牛奶、豆浆等不易消化且加重肠胀气的食物，严重吐泻时应暂停进食。

（三）密切观察病情变化

观察体温变化和出疹情况；观察脏器功能，及早发现心肌炎、无菌性脑膜炎、肺水肿等并发症。

1.中枢神经系统累及

观察生命体征、意识、瞳孔变化，注意颅内高压表现。

2.肺水肿

观察呼吸频率、节律，有无呼吸困难及咳粉红色泡沫痰。

3.心肌炎

观察生命体征，尤其是心率、心律。有无心悸、面色苍白、四肢湿冷、意识障碍、尿量减少、血压下降等休克表现。

（四）控制感染传播

病室开窗通风。医护人员接触患儿前后均要消毒双手。尽量减少陪护及探视人员，并做好陪护宣教，要求戴口罩、勤洗手、注意粪便处理等。

（五）健康教育

向家长讲解疾病的流行特点、临床表现及预防措施。不需住院治疗的患儿可在家中隔离，教会家长做好口腔、皮肤护理及病情观察，如有病情变化应及时就诊。教会孩子养成良好的卫生习惯，加强锻炼，增强机体抵抗力。

八、护理评价

经过治疗及护理，患儿体温是否降至正常；皮肤是否完整，是否合并其他感染；患儿家长是否了解手足口病感控的有关知识，能否配合做好消毒隔离、皮肤护理等。

第五节　猩红热

猩红热(scarlet fever)是由化脓性链球菌(A 组 β 型溶血性链球菌)引起的以红色砂纸样皮疹为特点的急性呼吸道传染病。临床特征是突起发热、咽峡炎、全身猩红热皮疹和疹退后明显的脱屑,少数患儿病后可引起风湿热和急性肾小球肾炎。

一、病因和病理生理

(一)病因

化脓性链球菌属于链球菌属,革兰染色阳性,无动力,无芽孢,无鞭毛,球形或卵圆形,在血培养基中生长良好,并产生完全溶血。

化脓性链球菌在环境中生存力强,可寄存在人体口咽部,在痰及脓液中可生存数周,但对热及干燥环境抵抗力弱,加热至 56℃ 30min 及一般消毒剂均可灭活。

(二)发病机制与病理

溶血性链球菌从呼吸道侵入咽、扁桃体,引起局部炎症,表现为扁桃体周围脓肿、中耳炎、淋巴结炎、蜂窝织炎,并可向邻近组织扩散,亦可通过血行播散。炎症病灶处溶血性链球菌产生红斑毒素,可引起真皮层毛细血管充血、水肿、炎症细胞浸润等,形成猩红热样皮疹。恢复期表皮细胞角化过度,并逐渐脱落,形成脱屑。舌乳头红肿突起,形成杨梅舌。受毒素影响,肝、脾、淋巴结均可见不同程度的充血和脂肪变性。感染后 2~4 周,个别患儿可出现心、肾或滑膜组织等处非化脓性病变。

二、流行病学

患者和带菌者是主要传染源。发病前 24h 至疾病高峰时期的传染性最强,口咽部、鼻腔和唾液中含有大量细菌,至恢复期 1~3 周内仍具有传染性。主要经空气飞沫传播或直接密切接触传播。人群普遍易感,全年均可发病,但以冬春季多见。任何年龄均可发病,多见于学龄前和学龄儿童。

三、治疗要点

(一)一般治疗

休息;发热、咽痛期间可给予流质或半流质饮食,保持口腔清洁;高热患儿给予物理或药物降温。

(二)抗菌治疗

化脓性链球菌对青霉素高度敏感,是治疗猩红热的首选药物,能预防急性肾小球肾炎、风湿热的发生,治疗开始愈早,预防效果愈好。青霉素剂量每日 5 万～20 万 U/(kg·d)静脉点滴,每 4~6h1 次,疗程 10~14d。对青霉素过敏者可选用头孢菌素。

四、护理评估

(一)健康史

评估患儿的年龄、营养状况及既往疾病病史。了解既往有无传染病患者的接触史;如有,接触方式是什么;近期有无接受过主动或被动免疫,如注射丙种球蛋白等。

(二)身体状况

1.潜伏期

1～7d,通常为2～4d。

2.前驱期

一般不超过24h。起病急骤,有畏寒、发热,体温高低不一,同时伴头痛、全身不适、恶心、呕吐及食欲缺乏等中毒症状。咽及扁桃体红肿可伴黄白色渗出物,有疼痛。颈及颌下淋巴结肿大,有压痛。

3.出疹期

皮疹多数在发病后第1～2日出现,从耳后、颈底及上胸部开始,迅速由上向下蔓及全身。典型的皮疹为在全身皮肤充血发红的基础上散布着针尖大小密集而均匀的点状充血性红疹,呈鸡皮样,扪之有砂纸样感觉,有痒感,可融合成片。以手按压则红色可暂时消退数秒钟,出现苍白手印,此种现象称为贫血性皮肤划痕,为猩红热的特征之一。在颈部、腋窝及腹股沟皮肤皱褶处,皮疹密集成线,压之不退,称为帕氏线,为猩红热的特征之二。病初患儿舌部白苔样覆盖物,舌乳头红肿,称为"草莓舌",为猩红热的特征之三。部分病例还可出现口周苍白区,称为环口苍白圈。

4.恢复期

皮疹于3～5d后颜色转暗,逐渐隐退,并按出疹顺序脱屑或脱皮,皮疹愈多愈密,脱屑愈明显。轻者呈细屑状或片状,重者手掌和足底可呈套状脱皮,以指(趾)部明显。全身中毒症状及局部炎症也很快消退,此期1周左右。

(三)辅助检查

1.血常规

白细胞计数增加,以中性粒细胞为主,严重患者可出现核左移及中毒颗粒。

2.快速抗原测定

常采用胶体金法快速检测咽拭子、尿液、脑脊液和伤口分泌物样本中链球菌抗原,有助于早期诊断。

3.细菌培养

使用抗生素前,取扁桃体或伤口等处分泌物做细菌培养,可分离出化脓性链球菌。

(四)心理－社会状况

评估患儿及其父母的心理状况、对疾病的应对方式和担忧;了解家庭对疾病的了解程度、居住环境、家庭经济状况、防治态度;评估患儿有无因进入陌生的住院环境而产生焦虑和恐惧。

五、常见护理诊断/问题

(一)体温过高

体温过高与毒血症有关。

(二)皮肤完整性受损

皮肤完整性受损与猩红热皮疹有关。

六、预期目标

(1)患儿体温降至正常范围。

(2)患儿皮疹消退,皮肤完整。

七、护理措施

(一)维持正常体温

(1)卧床休息,恢复期可逐渐增加活动量。衣被合适,保持清洁干燥。

(2)高热可用物理降温,必要时遵医嘱使用药物退热。室内定时通风换气,保持温湿度适宜。

(二)皮肤护理

1.皮肤护理

剪短指甲,避免患儿抓伤皮肤引起继发感染。保持皮肤清洁,勤换内衣。对半脱的大片状脱皮可用消毒剪刀剪除,切忌强行撕脱,以免出血和继发感染。沐浴时避免水温过高,忌用刺激性强的肥皂或沐浴液。

2.口腔护理

鼓励患儿多饮水或以温生理盐水漱口。给予营养丰富、含维生素且易消化的流质、半流质饮食或软食,避免生、酸、辛、硬等刺激性的食物,及时评估咽痛的程度。

(三)控制感染传播

明确诊断后及时隔离,隔离期限至少为1周。不需住院患儿,应在家中隔离治疗。密切接触者可做咽拭子培养。对可疑病例,也应及时采取隔离措施。

(四)健康教育

应向家长介绍疾病特点,做好卫生宣教,使其平时注意患儿个人卫生,勤晒被褥。注意室内空气流通,流行期间易感患儿应避免到人群密集的公共场所,接触患儿应戴口罩。

八、护理评价

经过治疗及护理,患儿体温是否降至正常;皮肤黏膜是否完整;患儿家长是否了解猩红热的有关知识,能否配合做好消毒隔离、皮肤护理等。

第六节 结核病

一、概述

结核病(tuberculosis)是由结核杆菌引起的一种慢性感染性疾病。结核病的病原菌于1882年由 Koch 在患者痰中发现,形如杆状,故称结核杆菌。全身各脏器均可累及,以肺结核最常见。人群普遍易感,尤其是儿童。全球大约有130万结核病患儿,每年有40万~50万儿童死于结核病。营养不良,卫生保健条件差,对结核患者管理不善,防治措施不利,耐药结核杆菌和人类免疫缺陷病毒流行是结核病高发的原因。

(一)病因和病理生理

1.病因

结核菌属于分枝杆菌属,又称结核分枝杆菌。革兰染色阳性,染色过程中呈抗酸性,分为

4型:人型、牛型、鸟型和鼠型。引起人类致病的主要是人型,其次是牛型。结核杆菌属需氧菌,外界环境中可长期存活并保持致病力,在阳光直射下或紫外线照射下可死亡。痰液中的结核杆菌用5%苯酚或20%漂白粉须经24h处理才被杀灭。

2.发病机制和病理

结核分枝杆菌感染的病理变化和表现取决于机体免疫反应。一般将以抗菌为核心的免疫反应称为保护性免疫反应,将组织坏死为特征的病原性免疫反应称为变态反应。保护性反应以T细胞免疫为主,通过细胞免疫应答使T淋巴细胞致敏,致敏的淋巴细胞释放一系列细胞因子,激活并汇集吞噬细胞于病灶处,产生足够的水解酶和杀菌素,吞噬和杀灭大部分结核杆菌。近年研究表明,保护性免疫反应和变态反应在感染后4~8周形成,是两种不同的免疫学反应。当细菌量多、毒力强或感染后期,以变态反应为主。当细菌量少,毒力低或感染早期,以保护性反应为主。

结核病具有增生、渗出和干酪性坏死三种基本病理变化。当细菌量少而组织敏感性高时,就形成由淋巴细胞、吞噬细胞和成纤维细胞组成的肉芽肿;当细菌量多、组织敏感性高时,则组织坏死不完全而产生干酪样物质;当细菌量多而组织敏感性低时,可引起感染播散和局部组织破坏。

(二)流行病学

儿童结核病多由患活动性肺结核患者传染而来,尤其是痰菌阳性者。传播途径主要是通过呼吸道,少数经消化道传染者,经皮肤或胎盘传染者少见。儿童结核病的感染率随着年龄增长而升高,患病率则年龄越小越高。新生儿对结核菌非常敏感,儿童发病与否主要取决于:①结核菌的毒力及数量;②机体抵抗力的强弱;③遗传因素与本病的发生亦有一定关系。由于卡介苗的广泛接种,大大降低了儿童结核的发病率和病死率。

(三)治疗要点

治疗原则:①早期治疗;②适宜剂量;③联合用药;④规律用药;⑤坚持全程;⑥分段治疗。

1.常用的抗结核药物

(1)杀菌药物:①全杀菌药物:对细胞内、外处于生长繁殖期的细菌和干酪病灶内代谢缓慢的细菌均有杀灭作用,如异烟肼(INH)和利福平(RFP);②半杀菌药物:杀灭在不同环境中生长、分裂、繁殖活跃的结核菌,如链霉素(SM)适于碱性环境,吡嗪酰胺(PZA)适于酸性环境。

(2)抑菌药物:如乙胺丁醇(EMB),WHO已将其列为一线药物,在短程化疗中取代了链霉素。

(3)针对耐药菌株的几种新型抗结核药:①复合剂型:如rifamate(内含INH150mg和RFP300mg);rifater(内含INH、RFP和PZA);②衍生物:如利福喷汀(rifapentine),是一种长效利福霉素的衍生物,对利福霉素以外的耐药结核杆菌有较强的杀菌作用;③新的化学制剂:如力排肺疾(dipasic),是一种合成的新抗结核药物,可延迟INH的抗药性。

2.抗结核治疗方案

(1)标准疗法:一般用于无明显自觉症状的原发性肺结核。每日服用INH,RFP和(或)EMB,疗程9~12个月。

(2)两阶段疗法:用于活动性原发型肺结核、急性粟粒性结核病及结核性脑膜炎。①强化

临床疾病护理新进展

阶段:联用3~4种杀菌药物,目的在于迅速消灭生长分裂活跃的细菌,为化疗的关键阶段。②巩固治疗阶段:联用2种抗结核药物,目的在于消灭持续存在的细菌,巩固治疗效果,防止复发。

(3)短程疗法:为结核病现代疗法的重大进展,可选用以下几种6个月短程化疗方案。①2HRZ/4HR(数字为月数,下同);②2SHRZ/4HR;③2EHRZ/4HR。若无PZA则将疗程延长至9个月。

(四)辅助检查

1.细菌学检查

是确诊儿童肺结核的金标准,包括涂片抗酸染色检查和培养。儿童肺结核相对排菌少,不易查到。但重症肺结核如粟粒性肺结核、干酪性肺炎、支气管结核及继发性肺结核时,胃液或痰液涂片或培养结核分枝杆菌的阳性率较高,儿童一般需取清晨空腹胃液或痰液。连续检查3次以上。

2.结核菌素试验

儿童结核分枝杆菌检查阳性率较低,结核菌素试验是我国儿童结核病诊断的重要依据。儿童受结核感染4~8周后,做结核菌素试验即呈阳性反应。

(1)试验方法:常用的结核菌素试验为皮内注射含结核菌素5个单位的纯蛋白衍生物(PPD)。一般在左前臂掌侧面中下1/3交界处行皮内注射,使之形成直径6~10mm的皮丘。

(2)结果判断:48~72h后,一般以72h为准观察反应结果。测定局部硬结的直径,取横、纵两径的平均值来判断其反应的强度。如硬结平均直径<5mm为阴性(一),5~9mm为阳性(+),10~19mm为中度阳性(++),≥20mm为强阳性(+++),如有双圈反应,或出现淋巴管炎,为极强阳性反应(++++)。

(3)临床意义:本试验的缺点是自然结核感染和卡介苗接种反应,一般认为卡介苗接种反应的硬结多小于10mm,质软、浅红、边缘不整、持续时间短;而自然感染常为中度以上阳性,硬结坚硬、深、边缘清晰、持续时间长达7~10d,可有色素沉着。年长儿无明显临床症状仅呈一般阳性反应,表示曾感染过结核杆菌;婴幼儿尤其是未接种过卡介苗者,中度阳性反应多表示体内有新的结核病灶;强阳性反应者,表示体内有活动性结核病。

3.免疫学诊断

包括结核抗体检查和抗原检查,对儿童结核病的诊断价值不够明确,临床意义远远不及PPD实验。

4.影像学诊断

胸部X线检查是筛查儿童结核病的重要手段之一,能确定病变部位、范围、性质及进展情况,定期复查可观察治疗效果,胸部CT检查有利于发现隐蔽区病灶。

(五)预防

1.一般预防

平衡饮食,加强体育锻炼,增强体质;不随地吐痰;传染性的患者在隔离期不要到公共场所去活动,也不要近距离对别人咳嗽和高声谈笑;打喷嚏时要用手帕或手巾掩住口鼻,以免传染给他人;如果家中出现传染性强的排菌肺结核患儿时,家中其他成员应及时到结核病防治机构

· 348 ·

检查,以便早发现和早治疗。

2.卡介苗接种

卡介苗接种是预防儿童结核病的有效措施,接种后可使人体产生对结核分枝杆菌的抵抗力以及相当程度的免疫力,对结核病尤其是结核性脑膜炎的预防作用肯定一直作为预防结核病的有效措施。但下列情况禁止接种卡介苗:①先天性胸腺发育不全或严重联合免疫缺陷病患者;②急性传染病恢复期;③注射局部有湿疹或患全身性皮肤病;④结核菌素试验阳性。

3.预防性化疗

(1)适应证:①密切接触家庭内开放性肺结核者;②新近结核菌素试验由阴性转为阳性的自然感染者;③3岁以内未接种过卡介苗而结核菌素试验中度阳性以上者;④结核菌素试验为阳性并有早期结核中毒症状者;⑤结核菌素试验阳性儿童,新近患麻疹、百日咳等急性传染病时;⑥结核菌素试验阳性儿童,因其他疾病需较长期使用糖皮质激素或其他免疫抑制剂治疗者。

(2)方法:异烟肼为首选方案,每日10～20mg/kg,最大剂量每日不超过300mg,晨起顿服,疗程6～9个月。

(3)是否需要预防性化疗,不可仅凭结核菌素试验反应的大小,须结合临床资料综合分析。

二、原发型肺结核

原发型肺结核(primary pulmonary tuberculosis)是结核杆菌初次侵入人体后发生的原发感染,是儿童时期肺结核的主要类型,包括原发复合征(primary complex)和支气管淋巴结结核(tuberculosis of trachebronchial lymphnodes)。前者由肺原发病灶、局部淋巴结病变和两者相连的淋巴管炎组成,后者以胸腔内肿大淋巴结为主。两者除X线表现不同外,在临床上难以区别,故两者常并为一型,即原发型肺结核。

(一)发病机制与病理改变

结核分枝杆菌由呼吸道进入肺部后,在局部引起炎症及形成原发灶,再由淋巴管引流到局部气管旁或支气管旁淋巴结形成原发复合征。

由于原发灶常位于胸膜下,多累及胸膜。因此胸膜反应或胸膜炎也是原发复合征的组成部分。其基本病变为渗出、增生、坏死。渗出性病变以炎性细胞、单核细胞和纤维蛋白为主要成分;增生性改变以结核结节和结核性肉芽肿为主;坏死的特征性改变为干酪样病变,常出现于渗出性病变中。若结核分枝杆菌经血行播散,引起粟粒性肺结核或全身性粟粒性结核病。若肺原发灶很小或已经吸收消散,使得X线检查无法检出,则表现为支气管淋巴结结核。淋巴结结核侵及支气管壁,可形成支气管内膜结核,继而阻塞或部分阻塞气道引起肺炎肺气肿或肺不张。

(二)治疗要点

1.无明显症状的原发型肺结核

选用标准疗法,每日服用INH、RFP即HR,疗程6～9个月。

2.活动性原发型肺结核

宜采用直接督导下短程化疗(DOTS)。强化治疗阶段宜用3～4种杀菌药:INH、RFP、PZA或SM,2～3个月后以INH、RFP或EMB巩固维持治疗。常用方案为2HRZ/4HR。

(三)护理评估

1.健康史

评估患儿的年龄、营养状况及既往疾病病史。了解既往有无结核患者的接触史；如有,接触方式是什么；是否接种过卡介苗,生活环境、居住条件等。

2.身体状况

(1)全身症状较大,患儿起病缓慢,可有不规则低热、食欲缺乏、盗汗,疲乏等结核中毒症状。婴幼儿多急性起病高热 39～40℃,持续 2～3 周后转为低热,可持续很久,患儿一般情况较好,与发热不相称。婴儿可表现为体重不增或生长发育障碍。

(2)呼吸道表现:如果支气管淋巴结高度肿大,可出现类似百日咳的痉挛性咳嗽喘息或呼吸困难,肺部可无阳性体征。如果原发灶范围较大,叩诊可呈浊音,听诊呼吸音减低或有管状呼吸音。

(3)其他表现:部分患儿可有疱疹性结膜炎、皮肤结节性红斑或多发性、一过性关节炎等结核变态反应表现。若胸内淋巴结高度肿大,可产生压迫症状,出现类似百日咳样的痉挛性咳嗽、喘鸣、声嘶等。

3.辅助检查

(1)影像学检查:是诊断儿童肺结核的重要方法之一,可同时做正、侧位胸片检查。原发复合征在 X 线胸片上呈现典型哑铃状双极影像已少见,局部炎性淋巴结相对较大而肺部的初染灶相对较小是其特征。胸部增强 CT 对支气管淋巴结结核的诊断非常重要,表现为纵隔或肺门淋巴结肿大,淋巴结周围环形强化中心可有低密度坏死。

(2)支气管镜检查:对支气管结核的诊断非常重要,可以观察支气管受压情况,支气管内膜病变,如红肿、溃疡、肉芽组织、干酪坏死穿孔或瘢痕。

(3)结核菌素试验:呈强阳性或由阴性转为阳性,是临床诊断的重要依据。

4.心理—社会状况

评估患儿及其父母的心理状况、对疾病的应对方式；了解家庭对疾病的了解程度、居住环境、家庭经济状况、防治态度。评估患儿有无因进入陌生的住院环境而产生焦虑和恐惧。

(四)常见护理诊断/问题

1.气体交换受损

气体交换受损与肺结核导致的肺部感染有关。

2.营养失调

低于机体需要量与疾病消耗过多有关。

3.活动无耐力

活动无耐力与结核杆菌感染有关。

4.知识缺乏

家长及患儿缺乏隔离、服药的知识。

(五)预期目标

(1)患儿能进行有效呼吸。

(2)患儿能摄入足够的营养。

(3)患儿能合理安排活动。

(4)家长及患儿了解疾病相关知识。

(六)护理措施

1.保持呼吸道通畅

观察咳嗽的性质、时间、有无痰液。指导患儿有效咳嗽、咳痰,指导家长给予患儿拍背排痰,必要时可机械辅助排痰。

2.合理营养

应给予高能量、高蛋白、高维生素、富含钙质的饮食,如牛奶、鸡蛋、瘦肉、鱼、豆腐、新鲜水果、蔬菜等以增强抵抗力,促进机体修复能力和病灶愈合。指导家长为患儿选择每日的食物种类和量,尽量提供患儿喜爱的食品,注意食物的调味,以增加食欲。

3.合理安排活动

保持居室空气流通,阳光充足。保证患儿有充足的睡眠时间,减少体力消耗,促进体力恢复。除评估活动的耐受能力,制订运动促进的计划,包括步行、肢体伸展运动、关节活动和肌肉的等张和等长收缩运动。

4.控制感染传播

结核病患儿活动期应实行呼吸道隔离措施,对患儿呼吸道分泌物、痰杯、餐具等进行消毒处理。避免与其他急性传染病如麻疹、百日咳等接触,以免加重病情。

5.健康教育

(1)本病是慢性病,治疗时间长,且原发型结核患儿多数在家中接受治疗和护理,向家长和患儿介绍肺结核的病因、传播途径及消毒隔离措施。指导家长对居室、患儿用具进行消毒处理。取得患儿和家长的配合。

(2)向家长讲解,应用抗结核药物是治愈肺结核的关键,治疗期间应坚持全程正规服药。积极防治各种急性传染病、营养不良、佝偻病等,以免加重病情。

(3)指导家长做好患儿的日常生活护理和饮食护理,注意定期复查,以了解治疗效果和药物使用情况,便于根据病情调整治疗方案。

(七)护理评价

经过治疗及护理,患儿呼吸道是否症状改善;是否能够摄入足够的营养;合理安排活动,是否合并其他感染;患儿家长是否了解结核病护理的有关知识,能否配合做好消毒隔离等。

三、结核性脑膜炎

结核性脑膜炎(tuberculous meningitis)简称结脑,是结核菌侵犯脑膜所引起的炎症,常为血行播散所致的全身性粟粒性结核病的一部分,是儿童结核病中最严重的类型。如若不及时诊断和进行有效治疗,易致死亡,常在结核原发感染后 2~6 个月发生。多见于 6 个月～4 岁的婴幼儿,是儿童结核病致死的主要原因。

(一)发病机制和病理改变

1.发病机制

(1)血行播散:多见于婴幼儿,结核分枝杆菌侵入血液经血循环播散到脑膜;结核分枝杆菌也可经血循环播散到脉络丛,形成结核病灶,之后病灶破入脑室累及脑室管膜系统引起室管膜炎和脉络丛炎,后由脉络丛到达脑基底部,引起脑膜炎。

(2)结核病灶破溃:见于年长儿,结核分枝杆菌感染后发生隐匿的血行播散,在脑实质和脑膜等处,先形成结核病灶,当机体抵抗力降低时,结核病灶破溃,干酪性物质和结核分枝杆菌进入蛛网膜下隙,引起脑膜炎。

(3)病灶蔓延:指靠近脑表面的结核病灶或微小结核结节直接蔓延,极少数亦可由脊柱、中耳或乳突结核病灶侵犯脑膜所致。

2.病理改变

主要是颅底炎症,以脑膜病变最为突出,常同时侵犯到脑实质或脑血管等,亦可侵犯脊髓引起脊髓蛛网膜炎。软脑膜弥散性充血、水肿、炎性渗出,并形成许多结核结节。大量炎性渗出物积聚于脑底部,包围挤压脑神经引起脑神经损害。脑膜感染后沿血管鞘侵入脑实质浅层而有脑炎改变。脑部血管病变早期为急性动脉炎,后期可见栓塞性动脉内膜炎,严重者可引起脑组织梗死、缺血、软化而致偏瘫。脉络丛及室管膜的结核病灶,使脑积液分泌增加和炎症,使蛛网膜颗粒吸收障碍,导致交通性脑水肿,随着病情发展,集聚在脑底部,渗出物发生干酪性坏死及增生激化,造成梗阻性脑积水。炎症亦可蔓延至脑实质、脊膜或脊髓等出现相应症状。

(二)治疗要点

应抓住抗结核治疗和降低颅内高压两个重点环节。

1.抗结核治疗

(1)强化治疗阶段:联合使用 INH、RFP、PZA 及 SM,疗程 3～4 个月,病情重或恢复较慢者,可延长到 6 个月。病情较重者,可加用乙胺丁醇。

(2)巩固治疗阶段:继续应用 INH、RFP。抗结核药物总疗程不少于 12 个月,需治疗到脑脊液恢复正常后继续治疗 6 个月。

2.颅内高压的治疗

(1)脱水剂:常用 20% 甘露醇,一般剂量每次 0.5～1g/kg,于 30min 内快速静脉注入,4～6 小时一次。脑疝时可增至每次 2g/kg。

(2)减少脑脊液分泌乙酰唑胺剂量为每日 20～40mg/kg,分 2～3 次口服,较小婴儿可发生代谢性酸中毒,必要时可同时服用碳酸氢钠预防。

(3)其他:视病情可考虑做侧脑室穿刺引流、腰穿减压、分流手术等。

3.肾上腺皮质激素

可迅速减轻中毒症状及脑膜刺激症状,降低颅内压,减轻脑积水,早期使用效果好。一般使用泼尼松,每日 1.5～2mg/kg(<45mg/d),4～6 周后逐渐减量,根据病情在 2～3 个月内减完。

(三)护理评估

1.健康史

评估患儿的年龄、营养状况及既往疾病病史。了解既往有无结核病患者的接触史;如有,接触方式是什么;是否接种过卡介苗,生活环境、居住条件等。

2.身体状况

典型结脑起病较缓慢,临床上大致可分为 3 期。

（1）早期（前驱期）：1～2周。主要表现是结核中毒症状，为性格改变，精神呆滞，对周围事物不感兴趣，易疲倦或烦躁不安，可有低热、厌食、盗汗、消瘦、便秘及不明原因的呕吐，年长儿可诉轻微的头痛和呕吐。

（2）中期（脑膜刺激期）：1～2周。患儿出现持续性头痛并加重、伴有呕吐，多为喷射性，感觉过敏、易激惹、烦躁或嗜睡交替出现，并可有惊厥发作。此期出现明显脑膜刺激征（颈项强直、Kernig 征和 Brudzinski 征阳性）、脑神经麻痹、颅内压增高、脑积水以及脑损害等典型表现。

（3）晚期（昏迷期）：1～3周。症状逐渐加重，由意识蒙眬、半昏迷进入昏迷，痉挛性或强直性惊厥频繁发作。患儿极度消瘦，可呈角弓反张或去皮层强直，最终因呼吸或心血管运动中枢麻痹而死亡。

3.辅助检查

（1）脑脊液检查：脑脊液压力增高，外观透明或呈毛玻璃状；脑脊液静置12～24小时后，可有薄膜形成，取之涂片可查到抗酸杆菌。白细胞增高，分类以淋巴细胞为主；蛋白含量增加；糖和氯化物均降低是结核性脑膜炎的典型改变，脑脊液结核菌培养阳性则可确诊。

（2）T－SPOT 试验：阳性表明结核感染，但需结合临床综合判断。

（3）结核菌素试验：阳性为临床诊断主要依据，但约50％的患儿可呈阴性反应。

（4）胸部 X 线检查：85％结脑患儿 X 线胸片有结核病改变，其中90％为活动性肺结核，胸片证实有血行播散对确诊结脑很有意义。

（5）结核菌抗原检测：是敏感、快速诊断结核性脑膜炎的辅助方法。

4.心理—社会状况

评估患儿及其父母的心理状况、对疾病的应对方式；了解家庭对疾病的了解程度、居住环境、家庭经济状况、防治态度。评估患儿有无因进入陌生的住院环境而产生焦虑和恐惧。

（四）常见护理诊断/问题

1.潜在并发症

颅内高压症、水电解质紊乱等。

2.营养失调

低于机体需要量与摄入不足及消耗增多有关。

3.有皮肤完整性受损的危险

皮肤完整性受损与长期卧床、排泄物刺激有关。

4.焦虑

焦虑与病程长、病情重、预后差有关。

（五）预期目标

（1）患儿不发生并发症或并发症得到及时发现和处理。

（2）患儿能摄入足够的营养。

（3）皮肤黏膜完整。

（4）焦虑减轻。

(六)护理措施

1.密切观察病情变化

(1)密切观察患儿生命体征、神志、瞳孔大小和尿量,及早发现颅内高压或脑疝,以便及时采取急救措施。

(2)保持室内安静,通风,避免一切不必要的刺激,护理操作尽量集中完成。

(3)惊厥发作时,应在上下齿之间安置牙垫,以防舌咬伤;保持呼吸道通畅,给予吸氧,必要时吸痰,或进行人工辅助呼吸。

(4)遵医嘱给药,观察药物副作用。

(5)配合做好腰穿术、侧脑室引流术,以减低颅内压。做好术后护理。定期复查脑脊液结果。

2.合理营养

评估患儿的进食和营养状况,给予营养丰富、易消化的饮食,保证足够能量摄入以增加机体的抵抗力。清醒的患儿采取舒适体位并协助进食,少食多餐,对昏迷、不能吞咽者,可鼻饲和静脉补液。

3.皮肤护理

保持床铺整洁干燥,保持皮肤清洁干燥。对昏迷及瘫痪患儿,每 2h 翻身、拍背 1 次,以防止压疮和坠积性肺炎。对昏迷眼不能闭合者,可涂眼膏并用纱布覆盖,保护角膜。每日口腔护理 2~3 次,以免因呕吐致口腔不洁细菌繁殖或并发吸入性肺炎。

4.心理护理

应加强与患儿家长的沟通,关怀体贴,了解其心理需求,体会他们的感受,并给予耐心解释病情进展,给予心理上的支持,及时为其提供全身心的照顾。使其克服焦虑心理,配合治疗护理。

5.健康教育

患儿病情好转出院后,应给予下述家庭护理指导。

(1)自觉执行治疗计划,治疗期间应坚持全程正规服药,并做好病情及药物毒副作用的观察,定期门诊复查。

(2)为患儿制订良好的生活计划,保证休息时间,适当地进行户外活动。同时供给充足的营养。

(3)对留有后遗症的患儿,指导家长对瘫痪肢体进行被动活动等功能锻炼,帮助肢体功能恢复,防止肌挛缩。对失语和智力低下者,进行语言训练和适当教育。

(七)护理评价

经过治疗及护理,患儿急性期症状是否减轻;皮肤是否完整,是否合并其他感染;患儿家长是否了解结核性脑膜炎的有关知识,能否配合遵循良好的生活制度和配合康复锻炼等。

参考文献

[1]李德琴,胡蘅芬.妇产科护理[M].北京:人民卫生出版社,2021.

[2]徐健,等.医学护理常规与实践[M].长春:吉林科学技术出版社,2021.

[3]程金凤,等.实用临床妇产及儿科疾病诊疗与护理[M].天津:天津科学技术出版社,2021.

[4]王雪霞.实用护理基础与实践[M].哈尔滨:黑龙江科学技术出版社,2021.

[5]陈智仲,李晓云.妇产科护理学[M].北京:人民卫生出版社,2021.

[6]张娴,等.新编临床护理学[M].昆明:云南科技出版社,2021.

[7]赵莉.妇产科疾病诊疗与护理[M].长春:吉林科学技术出版社,2021.

[8]姚伟妍,闫金凤.妇产科护理[M].北京:人民卫生出版社,2021.

[9]薛梅,等.现代妇产科临床与护理[M].天津:天津科学技术出版社,2021.

[10]荆淑红,等.内外科护理理论与实践[M].哈尔滨:黑龙江科学技术出版社,2021.

[11]董丽,等.妇产科儿科临床护理与护理质量管理实用手册[M].昆明:云南科技出版社,2021.

[12]黄珍玲,李翠琼.妇科护理学[M].西安:西安交通大学出版社,2021.

[13]赵传欣,等.临床疾病诊断治疗与护理[M].武汉:湖北科学技术出版社,2021.

[14]刘昌红.临床全科护理学[M].长春:吉林大学出版社,2021.

[15]王明丽.实用产科护理思维实践[M].哈尔滨:黑龙江科学技术出版社,2021.